国家出版基金项目
NATIONAL PUBLICATION FOUNDATION

中国中药资源大典
——中药材系列

新编中国药材学

（第五卷）

总主编　黄璐琦

主　编　吴啟南　李　萍

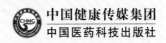

中国健康传媒集团
中国医药科技出版社

内 容 提 要

本卷收载了126种主产于我国华东地区的药材或在其他片区也出产的部分药材和民间习用的中草药。每种药材重点介绍了来源、本草考证、原植物（形态）、主产地、栽培要点、采收与加工、商品规格、药材鉴别、质量评价、化学成分、性味归经、功能主治、药理作用、用药警戒或禁忌、分子生药、附注等内容，每个品种均附有原植物和药材彩色图片以及药材显微组织、粉末图等。内容丰富，图文并茂，重点突出、特色鲜明。可供中药教学、科研、生产、检验等部门广大医药工作者参考。

图书在版编目（CIP）数据

新编中国药材学 . 第五卷 / 吴啟南，李萍主编 . —北京：中国医药科技出版社，2020.7
（中国中药资源大典 . 中药材系列）
ISBN 978-7-5214-1930-6

Ⅰ . ①新… Ⅱ . ①吴… ②李… Ⅲ . ①中药材—介绍—中国 Ⅳ . ① R282

中国版本图书馆 CIP 数据核字（2020）第 137016 号

责任编辑 高雨濛 吴思思
美术编辑 陈君杞
版式设计 锋尚设计

出版 **中国健康传媒集团** | **中国医药科技出版社**
地址 北京市海淀区文慧园北路甲 22 号
邮编 100082
电话 发行：010-62227427 邮购：010-62236938
网址 www.cmstp.com
规格 889×1194mm $\frac{1}{16}$
印张 32
字数 900 千字
版次 2020 年 7 月第 1 版
印次 2020 年 7 月第 1 次印刷
印刷 北京盛通印刷股份有限公司
经销 全国各地新华书店
书号 ISBN 978-7-5214-1930-6
定价 320.00 元

获取新书信息、投稿、为图书纠错，请扫码联系我们。

新编中国药材学

编　委　会

总主编　黄璐琦

主　编　（以姓氏笔画为序）

匡海学（黑龙江中医药大学）　　　　陈万生（上海中医药大学）

李　萍（中国药科大学）　　　　　　孟祥才（黑龙江中医药大学）

李军德（中国中医科学院）　　　　　姚　霞（中国医学科学院药用植物研究所）

杨　全（广东药科大学）　　　　　　屠鹏飞（北京大学药学院）

吴和珍（湖北中医药大学）　　　　　彭　成（成都中医药大学）

吴啟南（南京中医药大学）　　　　　詹亚华（湖北中医药大学）

张文生（北京师范大学）　　　　　　潘超美（广州中医药大学）

张志杰（中国中医科学院）

编　委　（以姓氏笔画为序）

马云桐（成都中医药大学）　　　　　杨炳友（黑龙江中医药大学）

王　炜（湖南中医药大学）　　　　　吴和珍（湖北中医药大学）

匡海学（黑龙江中医药大学）　　　　吴啟南（南京中医药大学）

刘圣金（南京中医药大学）　　　　　余丽莹（广西壮族自治区药用植物园）

刘塔斯（湖南中医药大学）　　　　　张　恬（中国中医科学院）

江维克（贵州中医药大学）　　　　　张　媛（北京中医药大学）

孙连娜（上海中医药大学）　　　　　张小波（中国中医科学院）

李　萍（中国药科大学）　　　　　　张文生（北京师范大学）

李伟东（南京中医药大学）　　　　　张永清（山东中医药大学）

李军德（中国中医科学院）　　　　　张志杰（中国中医科学院）

李旻辉（内蒙古自治区中医药研究所）　陈万生（上海中医药大学）

李晓瑾（新疆维吾尔自治区中药民族　　陈随清（河南中医药大学）

　　　　药研究所）　　　　　　　　郑希龙（广东药科大学）

杨　全（广东药科大学）　　　　　　孟祥才（黑龙江中医药大学）

杨　华（中国药科大学）　　　　　　段金廒（南京中医药大学）

姜大成（长春中医药大学）

姚　霞（中国医学科学院药用植物研究所）

钱忠直（国家药典委员会）

高晓燕（北京中医药大学）

郭兰萍（中国中医科学院）

唐志书（陕西中医药大学）

屠鹏飞（北京大学药学院）

彭　成（成都中医药大学）

蒋以号（南昌大学资源环境与化工学院）

鲁增辉（重庆市中药研究院）

路金才（沈阳药科大学）

詹亚华（湖北中医药大学）

蔡少青（北京大学药学院）

裴　瑾（成都中医药大学）

潘超美（广州中医药大学）

新编中国药材学

（第五卷）

编 委 会

主　编　吴啟南　李　萍

副主编　段金廒　张永清　杨　华

编　委　（以姓氏笔画为序）

乐　巍（南京中医药大学）　　　　　陈　君（中国药科大学）

刘小芬（福建中医药大学）　　　　　陈建伟（南京中医药大学）

刘训红（南京中医药大学）　　　　　范世明（福建中医药大学）

刘鄂湖（中国药科大学）　　　　　　单鸣秋（南京中医药大学）

严　辉（南京中医药大学）　　　　　段金廒（南京中医药大学）

李　佳（山东中医药大学）　　　　　俞　冰（浙江中医药大学）

李　萍（中国药科大学）　　　　　　高　雯（中国药科大学）

李会军（中国药科大学）　　　　　　郭　盛（南京中医药大学）

杨　华（中国药科大学）　　　　　　郭庆梅（山东中医药大学）

杨成梓（福建中医药大学）　　　　　黄泽豪（福建中医药大学）

吴啟南（南京中医药大学）　　　　　宿树兰（南京中医药大学）

谷　巍（南京中医药大学）　　　　　巢建国（南京中医药大学）

汪　红（浙江中医药大学）　　　　　葛　菲（江西中医药大学）

宋剑锋（浙江省衢州市食品药品　　　蒋小文（南京市食品药品

　　　　检验研究院）　　　　　　　　　　监督检验院）

张水利（浙江中医药大学）　　　　　谢冬梅（安徽中医药大学）

张永清（山东中医药大学）　　　　　戴仕林（南京中医药大学）

本卷审稿人

组　长　刘塔斯

成　员　刘塔斯（湖南中医药大学）

　　　　江维克（贵州中医药大学）

　　　　姚　霞（中国医学科学院药用植物研究所）

　　　　王晓琴（内蒙古医科大学）

序　言

　　中医药学是我国各族人民在几千年生产生活实践和与疾病作斗争中逐步形成并不断丰富发展的医学科学，为中华民族的繁衍昌盛作出了卓越贡献。中药材是中医药防病治病的物质基础，是中医药事业和中药产业可持续发展的重要保障。党中央、国务院高度重视中医药事业的发展和中药材资源的保护与可持续利用。在我国中医药事业进入新的历史发展时期，挖掘利用好中药材资源，在中医药事业发展的全局中具有重大现实和长远意义。

　　中药材来源于药用植物、药用动物和药用矿物，其中部分来源于野生资源，多数常用药材则已实现人工培育。中药材基原考证与质量研究、资源调查与可持续利用等，已成为当前药材学研究的重要课题，受到全国广大中医药科研、教学和中药材生产者等的广泛重视。

　　为及时总结交流和推广我国中药材研究的成果，中国工程院院士、中国中医科学院院长黄璐琦研究员在组织开展全国第四次中药资源普查工作的基础上，结合近年来我国中药材的相关研究工作，组织全国中药材教学、科研、生产等领域的500余位专家学者历时3年编撰了《新编中国药材学》。

　　该书内容包括总论和各论。总论主要介绍了中药材资源的调查与区划，中药材的生产与流通、品质评价、开发与利用等内容。各论主要收载具有重要药用价值和经济价值、临床比较常用的中药材共计882种，包括植物类药材、动物类药材和矿物类药材，其中大部分已收入《中国药典》或部颁标准及地方标准。各药材品种从名称、来源、本草考证、原植物（动物、矿物）、主产地、采收与加工、商品规格、药材鉴别（性状特征、显微鉴别、理化鉴别）、质量评价、化学成分、功能主治、药理作用等方面予以全面介绍，部分品种还记载有栽培（养殖）要点、用药警戒或禁忌、分子生药等内容。既体现了全国第四次中药资源普查的成果，又广泛吸纳了全国科研工作者大量的研究成果及作者的科研心得，并收载精美、直观、珍贵的原植物（动物、矿物）照片、药材（饮片）照片、组织和粉末显微照片以及薄层色谱图等。同时，值得提出的是，全书共8卷，除动物药、矿物药两部分合为一卷和总论与东北片区主产植物药材品种合为一卷外，其余按华北、西北、华东、华中、华南、西南片区主产植物药材（个别药材在其他片区也出产）原则遴选收载药材品种（东北片区同此原则），各自独立成卷，这既有利于体现全书所收载药材的道地性、区域性和地区习用性的特色，又为今后进一步开展药材品种资源的保护与可持续开发利用提供参考，其谋篇布局安排也具有一定的创新性。总之，全书充分反映了我国中药材的现代研究成果，内容丰富，体例新颖，图文并茂，科学实用，实为一部中药材研究和生产、销售的具有较高学术价值和实用价值的工具书。相信该书的出版，对于进一步开展中药材品质研究与评价、推进中药材学科发展以及推动中药材产业的健康和可持续发展，具有积极意义。

欣闻该书即将付梓，乐之为序。

中国工程院院士
中国医学科学院药用植物研究所名誉所长

2020年盛夏

　　中医药是我国独特的卫生资源、潜力巨大的经济资源、具有原创优势的科技资源、优秀的文化资源、重要的生态资源，从神农尝百草开始，在几千年的发展中积累了大量的临床经验，为中华民族的繁衍生息和健康做出了巨大贡献。中医药在我国抗击新冠肺炎疫情中也显示出其独特优势，并得到广泛认同。中药资源是中医药事业传承和发展的物质基础，具有重大的利用价值和开发价值，关乎民生和社会稳定，关乎生态环境保护和新兴战略产业发展，是全球竞争中国家优势的体现，具有国家战略意义。

　　我国是中药资源最丰富的国家之一，全国第三次中药资源普查统计我国有12,807种药用资源。但在长期发展中也存在一些问题：一是类同品、代用品和民间用药不断出现，药材品种复杂、混乱，真伪优劣难辨，必须认真研究；二是野生资源锐减，大量常用中药材野生资源枯竭，市场上以栽培（养殖）中药材居多；三是栽培（养殖）中药材存在盲目引种驯化、滥施农药化肥和重金属超标等问题，导致栽培（养殖）中药材质量难以保证。因此，正确认识和客观评价我国中药材现状，为中药材真伪鉴别和品质评价提供新思路、新方法和新技术，有助于促进中医药事业的协调发展。

　　基于以上，我们在开展全国第四次中药资源普查工作的基础上，结合现代科研成果，组织全国近50所高校、科研院所、药检机构及企业的500余位专家学者编撰了《新编中国药材学》。编者们以药材基原品种鉴别、质量评价等内容为重点，从药材别名、来源、本草考证、原植物（动物、矿物）、主产地、栽培（养殖）要点、采收与加工、商品规格、药材鉴别、质量评价、化学成分、功能主治、药理作用、用药警戒或禁忌、分子生药等有关药材学知识与新技术、新方法及其现代研究成果进行系统梳理和全面介绍。

　　全书内容包括总论和各论。总论主要包括中药材资源调查与区划，中药材生产与流通、品质评价、开发与利用等内容。各论收载植物、动物、矿物药材共计882种，其中大多为常用中药材，少数为具有区域特色或有开发应用前景的品种。为更好地体现药材道地特色和便于组织编撰，经过集体多次讨论后形成共识：先将植物药材按其主产区大致划分为东北、华北、西北、华东、华中、华南、西南共7个片区，分别收录编撰；总论和动物药材、矿物药材分别编撰。再根据最后收录品种及内容篇幅，又将本书总论内容与东北片区收录药材合编为1卷（先总论、后药材的顺序），动物药材、矿物药材合编为1卷，其余6个片区收录药材各自成卷，全书共8卷。

　　本书历时三年编撰，数易其稿。在编写过程中，专家们结合自身经验，查阅大量文献资料，对编写品种、体例及内容反复推敲，书中涉及的原植物彩色照片、药材照片和组织、粉末显微照片均为作者科研一手资料，既丰富了书的内容，使其图文并茂，又增强了可读性，以突显本书的先进性、科学性和实用性。书稿编写完成后，我们又另组织审稿专家对书稿文字内容和图片进行全面系统审定，并提出修改意见以供编者修改完善，力求做到本书内容科学严谨、特色鲜明。

　　本书有幸被列为国家出版基金支持项目，以保证编写出版能够顺利进行。在此，对国家有关方面领导、专家及国家出版基金规划管理办公室的同志表示衷心感谢。同时，对各承担单位予以的大力支持以及编者和审稿专家严谨的科学态度和认真的工作作风，从而使本书最终付梓，表示感谢。希望本书的出版，能对从事中药材生产、经营、科研、教学、资源保护与开发等工作者具有较高的参考价值，对提升中药材质量和合理开发应用中药材资源产生积极作用。

　　石以砥焉，化钝为利。无论是中药资源普查工作，还是《新编中国药材学》的编纂工作，从来都不是容易的事，我们只有通过一往无前的努力，继承发扬中医药特色，提高中药材质量，为中医药事业发展做出我们的贡献。

总主编

黄璐琦

2020年7月

编 写 说 明

　　《新编中国药材学》为一部系统介绍药材学有关理论知识及新技术、新方法和有关药材品种名称、来源、采收加工、商品规格、质量鉴定及其应用等现代研究成果的学术著作。全书充分体现了以药材鉴别、质量评价等内容为重点，集"科学性、先进性、实用性和可读性"为一体，重点突出、特色鲜明、图文并茂的特色和编写思想要求。

　　1. 全书共8卷，内容包括总论和各论，以及分卷索引与全书总索引等。总论主要包括中药材资源调查与区划，中药材生产与流通、品质评价、开发与利用等内容。各论收载植物、动物、矿物药材共882种，其中大多为常用中药材，少数为具有区域特色或有开发应用前景的品种。

　　2. 为更好地体现药材道地特色和便于组织编撰，经过集体多次讨论形成共识：先将植物药材按其主产区大致划分为东北、华北、西北、华东、华中、华南、西南共7个片区，分别收录编撰；总论、动物药材、矿物药材分别编撰。最后，根据收录品种及内容篇幅，又将本书总论内容与东北片区收录药材合编为1卷（先总论、后药材的顺序），动物药材、矿物药材合编为1卷，其余6个片区收录药材各自成卷，全书共8卷。除动物药材、矿物药材卷先按类别、再按药材名称笔画数顺序编排外，其余均按药材名称笔画数顺序编排。

　　3. 每种药材的内容均按以下顺序列项介绍：

　　（1）**药名**　介绍药材的常用中文名及其汉语拼音、药材拉丁名。

　　（2）**别名**　介绍药材主产区或地方标准收载的常见别名。

　　（3）**来源**　介绍药材来源的科属（种）、拉丁学名及其药用部分。

　　（4）**本草考证**　主要介绍本品始载于何主流本草以及与原植物形态描述有关的本草记载情况，并说明其与现今何品种基本一致；对于应用历史较短，经考证确无本草记载或仅有非本草文献记载的品种，则在该项注明"历代本草无记载"，"始载于何非本草文献"。

　　（5）**原植物（动物、矿物）**　描述其主要形态特征，以及主要分布区域。对于多来源品种，先较为详细介绍主流品种的主要形态特征，再对非主流品种逐一简述其与主流品种的区别特征。同时，配有多个品种或某一品种的原植物（动物、矿物）彩色照片或多部位组图。

　　（6）**主产地**　参考全国第四次中药资源普查的有关成果资料等，介绍本品的主产地及其道地产区。

（7）**栽培（养殖）要点**　对于目前有栽培（养殖）情况的品种，仅简单介绍其生物学特性和栽培（养殖）技术及病虫害防治要点。

（8）**采收与加工**　仅介绍其采收年限、采收期（季节、月份），以及产地药材加工。

（9）**商品规格**　参考全国第四次中药资源普查的有关成果资料，先介绍药材的商品规格。如不同商品规格再分商品等级，则再简要介绍其商品等级；如无商品等级，则说明其为统货。

（10）**药材鉴别**　介绍药材的主要性状特征及其组织、粉末主要显微鉴别特征，以及薄层色谱鉴别等内容。同时，分别配有药材照片及组织、粉末显微照片，以及部分配有薄层色谱图。

（11）**质量评价**　对于常见品种，先简要介绍其传统质量评价，再简要介绍所应用现代技术方法（或按照现行版《中国药典》收载的相关通用技术要求）测定其成分的含量指标。

（12）**化学成分**　按化学成分类别及化学成分主次顺序，有选择性地简要介绍与本品药理、功效有关的有效成分，以及指标性成分。

（13）**性味归经**　依据国家药品标准或地方药品标准等权威文献作简要介绍。

（14）**功能主治**　依据国家药品标准或地方药品标准等权威文献作简要介绍。

（15）**药理作用**　简要介绍其与功能主治或临床应用相关的药理作用，或新发现的药理作用（包括给药剂量、时间和结果等）。

（16）**用药警戒或禁忌**　对含有毒性成分的药材，明确介绍其安全性。

（17）**分子生药**　对已开展相关研究的药材，仅简要介绍其遗传标记或功能基因方面的内容。

（18）**附注**　主要介绍作者对本药材的品种资源、药材质量、鉴别技术方法、商品流通及使用情况等的认识和见地。

（19）**主要参考文献**　在各药材品种内容末尾，仅选择性列出供读者查阅以进一步了解相关内容的部分权威参考文献。对于参考较多的工具书，如《中国药典》《中国药材学》《中华本草》《中国植物志》《全国中草药汇编》等以及历代主要本草文献，不再一一列出，而在卷末集中列出本卷主要参考书目。

4. 上述药材内容列项中，视具体药材情况，其中"栽培（养殖）要点""商品规格""用药警戒或禁忌""分子生药""附注"等项目内容可阙如。

5. 对于来源相同，入药部位不同的不同药材（如杜仲、杜仲叶等），或《中国药典》已单列的药材品种（如马钱子粉等），或新鲜品、干燥品分用者（如生姜、干姜等），则只在最先收录的药材品种中予以全面介绍，而在后面收录药材品种的相同内容项下仅注明参见"某药材"，不再重复介绍。

6. 各卷末附有本卷收录的主要参考书目和所收录药材中文名（含别名）索引及拉丁学名索引（各词条后对应的为页码），以及全书收录药材中文名（含别名）总索引及拉丁学名总索引（各词条后对应的为卷次和品种序号）。

本卷为《新编中国药材学》第五卷，主要收载主产于我国华东片区的药材或在其他片区也出产的部分药材，共收录126种。本卷按照全书的指导思想和总要求，由全国18所高等院校、科研单位以及药品检验机构共69位专家学者共同编纂，本卷经审稿组刘塔斯教授、江维克教授、姚霞教授、王晓琴教授审阅并提出修改意见。编者们几经完善，最后由吴啟南教授、李萍教授负责统稿和编排工作。其中除编委外，参与编写的人员还有南京中医药大学刘潺潺、桑梦如、徐飞、周婧，中国药科大学李彬、李欣欣、刘惠娟、赵祯，福建中医药大学庄怡雪、孟静，天津大学药学院高文远，山东中医药大学王琳、王玲娜、张喆、刘富裕、和焕香，安徽中医药大学韩荣春、易雨琪、俞年军、吕燕萍，浙江中医药大学张春椿，上海中医药大学李西林，江西中医药大学付小梅、谢璐欣、胡生福、张寿文，浙江省中药研究所有限公司王志安，浙江省金华职业技术学院施淑琴、张慧芳，浙江省金华市食品药品检测检验研究院蒋士鹏、陈宗良，南京市食品药品监督检验院史达、王贞媛、刘洁，浙江省台州市药品检验研究院李兆奎，浙江省衢州市食品药品检验研究院徐礼萍、郑明，浙江省衢州职业技术学院冯敬骞，浙江医药高等专科学校蔡伟等。

目　录

1. 一枝黄花

Yizhihuanghua

SOLIDAGINIS HERBA

【别名】粘糊菜、破布叶、金柴胡、山厚合、老虎尿。

【来源】为菊科植物一枝黄花*Solidago decurrens* Lour.的干燥全草。

【本草考证】本品始载于《植物名实图考》，载："一枝黄花，江西山坡极多，独茎直上，高尺许，间有岐出者。叶如柳叶而宽，秋开黄花，如单瓣寒菊而小，花枝俱发，茸密无隙，望之如穗。土人以洗肿毒"。本草记载与现今所用一枝黄花基本一致。

【原植物】多年生草本，高35～100cm。茎直立，通常细弱，单生或少数簇生，不分枝或中部以上有分枝。中部茎叶椭圆形、长椭圆形、卵形或宽披针形，长2～5cm，宽1～1.5（～2）cm，下部楔形渐窄，有具翅的柄，仅中部以上边缘有细齿或全缘；向上叶渐小；下部叶与中部茎叶同形，有长2～4cm或更长的翅柄。全部叶质地较厚，叶两面、沿脉及叶缘有短柔毛或下面无毛。头状花序较小，长6～8mm，宽6～9mm，多数在茎上部排列成紧密或疏松的长6～25cm的总状花序或伞房圆锥花序，少有排列成复头状花序的。总苞片4～6层，披针形或披狭针形，顶端急尖或渐尖，中内层长5～6mm。舌状花舌片椭圆形，长6mm。瘦果长3mm，无毛，极少有在顶端被稀疏柔毛的。花期、果期4～11月。（图1-1）

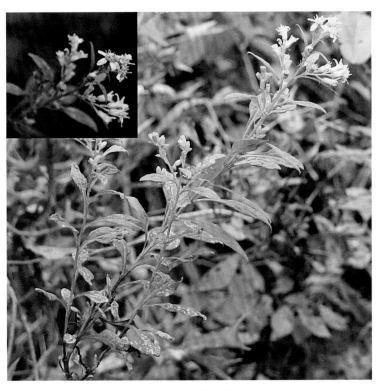

图1-1 一枝黄花

生于海拔565～2850m的阔叶林缘、林下、灌丛中及山坡草地上。主要分布于江苏、浙江、安徽、江西、四川、贵州、湖南、湖北、广东、广西、云南及陕西南部、台湾等地。

【主产地】主产于浙江、安徽、江西、江苏、贵州、湖南、湖北、广东、广西等地区。

【栽培要点】

1. 生物学特性 喜凉爽湿润气候，耐寒。以疏松肥沃，富含腐殖质，排水良好的砂质壤土栽培为宜。

2. 栽培技术 用种子繁殖，于4～5月按行距33cm开浅沟条播，覆土2cm，稍加镇压，再盖薄草，每亩用种量

0.4kg。苗高3cm以上时，间苗定植，株距13～20cm，结合中耕除草，追肥1次；也可于春、秋季分株繁殖。本种适应性较强，对土壤要求不高。

　　3. 病虫害　病害：根腐病、花叶病、锈病。虫害：蛴螬、地老虎、蝼蛄、金针虫。

【采收与加工】秋季花、果期采挖，除去泥沙，晒干。

【商品规格】统货。

【药材鉴别】

（一）性状特征

　　本品长30～100cm。根茎短粗、簇生淡黄色细根。茎圆柱形，直径0.2～0.5cm，表面暗紫红色、灰绿色或黄绿色，具纵纹，光滑无毛，茎端有稀毛；质坚而脆，易折断，断面纤维性，中央有疏松的白色髓。单叶互生，下部叶具长柄，多脱落，上部叶无柄或近无柄；叶片多破碎而皱缩，上面黄绿色，下面淡绿色，展平后呈卵圆形、长圆形或披针形，长1～9cm，宽0.3～1.5cm，先端稍尖、渐尖或钝，基部狭缩而形成翅状叶柄，边缘有尖锐锯齿，上部叶锯齿较疏至全缘，有睫毛。头状花序，直径约0.7cm，集生茎顶，排成总状或圆锥状，偶有黄色舌状花残留，多皱缩扭曲，苞片3层，膜质宿存，花冠黄色，多脱落，瘦果细小，冠毛黄白色，外露。气清香，味苦。（图1-2）

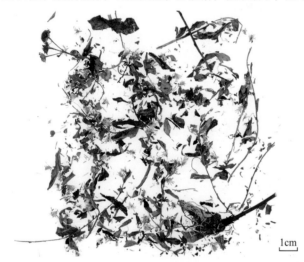

图1-2　一枝黄花药材图

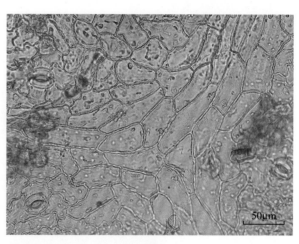

图1-3　上表皮细胞图（戴仕林　摄）

（二）显微鉴别

　　1. 叶表面观　上表皮细胞多角形，垂周壁略呈念珠状增厚；下表皮细胞垂周壁波状弯曲，气孔不定式，略下陷。非腺毛有两类：表皮非腺毛由3个细胞组成，壁薄，顶端1个细胞常萎缩成鼠尾状，较小；叶缘非腺毛睫毛状由3～7个细胞组成，壁稍厚，长180～500μm（图1-3、图1-4）。

　　2. 粉末特征　粉末灰绿色，导管多螺纹或孔纹，稀网纹，直径10～45μm，韧皮纤维有纹孔沟，直径11～16.7μm。髓部细胞类方形或类长方形，直径33.3～80μm。菊糖较多，呈扇形或圆形结晶，半径为16.7～36.7μm。（图1-5）

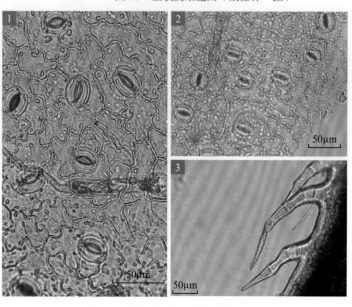

图1-4　下表皮细胞图（戴仕林　摄）

1. 不定式气孔　2. 表皮非腺毛　3. 叶缘非腺毛

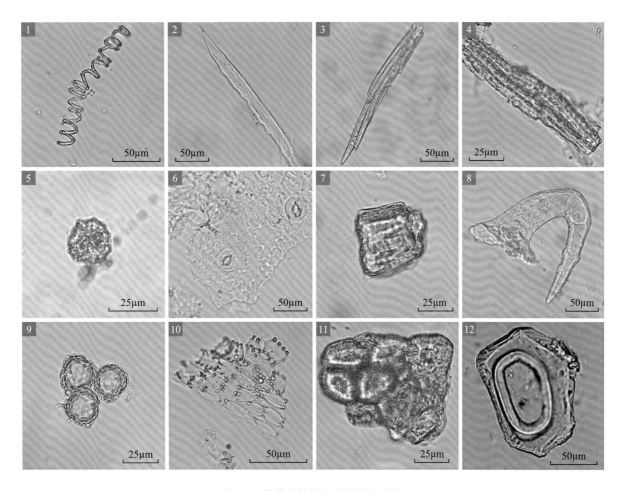

图1-5　一枝黄花粉末图（戴仕林　摄）

1. 螺纹导管　2. 韧皮纤维　3,4. 木纤维　5. 菊糖　6. 不定式气孔　7. 方晶　8. 非腺毛　9. 花粉粒　10. 薄壁细胞　11. 石细胞　12. 髓部细胞

（三）理化鉴别

薄层色谱　取本品粉末2g，加石油醚（60～90℃）50ml，超声处理30分钟，放冷，滤过，弃去石油醚液，药渣挥干溶剂，加70%乙醇30ml，加热回流1小时，放冷，滤过，滤液蒸干，残渣加甲醇1ml使溶解，作为供试品溶液。另取一枝黄花对照药材2g，同法制成对照药材溶液。再取芦丁对照品，加甲醇制成每1ml含0.5mg的溶液，作为对照品溶液。照薄层色谱法试验，吸取供试品溶液5～10µl、对照药材溶液和对照品溶液各5µl，分别点于同一以含4%磷酸氢二钠溶液制备的硅胶G薄层板上，以乙酸乙酯-甲醇-甲酸-水（8∶1∶1∶1）为展开剂，展开，取出，晾干，喷以3%三氯化铝乙醇溶液，晾干，置紫外光灯（365nm）下检视。供试品色谱中，在与对照药材色谱和对照品色谱相应的位置上，显相同颜色的荧光斑点；再喷以5%三氯化铁乙醇溶液，供试品色谱中，在与对照药材色谱和对照品色谱相应的位置上，显相同颜色的斑点。

【质量评价】以叶多、色绿者为佳。采用高效液相色谱法测定，本品按干燥品计算，含无水芦丁（$C_{27}H_{30}O_{16}$）不得少于0.10%。

【化学成分】主要成分为黄酮类、皂苷类、当归酸桂皮酯类、苯甲酸苄酯类、炔属化合物类、苯丙酸类以及其他甾醇类等。其中，黄酮类是其特征性成分和有效成分。

1. 黄酮类　芦丁（rutin）、山奈酚-3-芦丁糖苷、异槲皮苷、山奈酚-葡萄糖苷。

2. 皂苷类　一枝黄花酚苷（leiocarposide）。

3. 当归酸桂皮酯类　当归酸-3,5-二甲氧基-4-乙酰氧基桂皮酯、当归酸-3-甲氧基-4-乙酰氧基桂皮酯。

4. 苯甲酸苄酯类　2,3,6-三甲氧基苯甲酸-（2-甲氧基苄基）酯、2,6-二甲氧基苯甲酸-（2-甲氧基苄基）酯、2-羟基-6-甲氧基苯甲酸苄酯、2,6-二甲氧基苯甲酸苄酯。

5. 炔属化合物　（2*E*-8*Z*）-癸-二烯-4,6-二炔酸甲酯、（2*Z*-8*Z*）-癸-二烯-4,6-二炔酸甲酯。

6. 苯丙酸类　咖啡酸（caffeic acid）、绿原酸（chlorogenic acid）。

【**性味归经**】辛、苦，凉。归肺、肝经。

【**功能主治**】清热解毒，疏散风热。用于喉痹，乳蛾，咽喉肿痛，疮疖肿毒，风热感冒。

【**药理作用**】

1. 抗菌作用　其煎剂在试管内对金黄色葡萄球菌、肺炎球菌、铜绿假单胞菌及舒氏、宋内志贺菌有不同程度的抑菌作用[1]。

2. 对家兔实验性气管炎的作用　煎剂内服，有治疗作用，喘息状态解除，哮鸣音消失，干性啰音减轻。因含皂苷，尚有些祛痰作用[1]。

3. 利尿作用　提取物对小鼠皮下注射有利尿作用，但剂量太大反可使尿量减少。口服同样有效。对人亦有此作用。久贮失效[1]。

4. 其他作用　对急性（出血性）肾炎有止血作用，可能与其所含之黄酮类或绿原酸、咖啡酸有关。外用可治创伤，可能与其含挥发油或鞣质有关[1]。

主要参考文献

[1] 王玉兰. 中药一枝黄花的药理分析[J]. 中国民族民间医药，2010，19(6)：150.

（南京中医药大学　巢建国　惠西珂）

2. 十大功劳

Shidagonglao

【别名】土黄柏、土黄连、八角刺、刺黄柏、黄天竹、木黄连、竹叶黄连。

【来源】为小檗科植物阔叶十大功劳 *Mahonia bealei*（Fort.）Carr.或细叶十大功劳 *Mahonia fortunei*（Lindl.）Fedde的根或叶。

【本草考证】本品始载于《植物名实图考》，载："十大功劳生广信。丛生，硬茎直黑，对叶排比，光泽而劲，锯齿如刺，梢端生长须数茎，结小实似鱼子兰，土医以治吐血，根取浆含口中治牙痛"。又载："十大功劳又一种，叶细长，齿短无刺，开花成簇，亦如鱼子兰"。结合附图分析，本草记载与现今所用十大功劳基本一致。自1990年版《中国药典》开始将阔叶十大功劳和细叶十大功劳的茎单列"功劳木"记载。

【原植物】

1. 阔叶十大功劳　常绿灌木，高0.5～4（～8）m。根、茎断面黄色。奇数羽状复叶，互生，长27～51cm，叶柄基部鞘状抱茎；小叶4～10对，厚革质，广卵形至卵状椭圆形，长3～14cm，宽2～8cm，上面暗绿色，下面黄绿色，有时被白霜，下面先端渐尖成刺齿，边缘反卷，每侧有2～7枚粗锯齿。总状花序直立，3～9个簇生于枝顶；花梗长4～6cm；苞片小，密生；萼片9，排成3轮，花瓣状；花瓣6，淡黄色，先端二浅裂，近基部内面有2蜜腺，先端微缺；雄蕊6；子房上位，1室。浆果卵圆形，熟时蓝黑色，被白粉。花期9月至翌年1月，果期3～5月。（图2-1）

主要野生于山坡及灌丛中，也有栽培。主要分布于浙江、安徽、江西、福建、湖南、湖北、四川、广东等地。

2. 细叶十大功劳　与阔叶十大功劳不同点是：高0.5～2（～4）m。茎多分枝，复叶长10～28cm，小叶2～5对，披针形，长4.5～14cm，宽0.9～2.5cm，基部楔形边缘有6～13刺状锐齿。花期7～9月，果期9～11月。（图2-2）

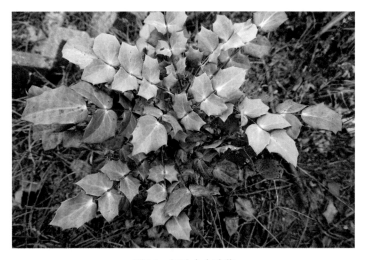

图2-1　阔叶十大功劳

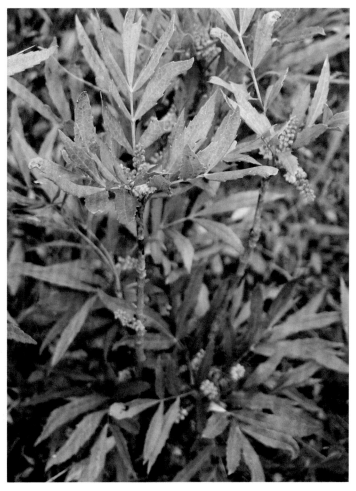

图2-2　细叶十大功劳

主要野生于海拔350～2000m的山坡树林和灌丛中，也有栽培，为庭园观赏植物。主要分布于广西、四川、贵州、湖北、浙江等地。

【**主产地**】主产于浙江、安徽、广东、广西、福建等地区。自产自销。

【**栽培要点**】

1. 生物学特性　喜凉爽，不耐寒。适宜阴湿，疏松肥沃的砂质壤土或冲积土。

2. 育种技术　将果实采收后堆积起来过一段时间再搓去果皮，把种掏干净，阴干后与湿沙混合储藏过冬。

3. 栽培技术　繁殖方式有种子繁殖、扦插繁殖、分株繁殖和移栽繁殖，生产上以扦插或分株繁殖为主。

4. 病虫害　病害：炭疽病和斑点病等。虫害：枯叶夜蛾、蓑蛾、介壳虫等[1-2]。

【**采收与加工**】

1. 十大功劳根　全年均可采挖，洗净，晒干。鲜用随时采。

2. 十大功劳叶　秋季采收，除去杂质，晒干。鲜用随时采。

【**药材鉴别**】

（一）性状特征

1. 十大功劳根　圆柱形，直径1～2.5cm。表面灰棕黄色至灰黄褐色，较粗糙，有时可见灰褐色地衣斑。质地坚硬，断面皮部灰黄色，木部大，木质化。可见细小的导管孔。气微，味微苦。

2. 十大功劳叶　阔叶十大功劳叶：叶片阔卵形，基部宽楔形或近圆形，不对称，先端渐尖，边缘略反卷，两侧各有2～8个刺状齿，上表面绿色，具光泽，下表面黄绿色，厚革质。气弱，味苦。细叶十大功劳叶：叶片狭披针形，边缘两侧各具6～13个刺状齿，齿尖向叶背微弯，上面紫绿色，有光泽，下面黄绿色。质硬而脆。气微弱，味淡[3-4]。（图2-3）

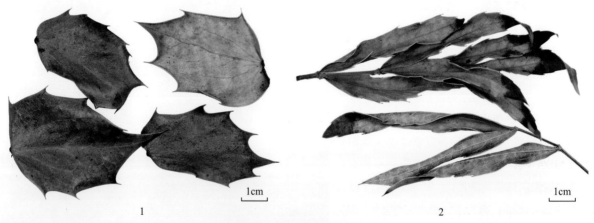

图2-3　十大功劳叶药材图

1. 阔叶十大功劳叶　2. 细叶十大功劳叶

（二）显微鉴别

十大功劳叶横切面　上表皮细胞1列，有的内含红棕色物质，外被角质层；下表皮细胞1列，有较多气孔；上、下表皮内侧各有1～2列下皮纤维，多角形，壁微木化；栅栏组织细胞1～3列，不通过主脉；海绵组织细胞内含草酸钙方晶；主脉维管束3～4束，外韧形；维管束上、下厚壁组织（纤维）发达，上、下方的纤维常与上、下表皮内侧的纤维相连；薄壁细胞含草酸钙方晶。（图2-4、图2-5）

【**质量评价**】十大功劳叶　以叶片完整、色绿而有光泽者为佳。

【**化学成分**】主要成分为生物碱类。

1. 阔叶十大功劳　小檗碱（berberine）、小檗胺（berbamine）和尖刺碱（oxyacanthine）等。

2. 细叶十大功劳　小檗碱、巴马汀（palmatine）、药根碱（jatrorrhizine）和木兰碱（magnoflorine）等。

【**性味归经**】苦，寒。叶：归肺、肝、肾经。根：归脾、肝、大肠经。

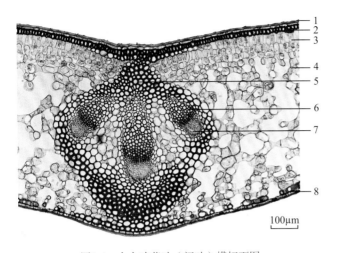

图2-4 十大功劳叶（阔叶）横切面图

1.上表皮 2.下皮纤维 3.栅栏组织 4.纤维束
5.海绵组织 6.木质部 7.韧皮部 8.下表皮

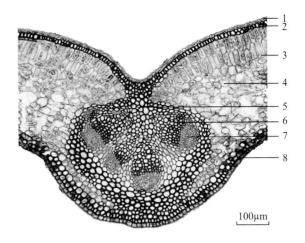

图2-5 十大功劳叶（细叶）横切面图

1.上表皮 2.下皮纤维 3.栅栏组织 4.海绵组织
5.纤维束 6.木质部 7.韧皮部 8.下表皮

【功能主治】

1. 十大功劳根　清热燥湿，解毒消肿。用于湿热泻痢，腹泻黄疸，咽喉肿痛，目赤肿痛，肺痨咯血。

2. 十大功劳叶　滋阴清热，燥湿解毒。用于肺痨咯血，骨蒸潮热，肝肾不足之头晕耳鸣，腰膝酸软，湿热黄疸，带下，痢疾，风热感冒，目赤肿痛，痈肿疮疡。

【药理作用】

1. 抗胃溃疡作用　阔叶十大功劳总生物碱能调节幽门结扎术大鼠的H^+,K^+-ATP酶活性，抑制胃泌素和胃酸分泌，具有抗胃溃疡作用[5]。

2. 抑菌作用　十大功劳中的小檗碱、巴马汀和药根碱对金黄色葡萄球菌、大肠埃希菌、铜绿假单胞菌、甲型溶血性链球菌等多种细菌有抑制作用；十大功劳提取物能逆转大肠埃希菌耐药性[6-7]。

3. 抗氧化作用　十大功劳在小鼠体内能升高血清超氧化物歧化酶（SOD）的活性，降低血清过氧化脂质产物丙二醛（MDA）含量，具有抗氧化作用[8]。

4. 抗病毒作用　阔叶十大功劳根中生物碱成分对甲1型流感病毒有较强的抑制作用[9]。

5. 抗肿瘤作用　十大功劳所含小檗碱对人白血病、骨髓瘤、肝瘤等多种肿瘤细胞生长有明显抑制作用；巴马汀对神经胶质细胞瘤有抑制作用[10]。

【用药警戒或禁忌】脾胃虚寒者慎服。

【附注】

1. 小檗科十大功劳与冬青科枸骨自古以来就存在同名异物现象，现代本草医籍中冬青科枸骨根、叶和小檗科十大功劳根、叶的正名、别名和收载的品种仍然混乱，在不同的书籍中二者都以功劳根、功劳叶作为正名。但两种植物的成分、功效和药理作用均不同，因此使用时需加以区分。

2. 同属植物台湾十大功劳Mahonia japonica（Thunb.）DC.、细柄十大功劳Mahonia gracilipes（Oliv.）Fedde、沈氏十大功劳Mahonia shenii W. Y. Chun、长柱十大功劳Mahonia duclouxiana Gagnep.、小果十大功劳Mahonia bodinieri Gagnep.、宽苞十大功劳Mahonia eurybracteata Fedde等，在不同地区亦供药用，功效相似。

主要参考文献

[1] 彭成.中华道地药材[M].北京：中国中医药出版社，2013：1463.

[2] 朱立，储蓉，孙超. 十大功劳繁殖与生产技术研究[J]. 种子，2009，28(8)：119-120.

[3] 徐国钧. 中草药彩色图谱[M]. 福州：福建科学技术出版社，2006：598-601.

[4] 南京中医药大学. 中药大辞典上册：第2版[M]. 上海：上海科学技术出版社，2006：13-14.

[5] Su-li zhang, Hui li, Xin he, et al. Alkaloids from *Mahonia bealei* posses anti-H$^+$/K$^+$-ATPase and anti-gastrin effects on pyloric ligation-induced gastric ulcer in rats[J]. Phytomedicine, 2014, 21(11): 1356-1363.

[6] Cernakova M, Kostalova D. Antimicrobial activity of berberine — a constituent of *Mahonia aquifolium*[J]. Folia Microbiol, 2002, 47(4): 375-378.

[7] 蒲忠慧，王保山，陈希文，等. 功劳叶提取物的体外抗菌活性研究[J]. 中国兽医杂志，2016，52(1)：109-112.

[8] 余庆皋，严丹华，刘捷频，等. 十大功劳对小鼠血清超氧化物歧化酶活性及丙二醛含量的影响[J]. 时珍国医国药，2008(6)：1332-1333.

[9] 曾祥英，劳邦盛，董熙昌，等. 阔叶十大功劳根中生物碱组分体外抗流感病毒试验研究[J]. 中药材，2003(1)：29-30.

[10] 李燕. 中药十大功劳的化学成分和活性研究进展[J]. 广东化工，2012，39(17)：175.

（中国药科大学　李萍　刘鄂湖）

3. 三叶青

Sanyeqing

TETRASTIGMATIS HEMSLEYANI RADIX

【别名】蛇附子、石老鼠、石猴子、金线吊葫芦、一粒珠[1]。

【来源】为葡萄科植物三叶崖爬藤*Tetrastigma hemsleyanum* Diels et Gilg的块根或全草。

【本草考证】本品以石猴子之名始载于《植物名实图考》，载："按《本草拾遗》，江西山林间有草，生叶头有瘰子似鹤膝，叶如柳，亦名千金藤，或即此"。本草记载与现今所用三叶青基本一致[1]。

【原植物】多年生草质藤本。小枝纤细，有纵棱纹，无毛或被疏柔毛。卷须不分枝，相隔2节间断与叶对生。叶为3小叶，小叶披针形、长椭圆披针形或卵披针形，长3～10cm，宽1.5～3cm，顶端渐尖，稀急尖，基部楔形或圆形，侧生小叶基部不对称，近圆形，边缘每侧有4～6个锯齿，锯齿细或有时较粗，上面绿色，下面浅绿色，两面均无毛；侧脉5～6对，网脉两面不明显，无毛；叶柄长2～7.5cm，中央小叶柄长0.5～1.8cm，侧生小叶柄较短，长0.3～0.5cm，无毛或被疏柔毛；花序腋生，长1～5cm，比叶柄短、近等长或较叶柄长，下部有节，节上有苞片，或假顶生而基部无节和苞片，二级分枝通常4，集生成伞形，花二歧状着生在分枝末端；花序梗长1.2～2.5cm，被短柔毛；花梗长1～2.5mm，通常被灰色短柔毛；花蕾卵圆形，高1.5～2mm，顶端圆形；萼碟形，萼齿细小，卵状三角形；花瓣4，卵圆形，高1.3～1.8mm，顶端有小角，外展，无毛，雄蕊4，花药黄色；花盘明显，4浅裂；子房陷在花盘中呈短圆锥状，花柱短，柱头4裂；果实近球形或倒卵球形，直径约0.6cm，有种子1颗；种子倒卵椭圆形，顶端微凹，基部圆钝，表面光滑，

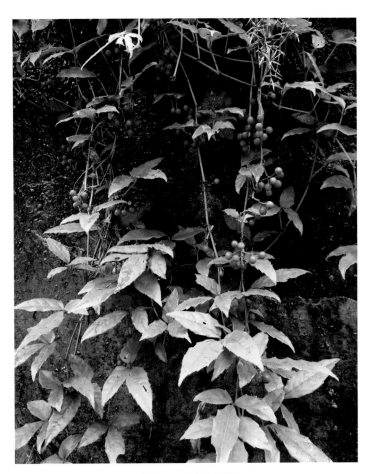

图3-1　三叶崖爬藤

种脐在种子背面中部向上呈椭圆形，腹面两侧洼穴呈沟状，从下部近1/4处向上斜展直达种子顶端。花期4～6月，果期8～11月。（图3-1）

主要为栽培，生于海拔300～1300m的山坡灌丛、山谷、溪边林下岩石缝中。主要分布于福建、广西、浙江、湖南、江西、贵州等地。因产地不同，其形状、药性会略有差异[3]。

【主产地】主产于福建、广西、浙江、湖南、江西、贵州等地区。

【栽培要点】

1. 生物学特性　对生长环境要求严格，常生长在阴湿的山坡、山沟、谷溪中，喜欢时隐时现的散光照射、湿润的气候。对土壤要求不严格，pH值5.0～7.0的酸性至中性土壤均可生长。怕炎夏高温，通常气温在25℃时生长良好，

平均气温低于5～10℃时停止生长，忌强光暴晒，忌干旱。有极强的地域选择性[2]。

2. 栽培技术　定植时间为育苗2个月后，一般在3月底至5月初，此时日均气温已上升到10℃以上，地表土壤温度上升，可以有效防止低温冻害对三叶青幼苗的伤害。采用裸根苗栽植、器苗栽植，定植后保持遮荫通风、土壤湿润。

3. 病虫害　病害：根腐病、霉菌病、叶斑病等。虫害：红蜘蛛、蛴螬等[2]。

【采收与加工】在种植3年以后，植株颜色呈褐色时，表明三叶青已经进入成熟期，可以在秋后或者初冬进行采收。采收前浇洒少量水，保证土壤疏松。藤蔓可用于育苗[7-8]。

1. 鲜三叶青　挖取块根，除去泥土，洗净，可切片鲜用。

2. 三叶青　挖取块根，除去泥土，洗净，烘干。

【药材鉴别】

（一）性状特征

根少分枝，不规则连珠状，略弯曲，直径2～6mm；表面灰棕色，点状皮孔明显，质坚实，断面不整齐，一条黄棕色带（导管集中区）平分木部；皮部灰白色，木部浅黄白色，气浓，味辛、涩；茎呈不规则六边形，有纵纹，灰棕色至棕褐色、直径1～4mm，体轻，折断面不整齐，中央为宽大的髓部；叶互生，具3小叶、皱缩、平展后呈倒卵至长圆形，基部偏斜，心形，淡棕色或灰黄色；叶根部有绒毛，茎叶柔之有香气，味涩[4]。（图3-2）

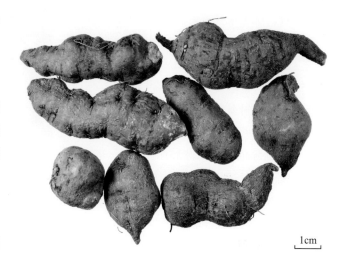

1cm

图3-2　三叶青药材图

（二）显微鉴别

1. 块根横切面　木栓层薄，细胞常4～5层；皮层散有直径96～123μm的黏液细胞，细胞内有长57～65μm的针晶束，部分皮层细胞含棕色物；韧皮部细胞较小，排列紧密；形成层成环；木质部导管稀少，常数个相聚，径向排列，导管周围常有木纤维，射线宽阔，也散有含外晶束的黏液细胞；基本薄壁细胞多充满淀粉粒[4-5]。（图3-3）

2. 粉末特征　粉末淡灰色或淡粉红色。木栓细胞棕色，类长方形或不规则方形，壁稍增厚；淀粉粒极多，以单粒为主，椭圆形、类三角形、类圆形、葫芦形，直径9～60μm，脐点点状、短缝状、星状或人字状；复粒少见，2～3个分粒组成；纤维无色或淡黄色，细长，单个或成束，壁厚；黏液细胞方形或类圆形，直径68～130μm，有些长径可达250～310μm，内含黏液质；有的可见针晶束，草酸钙针晶成束或散在，长20～115μm，草酸钙簇晶少见，直径35～55μm；网纹孔导管，直径15～701μm，长90～400μm[4-5]。（图3-4）

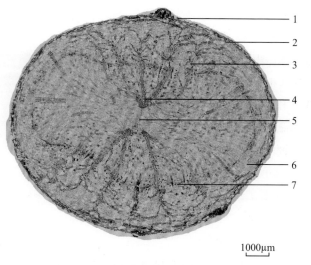

1000μm

图3-3　三叶青块根横切面图（崔亚君　摄）

1. 木栓层　2. 皮层　3. 射线　4. 导管
5. 髓　6. 薄壁细胞　7. 形成层

（三）理化鉴别

1. 显色反应　取粉末少量，加50%的乙醇超声提取20分钟，滴少量NaOH溶液振摇，显浅红棕色。

2. 紫外光谱　50%的乙醇提取液，用石油醚除去叶绿素，经必要稀释后，经紫外分光光度计检测，在280nm处

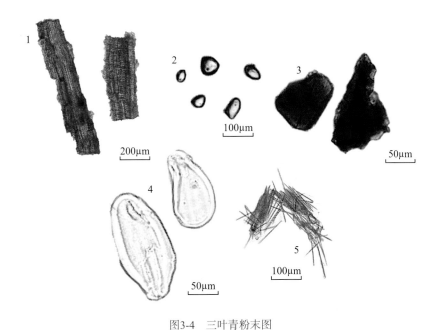

图3-4 三叶青粉末图

1. 导管 2. 淀粉粒 3. 棕色块 4. 黏液细胞 5. 针晶束

有最大紫外吸收。

【质量评价】以块根表面棕红色至棕褐色，饱满完整，断面灰白色，粉性足为佳。

【化学成分】主要成分为黄酮类、三萜及甾体类、酚酸类和脂肪酸类化合物等。其中，黄酮类化合物是其抗肿瘤的主要有效活性成分[6-9]。

1. 黄酮类化合物　黄酮及其苷类化合物是三叶青中含量最丰富的成分，已经确定结构的三叶青黄酮类化合物有20余个。主要为山奈酚-3-O-芸香糖苷、芦丁（rutin）、异槲皮苷（isoquercitrin）、紫云英苷（astragalin）、芹菜素-6-C-β-D-吡喃葡萄糖苷（即异牡荆苷）、芹菜素-8-C-α-L-吡喃鼠李糖-（1-2）-β-D-吡喃葡萄糖苷（即牡荆素鼠李糖苷）、芹菜素-8-C-β-D-吡喃葡萄糖苷（即牡荆素）、荭草素、异荭草素、儿茶素、原花青素B₁、原花青素B₂、槲皮苷（quercitrin）、槲皮素、山奈酚（kaempferol）、芹菜素（apigenin）、山奈酚-3-O-新橙皮糖苷、5,7,4-三羟基黄酮-6-α-L-吡喃鼠李糖-（1-4）-α-L-吡喃阿拉伯糖苷、5,7,4-三羟基黄酮-8-α-L-吡喃鼠李糖-（1-4）-α-L-吡喃阿拉伯糖苷、5,7,4-三羟基黄酮-6,8-2-C-β-D-吡喃葡萄糖苷、表儿茶素（epicatechin）、山奈酚-3,7-O-L-二鼠李糖苷（山奈苷）等。

2. 三萜及甾体类化合物　萜类和甾体类化合物是三叶青次生代谢产物的重要组成部分，目前明确的化合物有7个：蒲公英萜酮（dandelion terpenone）、蒲公英萜醇（dandelion terpene alcohol）、β-谷甾醇、麦角甾醇（ergosterol）、6-氧-苯甲酰基胡萝卜苷、胡萝卜苷（carrot glycosides）、α-香树脂醇。

3. 酚酸类化合物　目前已发现的酚类和有机酸类化学成分已超过30个，酚酸类化合物已被作为三叶青质量评价的重要指标性成分。主要为绿原酸（chlorogenic acid）、隐绿原酸、水杨酸（salicylic acid）、丁二酸（succinic acid）、没食子酸乙酯（ethyl gallate）、原儿茶酸（protocatechuic acid）、对羟基苯甲酸（p-hydroxybenzoic acid）、对羟基肉桂酸（p-hydroxycinnamic acid）、氧化白藜芦醇（oxidized resveratrol）、儿茶酚（catechol）、白藜芦醇（resveratrol）、反式虎杖苷、白皮杉醇葡萄苷（gluconin）、香草酸（vanillic acid）、壬二酸（azelaic acid）等。

4. 挥发油和脂肪酸类化合物　目前已成功鉴定出的化学成分有亚油酸（linoleic acid）、棕榈酸（palmitic acid）、油酸（oleic acid）、二苯胺（diphenylamine）、亚麻酸甲酯（linolenic acid methyl）、硬脂酸（stearic acid）、豆蔻酸（cardamic acid）、樟脑苯（camphor benzene）、甲醇（methanol）、亚麻酸（linolenic acid）、肉豆蔻酸（nutmeg acid）、苯甲酸（benzoic acid）、花生酸（arachidonic acid）和二十碳三烯酸等。

5. 其他化合物　三叶青中含有微量元素、多糖、氨基酸和核苷类成分等。

【性味归经】苦，平。归脾、胃经。

【功能主治】清热解毒，祛风化痰，活血止痛。用于白喉、小儿高热惊厥、痢疾、肝炎。外用治毒蛇咬伤、扁桃体炎、淋巴结结核、子宫颈炎、蜂窝织炎、跌打损伤。

【药理作用】

1. 抗肿瘤作用　三叶青中分离的黄酮类成分如芹菜素等具有抑制肿瘤细胞HepG2、HCT-8、A549增殖的作用[8]；三叶青的总黄酮可以抑制接种Lewis肺癌（LLC）细胞的C57BL/6小鼠的肿瘤生长[9]；三叶青黄酮类成分异槲皮苷可以通过抑制肝细胞生长因子/分散因子（hepatocyte growth factor/scatter factor，HGF/SF）诱导的肿瘤细胞迁移和侵袭[10]；三叶青的乙酸乙酯提取物通过下调人肝癌HepG2细胞中细胞周期蛋白A-CDK1复合物引起S期阻滞，从而诱导癌细胞凋亡[11]；三叶青总黄酮可以通过COX-2调节Wnt/beta-catenin信号途径发挥抗肿瘤作用[12]；三叶青乙酸乙酯提取物通过caspase-3的调控抑制肿瘤细胞HepG2和SMMC-772增殖和促进肿瘤细胞的凋亡[13]；三叶青石油醚成分通过增加细胞氧化应激抑制宫颈癌HeLa细胞具有增殖、促进凋亡[14]。

2. 抗炎作用　三叶青提取物能明显抑制小鼠腹腔毛细血管炎性渗出，抑制二甲苯所致小鼠耳廓肿胀及10%蛋清致大鼠足跖肿胀，减少乙酸致小鼠扭体次数，提高热板法小鼠痛阈值并降低干酵母和2,4-二硝基苯酚致大鼠发热模型的体温；三叶青提取物具有较好的抗炎、镇痛及解热作用[15]；小鼠腹腔注射三叶青块根提取物，在热板法和苯醌法致痛模型上均有明显的镇痛效果，以及对二甲苯引起小鼠耳肿胀有明显抑制作用[16]；三叶青地上部分提取物（乙醇）对于小鼠耳廓肿胀、大鼠足肿胀急性炎症均具有显著抑制作用，能够显著减少大鼠肉芽肿重量；高剂量提取物组能有效提高小鼠的痛阈值延长率，中、高剂量组及粗提物组能有效抑制小鼠扭体次数和显著延长扭体潜伏期[17]。多糖是三叶青中含量较高的活性成分之一，三叶青多糖对于脂多糖诱导的巨噬细胞死亡具有显著抑制作用，而且巨噬细胞中的炎性因子TNF-α、IL-6的含量较模型组明显降低，呈现一定的量效应关系[18]。

3. 保肝作用　三叶青具有降低CCl₄致急性肝损伤小鼠血清谷丙转氨酶（ALT）和谷草转氨酶（AST）水平、抑制丙二醛（MDA）含量升高和减轻肝细胞坏死、变性及炎症浸润程度，三叶青提取物对急性肝损伤存在一定的保护功效[19]；三叶青除了能够降低肝损伤大鼠血清ALT、AST及MDA水平外，还能降低碱性磷酸酶（ALP）水平，而SOD水平明显升高[20]；三叶青总氨基酸可明显降低小鼠ALT、AST活性和肝中MDA含量、提升肝中SOD含量和减轻肝细胞坏死、变性和炎症浸润程度[21]；三叶青多糖可提高小鼠血液中的SOD活性升高，降低ALT、AST和MDA的浓度，阻抗肝损伤病变，说明三叶青多糖通过提升肝脏解毒能力实现对于肝脏的保护[22]；三叶青提取液可降低BCG和LPS诱导的免疫性肝损伤小鼠血清中AST、ALT和乳酸脱氢酶（LDH）活性及肝组织中MDA含量，提升肝组织中SOD活性，具有减轻免疫性肝损伤的作用[23]。

4. 降脂、降糖作用　三叶青多糖TDGP-3通过调节血脂水平（TC、TG、HDL-C、LDL-C），降低肝脏MDA含量、恢复肝内抗氧化酶（SOD、GSH-Px、CAT）活性，具有缓解高脂血症、预防氧化应激的作用[24]。三叶青多糖（THDP-3）在四氧嘧啶诱导的糖尿病小鼠中表现出明显的降糖活性，THDP-3可以调节葡萄糖激酶、腺苷酸-活化蛋白激酶、葡萄糖-6-磷酸酶和磷酸烯醇丙酮酸羧激酶的表达，发挥降糖作用[25]。

5. 其他作用　三叶青提取物还具有一定的免疫调节作用和抑制缩宫素诱发的小鼠子宫收缩作用。

【用药警戒或禁忌】不宜与乌头类药材同用。

主要参考文献

[1] 王珠强，乐李敬，黄泽豪. 蛇附子的本草考证[J]. 中药材，2015，38(11)：2421-2424.

[2] 程良绥. 药用植物三叶青的生物学特性及林下栽培技术[J]. 现代农业科技，2014(14)：187-188.

[3] 夏金英. 三叶青人工栽培技术[J]. 农业科技通讯，2017(6)：272-274.

[4] 朱华，张可锋，高雅，等. 三叶青藤生药学研究[J]. 海峡药学，2008(1)：55-58.

[5] 黄成勇，辛宁，石艳辉.三叶崖爬藤的显微鉴别[J].中药材，2002，25(8)：548-549.

[6] 陈丽芸，郭素华.三叶青的化学成分及药理作用研究进展[J].浙江中医药大学学报，2012，36(12)：1368-1370.

[7] 蔡韦炜，陈丹，范世明，等.中药三叶青化学成分及药理作用研究进展[J].天津药学，2014，26(1)：38-41.

[8] 林婧，纪明妹，黄泽豪，等.三叶青的化学成分及其体外抗肿瘤活性研究[J].中国药学杂志，2015，8：658-663.

[9] FengZ, HaoW, LinX, et al. Antitumor activity of total flavonoids from Tetrastigma hemsleyanum Diels et Gilg is associated with the inhibition of regulatory T cells in mice[J]. Onco Targets Ther, 2014, 7(6): 947-956.

[10] XiaGS, LiSH, ZhouW. Iso quercitrin,ingredients in Tetrastigma hemsleyanum Dielset Gilg,inhibits hepatocyte growth factor/scatter factor-induced tumorcell migration and invasion[J]. CellAdhMigr, 2018, 12(5): 464-471.

[11] PengX, ZhuangDD, GuoQS. Induction of Sphase arrest and apoptosis by ethylacetate extract from Tetrastigma hemsleyanum in human hepatoma HepG2 cells[J]. Tumour Biol, 2015, 36(4): 2541-2550.

[12] QinglinL, XinW, ZhongL, et al. A study on the anti-tumor mechanism of total flavonoids from Radix Tetrastigmaeagainst additional cell line based on COX-2-mediated Wnt/beta-catenin signaling pathway[J]. Oncotarget, 2017, 8(33): 54304-54319.

[13] ChenS, LuoM, MaL, et al. Ethylacetate extract from Tetrastigma hemsleyanum inhibits proliferation and induce sapoptosis in HepG2 and SMMC-7721 cells [J]. CANCER MANAGEMENT AND RESEARCH, 2018, 10: 3793-3799.

[14] XiongY, WuX, RaoL. Tetrastigma hemsleyanum(Sanyeqing) root tuber extracts induces apoptosis in human cervical carcinoma HeLa cells[J]. JOURNAL OF ETHNOPHARMACOLOGY, 2015, 165: 46-53.

[15] 黄真，毛庆秋，魏佳平，等.三叶青提取物抗炎、镇痛及解热作用的实验研究[J].中国新药杂志，2005，14(7)：861-864.

[16] 资古明，吉兰，胡建成，等.金线吊葫芦消炎镇痛的药理研究[J].中草药，1989，20(2)：27-29.

[17] 廖淑彬，蔡韦炜，陈丹，等.闽产三叶青地上部分提取物体内抗炎镇痛作用研究[J].中国现代应用药学，2017，34(3)：319-324.

[18] 黄有强.微波辅助提取三叶青多糖工艺优化及其拮抗炎症细胞的研究[J].浙江中医杂志，2017，52(5)：384-385.

[19] 钟晓明，毛庆秋，黄真，等.三叶青提取物对四氯化碳致急性肝损伤小鼠的保护作用及急性毒性实验[J].中成药，2006，28(3)：422-424.

[20] 伍昭龙，吕江明，李春艳，等.三叶青对CCl₄致肝损伤大鼠血清五项生化指标水平的影响[J].甘肃中医学院学报，2006，23(4)：1l-13.

[21] 黄真，毛庆秋.三叶青总氨基酸对四氯化碳致小鼠肝损伤的保护作用[J].中国现代应用药学杂志，2007，24(3)：190-192.

[22] 马丹丹，李伟平，马哲龙，等.三叶青多糖抗肝损伤作用的研究[J].医学研究杂志，2012，41(1)：33-36.

[23] 杨雄志.三叶青对小鼠免疫性肝损伤保护作用的研究[J].实用中西医结合临床，2008，8(2)：88-89.

[24] RuY, ChenX, WangJ, et al. Polysaccharides from Tetrastigma hemsleyanum Dielset Gilg: Extraction optimization, structural characterizations, antioxidant and antihyperlipidemic activities in hyperlipidemic mice[J]. IntJBiolMacromol, 2019, 125: 1033-1041.

[25] RuY, ChenX, WangJ, et al. Structural characterization, hypoglycemic effects and mechanism of anovel polysaccharide from Tetrastigma hemsleyanum Dielset Gilg[J]. INTERNATIONAL JOURNAL OF BIOLOGICAL MACROMOLECULES, 2019, 123: 775-783.

（福建中医药大学　范世明）

4. 三白草

Sanbaicao

SAURURI HERBA

【别名】水木通、白水鸡、白花照水莲、田三白、白黄脚[1]。

【来源】为三白草科植物三白草*Saururus chinensis*（Lour.）Baill.的干燥地上部分。

【本草考证】本品始载于《本草经集注》牵牛子条下注文："又有一种草，叶上有三百点，俗因以名三白草"。《新修本草》新增三白草条，载："叶如水荭，亦似葴，又似菝葜。叶上有三黑点，高尺许。根如芹根，黄白色而粗大"。《本草拾遗》载："此草初生无白，入夏叶端半白如粉。农人候之莳田，三叶白则草便秀，故谓之三白"。《本草纲目》载："三白草生田泽畔，三月生苗，高二三尺。茎如蓼，叶如商陆及青葙。四月其颠三叶面上，三次变作白色，余叶仍青不变。俗云一叶白，食小麦二叶白，食梅杏三叶白，食黍子。五月开花成穗，如蓼花状，而色白微香，结细实。根长白虚软，有节须，状如泥葛蒲根"。本草记载与现今所用三白草基本一致。

【原植物】湿生草本，高约1m；茎粗壮，有纵长粗棱和沟槽，下部伏地，常带白色，上部直立，绿色。叶纸质，密生腺点，阔卵形至卵状披针形，长10～20cm，宽5～10cm，顶端短尖或渐尖，基部心形或斜心形，两面均无毛，上部的叶较小，茎顶端的2～3片于花期常为白色，呈花瓣状；叶脉5～7条，均自基部发出，如为7脉时，则最外1对纤细，斜升约2～2.5cm即弯拱网结，网状脉明显；叶柄长1～3cm，无毛，基部与托叶合生成鞘状，略抱茎。花序白色，长12～20cm；总花梗长3～4.5cm，无毛，但花序轴密被短柔毛；苞片近匙形，上部圆，无毛或有疏缘毛，下部线形，被柔毛，且贴生于花梗上；雄蕊6枚，花药长圆形，纵裂，花丝比花药略长。果近球形，直径约3mm，表面多疣状凸起。花期4～6月。（图4-1）

生于海拔200～1800m的沟旁、沼泽等低湿处及近水的地方。主要分布于河北、山东、河南和长江流域及其以南各省区。

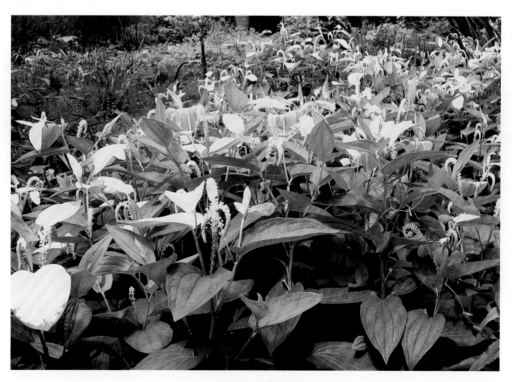

图4-1 三白草

【主产地】 主产于河北、山东、河南和长江流域以南各省区。

【栽培要点】

1. 生物学特性　喜温暖湿润气候，能耐荫，凡塘边、沟边、溪边等浅水处或低洼处均可栽培。发芽需低温，在7.6～12.4℃有光照条件下，经过34天，发芽率约72%。

2. 栽培技术　种子繁殖或分株繁殖。种子繁殖：秋季果实开始开裂，于未脱落但充分成熟时采下果实，搓出种子，除去杂质，开浅沟条播，覆土1～1.5cm。分株繁殖：4月挖取地下茎，切成小段，每段具有2～3个芽眼，按行、株距各30cm栽种，每穴载1株。生长期间注意浇水，保持土壤湿润，并注意清除杂草。

【采收与加工】 全年均可采收，洗净，晒干。

【商品规格】 统货。

【药材鉴别】

（一）性状特征

茎圆柱形，有纵沟4条，其中1条较宽广；断面黄棕色至棕褐色，纤维性，中空。单叶互生，叶片卵形或卵状披针形，长4～15cm，宽2～10cm；先端渐尖，基部心形，全缘，基出脉5条；叶柄较长，有纵皱纹。总状花序生于枝顶与叶对生，花小，棕褐色。蒴果近球形。气微，味淡。（图4-2）

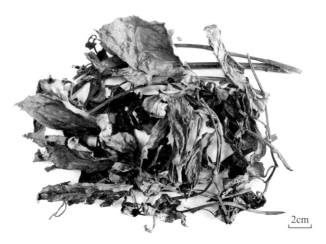

图4-2　三白草药材图

（二）显微鉴别

1. 叶表面观　上、下表皮细胞略呈多角形，角质层纹理明显，表皮中有油细胞散在，圆形，直径32～44μm，内含黄色油滴；上表皮无气孔；下表皮气孔多，不定式；有腺毛，2～3细胞，长40～70μm，基部直径12～16μm。（图4-3）

2. 茎横切面　表皮细胞类方形，下皮厚角细胞在棱线处较多；皮层可见通气组织，由类圆形薄壁细胞构成，排列成网状，有大型腔隙；有油细胞和分泌管散在，油细胞内含黄色油滴，分泌管内含淡棕色物质；中柱鞘纤维3～4列断续排列成环；维管束外韧型；髓部宽广，亦可见通气组织；有油细胞散在；薄壁细胞大多含草酸钙簇晶，直径12～25μm。（图4-4）

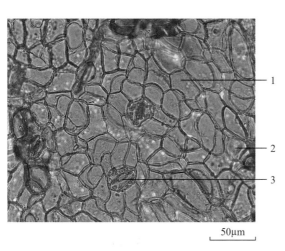

图4-3　三白草叶下表皮表面观图

1. 表皮细胞　2. 油细胞　3. 气孔

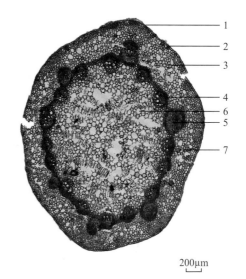

图4-4　三白草茎横切面图

1. 表皮细胞　2. 厚角组织　3. 皮层　4. 中柱鞘纤维
5. 维管束　6. 髓　7. 油细胞

3. **粉末特征** 粉末黄棕色。叶表皮细胞呈类多角形，垂周壁平直，有气孔，气孔不定式；草酸钙簇晶众多，散在或存在薄壁细胞中；中柱鞘纤维淡黄色，有可见的壁孔和孔沟；棕色细胞多角形；导管多为螺纹、网纹型；油细胞类长方形；非腺毛可见。（图4-5）

（三）理化鉴别

薄层色谱 取本品粉末2g，加甲醇30ml，超声处理20分钟，滤过，滤液浓缩至2ml，加于活性炭-氧化铝柱（活性炭0.2g，中性氧化铝100～200目，4g，内径为10mm，干法装柱）上，用甲醇60ml洗脱，收集洗脱液，蒸干，残渣加乙酸乙酯1ml使溶解，作为供试品溶液。另取三白草对照药材2g，同法制成对照药材溶液。再取三白草酮对照品，加乙酸乙酯制成每1ml含1mg的溶液，作为对照品溶液。照薄层色谱法试验，吸取上述供试品溶液和对照药材溶液各10μl、对照品溶液5μl，分别点于同一硅胶G薄层板上，以石油醚（60～90℃）-丙酮（5:2）为展开剂，展开，取出，晾干，喷以10%硫酸乙醇溶液，在105℃加热至斑点显色清晰。供试品色谱中，在与对照药材色谱和对照品色谱相应的位置上，显相同颜色的斑点。

【质量评价】以叶多，灰绿色或棕绿色者为佳。采用高效液相色谱法测定，本品按干燥品计算，含三白草酮（$C_{20}H_{20}O_6$）不得少于0.1%。

【化学成分】主要成分为木脂素类，也有少量黄酮类、生物碱类、甾醇、萜类、蒽醌和有机酸类等[2-3]。

1. **木脂素** 三白草酮、三白草酮A、1'-表三白草酮和新三白草酮，被称为断联木脂素类。

2. **黄酮** 槲皮素、金丝桃苷（hyperin）、异槲皮苷（isoquercitrin）。

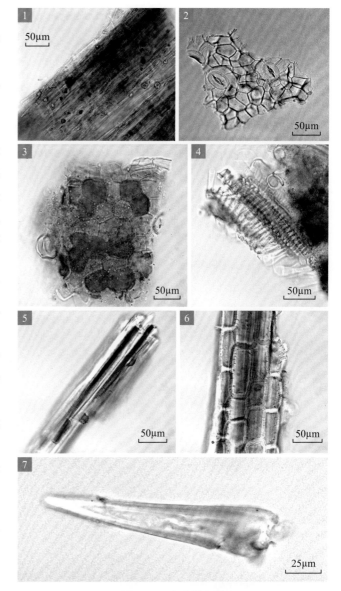

图4-5 三白草粉末图

1. 簇晶　2. 表皮细胞及气孔　3. 棕色细胞　4. 导管
5. 中柱鞘纤维　6. 油细胞　7. 非腺毛

3. **萜类** 甲基正壬基酮（methyl-n-nonylketon）、肉豆蔻醚（myristicin）、β-石竹烯（β-caryophyllene）等。其茎叶经水蒸馏提取挥发油量为0.5%，主要成分为肉豆蔻醚，此外，尚含硬脂酸、软脂酸、油酸、亚油酸、芳香醇（linalool）、α-蒎烯（α-pinene）、莰烯（camphene）、葎草烯（humulene）、α-丁香烯（α-caryophyllene）、黄樟醚（safrol）、1-烯丙基-3,4-亚甲二氧基-5-甲氧基苯等。

4. **其他** 可水解鞣质，茎中含量约为1.72%，叶中含量约为0.154%；此外，还有多糖、蒽醌、生物碱、甾醇和有机酸等化合物。

【性味归经】甘、辛，寒。归肺、膀胱经。

【功能主治】利尿消肿，清热解毒。用于水肿，小便不利，淋沥涩痛，带下；外治疮疡肿毒，湿疹。

【药理作用】

1. **降血糖作用** 三白草水提液、总黄酮类化合物和多糖均可明显降低四氧嘧啶糖尿病小鼠或兔的血糖水平，提高超氧化物歧化酶（SOD）活性，降低丙二醛（MDA）水平，提示三白草能降低四氧嘧啶对胰岛B细胞的损伤或改善受损伤的β细胞的功能[4-5]。

2. **抗炎作用** 三白草甲醇提取物对脂多糖诱导鼠巨噬细胞RAW164.7 生成NO和前列腺素E2（PGE2）具有抑制作用；三白草中的内消旋二氢愈创木脂酸能抑制环氧合酶-2（COX-2）的活性，三白脂素-8对由卡拉胶引起大鼠足趾肿胀、棉球肉芽肿均具有明显的抑制作用；双木脂素马纳萨亭A，B均有抑制NF-κB活性的作用[6]。

3. **抗氧化作用** 三白草的抗氧化作用研究较多，尤其水提物对离体HepG2细胞吸收氧自由基的能力、金属螯合能力以及细胞内的抗氧化活性，此结果表明三白草提取物有可能作为抗氧化的功能性食品。三白草的地上部分通过活性检测，发现其中3个黄酮醇化合物具清除自由基的活性。三白草根乙酸乙脂提取物中2′-羟基-二氢愈创木酯酸及红楠素D是抗氧化作用的活性成分[6]。

4. **细胞毒及抗肿瘤活性** 三白草的地上部分在体外对几种人体肿瘤细胞AGS、A549、HCT15、SKOV3和HEP-3β显示出潜在的抗细胞毒作用。以细胞毒性从正己烷提取物中筛选出有效成分10-氨甲基-3-羟基-4-甲氧基-菲羧酸内酰胺。最近研究发现，三白草根中的三白草醇F-I 以及三白草醇D对HT-29、MCF-7及HepG2细胞株呈细胞毒作用。三白草中的三白草酮对staurosporine诱导的大鼠神经胶质瘤C6细胞凋亡具有抑制作用，表明三白草酮以半胱氨酸蛋白酶（caspase-3）依赖方式抑制C6细胞发生凋亡。从三白草地上部分分得的新木脂素马纳萨亭A及其2个差向异构体对SK-Hep-1、PC-3、DU-145、BT-20 、SK-BP-3、T-47D、HeLa、T98G 及SK-MEL-28 人体肿瘤细胞株有抑制作用[5-6]。

主要参考文献

[1] 谢宗万. 中药材品种论述[M]. 上海：上海科学技术出版社出版，1990：329.

[2] 彭冰，何春年，许利嘉，等. 三白草的化学成分研究[J]. 中草药，2010，41(12)：1950-1952.

[3] 左月明，徐元利，张忠立，等. 三白草化学成分研究[J]. 中药材，2015，38(12)：2538-2540.

[4] 何亚维，彭国平. 三白草降血糖作用的研究[J]. 中国中药杂志，1992，17(12)：751-752.

[5] 李泽友，陈峰，任守忠，等. 三白草的化学成分和药理作用研究进展[J]. 中国药房，2007，18(6)：473-474.

[6] 彭冰，彭勇，肖培根. 三白草的研究进展[J]. 中草药，2010，41(12)：2111-2115.

（南京中医药大学　吴啟南　刘潺潺　鲍锞）

5. 三棱

Sanleng

SPARGANII RHIZOMA

【**别名**】京三棱、荆三棱。

【**来源**】为黑三棱科植物黑三棱*Sparganium stoloniferum* Buch. -Ham.的干燥块茎。

【**本草考证**】《本草拾遗》载："本经无三棱，忽有三四种……但取根似乌梅，有须相连，蔓如核，作漆色，蜀人织为器，一名萼者是也"《图经本草》载："叶如莎草极长，茎三棱如削，大如人指，高五六尺茎端开花，大体皆如莎草而大……苗下即魁，魁上发苗，小圆如乌梅者，黑三棱也。"《救荒本草》载："苗高三四尺，叶似菖蒲而厚大，背皆三棱，剑脊，叶中撺葶，上结实，撺为刺球，如褚桃样而大，颗瓣甚多，形似草决明而大，生则青熟则红黄色"。《本草品汇精要》载："用根，体重者佳。形扁如鲫鱼……"。《本草述钩元》载："魁扁长须，皮包黄褶，削去皮须，宛如鲫鱼状"。本草所载与现今所用三棱基本一致[1]。

【原植物】多年生水生或沼生草本。块茎膨大，比茎粗2～3倍，或更粗；根状茎粗壮。茎直立，粗壮，高0.7～1.2m，或更高，挺水。叶片长（20～）40～90cm，宽0.7～16cm，具中脉，上部扁平，下部背面呈龙骨状凸起，或呈三棱形，基部鞘状。圆锥花序开展，长20～60cm，具3～7个侧枝，每个侧枝上着生7～11个雄性头状花序和1～2个雌性头状花序，主轴顶端通常具3～5个雄性头状花序，或更多，无雌性头状花序；花期雄性头状花序呈球形，直径约10mm；雄花花被片匙形，膜质，先端浅裂，早落，花丝长约3mm，丝状，弯曲，褐色，花药近倒圆锥形，长约1～1.2mm，宽约0.5mm；雌花花被长5～7mm，宽约1～1.5mm，着生于子房基部，宿存，柱头分叉或否，长约3～4mm，向上渐尖，花柱长约1.5mm，子房无柄。果实长6～9mm，倒圆锥形，上部通常膨大呈冠状，具棱，褐色。花期、果期5～10月。（图5-1）

生于海拔1500m以下的湖泊、河沟、沼泽、水塘边浅水处，仅在我国西藏见于3600m高山水域中。主要分布于黑龙江、吉林、辽宁、内蒙古、河北、山西、陕西、甘肃、新疆、江苏、江西、湖北、云南等地区。

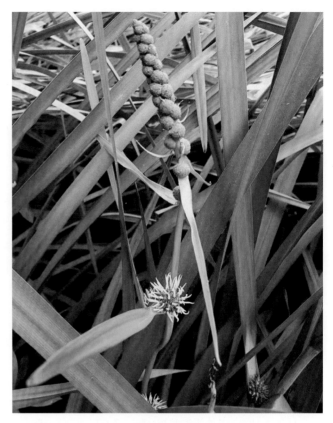

图5-1 黑三棱

【主产地】主产于浙江、江西、湖南、江苏、河南、安徽等省。

【栽培要点】

1. 生物学特性　喜湿润气候，耐寒，不怕酷热，适应性强。可种于排灌条件较好的池塘、水沟、积水坑、水溪旁，以含腐殖质丰富土壤为宜[2]。

2. 栽培技术　无性繁殖为主，根据地势作25～40cm深的低床，将当年黑三棱不够药用要求的小块茎和根茎均匀撒播或条播于苗床内，浇透水，覆盖湿土和厩肥越冬。次年春3月灌水，保持水深15～20cm，施肥。待苗高20～25cm左右时即可移栽。移栽地于早春将地块施肥，耙平。栽前将苗床灌水，拔出幼苗，随拔随栽于放净水的大田中，株行距可按（15～20）cm×30cm浅栽于泥中。肥沃土地可适当加大株行距，栽后灌水6～8cm深[2]。

【采收与加工】冬季至次年春采挖，洗净，削去外皮，晒干。一般地上茎枯黄的即可采收，采挖前10～15天排水晾地。割去地上茎叶，留10～15cm茬，用锹挖或拔出，根茎用三棱叶盖好，以防风干，晒干不易去皮。刀刮去皮，将根毛里皮刮至粉白色处为度。晒干，晒时夜间不能被露水淋，以免变质[2]。

【药材鉴别】

（一）性状特征

块茎圆锥形，略扁，长2～6cm，直径2～4cm。表面黄白色或灰黄色，有刀削痕，须根痕小点状，略呈横向环状排列。体重，质坚实。气微，味淡，嚼之微有麻辣感。（图5-2）

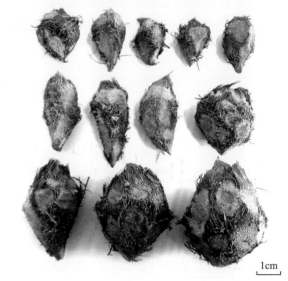

1cm

图5-2 三棱药材图

（二）显微鉴别

1. **块茎横切面** 皮层为通气组织，薄壁细胞不规则形细胞间有大的腔隙；内皮层细胞排列紧密；中柱薄壁细胞类圆形，壁略厚，内含淀粉粒；维管束外韧型及周木型，散在，导管非木化；皮层及中柱均散有分泌细胞，内含棕红色分泌物；薄壁细胞含草酸钙簇晶。野生三棱组织构造与栽培品种基本相似。（图5-3）

2. **粉末特征** 粉末黄白色。淀粉粒甚多，单粒类圆形、类多角形或椭圆形，直径2～10μm，较大粒隐约可见点状或裂缝状脐点，分泌细胞内含红棕色分泌物；纤维多成束，壁较厚，微木化或木化，有稀疏单斜纹孔；木化薄壁细胞呈类长方形、长椭圆形或不规则形，壁呈连珠状，微木化；草酸钙簇晶可见。野生三棱组织构造与栽培品种基本相似。（图5-4）

（三）理化鉴别

薄层色谱 取本品粉末2g，加乙醇30ml，加热回流1小时，滤过，滤液蒸干，残渣加乙醇2ml使溶解，作为供试品溶液。另取三棱对照药材2g，同法制成对照药材溶液。照薄层色谱法试验，吸取上述两种溶液各10μl，分别点于同一硅胶G薄层板上，以石油醚（60～90℃）-乙酸乙酯（4∶1）为展开剂，展开，取出，晾干，置紫外光灯（365nm）下检视。供试品色谱中，在与对照药材色谱相应的位置上，显相同颜色的荧光斑点。

【质量评价】以体重、质坚实、黄白色者为佳。照醇溶性浸出物测定法项下的热浸法测定，用稀乙醇作溶剂，浸出物不得少于7.5%。

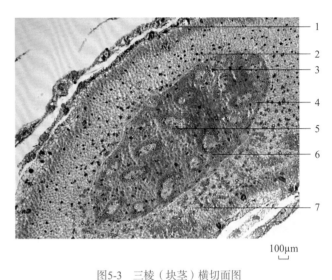

100μm

图5-3 三棱（块茎）横切面图

1. 表皮 2. 皮层分泌细胞 3. 中柱分泌细胞 4. 内皮层 5. 维管束 6. 中柱薄壁组织 7. 皮层通气组织

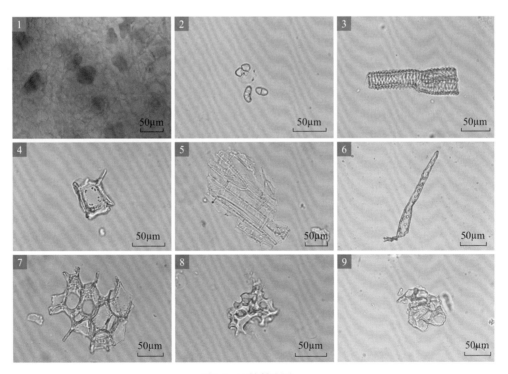

图5-4 三棱粉末图

1. 分泌细胞 2. 淀粉粒 3. 导管 4. 木化薄壁细胞 5. 导管旁薄壁细胞 6. 厚壁细胞 7. 薄壁细胞 8. 星状细胞 9. 簇晶

【**化学成分**】主要成分为挥发油、黄酮类、苯丙素类、有机酸类、蒽醌类等。其中，黄酮类是其特征性成分和有效成分之一[2-3]。

1. **挥发油**　主要为芳香族化合物的含氧衍生物和呋喃化合物的含氧衍生物，如3,5,6,7,8,8α-六氢-4,8α-二甲基-6-（11-menthylethyenyl）-2（1H）萘酮、十氢-4α-甲基-1-萘、3H-2α-7-甲撑苷菊环烃、5-甲基糠醛、2-甲基丁醛等，以及多种烃、醇、脂肪酸类化合物。

2. **黄酮类**　有芒柄花素、芦丁、山奈酚、5,7,3′,5′-四羟基黄酮醇-3-O-β-D-吡喃葡萄糖苷、异鼠李素-3-O-芸香糖苷、1,3,6-三羟基-8-甲基呫吨酮等。

3. **苯丙素类**　包括游离阿魏酸和结合性阿魏酸，如1,3-O-二阿魏酸酰基甘油、β-D-（1-O-乙酰基-3,6-O-二阿魏酰基）呋喃果糖基-α-D-2′,6′-O-二乙酰基吡喃葡萄糖等。

4. **有机酸类**　包括香草酸、香草醛、对羟基苯甲酸、棕榈酸、壬二酸等。

5. **蒽醌类**　如大黄素、大黄素甲醚、羽扇豆醇等。

6. **芪类**　如反式白藜芦醇、白皮杉醇等。

7. **异香豆素类**　如8,5′-二羟基-6′-甲氧基-4-苯基-5,2′-oxidoisocoumarin和三棱双苯内酯。

【**性味归经**】辛、苦，平。归肝、脾经。

【**功能主治**】破血行气，消积止痛。用于癥瘕痞块，痛经，瘀血经闭，胸痹心痛，食积胀痛。

【**药理作用**】

1. **保护心脑血管作用**　三棱乙醇提取物可促进主动脉动脉粥样硬化病灶及冠状动脉病灶消退，抑制原癌基因的表达，抑制兔胸主动脉中膜平滑肌细胞的增殖[4]。

2. **抑制血管生成**　三棱提取物对孕鼠有抗血管生成和抗雌激素毒性作用，可使正常人脐静脉血管内皮细胞排列紊乱，明显梭形化，抑制平均血管内皮生长因子（VEGF）诱导的血管内皮细胞增殖，降低VEGF蛋白和mRNA的表达[5]。

3. **抗肿瘤作用**　三棱乙醇提取物能诱导人肺癌As49细胞、人乳腺癌细胞（MCF-7）、B16小鼠恶性黑色素瘤的凋亡[6]，抑制囊肿衬里上皮细胞（ADPKD）的上皮生长因子受体（EGF-R）的磷酸化，从而抑制细胞增殖[7]。三棱的水提物能够增强肝癌H22荷瘤小鼠的免疫能力，抑制肿瘤细胞生长。三棱总黄酮类可抑制宫颈癌HeLa细胞增殖，是三棱抗宫颈癌HeLa增殖的有效成分[5]。

4. **对血液系统的作用**　三棱水煎液能显著降低全血黏度，提高红细胞变形指数，降低平均血小板体积。醋炒三棱对兔血小板聚集抑制率最高；总黄酮类成分有较强的抗血小板聚集及抗血栓作用[6]。另外，三棱能抑制海绵内新生肉芽组织的血管新生，而其机制可能与抑制新生血管表达有关[7]。

5. **抗氧化作用**　三棱提取物的抗氧化活性值为260μmol TE/g[8]，其抗氧化活性分别为338.73μmol FE/g、31.32μmol TE/g[9]。其黄酮类成分如芦丁、山奈酚和芒柄花素有显著的抗氧化活性[10]。

【**用药警戒或禁忌**】孕妇禁用；不宜与芒硝、玄明粉同用。

【**分子生药**】遗传标记　基于DNA条形码序列的分子鉴定：ITS2序列可以将三棱与其混伪品区分开[11]。

主要参考文献

[1] 彭成. 中华道地药材[M]. 北京：中国中医药出版社，2013.

[2] 韩巨升. 黑三棱的人工栽植[J]. 特种经济动植物，1999，2(5)：16.

[3] 吴啟南，朱华. 中药鉴定学[M]. 北京：中国医药科技出版社，2015.

[4] 黄新炜，段玉峰，韩果萍，等. 中药三棱的化学及药理研究进展[J]. 西安联合大学学报，2003，6(4)：22-25.

[5] 张军武，郭斌，尉亚辉. 黑三棱的生物学、药理作用及化学成分研究进展[J]. 吉林农业大学学报，2012，34(6)：639-644.

[6] 戴仕林，吴启南，殷健. 中药三棱的现代研究进展[J]. 中国民族民间医药，2011，20(1)：63-64.

[7] 叶兰，徐晓玉，李荣亨，等. 三棱、莪术对大鼠皮下移植人工海绵新生血管的影响研究[J]. 中国药房，2008，19(21)：1610-1611.

[8] Liao H, Banbury L K, Leach D N. Antioxidant activity of 45 Chinese herbs and the relationship with their TCM characteristics[J]. Evid Based Complement Alternat Med, 2008, 5(4): 429-434.

[9] Gan R Y, Xu X R, Song F L, et al. Antioxidant activity and total phenolic content of medicinal plants associated with prevention and treatment of cardiovascular and cerebrovascular diseases[J]. Journal of Medicinal Plants Research, 2010, 4(22): 2438-2444.

[10] Wang X, Wu Q, Wu Y, et al. Response surface optimized ultrasonic-assisted extraction of flavonoids from Sparganii rhizoma and evaluation of their in vitro antioxidant activities[J]. Molecules, 2012, 17(6): 6769.

[11] 陈士林. 中药DNA条形码分子鉴定[M]. 北京：人民卫生出版社，2012.

（南京中医药大学　戴仕林　桑梦如　吴啟南）

6. 干姜

Gan Jiang

ZINGIBERIS RHIZOMA

【别名】白姜、均姜、干生姜。

【来源】为姜科植物姜*Zingiber officinale* Rosc.的干燥根茎。

【本草考证】本品始载于《神农本草经》，列为中品。《名医别录》中记载了生姜，将干姜与生姜分条论述，其中干姜载："生犍为及荆州、扬州，九月采。"《本草纲目》载："姜宜原隰沙地。四月取母姜种之。五月生苗如初生嫩芦，而叶鞘阔如竹叶，对生，叶亦辛香。秋社前后新芽顿长，如列指状，采食无筋，谓之子姜。秋分后采之，霜后则老矣。"《图经本草》记载了干姜的加工方法："秋采根，于长流水洗过，日晒为干姜。"本草记载与现今所用干姜基本一致。

【原植物】多年生直立草本，高50～100cm；根茎肥厚，多分枝，断面黄白色，有芳香及辛辣味。叶互生，叶片披针形或线状披针形，长15～30cm，无毛，无柄；叶舌膜质，长2～4mm。穗状花序球果状，长4～5cm；苞片卵形，淡绿色或边缘淡黄色，顶端有小尖头；花萼管长约1cm，具3短尖齿；花冠黄绿色，裂片3，披针形；唇瓣中央裂片长圆状倒卵形，短于花冠裂片，有紫色条纹及淡黄色斑点，两侧裂片卵形，黄绿色；雄蕊1，暗紫色，花药长约9mm；子房3室，无毛，花柱1，柱头近球形。蒴果。种子多数，黑色。花期8月。（图6-1）

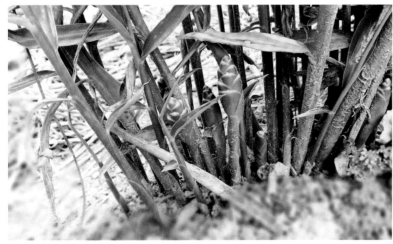
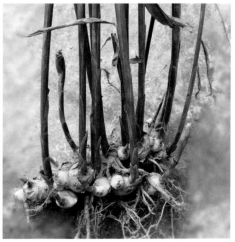

图6-1　姜

我国中部、东南部至西南部各地广为栽培。主要分布于全国大部分地区，包括安徽、河南、湖南、湖北、广东、浙江、江西、四川、广西、云南、山东等省。

【主产地】主产于山东、四川、云南、广东、浙江等省区。古籍记载的道地产区有汉（今四川广汉）、温（今浙江温州）、池州（今安徽池州）等地，现代药用生姜的主要道地产区是四川犍为。

【栽培要点】

1. 生物学特性　喜温暖湿润，不耐寒，忌潮湿，怕强光直射。忌连作。宜选择坡地和稍阴的地块栽培。以上层深厚、疏松、肥沃、排水良好的砂壤土至重壤土为宜。

2. 栽培技术　用根茎（种姜）繁殖。秋季采挖生姜时，选择肥厚、色浅黄、有光泽、无病虫伤疤的根茎作种姜，下窖贮藏或在室内与细沙分层堆放贮藏备用。南方于1～4月，北方于5月，取出种姜保温催芽，然后切成小块，每块保留1～2个壮芽，采用穴栽或条栽的方式种植。

3. 病虫害　病害：主要有腐败病、斑点病、炭疽病等。虫害：主要是姜螟。

【采收与加工】姜在10月下旬冻霜来临之前采收，待根茎充分老熟后收获。在收获前先浇一次水，让土壤充分湿润，过2～3天，水分被土壤吸收，土壤疏松，然后整株刨出，抖落泥土。除去茎干，清除生姜须根及泥沙，晒干或低温干燥，称为干姜。趁鲜切片晒干或低温干燥者称为"干姜片"。

【药材鉴别】

（一）性状特征

1. 干姜　根茎呈扁平块状，具指状分枝，长3～7cm，厚1～2cm。表面灰黄色或浅灰棕色，粗糙，具纵皱纹和明显的环节。分枝处常有鳞叶残存，分枝顶端有茎痕或芽。质坚实，断面黄白色或灰白色，粉性或颗粒性，内皮层环纹明显，维管束及黄色油点散在。气香、特异，味辛辣。（图6-2）

2. 干姜片　本品呈不规则纵切片或斜切片，具指状分枝，长1～6cm，宽1～2cm，厚0.2～0.4cm。外皮灰黄色或浅黄棕色，粗糙，具纵皱纹及明显的环节。切面灰黄色或灰白色，略显粉性，可见较多的纵向纤维，有的呈毛状。质坚实，断面纤维性。气香、特异，味辛辣。（图6-3）

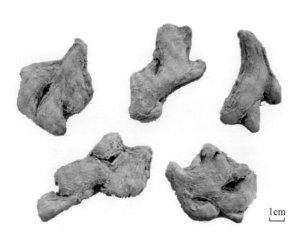

图6-2　干姜药材图

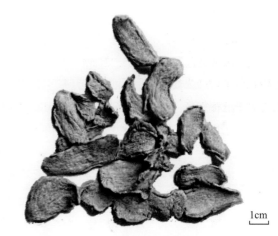

图6-3　干姜片药材图

（二）显微鉴别

根茎横切面　木栓层为多列扁平木栓细胞。皮层散列多数叶迹维管束；油细胞可见；内皮层明显，可见凯氏带。中柱占根茎的大部分，散列多数外韧型维管束，近中柱鞘处维管束形小，排列较紧密，木质部内侧或周围有非木化的纤维，并有油细胞。薄壁细胞含淀粉粒，呈广卵圆形而扁，较小端具突尖，长5～60μm，直径10～32μm，脐点点状，位于较小端，层纹有的明显[1]。（图6-4、图6-5）

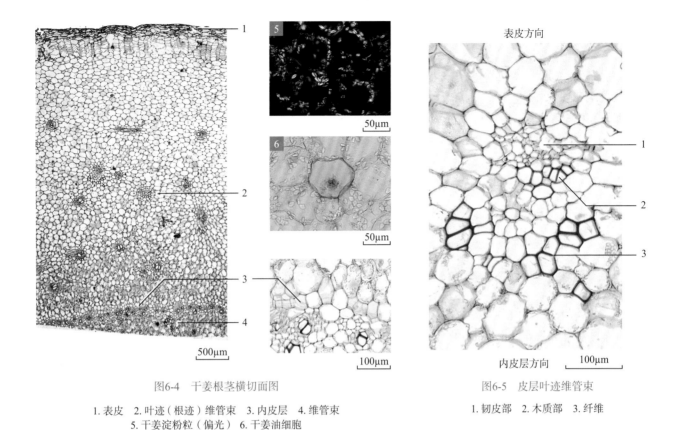

图6-4 干姜根茎横切面图

1. 表皮　2. 叶迹（根迹）维管束　3. 内皮层　4. 维管束
5. 干姜淀粉粒（偏光）　6. 干姜油细胞

图6-5 皮层叶迹维管束

1. 韧皮部　2. 木质部　3. 纤维

（三）理化鉴别

薄层色谱　取本品粉末1g，加乙酸乙酯20ml，超声处理10分钟，滤过，取滤液作为供试品溶液。另取干姜对照药材1g，同法制成对照药材溶液。再取6-姜辣素对照品，加乙酸乙酯制成每1ml含0.5mg的溶液，作为对照品溶液。照薄层色谱法试验，吸取上述三种溶液各6μl，分别点于同一硅胶G薄层板上，以石油醚（60～90℃）-三氯甲烷-乙酸乙酯（2∶1∶1）为展开剂，展开，取出，晾干，喷以香草醛硫酸试液，在105℃加热至斑点显色清晰。供试品色谱中，在与对照药材色谱和对照品色谱相应的位置上，显相同颜色的斑点。

【质量评价】以质坚实，断面色黄白，粉性足，气味浓者为佳。采用挥发油测定法测定，本品含挥发油不得少于0.8%（ml/g）；采用高效液相色谱法测定，按干燥品计算，含6-姜辣素（$C_{17}H_{26}O_4$）不得少于0.60%。

【化学成分】主要成分为挥发油、姜酚、二苯基庚烷和少量氨基酸等[2-3]。

1. 挥发油　姜的挥发油是一种与水不相溶的油状液体，现在已知的姜的挥发油有超过100种成分，并且主要是萜类物质。倍半萜烯类碳水化合物占主要地位，能够达到一半以上；其次是氧化倍半萜烯类，姜酚类；再次为单萜烯类碳水化合物以及氧化单萜烯类。倍半萜烯类碳水化合物中主要有α-姜烯、β-红没药烯。

2. 姜酚　最新研究发现姜酚类化合物含量是决定干姜药效以及质量的重要因素。姜酚是天然酚类衍生化合物，主要包括姜酚（gingerol）、6-姜酚（6-姜辣素，6-gingerol）、4-姜酚（4-gingerol）、8-姜酚（8-gingerol）、10-姜酚（10-gingerol）、12-姜酚（12-gingerol）、6-姜辣二酮（6-gingerdione）、6-姜辣烯酮（6-shogaol）、8-姜辣烯酮（8-shogaol）、6-姜辣二醇（6-gingediol）、6-姜辣二醇-5-乙酸酯（6-gingediol-5-acetate）、6-姜辣二醇-3-乙酸酯（6-gingediol-3-acetate）、6-姜辣二醇双乙酸酯（6-gingediacetate）、6-甲基姜辣二醇双乙酸酯（6-methylgingediacetate）等。

3. 二苯基庚烷类　二苯基庚烷是一类具有1,7-二取代苯基并以庚烷骨架为母体结构的化合物的统称，可分为线性二苯基烷类和环状二苯基庚烷类化合物。有关研究表明，该类化合物有抗氧化活性。

4.氨基酸类 干姜中氨基酸成分主要包括天门冬氨酸（aspartic acid）、谷氨酸（aspartic acid）、丝氨酸（glutamic acid）、甘氨酸（serine, glycine）等。

【性味归经】辛，热。归脾、胃、肾、心、肺经。

【功能主治】温中散寒，回阳通脉，温肺化饮。用于脘腹冷痛，呕吐泄泻，肢冷脉微，寒饮喘咳。

【药理作用】

1.抗炎、解热、镇痛作用 干姜乙醇提取物的解热镇痛作用及体外抑菌作用，发现其可以抑制二甲苯所导致小鼠耳壳肿胀和乙酸所致的小鼠扭体反应，并具有抑制感冒伤寒、副伤寒甲乙三联菌苗所致家兔发热反应的作用，其研究表明：干姜提取液对正常动物体温无影响，但对于因啤酒酵母所引起的大鼠体温升高，干姜挥发油有明显的抑制作用[4]。

2.温肺化饮作用 研究发现干姜水煎液能够显著改善慢阻肺寒饮蕴肺证大鼠的形态，显著增加用药组大鼠的体重与饮食量、饮水量。显著增加肺脏的脏器系数等，说明干姜具有治疗慢阻肺寒饮蕴肺证的药效[5]。

3.健胃与抗胃溃疡作用 有研究表明姜辣素中的6-姜酚和姜烯酚对80%乙醇、0.6%mol/L盐酸、0.2mol/L氢氧化钠和25%氯化钠溶液造成的胃细胞损害有明显保护作用；同时干姜醇提取物能促进正常小鼠胃排空，对阿托品、多巴胺等药物引起的胃排空减慢有明显促进作用[6-7]。

4.镇吐作用 姜可抑制多种呕吐，包括妊娠呕吐、抗肿瘤药物诱发呕吐、妇科内镜检查等。相对传统治疗妊娠呕吐的药物，由于姜直接作用于胃，而不经过神经系统，因此无困倦感、服用安全，优于传统的镇吐药物，但其作用机制尚不明确，有待进一步研究[8]。

主要参考文献

[1] 刘绍欢，王世清，杨卫平.贵州道地药材干姜的鉴定研究[J].时珍国医国药，2012，23(3)：701-702.

[2] 崔婉华，王彦志，李泽之.干姜的化学成分研究[J].中国药学杂志，2018，53(14)：1160-1164.

[3] 李计萍，王跃生，马华，等.干姜与生姜主要化学成分的比较研究[J].中国中药杂志，2001(11)：26-29.

[4] 王梦，钱红美，苏简单.干姜乙醇提取物解热镇痛及体外抑菌作用研究[J].中药新药与临床药理，2003，14(5)：299-301.

[5] 王桁杰.干姜对寒饮蕴肺证大鼠的影响及组织分布的研究[D].郑州：河南中医药大学，2016.

[6] 营大礼.干姜化学成分及药理作用研究进展[J].中国药房，2008(18)：1435-1436.

[7] 蒋苏贞，牛春丽.干姜醇提取物对胃排空的影响[J].中国当代医药，2010，17(14)：17-18.

[8] Boone SA, Shields KM.Treating pregnancy-related nausea and vomiting with ginger [J].Ann pharmacother, 2005, 39(10):1710-1713.

（天津大学药学院 高文远）

7. 土人参

Turenshen

TALINI PANICULATI RADIX

【别名】水人参、紫人参、瓦参。

【来源】为马齿苋科植物土人参 *Talinum paniculatum*（Jacq.）Gaertn.的根[1]。

【本草考证】本品始载于《本草从新》。《滇南本草》载："土人参，味甘，性寒。补虚损痨疾，妇人服之补血。本草记载与现今所用土人参基本一致。

【原植物】一年生草本，高达30～100cm。茎肉质，无毛，主根粗壮，有少数分枝，棕褐色。叶倒卵形或卵状披针形，长5～7cm，宽2.5～3.5cm，全缘。圆锥花序顶生或侧生，多呈二歧分枝；花直径约6mm；萼片2，卵形；花瓣5，倒卵形或椭圆形，淡红色；子房球形，柱头3深裂。蒴果近球形，直径约3mm，3瓣裂；种子多数，黑色，有突起。花期6～7月，果期9～11月。（图7-1）

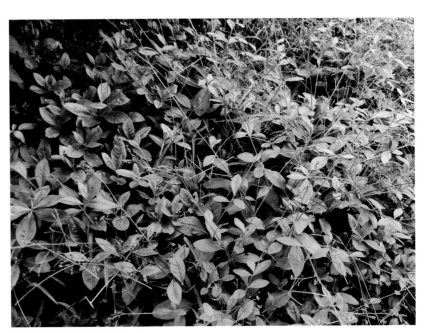

图7-1　土人参

主要为栽培，或逸为野生，生于田野、路边、墙脚石旁、山坡沟边等阴湿处。主要分布于江苏、安徽、浙江、福建、河南、广东、广西、四川、贵州、云南等地。

【主产地】主产于河南以南各地。

【栽培要点】

1. 生物学特性　性喜温暖、向阳。以较肥沃、疏松和排水良好的夹沙土栽培为宜。

2. 栽培技术　用种子繁殖：四川地区在3月播种。在整好的地上，开1.3m宽的高畦。畦面开横沟，沟距33cm，深4～6cm，播幅宽10～13cm。每公顷用种子0.9kg左右，混到拌有人畜粪水的草木灰里，使成种子灰，播时先在沟里施入人畜粪水，再把种子灰匀撒沟里。

3. 病虫害　病害：根腐病、茎腐病。虫害：蚜虫、斜纹夜蛾。

【采收与加工】秋冬季采挖，洗净、晒干或烘干[1]。

【商品规格】统货。

【药材鉴别】

（一）性状特征

根纺锤形或圆柱形，长7～15cm，直径0.7～1.7cm，分枝或不分枝。未除去栓皮的为棕褐色或黑褐色，去粗皮后呈棕红色至棕褐色，上部或全体有疏浅断续的粗横纹及明显的纵皱纹，着生须根或须根痕，须根上常有不明显的细疣状突起。质硬，易折断，断面类白色或黄白色，有放射状纹理。气特异，味甘、苦，嚼之口中有黏滑感。（图7-2）

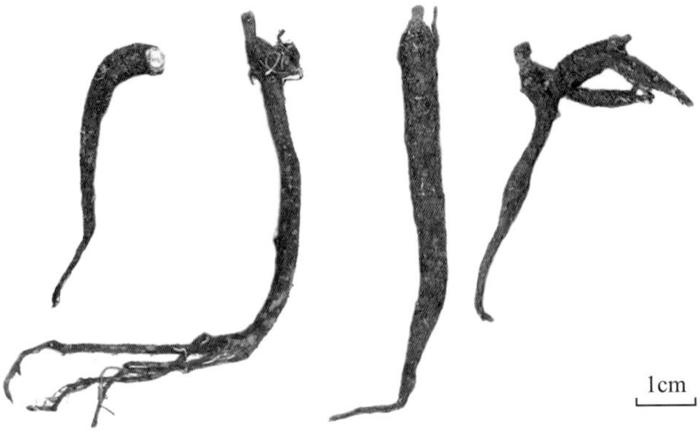

图7-2　土人参药材图

1cm

（二）显微鉴别

1. 根横切面　木栓层残留或已去除。皮层薄壁细胞含有草酸钙簇晶。韧皮部较窄，薄壁细胞含有少量草酸钙簇晶。形成层明显。木质部占根的大部分，导管常1～2列，呈放射状排列，近形成层处可达3～4列，中心部位多散在，直径约45μm；木薄壁细胞含大量草酸钙簇晶，射线

宽8~24列细胞。经蒸煮的根薄壁细胞中含大量糊化淀粉粒团块。（图7-3）

2. 粉末特征　粉末淡黄棕色。草酸钙簇晶颇多，单个簇晶直径15~53μm，晶瓣不甚整齐，有时形如众多砂晶或不规则方晶的堆积状；淀粉粒较多，单粒，类球形或近椭圆形，层纹不甚明显；导管网纹或近网纹状的梯纹，壁木化；木薄壁纤维较少，披针形或长形，两端较尖，或一端较尖，另一端钝圆；壁增厚，微木化，壁孔稀疏。草酸钙方晶少见。（图7-4）

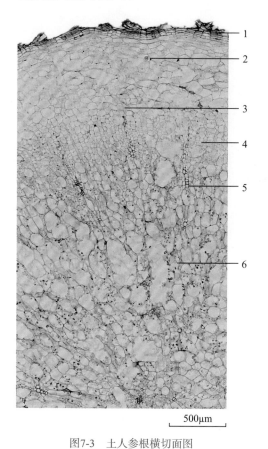

图7-3　土人参根横切面图

1. 木栓层　2. 簇晶　3. 韧皮部　4. 形成层
5. 木质部　6. 淀粉粒

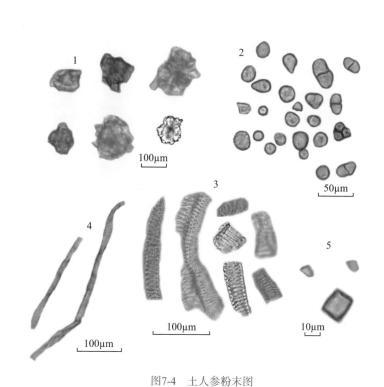

图7-4　土人参粉末图

1. 草酸钙簇晶　2. 淀粉粒　3. 导管　4. 纤维　5. 草酸钙方晶

（三）理化鉴别

薄层色谱　取本品干燥细粉1g，加甲醇10ml，超声处理30分钟，滤过，滤液蒸干，残渣加甲醇1ml使溶解，作为供试品溶液。另取土人参对照药材1g，同法制成对照药材溶液。照薄层色谱法试验，吸取上述两种溶液各8μl，分别点于同一硅胶G薄层板上，以甲苯-乙酸乙酯-甲酸（3:2:0.5）为展开剂，展开，取出，晾干，喷以10%硫酸乙醇溶液，在105℃加热至斑点显色，置紫外光灯（365nm）下检视。供试品溶液色谱中，在与对照药材色谱相应的位置上，显相同颜色的斑点[1]。

【质量评价】以表面棕褐，断面乳白，肉质坚实者为佳。

【化学成分】主要成分为多糖、氨基酸、蛋白质、蒽醌类、甾体、有机酸、香豆素、鞣质等，其中多糖含量为9.30%[2-4]。

【性味归经】甘、淡，平。归脾、肺、肾经。

【功能主治】补中益气，润肺生津。用于气虚乏力，体虚自汗，脾虚泄泻，肺燥咳嗽，乳汁稀少。

【药理作用】

1. 抗氧化作用　SOD活性较高，总抗氧化能力较强[5]。

2. **健脾作用** 土人参根有显著的健脾益气作用，其作用机制与提高胃动素、胃泌素、IgM、IgG、C3、C4等水平有关[6]。

3. **神经营养活性** 在一定质量浓度下，土人参中提取的多糖TPP5b 对PC12细胞的生长有一定的促分化作用，具有一定的神经营养活性[7]。

【附注】叶也可入药，随时可采，或秋季采集，晒干或蒸后晒干备用。

主要参考文献

[1] 云南省食品药品监督管理局.云南省中药材标准（Ⅲ）：第六册彝族药[M].昆明：云南科技出版社，2005：9.

[2] 沈笑媛，杨小生，杨波，等.苗药土人参的化学成分研究[J].中国中药杂志，2007，32(10)：980-981.

[3] 熊汉洲，张俊巍，敖茂宏，等.苗药土人参中的几种微量元素含量分析[J].微量元素与健康研究，2008，25(6)：58.

[4] 徐小林，郑兴峰，卢金萍.土人参营养器官解剖结构[J].苏农业科学，2012，40(6)：138-140.

[5] 张健，刘美艳.土人参的抗氧化成分分析[J].江苏农业科学，2005，33(1)：109.

[6] 聂建华，阮时空，吴符火，等.土人参叶解毒消痈疗效及作用机制的实验研究[J].中华中医药学刊，2008，26(6)：1259-1261.

[7] 冉靓，杨小生，朱海燕，等.土人参多糖的分离及诱导PC12细胞分化活性[J].中草药，2007，38(4)：512-514.

（浙江省金华职业技术学院　施淑琴）

8. 土荆皮

Tujingpi

PSEUDOLARICIS CORTEX

【别名】罗汉松皮、土槿皮、荆树皮、金钱松皮。

【来源】为松科植物金钱松*Pseudolarix amabilis*（Nelson）Rehd.的干燥根皮或近根树皮。

【本草考证】本品在历代本草中未见收载。原为民间用药，现自《中国药典》2010年版开始收载于一部中。

【原植物】落叶乔木，高20～40m。茎干直立，枝轮生，平展；长枝有纵纹细裂，叶螺旋状散生，短枝有轮纹密生，叶15～30片簇生，作辐射状。叶线形，长3～7cm，宽1～2mm，先端尖，基部渐狭，下面沿中脉有2条气孔带，秋后金黄色。花单性，雌雄同株；雄花圆柱状，下垂，黄色，数个或数十个聚生在小枝顶端，基部包有无数倒卵状楔形之膜质鳞片；雌花单生于有叶之短枝顶端，由多数螺旋状排列的鳞片组成。球果卵形，直立，鳞片木质，广卵形至卵状披针形，成熟后脱落，苞片披针形，先端长尖，中部突起。种子每鳞2个，富油脂，有膜质长翅，与鳞片等长或稍短。花期4～5月，果期10～11月。（图8-1）

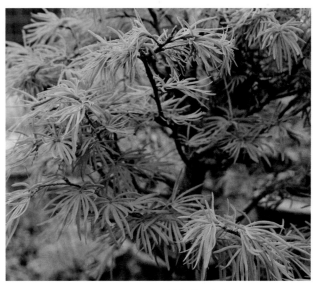

图8-1　金钱松（戴仕林　摄）

主要为栽培；生于山地针、阔叶树混交林中。主要分布于江苏、安徽、浙江、四川等地。

【主产地】主产于江苏、浙江、安徽、江西、福建、湖南等地。

【栽培要点】

1. 生物学特性　喜温暖阴湿气候，不耐寒，忌强光。以肥沃、疏松的砂质壤土为佳。

2. 栽培技术　扦插繁殖。于春、夏季选择健壮根茎或茎段剪成长5cm、带2～3个芽眼的小段，按行株距15cm×2cm埋植，覆土约5cm，浇水保湿。2～3个月插条长出数条须根，苗高10～15cm时，按行株距25cm×20cm开穴定植。

3. 病虫害　病害：叶斑病等。虫害：无明显虫害。

【采收与加工】夏季剥取根皮或近根树皮，晒干。

【商品规格】统货。

【药材鉴别】

（一）性状特征

1. 根皮　不规则的长条状，扭曲而稍卷，大小不一，厚2～5mm。外表面灰黄色，粗糙，有皱纹和灰白色横向皮孔样突起，粗皮常呈鳞片状剥落，剥落处红棕色；内表面黄棕色至红棕色，平坦，有细致的纵向纹理。质韧，折断面呈裂片状，可层层剥离。气微，味苦而涩。（图8-2）

2. 树皮　板片状，厚约至8mm，粗皮较厚。外表面龟裂状，内表面较粗糙。

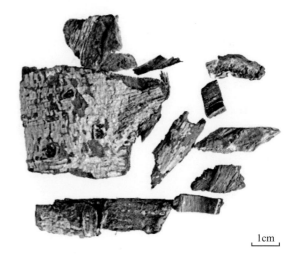

图8-2　土荆皮药材图

（二）显微鉴别

1. 根皮横切面　木栓细胞数列至十余，常脱落；栓内层约3列细胞，含棕色物；皮层和韧皮部散在石细胞、树脂细胞及多数黏液细胞；韧皮部筛胞成群散在，外侧筛胞常压缩而颓废；射线细胞1列，常弯曲；薄壁细胞中含淀粉粒。

2. 粉末特征　粉末淡棕色或棕红色。石细胞多，类长方形、类圆形或不规则分枝状，直径30～96μm，含黄棕色块状物；筛胞大多成束，直径20～40μm，侧壁上有多数椭圆形筛域；黏液细胞类圆形，直径100～300μm；树脂细胞纵向连接成管状，含红棕色至黄棕色树脂状物，有的埋有草酸钙方晶；木栓细胞壁稍厚，有的木化，并有纹孔。（图8-3）

（三）理化鉴别

薄层色谱　取本品粉末1g，加甲醇20ml，超声处理20分钟，放冷，滤过，取滤液作为供试品溶液。另取土荆皮对照药材1g，同法制成对照药材溶液。再取土荆皮乙酸对照品，加甲醇制成每1ml含0.2mg的溶液，作为对照品溶液。照薄层色谱

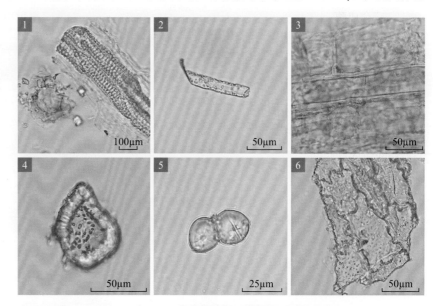

图8-3　土荆皮粉末图（戴仕林　摄）

1. 黏液细胞、导管　2. 筛胞　3. 树脂细胞　4. 石细胞　5. 淀粉粒　6. 木栓细胞

法试验，吸取上述三种溶液各5μl，分别点于同一硅胶G薄层板上，以甲苯–乙酸乙酯–甲酸（14：4：0.5）为展开剂，展开，取出，晾干，喷以10%硫酸乙醇溶液，在105℃加热至斑点显色清晰，置紫外光灯（365nm）下检视。供试品色谱中，在与对照药材色谱和对照品色谱相应的位置上，分别显相同颜色的荧光斑点。

【质量评价】以片大、黄褐色、无栓皮者为佳。照醇溶性浸出物测定法热浸法测定，用75%乙醇作溶剂，含醇溶性浸出物不得少于15.0%。照高效液相色谱法测定，本品按干燥品计算，含土荆皮乙酸（$C_{23}H_{28}O_8$）不得少于0.25%。

【化学成分】金钱松根皮主要含萜类及其内酯类化合物。

1. 萜类及其内酯　土荆皮酸（pseudolaric acid）A，B，C，C1，C2，D，E[1-5]、F，G，H[6]、土荆皮酸A-β-D-葡萄糖苷（pseudolaric acid A-β-D-glucoside）、土荆皮酸B-β-D-葡萄糖苷（pseudolaric acid B-β-D-glucoside）、金钱松呋喃酸（pseudolarifuroic acid）、白桦脂酸（betulinic acid）、土荆皮内酯（pseudolarolide）A，B，C，D，F、土荆皮酸甲基酯（me-pseudolarate）A，B等。

2. 其他　β-谷甾醇（β-sitosterol）、β-谷甾醇-β-D-葡萄糖苷（β-sitosterol-β-D-glucoside）、杨梅树皮素（myricetin）、噢弄醇类（auronols）、苦杏碱醇（amaronol）A和B、熊果苷（arbutin）、芒柄花苷（ononin）、毛蕊异黄酮-7-O-β-D-葡萄糖苷（calycosin-7-O-β-D-glucoside）等。

【性味归经】辛，温；有毒。归肺、脾经。

【功能主治】杀虫、疗癣、止痒。用于疥癣瘙痒。

【药理作用】

1. 抗真菌作用　土荆皮酸B对白色念珠菌生长具有显著的抑制作用，土荆皮酸C和17-羟荃土荆皮酸B显示微弱抑菌活性[14]。

2. 止血作用　土荆皮醇提取物制成的止血粉，对犬股动脉切口、断肢出血、肝脾切口有良好的止血作用。

3. 抗肿瘤作用　土荆皮乙酸（pseudolaric acid B，PAB）对人肝癌细胞（HepG2）、大鼠脑胶质瘤C6、人雄激素非依赖性前列腺癌（AIPC）PC-3、人乳腺癌MCF-7、膀胱癌5637、宫颈癌HeLa、人卵巢癌细胞株A2780细胞生长均有明显的抑制作用[7-8]。

【分子生药】

1. 混伪品鉴别　ITS2序列可以作为土荆皮及其伪品鉴定的有效DNA条形码序列[9]。

2. 土荆皮乙酸的形成及作用机制　土荆皮乙酸（pseudolaric acid B，PAB）为土荆皮的主要药效成分，一种特别的二萜合成酶：golden larch terpene synthase 8（PxaTPS8），可用于PAB的催化合成[10]。5mg/kg PAB能明显增加Treg细胞数量（从约2.58%上升到3.32%），上调Foxp3的mRNA表达，其免疫调节的分子机制可能与促进PPARγ表达及转录激活、下调Akt信号通路相关[11]。

3. 遗传研究　来源于表达序列标记物的SSR（Polymorphic Microsatellite Markers，多态性微卫星标记）以及来源于金钱松基因组的共显性化合物SSR的成功发现及表征，可为金钱松的保护及管理提供群体遗传研究方面的资料[12]。采用优化随机扩增多态性DNA（Random Amplified Polymorphic DNA，RAPD）反应体系，对浙江省不同来源的金钱松*Pseudolarix amabilis*进行遗传多样性分析，表明金钱松天然种群体存在较高的遗传多样性，并建议对金钱松进行就地保存和迁地保存[13]。

主要参考文献

[1] 李珠莲，潘德济，胡昌奇，等. 土槿皮新二萜成分的研究Ⅰ. 土槿甲酸和土槿乙酸的化学结构测定[J]. 化学学报，1982，40(5)：447-457.

[2] 李珠莲，陈科，潘德济，等. 土槿皮新二萜成分的研究Ⅳ. 土槿丁酸和土槿戊酸的分离和结构测定[J]. 化学学报，1989，47(3)：258-261.

[3] 王伟成，陆荣发，赵世兴，等. 土荆皮甲酸的抗生育作用和毒性[J]. 生殖与避孕，1989，9(1)：34-37.

[4] Zhou B N, Ying B P, Song G Q, et al. Pseudolaric acids from Pseudolarixkaempferi[J]. Planta Med, 1983, 47(1): 35-38.

[5] 李珠莲，潘德济，吴勤丽，等. 土槿皮新二萜成分研究——Ⅱ. 土槿丙₂的结构证明和土槿甲酸、土槿乙酸、土槿丙酸和土槿丙₂酸的结构沟通[J]. 化学学报，1982，40(8)：757-761.

[6] Yang S P, Y Wu, J M Yue, et al. Five new diterpenoids from Pseudolarixkaempferi[J]. J Nat Prod, 2002, 65(7): 1041-1044.

[7] 钟婷，薛变变，王增艳，等. 土槿皮乙酸抗肝癌机制研究[J]. 中国现代中药，2016，18(2)：151-155.

[8] 马佳，孟祥鹏，李岩. 土槿皮乙酸对胰腺癌AsPC-1细胞增殖和凋亡的影响[J]. 现代肿瘤医学，2015，23(9)：1195-1198.

[9] 高婷，朱珣之，宋经元. 有毒中药土荆皮的ITS2条形码序列分析鉴定[J]. 世界科学技术-中医药现代化，2013，15(3)：387-392.

[10] Mafu S, Karunanithi PS, Palazzo TA, et al. Biosynthesis of the microtubule-destabilizing diterpene pseudolaric acid B from golden larch involves an unusual diterpene synthase[J]. Proceedings of the National Academy of Sciences, 2017, 114(5): 974-979.

[11] 李覃. 土槿乙酸免疫调节作用及分子机制的初步探讨[C]. 第九届全国免疫学学术大会论文集，2014：720-721.

[12] Geng QF, Liu J, Sun L, et al. Development and characterization of polymorphic microsatellite markers (SSRs) for an endemic plant, Pseudolarixamabilis (Nelson) Rehd. (Pinaceae)[J]. Molecules, 2015, 20(2): 2685-2692.

[13] 高燕会，樊民亮，骆文坚，等. 濒危树种金钱松RAPD体系的建立和遗传多样性分析[J]. 浙江农林大学学报，2011，28(5)：815-822.

[14] 徐云辉，张帅，张念，等. 土荆皮抗真菌化学成分研究[J]. 中草药，2012(2)：19-21.

（南京中医药大学　刘训红）

9. 土茯苓

Tufuling

SMILACIS GLABRAE RHIZOMA

【别名】奇良、禹余粮、过冈龙[1]。

【来源】为百合科植物光叶菝葜*Smilax glabra* Roxb.的干燥根茎。

【本草考证】本品始载于《本草经集注》，原名禹余粮，载："南人又呼平泽中有一种藤，叶如菝葜，根作块有节，似菝葜而色赤，根形似薯蓣，谓为禹余粮"。《本草拾遗》载："草禹余粮"，根如盏连缀，半在土上，皮如茯苓，肉赤，味涩。人取以当谷……今多生海畔山谷"。《本草纲目》载："土茯苓，楚、蜀山箐中甚多。蔓生如莼，茎有细点。其叶不对，状颇类大竹叶而质厚滑，如瑞香叶而长五六寸。其根状如菝葜而圆，其大若鸡鸭子，连缀而生，远者离尺许，近或数寸，其肉软，可生啖。有赤白两种，入药用白者良……往往指为草薢及菝葜，然其根苗迥然不同"。以上所载"根作块有节，似菝葜而色赤""蔓生"等特征，与今百合科植物光叶菝葜相符。本草记载与现今所用土茯苓基本一致。

【原植物】攀援灌木；根状茎粗短，不规则的块状，粗2~5cm。茎与枝条光滑无刺。叶薄革质，狭椭圆状披针形至狭卵状披针形，长6~12cm，宽1~4cm，下面通常绿色，有时带苍白色；叶柄长5~15mm，脱落点位于近顶端；通常10余朵排成伞形花序；总花梗明显短于叶柄；花序托膨大，具多故宿存的小苞片，雄花：外轮花被片3，扁圆形，兜状；内轮花被片3，近圆形，雄蕊靠合；花丝极短；雌花与雄花大小相似，具3枚退化雄蕊。浆果球形，直径7~10mm，成熟时紫黑色，具粉霜。花期7~11月，果期11月至次年4月。（图9-1）

生于海拔1800m以下的林中、灌丛下、河岸或山谷中，也见于林缘与疏林中。主要分布于甘肃（南部）和长江流域以南各地区，直到台湾、海南岛和云南。

【主产地】主产于广东、湖南、湖北、浙江、四川、安徽等省。此外，福建、江西、广西、江苏等地亦产。销全国。

【栽培要点】

1. 生物学特性　喜温暖湿润气候，耐干旱和荫蔽。砂质壤土或黏壤土均可栽培。

2. 栽培技术　用种子繁殖，春季播种。生长期应经常松土除草，苗高30cm左右，应搭架以利藤蔓攀援。

3. 病虫害　病害：炭疽病。虫害：主要为白蚁。

【采收与加工】夏、秋两季采挖，除去须根，洗净，干燥；或趁鲜切成薄片，干燥。

【商品规格】统货。

【药材鉴别】

（一）性状特征

根茎略呈圆柱形，稍扁或呈不规则条块，有结节状隆起，具短分枝，长5～22cm，直径 2～5cm。表面黄棕色或灰褐色，凹凸不平，有坚硬的须根残基，分枝顶端有圆形芽痕，有的外皮现不规则裂纹，并有残留的鳞叶。质坚硬。切片呈长圆形或不规则，厚1～5mm，边缘不整齐，切面类白色至淡红棕色，粉性，可见点状维管束及多数小亮点；质略韧，折断时有粉尘飞扬，以水湿润后有黏滑感。气微，味微甘、涩。（图9-2）

（二）显微鉴别

1. 根茎横切面　表皮为3～5列黄棕色细胞，排列紧密，木化，有的具壁孔；皮层细胞类圆形、椭圆形，壁薄，散有大型黏液细胞，内含草酸钙针晶束；中柱薄壁细胞径向延长，有限外韧型维管束散生，中心分布较密，木质部通常有2个大导管和数个小导管，韧皮部含有少量纤维，薄壁细胞含有大量淀粉粒[2]。（图9-3）

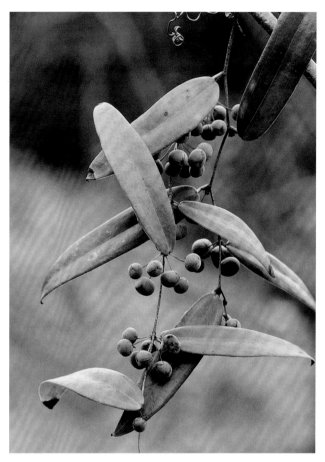

图9-1　光叶菝葜

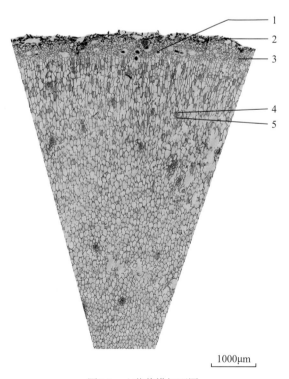

1000μm

图9-3　土茯苓横切面图

1. 黏液细胞　2. 表皮　3. 皮层　4. 韧皮部　5. 木质部

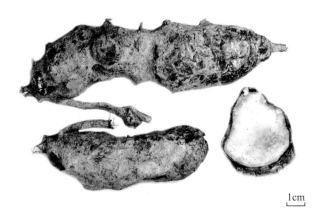

1cm

图9-2　土茯苓药材图

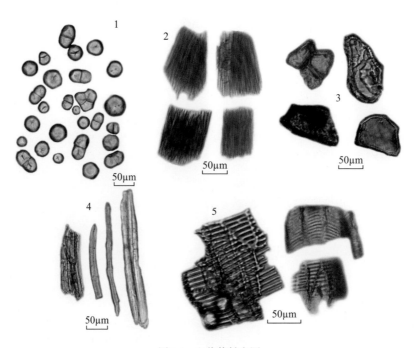

图9-4　土茯苓粉末图

1. 淀粉粒　2. 针晶束　3. 石细胞　4. 纤维　5. 导管

2. 粉末特征　粉末淡棕色。淀粉粒甚多，单粒类圆形、多角形或类方形，直径8～48μm，脐点裂缝状、三叉状、星状或点状，大粒层纹明显；复粒由2～4分粒组成；草酸钙针晶束存在于黏液细胞中或散在，长40～144μm；石细胞类椭圆形、方形或三角形，直径25～128μm，孔沟细密；另有深棕色石细胞，长条形，直径约50μm，壁三面厚，一面菲薄；纤维成束或散在，直径22～67μm；具缘纹孔导管多见，大多横向延长作梯状排列；另有螺纹及具缘纹孔管胞。（图9-4）

（三）理化鉴别

薄层色谱　取本品粉末1g，加甲醇20ml，超声处理30分钟，滤过，取滤液作为供试品溶液。另取落新妇苷对照品，加甲醇制成每1ml含0.1mg的溶液，作为对照品溶液。照薄层色谱法试验，吸取上述两种溶液各10μl，分别点于同一硅胶G薄层板上，以甲苯-乙酸乙酯-甲酸（13：32：9）为展开剂，展开，取出，晾干，喷以三氯化铝试液，放置5分钟后，置紫外光灯（365nm）下检视。供试品色谱中，在与对照品色谱相应的位置上，显相同颜色的荧光斑点。

【质量评价】以外皮淡棕色、形大质重、断面粉白色、筋少、粉性足者为佳。照醇溶性浸出物测定法的热浸法测定，用稀乙醇作溶剂，浸出物不得少于15.0%。采用高效液相色谱法测定，本品按干燥品计算，含落新妇苷（$C_{21}H_{22}O_{11}$）不得少于0.45%。

【化学成分】主要成分有黄酮类、黄酮苷类、生物碱类、皂苷类、多糖类、挥发油类、苯丙素类、甾醇类、有机酸类、鞣质、蛋白质以及少量无机元素等。

1. 黄酮及黄酮苷类化合物　主要为落新妇苷（astilbin）、异落新妇苷（isoastilbin）、新异落新妇苷（neoisoastilbin）、异黄杞苷（engeletin）、土茯苓素（smitilbin）、土茯苓苷（smiglabrin）和槲皮素（quercetin）等。

2. 苯丙素类　主要为3,5,4'-三羟基芪（白藜芦醇resveratrol）、3,5,2',4'-四羟基芪、2,4,3',5'-四羟基芪（氧化白藜芦醇oxyresveratrol）等化合物。

3. 甾醇类化合物　主要有$β$-谷甾醇（$β$-sitosterol）、豆甾醇-3-O-$β$-D-吡喃葡萄糖苷（stigmasterol-3-O-$β$-D-glucopyranoside）等。

4. 有机酸类　主要为油酸（oleic acid）、亚油酸（linoleic acid）、棕榈酸（palmitic acid）、琥珀酸（succinic acid）、阿魏酸（ferulic acid）和莽草酸（shikimic acid）等。

5. 皂苷类化合物　主要有薯蓣皂苷（diosgenin）、提果皂苷（tigonin）、（2R,3R)-花旗素-3'-O-β-D-吡喃葡萄糖苷[（2R,3R)- citrin-3'-O-β-D-glucopyranoside]、2,4,6-三羟基苯乙酮-2,4-二-O-β-D-吡喃葡萄糖苷（2,4,6-trihydroxyacetone-2,4-di-O-β-D-pyran glucoside）、白藜芦醇-3-O-β-D-吡喃葡萄糖苷（resveratrol-3-O-β-D-glucopyranoside）、正丁基-β-D-吡喃葡萄糖苷（n-butyl-β-D-glucopyranoside）等[3-4]。

【性味归经】甘、淡，平。归肝、胃经。

【功能主治】解毒，除湿，通利关节。用于梅毒及汞中毒所致的肢体拘挛，筋骨疼痛；湿热淋浊，带下，痈肿，瘰疬，疥癣。

【药理作用】

1. 体外抑菌作用　土茯苓所含的黄酮有较强的抑菌防病作用，研究显示土茯苓水煎液对某些细菌有极强的抑菌活性，能用于治疗湿疹伴发金黄色球菌感染，对耐药大肠埃希菌具有较强抑菌作用，在抑制耐药菌生长方面比传统抗生素更具优势[5-6]。

2. 免疫抑制作用　土茯苓中落新妇苷对免疫反应有一定抑制作用，落新妇苷对活化的T细胞具有抑制作用，副作用较低，土茯苓中的落新妇苷能用于器官移植、过敏等自身免疫反应，由于其独特的免疫机制，土茯苓能作为一种治疗慢性病的潜在药物[7]。

3. 抗炎镇痛作用　落新妇苷对注射冰醋酸致小鼠扭体反应及小鼠足肿胀抑制作用发现，在一定的浓度范围内，随注射土茯苓提取液剂量增加，小鼠扭体次数减少，小鼠足肿胀减轻，结果表明土茯苓注射液有良好的镇痛及抗炎作用[8]。

4. 治疗肾病作用　土茯苓提取液能改善糖尿病型肾病大鼠肾脏组织形态，同时提高大鼠体内NO水平，使血管舒张，预防糖尿病肾病恶化[9]。

5. 对心脑血管作用　土茯苓苷能保护脑缺血，具有保护心脑血管疾病、预防动脉粥样硬化作用。土茯苓能提高小鼠脑组织中超氧化物歧化酶活性，增加谷胱甘肽含量，降低氧自由基以及丙二醛含量，土茯苓能明显延长脑不完全缺血小鼠平均存活时间[10]。

【用药警戒或禁忌】脾胃虚寒者慎服。

主要参考文献

[1] 浙江省食品药品监督管理局.浙江省中药炮制规范2015年版[M].北京：中国医药科技出版社，2015：7.

[2] 熊丽，谢海，肖英华，等.土茯苓及其伪品的比较鉴别[J].时珍国医国药，2002，13(3)：151.

[3] 梁巧静，梁维萍，李琼，等.土茯苓抗痛风作用研究进展[J].世界中医药，2018，13(11)：2937-2940.

[4] 王建平，张海燕，傅旭春.土茯苓的化学成分和药理作用研究进展[J].海峡药学，2013，25(01)：42-44.

[5] 秦瑞，吴达荣.粤东土茯苓水煎液体外抑菌效应试验[J].现代医药卫生，2006，22(7)：1039-1040.

[6] 殷网虎，史亚祥，胡建慧，等.土茯苓配方颗粒对产ESBLs大肠埃希菌的抗菌作用研究[J].江苏中医药，2012，44(7)：72-73.

[7] 孟庆芳，李衍滨.土茯苓及其单体落新妇苷的免疫抑制作用[J].云南中医中药杂志，2014，35(10)：94-95.

[8] 孙晓龙，王宽宇，张丹琦.土茯苓注射液抗炎、镇痛作用的实验研究[J].中国中医药科技，2004，11(4)：231-232.

[9] 王德军，寿旗扬，陈方明，等.土茯苓对糖尿病肾病大鼠肾组织形态学及相关因子ET、NO、TGF-β₁的影响[J].中国中医药科技，2010，17(4)：320-322.

[10] 王德军，张利棕，方明笋，等.土茯苓对肾性高血压大鼠血压的调节作用和机制[J].中国比较医学杂志，2011，21(12)：46-50.

（浙江省金华市食品药品检验检测研究院　蒋士鹏）

10. 山香圆叶

Shanxiangyuanye

TURPINIAE FOLIUM

【别名】两指剑、千打锤、七寸钉、千锤打、小熊胆木。

【来源】为省沽油科植物锐尖山香圆 *Turpinia arguta* Seem. 的干燥叶。

【本草考证】本品在历代本草中未见收载。江西民间用本品治疗蛾子（即扁桃体炎），又名蛾子药，沿用已久，《中国药典》2010年版首次收载该药材。

【原植物】落叶灌木，高1～3m，老枝灰褐色，幼枝绿色，具灰褐色斑点。单叶，对生，椭圆形或长椭圆形，长7～22cm，宽2～6cm，先端渐尖，具尾尖，基部钝圆或宽楔形，边缘具疏锯齿，托叶生叶柄内侧；圆锥花序顶生，花长0.8～1cm，白色，花梗中部具二枚苞片；萼片5，三角形，绿色，边缘具睫毛或无毛；花瓣白色，无毛；雄蕊5，花丝长约6mm，疏被短柔毛；子房及花柱均被柔毛。果近球形，幼时绿色，转红色，干后黑色，直径7～12mm，表面粗糙，先端具小尖头，花盘宿存，有种子2～3颗。花期4～6月，果期7～9月。（图10-1）

生于山坡、谷地、林中。主要分布于江西、福建、湖南、广东、海南、广西、四川、贵州。

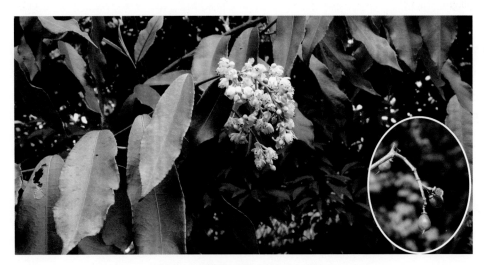

图10-1 锐尖山香圆（虞金宝 摄）

【主产地】主产于江西、福建、广西、广东、湖南等地。江西安远县有栽培基地。

【栽培要点】

1. 生物学特性 喜凉爽湿润的小气候，苗期稍能耐阴，成年树喜阳光，稍耐寒，在排水良好，深厚肥沃的土壤栽培为宜。

2. 栽培技术 种子繁殖、扦插繁殖。种子繁殖：秋后采收成熟果实，去掉果皮，取出种子晾干，贮藏通风干燥处，翌年3～4月播种育苗；在整好的苗床上横开浅沟条播，行距30cm，沟深3cm，将种子均匀地播入沟内，盖细土3cm，稍加镇压、浇水。育苗1年后定植，按行株距3m×2m开穴，每穴栽种1株。扦插繁殖：3～5月份选择晴天或阴雨天，选用2～4年生长健壮、节间较短的枝条，粗度一般不小于0.7cm作为插穗进行扦插，株行距10cm×15cm，插入深度为穗长1/2～4/5，保留顶芽露出地面；插后踏实插缝，浇足水，保持土壤湿润，可搭棚遮阳[1]。

3. 病虫害 多为虫害：黄刺蛾、扁刺蛾、褐边绿刺蛾等刺蛾类以及卷叶蛾。

【采收与加工】夏、秋季叶茂盛时采叶，除去杂质，晒干。

【商品规格】统货。

【药材鉴别】

（一）性状特征

叶椭圆形或长圆形，长7～22cm，宽2～6cm，先端渐尖，具尾尖。基部钝圆或宽楔形，边缘具疏锯齿，锯齿的顶端具有硬腺体，侧脉10～13对；表面灰绿色或黄绿色、绿褐色，近革质而脆，具光泽；下表面淡黄绿色，较粗糙，主脉淡黄色至浅褐色，于下表面突起，侧脉羽状；叶柄长0.5～1.8cm。近革质而脆，气芳香，味苦。（图10-2）

（二）显微鉴别

1. 叶横切面　上表皮细胞长方形，外被角质层，散有类圆形油细胞；下表皮细胞较小，可见顶端尖锐的单细胞非腺毛；栅栏组织位于上表皮下方，为1～2列细胞；海绵组织疏松，有的细胞内含有草酸钙簇晶；主脉向上、下突出，维管束外韧型，半圆状；束鞘纤维束排列成不连续的环。（图10-3）

2. 粉末特征　粉末棕褐色。表皮细胞多角形；气孔多为不等式；草酸钙簇晶直径12～22μm；非腺毛单细胞，长25～70μm，顶端锐尖；具螺纹导管；纤维壁均匀增厚。（图10-4）

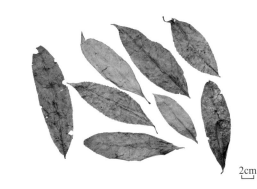

图10-2　山香圆叶药材图

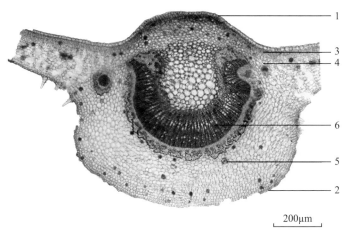

图10-3　山香圆叶（主脉）横切面图

1. 上表皮　2. 下表皮　3. 栅栏组织
4. 海绵组织　5. 草酸钙晶体　6. 主脉维管束

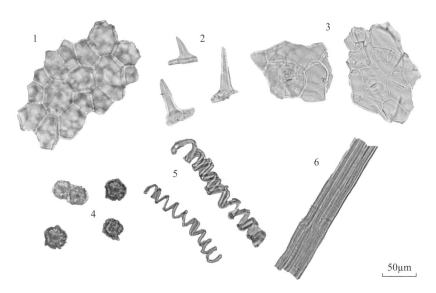

图10-4　山香圆叶粉末图

1. 表皮细胞　2. 非腺毛　3. 气孔　4. 草酸钙晶体　5. 导管　6. 纤维

（三）理化鉴别

薄层色谱 取本品粉末2g，加水50ml，煎煮30分钟，滤过，滤液浓缩至约20ml，用乙醚振摇提取2次，每次20ml，弃去乙醚液，水液用水饱和正丁醇提取3次，每次20ml，合并正丁醇液，蒸干，残渣加甲醇1ml使溶解，作为供试品溶液。另取山香圆叶对照药材2g，同法制成对照药材溶液。再取女贞苷对照品、野漆树苷对照品，加甲醇制成每1ml各含1mg的混合溶液，作为对照品溶液。照薄层色谱法试验，吸取上述三种溶液各5μl，分别点于同一用0.5%氢氧化钠溶液制备的硅胶G薄层板上，以乙酸乙酯–丁酮–甲酸–水（6：3：1：1）为展开剂，展开，取出，晾干，喷以1%三氯化铝甲醇溶液，置紫外光灯（365nm）下检视。供试品色谱中，在与对照药材色谱和对照品色谱相应的位置上，显相同颜色的荧光斑点。

【质量评价】 以完整、色灰绿、无叶柄及枝梗者为佳。采用高效液相色谱法测定，本品按干燥品计算，含女贞苷（$C_{33}H_{40}O_{18}$）不得少于0.30%，含野漆树苷（$C_{27}H_{30}O_{14}$）不得少于0.10%。

【化学成分】 主要成分为黄酮类、三萜类、大柱烷类、苯丙素类、苯酚类和生物碱等，其中黄酮类是主要化学成分和主要活性部位[2-5]。

1. 黄酮类 主要为黄酮醇类，多数与糖基成苷，其中苷元多为芹菜素、木樨草素、刺槐树和槲皮素，有女贞苷（ligustroflavone）、野漆树苷（rhoifolin）、香橙素（aromadendrin）、根皮苷（phlorizin）、金丝桃苷（hyperoside）、槲皮素-3-O-洋槐糖苷（quercetin-3-O-robibioside）、刺槐素-7-O-β-D-吡喃葡萄糖基-（1→6）-α-L-吡喃鼠李糖基-（1→2）-β-D-吡喃葡萄糖苷［acacetin-7-O-（2″-O-α-L-rhamnopyranosyl-6″-O-β-D-glucopyranosyl）-β-D-glucopyranoside］、密蒙花新苷（neobudofficide）等。

2. 三萜类 2α-过氧羟基熊果酸、熊果酸（ursolic acid）、19α-羟基熊果酸（pomolic acid）、corosolic acid，tormentic acid，maslinic acid，tormentic acid-28-O-β-D-吡喃葡萄糖酯、arjunolic acid-28-O-β-D-吡喃葡萄糖酯等。

3. 大柱烷类 megastigmene-3,6,9-triol，megastigman-7-ene-3,5,6,9-tetrol-9-O-β-D-glucopyranoside，byzantionoside B，byzantionoside B-6′-O-β-D-apiofuranoside等。

4. 苯丙素类化合物 七叶内酯、epiphyllocoumarin，cinchonain Ic，cinchonain Ia，categuanin B，turformosin A，（–）-（7′S,8′S）-threo-carolignan X等成分。

5. 苯酚类 香草酸（vanillic acid）、焦性没食子酸（pyrogallic acid）、没食子酸（gallic acid）、红果酸（eucomic acid）、3,4-二羟基苯甲酸、E-p-hydroxoy-cinnamic-acid，紫丁香酚苷（syringin）、绿原酸甲酯、绿原酸丁酯、没食子酸甲酯（methyl gallate）、没食子酸乙酯（gallic acid ethyl ester）和咖啡酸（caffeic acid）等。

6. 生物碱类 有turpiniside，11-methoxyjavaniside，vincosamide，（3R）-pumiloside，paratunamide C等。

7. 其他类 有苯甲醇苷、苯乙醇苷、β-谷甾醇（β-sitosterol）、胡萝卜苷醇（daucosterol）、环丁二酸酐、（2′S）-2′-3′-dihydroxypropyl-1,6,8-trihydroxy-3-methylanthraquinone-2-carboxylate，α-呋喃甲酸、奎宁酸（quinic acid）等。

【性味归经】 苦，寒。归肺、肝经。

【功能主治】 清热解毒，利咽消肿，活血止痛。用于乳蛾喉痹，咽喉肿痛，疮疡肿毒，跌扑伤痛。

【药理作用】 山香圆叶提取物具有抗炎、抗菌、镇痛、调节免疫等作用[2-3,6-8]。

1. 抗炎作用 山香圆提取物对扁桃体炎和咽喉炎等喉部验证疗效显著；山香圆总黄酮对二甲苯诱导的小鼠耳肿胀、卡拉胶诱导的大鼠足爪肿胀、棉球诱导的大鼠的肉芽肿胀和弗氏完全佐剂诱导的佐剂性关节炎大鼠的原发性炎症模型都有显著的抑制作用；此外还能显著抑制RAW264.7细胞中NO的生成以及iNOS、COX-2及NF-κB蛋白的表达，且随着浓度的增加，抑制效果明显。

2. 抗菌作用 山香圆提取物对金色葡萄球菌（包括耐青霉素菌株）有较强的抑制作用，对乙型溶血性链球菌抑制效果一般，对福氏志贺菌和铜绿假单胞菌无作用；有效降低小鼠腹腔感染金黄色葡萄球菌后的死亡率，而对小鼠感染乙型链球菌后死亡率影响作用小。

3. 镇痛作用 山香圆提取物能有效减少乙酸所致小鼠扭体反应次数，显著提高小鼠热刺激体表痛阈。

4. **免疫调节作用** 山香圆总黄酮能提高环磷酰胺（Cy）致免疫低下小鼠的吞噬功能和体液免疫功能，提高CD_4^+、CD_8^+细胞数和 CD_4^+/CD_8^+细胞比值，通过调节T细胞亚群的比例来发挥其免疫调节作用，同时还可以调节佐剂性关节炎大鼠异常的免疫功能。

5. **其他作用** 山香圆叶中含有的生物碱对DNA 具有不同强度的裂解活性，总三萜对肿瘤细胞增殖有抑制作用。

主要参考文献

[1] 徐清，钟志鸿.山香圆育苗技术[J].江西林业科技，2001(6)：12-13.

[2] 马双刚，袁绍鹏，侯琦，等.山香圆叶中黄酮苷类成分及其抗炎活性研究[J].中国中药杂志，2013，38(11)：1747-1750.

[3] 肖春荣，涂林锋，张睿增，等.山香圆属植物的化学成分及药理活性研究进展[J].中国中药杂志，2019，44(7)：1295-1304.

[4] Li L, Zhao Y Y, Liu W Y, et al. HPLC with quadrupole TOF-MS and chemometrics analysis for the characterization of Folium Turpiniae from different regions[J]. J Separ Sci, 2013, 36: 2552.

[5] 吴敏.华南龙胆和山香圆的化学成分研究[D].北京：中国科学院大学，2010.

[6] 陈世华，曾贤，梁昊，等.山香圆总黄酮对LPS诱导的RAW264.7 细胞 iNOS，COX-2，NF-κB 表达的影响[J].时珍国医国药，2016，27(11)：2629.

[7] 黄佩蓓，王思佳，梁昊，等.山香圆总黄酮对LPS诱导的RAW264.7细胞MAPK信号通路的影响[J].时珍国医国药，2019，30(8)：1863-1865.

[8] 李明，刘鹏，谢癸亮.山香圆叶总三萜体外抗肿瘤活性研究[J].饮食保健，2018，5(50)：67.

（安徽中医药大学　谢冬梅）

11. 千里光

Qianliguang

SENECIONIS SCANDENTIS HERBA

【**别名**】九里明、千里及、黄花母[1]。

【**来源**】为菊科植物千里光*Senecio scandens* Buch.-Ham.的干燥地上部分。

【**本草考证**】本品以千里及之名始载于《本草拾遗》，载："千里及，藤生道旁篱落间，叶细而厚"。《图经本草》才有千里光之名。《本草纲目》将千里光并入千里及下，载："又筠州有千里光……叶似菊叶而长，背有毛，枝秆圆而青，春生苗，秋有黄花……采茎叶入眼药"。本草记载与现今所用千里光基本一致。

【**原植物**】多年生攀援草本。根状茎木质。茎伸长，弯曲，老时变木质，皮淡色。叶具柄，叶片卵状披针形至长三角形，羽状脉，侧脉7～9对，弧状，叶脉明显；上部叶变小，披针形或线状披针形，长渐尖。头状花序多数，在茎及枝端排列成复总状的伞房花序，总花梗常反折或开展，被密微毛，有细条形苞叶；总苞筒状，长5～7mm，基部有数个条形小苞片；总苞片1层，约12～13个，条状披针形，顶端渐尖；舌状花黄色，约8～9个，长约10mm；管状花多数。瘦果圆柱形，有纵沟，被短毛；冠毛白色，长约7.5mm。（图11-1）

生于海拔50～3200m的山坡、山沟、林中灌丛中。主要分布于我国西北部至西南部、中部、东南部。植物有很大的变异，有时叶下部或全部羽状深裂。

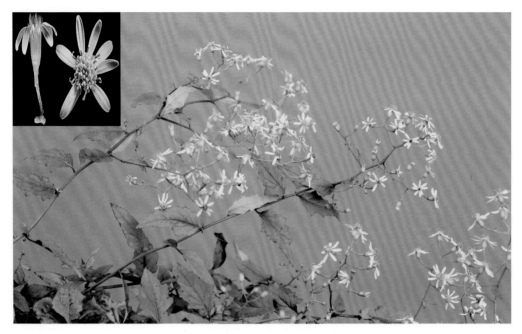

图11-1　千里光

【主产地】主产于西藏、陕西、湖北、四川、贵州、云南、安徽、浙江、江西、福建、湖南、广东、广西、台湾等地区。自产自销。

【栽培要点】

1. 生物学特性　千里光对环境条件要求不严，生命力强，耐旱耐涝，一般土壤都能种植。幼苗喜阴凉天气。

2. 栽培技术　有种子繁殖、扦插及压条繁殖等，以种子繁殖为主[2]。

3. 病虫害　病害：白粉病。虫害：蚜虫、斜纹夜蛾幼虫、青虫、豆荚螟、棉铃虫等[3]。

【采收与加工】全年均可采收，除去杂质，阴干。

【商品规格】统货。

【药材鉴别】

（一）性状特征

茎细圆柱形，稍弯曲，上部有分枝；表面灰绿色、黄棕色或紫褐色，具纵棱，密被灰白色柔毛。叶互生，多皱缩破碎，完整叶片展平后呈卵状披针形或长三角形，有时具1～6侧裂片，边缘有不规则锯齿，基部戟形或截形，两面有细柔毛。头状花序；总苞钟形；花黄色至棕色，冠毛白色。气微，味苦。（图11-2）

（二）显微鉴别

粉末特征　粉末灰绿色。叶上表皮细胞垂周壁微波状或波状弯曲；下表皮细胞形状不规则，垂周壁深波状弯曲，气孔不定式或不等式，副卫细胞3～6个。非腺毛2～12细胞，多弯曲；基部细胞膨大，顶端细胞渐尖或钝圆，有的膨大成椭圆形、半圆形或类圆形，有的中部或顶部细胞缢缩；细胞内常含淡黄色油状物；壁稍增厚，具疣状突起。导管主要是螺纹、环纹及网

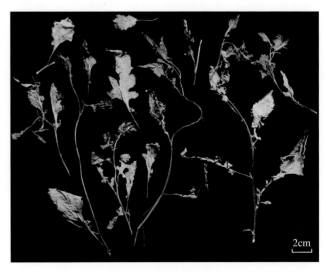

2cm

图11-2　千里光药材图

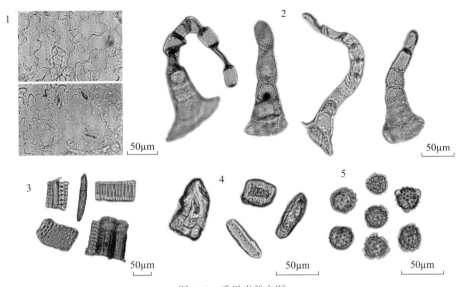

图11-3　千里光粉末图

1. 上、下表皮细胞　2. 非腺毛　3. 导管　4. 石细胞　5. 花粉粒

纹导管。石细胞有长方形、圆形、长圆形，具壁孔和孔沟。花粉粒圆球形，直径24～27.6μm，有刺状突起，具3个萌发孔。（图11-3）

（三）理化鉴别

薄层色谱　取本品粉末2g，加0.36%盐酸的无水乙醇50ml，放置1小时，加热回流3小时，放冷，滤过，取续滤液40ml，蒸干，残渣加2%盐酸溶液25ml使溶解，滤过，滤液加浓氨试液调节pH值至10～11，用二氯甲烷振摇提取2次，每次25ml，合并二氯甲烷液，蒸干，残渣加二氯甲烷1ml使溶解，作为供试品溶液。另取千里光对照药材2g，同法制成对照药材溶液。照薄层色谱法试验，吸取上述两种溶液各10μl，分别点于同一硅胶G薄层板上，以异丙醚–甲酸–水（90：7：3）为展开剂，薄层板置展开缸中预饱和40分钟，展开，取出，晾干，喷以5%香草醛硫酸溶液，在105℃加热至斑点显色清晰。供试品色谱中，在与对照药材色谱相应的位置上，显相同颜色的斑点。

【质量评价】　以叶多、色绿者为佳。采用高效液相色谱法测定，本品按干燥品计算，含阿多尼弗林碱（$C_8H_{23}NO_7$）不得过0.004%；含金丝桃苷（$C_{21}H_{20}O_{12}$）不得少于0.030%。

【化学成分】　主要含有生物碱类、酚酸类、黄酮类、挥发油类和萜类等化合物。其中，生物碱是其特征性成分和有效成分。

1. **生物碱类**　有野百合碱（monocrotaline）、阿多尼弗林碱（adonifoline）、克氏千里光碱（senkirkine）、大麦芽碱（hordenine）、7-angebylturneforcidine，千里光碱（jacobine）、千里光菲灵碱（seneciphylline）、千里光宁碱（senecionine）等[4-6]。

2. **酚酸类**　有绿原酸（chlorogenic acid）、咖啡酸（caffeic acid）、氢醌（hydroquinone）、对羟基苯乙酸（*p*-hydroxyphenylacetic acid）、香荚兰酸（vanilla acid）、水杨酸（salicylic acid）、焦粘酸（pyroviscous acid）等。

3. **黄酮类**　槲皮素-3-*O*-*β*-*D*-葡萄糖苷（quercetin-3-*O*-*β*-*D*-glucoside）、金丝桃苷（hyperin）、槲皮素（quercetin）、异鼠李素（isorhamnetin）等。

4. **挥发油类**　十四烯（tetradecene）、4-乙烯基苯酚（4-vinylphenol）、莰烯（camphene）、（*E,E*）-α-金合欢烯［（*E,E*）-α-farnesene］、三环烯（tricyclene）、（*E*）-罗勒烯［（*E*）-ocimene］、橙花叔醇（nerolidol）、α-蒎烯（α-pinene）、（*Z*）-罗勒烯［（*Z*）-ocimene］、2-萘胺（2-naphthylamine）等。

5. **萜类**　tetrahydrojacaranone，2,3-di-hydro-3-hydroxyljacaranone ethyl ester，jacaranone ethyl ester-4-*O*-glucoside，

C-2′monoester、 蓝花楹酮乙酯（jacaranone ethyl ester）、 蓝花楹酮（jacaranone）、 蓝花楹酮甲酯（jacaranone methyl ester）、千里光内酯（senecio lactone）、羽扇烯酮（lupenone）、齐墩果烷（oleanane）等。

6. 其他 α-胡萝卜素（α-carotene）、β-胡萝卜素（β-carotene）、β-玉米胡萝卜素（β-zeacarotene）、菊黄质（chrysanthemaxanthin）、毛茛黄素（flavoxanthin）。

【性味归经】苦，寒；有小毒。归肺、肝经。

【功能主治】清热解毒，明目，利湿。用于痈肿疮毒，感冒发热，目赤肿痛，泄泻痢疾，皮肤湿疹。

【药理作用】

1. 抗菌作用 千里光乙醇提取液对肺炎链球菌、金黄色葡萄球菌、大肠埃希菌和铜绿假单胞菌具有一定的抑制作用。千里光水煎液对金黄色葡萄球菌、铜绿假单胞菌、大肠埃希菌、甲型副伤寒杆菌、福氏志贺菌、温和气单胞菌和迟钝爱德华菌均有一定的抑制作用[4]。

2. 抗炎作用 在一定剂量范围内给小鼠腹腔注射千里光提取物冻干粉，能较迅速地产生药理效应，使耳肿胀度抑制率显著提高，表明千里光提取物冻干粉具有良好的抗炎作用，且药效持续时间较长，有利于药效的充分发挥。千里光总黄酮对多种炎症模型均有明显的对抗作用，且为千里光抗炎作用的主要有效部位之一[4]。

3. 抗病毒及抗肿瘤作用 千里光水煎剂在人宫颈癌HeLa细胞中对人流感病毒、副流感病毒、呼吸道合胞病毒、柯萨奇病毒B3、腺病毒3型和单纯疱疹病毒Ⅰ型的抑制作用，实验结果表明千里光水煎剂在体外对副流感病毒和呼吸道合胞病毒有抑制作用[4]。

4. 抗氧化及清除自由基作用 千里光黄酮提取物对DPPH自由基有较强的清除作用。千里光水提物可有效地抑制大鼠红细胞溶血以及大鼠肾脏和脑组织匀浆脂质过氧化作用，且具有强烈的超氧阴离子和羟自由基清除活性，仅有轻微的促氧化效应[4]。

5. 其他作用 用千里光乙醇提取物进行体外抗阴道毛滴虫实验，实验结果表明千里光提取物在体外具有杀灭和抑制阴道毛滴虫生长的作用。用四氯化碳建立小鼠肝损伤模型，以联苯双酯为阳性对照，对不同剂量的千里光进行保肝作用研究，结果发现千里光能显著降低血清ALT、AST的升高，抑制肝脏组织病理学改变，保护肝功能[4]。

【用药警戒或禁忌】以60kg成人重量和阿多尼弗林碱计，千里光剂量为10μg/kg（15g用量），若过量使用千里光，则会使PAs超过IPCS的限定毒性剂量[7]。

千里光副作用小，仅有个别患者服药后有恶心，食欲减退，大便次数增多等现象。极少数患者可发生过敏性药疹，应用抗过敏药物即可好转。

主要参考文献

[1] 浙江省食品药品监督管理局.浙江省中药炮制规范[M].北京：中国医药科技出版社，2015：186.

[2] 章柏波，张文平.野生药材千里光栽培技术[J].新农村，1999，17(2)：9.

[3] 刘德詹.速生夏绿肥——千里光[J].农业科技通讯，1978(4)：28-29.

[4] 徐定平，周鑫堂，郜红利，等.千里光化学成分和药理作用研究进展[J].中国药师，2014，17(9)：1562-1563.

[5] 谭道鹏，陈莹，季莉莉，等.千里光中的生物碱类成分[J].中国中药杂志，2010，35(19)：2572-2575.

[6] 史辑，张芳，马鸿雁，等.千里光化学成分研究[J].中国中药杂志，2007，32(15)：1600-1602.

[7] 尹利顺，李晓宇，孙蓉.千里光临床不良反应成因分析[J].中国药物警戒，2015，12(3)：160-163.

（浙江中医药大学 俞冰 张水利）

12. 千金子

Qianjinzi

EUPHORBIAE SEMEN

【别名】千两金、菩萨豆、续随子。

【来源】为大戟科植物续随子Euphorbia lathyris L.的干燥成熟种子。

【本草考证】本品始载于《蜀本草》。《开宝本草》载："生蜀郡及处处有之。苗如大戟。一名拒冬，一名千金子"。《图经本草》载："今南中多有，北土差少。苗如大戟。初生一茎，茎端生叶，叶中复出数茎相续。花亦类大戟，自叶中抽干而生。实青，有壳。人家园亭中多种以为饰，秋种冬长，春秀夏实。故又名拒冬。实入药，采无时。下水最速。然有毒损人，不可过多"。本草记载与现今所用续随子基本一致。

【原植物】二年生草本，高达1m。茎直立，粗壮，无毛，多分枝。茎下部的叶密生，条状披针形，无柄，全缘，上部的叶交互对生，卵状披针形，顶端锐尖，基部心形而多少抱茎，长6～12cm，宽0.8～1.3cm。总花序顶生，2～4伞梗，呈伞状，基部有2～4叶轮生，每伞梗再叉状分枝，有2三角状卵形苞片；花序总苞杯状，顶端4～5裂；腺体新月形，两端具短而钝的角。蒴果近球形，无毛；种子矩圆状球形，表面有黑褐相间的斑纹。花期4～7月，果期6～9月。（图12-1）

主要为栽培，亦野生于向阳山坡。主要分布于吉林、辽宁、内蒙古、河北、陕西、甘肃、新疆、山东、江苏、安徽、浙江、江西、福建、河南、湖北、湖南、广西、四川、贵州、云南、西藏等地。另外，也分布于欧洲、北非、中亚、东亚和南北美洲。

【主产地】主产于河北、河南、浙江。

【栽培要点】

1. 生物学特性 喜温暖湿润气候，耐干旱。以阳光充足、疏松肥沃、排水良好、富含腐殖质的壤土栽培为宜。低洼地和黏土不宜栽培，易发生病害。

2. 栽培技术 用种子繁殖。直播法，7～8月采收深褐色果实，晒干备用。南方秋播9月中旬至9月下旬；北方春播3月下旬至4月上旬。穴播，按行株距30cm×30cm开穴，穴深5～7cm，每穴播5～6颗。条播，按行距40cm开沟，沟深5～7cm，将种子均匀播下。播后烧人粪尿，覆土2～3cm。

3. 病虫害 病害：叶斑病、枯萎病。虫害：老虎、蛴螬。

【采收与加工】夏、秋两季果实成熟时采收，除去杂质，干燥。

【商品规格】统货。

【药材鉴别】

（一）性状特征

种子椭圆形或倒卵形，长约5mm，直径约4mm。表面灰棕色或灰褐色，具不规则网状皱纹，网孔凹陷处灰黑色，

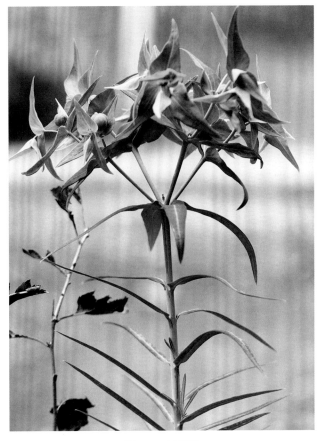

图12-1 续随子

形成细斑点。一侧有纵沟状种脊，顶端为突起的合点，下端为线形种脐，基部有类白色突起的种阜或具脱落后的疤痕。种皮薄脆，种仁白色或黄白色，富油质。气微，味辛。（图12-2）

（二）显微鉴别

1. 横切面 种皮表皮细胞波齿状，外壁较厚，细胞内含棕色物质；下方为1～3列薄壁细胞组成的下皮；内表皮为1列类方形栅状细胞，其侧壁内方及内壁明显增厚。内种皮栅状细胞1列，棕色，细长柱状，壁厚，木化，有时可见壁孔。外胚乳为数列类方形薄壁细胞；内胚乳细胞类圆形；子叶细胞方形或长方形，均含糊粉粒。

2. 粉末特征 粉末深棕色。种皮厚壁栅状细胞1列，棕色或深棕色，细胞细长柱状，排列紧密，稍弧状偏弯，下段渐细，末端平整或钝圆，长（径向）72～288μm，宽（切向）9～22μm，壁厚3～9μm，孔沟纤而稀疏，胞腔较宽，充满红棕色或深棕色物；种皮薄壁栅状细胞（外种皮内表皮）1列，淡棕色，呈长方形或类方形，宽（切向）9～20μm，排列成短栅状，外侧径向薄壁而稍弯曲，向内瓦内壁增厚，约1.5μm，表面观呈多角形，排列紧密，壁稍厚，无细胞间隙；种皮表皮细胞（外种皮外表皮）椭圆形或半圆形，略呈乳头状或绒毛状突起，外壁稍厚，胞腔常充满黄棕色或红棕色物；种皮下皮细胞类多角形，稍皱缩，壁稍厚，有大的椭圆形或类圆形的纹孔；内胚乳细胞类圆形，直径36～63μm，壁薄，胞腔内充满圆形或细粒状糊粉粒，并含脂肪油滴；子叶细胞淡黄绿色，含颗粒状糊粉粒、脂肪油滴；外胚乳细胞类多角形，壁稍厚。（图12-3）

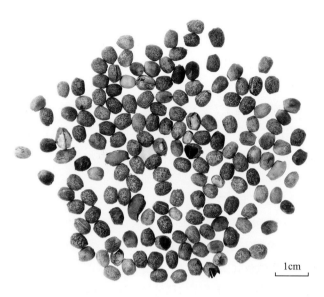

图12-2 千金子药材图

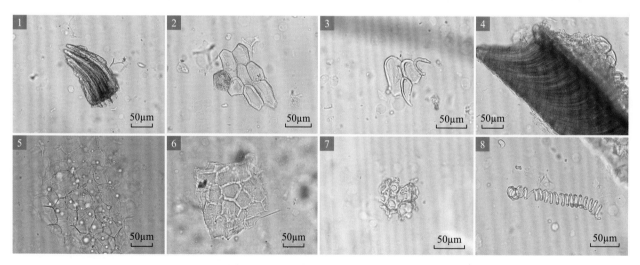

图12-3 千金子粉末图（戴仕林 摄）

1. 种皮厚壁栅状细胞 2. 种皮薄壁细胞 3. 种皮表皮细胞 4. 种皮下皮细胞 5. 内胚乳细胞 6. 子叶细胞 7. 外胚乳细胞 8. 导管

（三）理化鉴别

薄层色谱 取本品粉末2g，置索氏提取器中，加石油醚（30～60℃）80ml，加热回流30分钟，滤过，弃去石油醚液，药渣加乙醇80ml，加热回流1小时，放冷，滤过，滤液蒸干，残渣加乙醇10ml使溶解，作为供试品溶液。另取秦皮乙素对照品，加乙醇制成每1ml含1mg的溶液，作为对照品溶液。照薄层色谱法试验，吸取供试品溶液5μl、对照品溶液1μl，分别点于同一硅胶G薄层板上，以甲苯–乙酸乙酯–甲酸（5：4：1）为展开剂，展开，取出，晾干，置紫外光灯（365nm）下检视。供试品色谱中，在与对照品色谱相应的位置上，显相同的亮蓝色荧光斑点。（图12-4）

【质量评价】以粒饱满、油性足者为佳。采用高效液相色谱法测定，本品含脂肪油不得少于35.0%；含千金子甾醇（$C_{32}H_{40}O_8$）不得少于0.35%。

【化学成分】主要成分为脂肪油（fatty oils）、二萜醇（phorbols）及其酯类、甾醇类（sterols）、香豆素类（coumarins）、黄酮类（flavonoids）及挥发油（volatile oils）等[1-4]，其中千金子甾醇及是其特征性成分和有效成分。

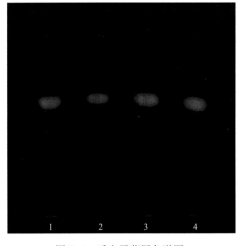

图12-4　千金子薄层色谱图

1,3,4. 千金子药材　2. 秦皮乙素

1. 脂肪油　千金子含脂肪油48%～50%，油中含多种脂肪酸，主要有油酸（oleic acid）89.2%、棕榈酸（palmitic acid）5.5%、亚油酸（linoleic acid）0.4%、亚麻酸（linolenic acid）0.3%等。

2. 二萜类　千金子中含有的二萜类化合物主要为巨大戟烷二萜（ingenane）和续随子烷二萜（lathyrane）两种骨架。巨大戟烷二萜包括巨大戟二萜醇（ingenol）、大戟因子（euphobia factor）L_4，L_5，L_6。续随子烷型二萜包括大戟因子（euphobia factor）L_1，L_2，L_3，L_{7a}，L_{7b}，L_8，L_9，L_{10}，L_{11}、续随子甾醇（千金子甾醇）（lathyrol）等。此外，还有lathyranoic acid A，大环二萜千金子A（euphorbia lathyris A）。

3. 甾醇类　α-大戟甲烯醇（α-euphoubol）、γ-大戟甾醇（γ-euphol）、羽扇豆醇（lupeol）、羊齿烯醇（fernenol）、4-蒲公英甾醇（4-taraxasterol）、蒲公英赛醇（taraxerol）、β-香树脂醇（β-amyrin）、蒲公英甾酮（taraxerone）、羽扇烯酮（lupenone）、环木菠萝烯醇（cycloarterol）、羊毛甾醇（lanosterol）、24-亚甲基环木菠萝烯醇（24-methylene cycloartanol）、谷甾醇（sitosterol）及甾醇类化合物胡萝卜苷（daucosterol）。

4. 香豆素类　主要有秦皮乙素（七叶内酯，esculetin）、七叶树苷（sculin）、双七叶内酯（euphorbetin）、异双七叶内酯（isoeuphorbetin）、瑞香素（daphnetin）等。

5. 黄酮类　青蒿亭（artemetin）、蔓荆子黄酮（vitexicarpin）、山奈酚-3-葡萄糖醛酸苷（kaempferol-3-glucuronide）及槲皮素-3-葡萄糖醛酸苷（quercetin-3-glucuronide）。

6. 挥发油类　千金子中的挥发油含量为0.5%，从其挥发油中共鉴定了23种成分，包括甲基环己烷、2-甲基庚烷、3-甲基庚烷、2,5-二甲基己烷、1,1,3-三甲基环戊烷、正庚烷、3-乙基戊烷、正辛烷、α-檀香萜醇、植醇。

7. 其他化合物　金色酰胺醇酯（aurantiamide acetate）、对羟基苯甲酸（p-hydroxybenzoic acid）、苯甲酸（benzoic acid）、1,2,3-三羟基苯（palmiticacid）、2,3-二羟丙基十九碳酸酯（2,3-dihydroxypropyl icosanoate）、2,3-二羟丙基-9-烯-十八碳酸酯（2,3-dihydroxypropyl oleate）、2,3,4-三羟基丁基-十五碳-3-烯碳酸酯（2,3,4-trihydroxybutyl hexadee-3-enoate）及新蔗糖异戊酯［α-D-glucopyranoside、3,4,6-tris-O-（3-methyl-1-oxobutyl）-β-D-fructofura-nosyl，2,6-bis（3-methylbutanote）］。

【性味归经】辛，温；有毒。归肝、肾、大肠经。

【功能主治】泻下逐水，破血消癥；外用疗癣蚀疣。用于二便不通，水肿，痰饮，积滞胀满，血瘀经闭；外治顽癣，赘疣。

【药理作用】

1. 致泻作用　千金子种子脂肪油中所含的环氧千金二萜醇苯乙酸酯二乙酸酯能刺激肠管从而产生腹泻，其强度为蓖麻油的3倍[5]，千金子甾醇也具有致泻作用。

2. 抗肿瘤作用　千金子鲜草对急性淋巴细胞型及粒细胞型、慢性粒细胞型、急性单核细胞型白血病白细胞升高均有抑制作用。千金子甲醇提取物体外对人宫颈癌细胞（HeLa）、人红白血病细胞（K562）、人单核细胞性白血病细胞（U937）、人急性淋巴细胞性白血病细胞（HL60）和人肝癌细胞（HepG2）的IC_{50}值分别为15.5、13.1、10.5、17.5、29.6μg/ml；体内对小鼠肉瘤180（S180）和艾氏癌性腹水（EAC）也显示出较显著的抑制作用[6]。从千金子中分离的大戟因子L_{10}对肿瘤细胞中过度表达的P-糖蛋白（P-gp）有明显抑制作用[7]。

3. **抗肺纤维化作用**　千金子提取液对大鼠原代培养的肺成纤维细胞增殖有明显的抑制作用，表明其对肺纤维化可能有一定的治疗作用。

4. **其他作用**　千金子含有的白瑞香素具有镇静催眠作用，与巴比妥类药物有协同作用，临床用于外科手术麻醉。瑞香素具有抗炎镇痛作用，秦皮乙素也有抗炎作用，秦皮乙素还有抗菌止咳、祛痰、平喘等药理作用。千金子中的七叶内酯具有抑制酪氨酸激酶的美白祛斑作用[8]。

【**用药警戒或禁忌**】中气不足，大便溏泄及孕妇禁服千金子。千金子所含有毒成分为千金子甾醇等，对胃肠道有强烈刺激作用，且对中枢神经系统有毒[9]。

【**附注**】致泻作用既是千金子的药效作用，也是其部分毒性作用的表现，因此，临床应用时应控制剂量。千金子种皮占种子重量的40.3%，种皮的有效利用有待研究。

主要参考文献

[1] 刘玉婷，杨洋，弓佩含，等.千金子化学成分研究进展[J]. 中国实验方剂学杂志，2017，23(13)：220-225.

[2] 孙国君，张付玉，占扎君，等.千金子化学成分和药理活性研究进展[J]. 中药材，2010，33(2)：308-312.

[3] 李英霞，孙兆祥，李岩，等.毒性中药千金子研究概况[J]. 中华中医药杂志，2008，23(7)：614-616.

[4] 焦威，鲁璐，邓美彩，等.千金子化学成分的研究[J].中草药，2010，41(2)：181-187.

[5] R Jaretzky, W Kohler. Euphorbia Lathyris L.as a drug. Pharmacologicaltests, especially of the seed oil [J]. Arch Pharm, 1943, 28: 23-31.

[6] 黄晓桃，黄光英，薛存宽，等.千金子甲醇提取物抗肿瘤作用的实验研究[J].肿瘤防治研究，2004，31(9)：556-558.

[7] Appendino G, Della P C, Conseil G, et al. A new P-glycoprotein inhibitor from the caper spurge (*Euphorbialathyris*) [J]. J Nat Prod, 2003, 66(1): 140-142.

[8] 董伟.大戟科千金子化学成分的研究[D].昆明：云南民族大学，2017.

[9] 王正平，高燕，赵渤年.千金子的化学成分及药理作用研究进展[J].食品与药品，2014，16(1)：58-61.

（南京中医药大学　郭盛　段金廒）

13. 女贞子

Nüzhenzi

LIGUSTRI LUCIDI FRUCTUS

【**别名**】女贞实、冬青子、爆格蚤、白蜡树子、鼠梓子。

【**来源**】为木犀科植物女贞*Ligustrum licidum* Ait.的干燥成熟果实。

【**本草考证**】本品始载于《神农本草经》，载："女贞实味苦，平。主补中，安五藏，养精神，除百疾。久服肥健，轻身不老。生山谷"。《新修本草》载："生武陵川谷，立冬采，叶茂盛，凌冬不凋，皮青肉白"。《本草纲目》载："女

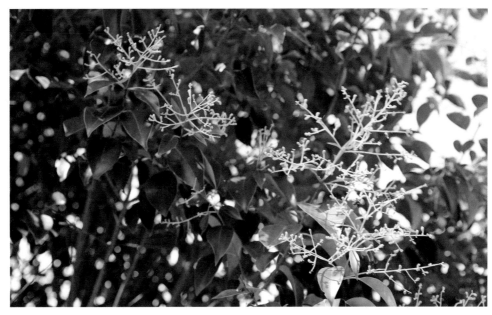

图13-1　女贞

贞处处有之。山海经云'泰山多贞木'是也。其叶似枸骨及冬青木,凌冬不凋,五月开细花,青白色。九月实成,似牛李子"。本草记载与现今所用女贞基本一致。

【原植物】乔木,一般高6m左右,高者可达25m。枝条无毛,有皮孔。叶革质而脆,卵形、宽卵形、椭圆形或卵状披针形,长6～17cm,无毛。圆锥花序长8～20cm,无毛;花近无梗;花冠筒和花萼略等长;雄蕊和花冠裂片略等长。核果矩圆形,紫蓝色,成熟时呈红黑色,被白粉,长约1cm。花期5～7月,果期7月至翌年5月。(图13-1)

生于海拔2900m以下的疏、密林中。主要分布于长江以南至华南、西南各省区,向西北分布至陕西、甘肃。

【主产地】主产于浙江,江苏、湖南、福建、广西、江西以及四川等地。

【栽培要点】

1. 生物学特性　喜温暖湿润气候,喜光耐荫,不甚耐寒。对土壤要求不严,以砂质壤土或黏质壤土栽培为宜,但在红、黄壤土上亦能生长。

2. 栽培技术　用种子繁殖,也可扦插。秋末冬初果实成熟时采下,剥取种子,随即播种育苗,培育2年移栽。

3. 虫害　天牛幼虫。

【采收与加工】冬季果实成熟时采收,除去枝叶,稍蒸或置沸水中略烫后,干燥;或直接干燥。

【商品规格】统货。

【药材鉴别】

(一)性状特征

果实卵形、椭圆形或肾形,长6～8.5mm,直径3.5～5.5mm。表面黑紫色或灰黑色,皱缩不平,基部有果梗痕或具宿萼及短梗。体轻。外果皮薄,中果皮较松软,易剥离,内果皮木质,黄棕色,具纵棱,破开后种子通常为1粒,肾形,紫黑色,油性。气微,味甘、微苦涩。(图13-2)

(二)显微鉴别

粉末特征　粉末灰棕色或黑灰色。果皮表皮细胞(外果皮)断面观略呈扁圆形,外壁及侧壁呈圆拱形增

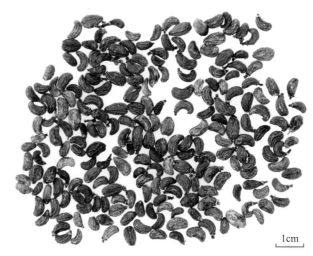

1cm

图13-2　女贞子药材图

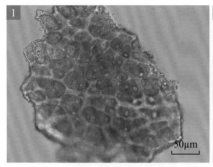
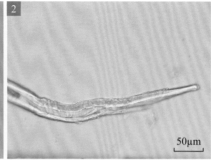
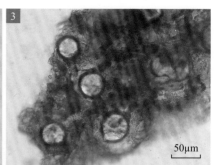

图13-3　女贞子粉末图（尹梦娇　摄）

1. 果皮表皮细胞　2. 内果皮纤维　3. 种皮细胞

厚，腔内含黄棕色物。内果皮纤维无色或淡黄色，上下数层纵横交错排列，直径9~35μm。种皮细胞散有类圆形分泌细胞，淡棕色，直径40~88μm，内含黄棕色分泌物及油滴。（图13-3）

（三）理化鉴别

薄层色谱　取本品粉末0.5g，加三氯甲烷20ml，超声处理30分钟，滤过，滤液蒸干，残渣加甲醇1ml使溶解，作为供试品溶液。另取齐墩果酸对照品，加甲醇制成每1ml含1mg的溶液，作为对照品溶液。照薄

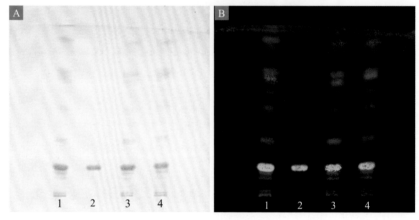

图13-4　女贞子薄层色谱图

（A：可见光；B：紫外光365nm）

1,3,4. 女贞子药材　2. 齐墩果酸

层色谱法试验，吸取上述两种溶液各4μl，分别点于同一硅胶G薄层板上，以三氯甲烷–甲醇–甲酸（40∶1∶1）为展开剂，展开，取出，晾干，喷以10%硫酸乙醇溶液，在110℃加热至斑点显色清晰。分别置日光和紫外光灯（365nm）下检视，供试品色谱中，在与对照品色谱相应的位置上，显相同颜色的斑点或荧光斑点。（图13-4）

【质量评价】以粒大、饱满、色黑紫者为佳。采用高效液相色谱法测定，本品按干燥品计算，含特女贞苷（$C_{31}H_{42}O_{17}$）不得少于0.70%。

【化学成分】主要成分为三萜类（triterpenoids）、环烯醚萜类（iridoids）、黄酮类（flavonoids）、苯乙醇苷类（phenylethanoid glycosides）、多糖等。其中，三萜类、环烯醚萜类、苯乙醇苷类是其特征性成分和有效成分[1]。

1. 三萜类　主要有齐墩果烷型的齐墩果酸、乙酰齐墩果酸、女贞素；乌苏烷型的熊果酸、委陵菜酸、熊果酸乙酯；羽扇豆烷型的羽扇豆醇、白桦脂醇；达玛烷型的达玛烯二醇、达玛烯二醇-3-O-棕榈酸酯等[2-4]。

2. 环烯醚萜类　主要有环烯醚萜和裂环烯醚萜两种，以裂环烯醚萜类为主，主要有女贞苷、女贞子苷、橄榄苦苷、特女贞苷；此外，还有未开环的环烯醚萜类，如ibotalactone A[1]。

3. 黄酮类　芹菜素、槲皮素、木犀草素、圣草素、大波斯菊苷、花旗松素、木犀草素-7-O-β-D-葡萄糖苷、芹菜素-7-O-β-D-芦丁糖苷等[1]。

4. 苯乙醇及其苷类　红景天苷、毛蕊花苷、北升麻宁、对羟基苯乙醇、2-（3,4-二羟基苯基）乙基-O-β-D-吡喃葡萄糖苷等[1]。

5. 糖类　除多糖外，尚含有蔗糖、鼠李糖、阿拉伯糖、葡萄糖及岩藻糖等单寡糖[5]。

【性味归经】甘、苦，凉。归肝、肾经。

【功能主治】滋补肝肾，明目乌发。用于肝肾阴虚，眩晕耳鸣，腰膝酸软，须发早白，目暗不明，内热消渴，骨蒸潮热。

【药理作用】

1. 保肝作用　女贞子通过清除自由基、促进肝细胞再生、抑制肝星状细胞等机制实现保肝作用；且女贞子对化学类肝损伤、免疫性肝损伤、缺血再灌注性肝损伤以及肝纤维化均有显著防治作用[6]。

2. 免疫调节作用　女贞子对特异性和非特异性免疫均有免疫调节作用，齐墩果酸和女贞子多糖被认为是调节机体免疫功能的主要活性物质[7-8]。

3. 抗肿瘤作用　女贞子具有抑制肿瘤细胞逆转录酶及多种DNA聚合酶的作用。通过逆转肿瘤细胞对巨噬细胞的功能抑制而发挥对胃、大肠消化道的9种癌细胞的抑制作用[9]。

4. 抗骨质疏松作用　用女贞子水提液可通过Wnt途径、凋亡途径等多种靶点，调节Nox4/ROS/NF-κB信号通路，提高肾脏对钙的重吸收，缓解骨质疏松[10]。

5. 其他作用　女贞子水煎剂能明显对抗肾上腺素引起的血糖升高，降低四氧嘧啶造成的糖尿病小鼠血糖，以及外源糖引起的血糖升高；女贞子具有双向调节激素、降低家兔眼压、促进头皮毛囊生长、促进黑色素合成、神经细胞保护和染色体保护等作用[6]。

【分子生药】

1. 分子鉴定　基于DNA条形码序列的分子鉴定：ITS序列可以准确鉴别女贞子与同属近缘种[11]。

2. 遗传育种　女贞遗传多样性丰富，可以利用ISSR分子标记对女贞进行分子水平的鉴定和遗传多样性的分析[12]。

主要参考文献

[1] 黄新苹，王武朝.中药女贞的化学成分研究进展[J].国际药学研究杂志，2011，38(1)：47-51.

[2] 黄晓君，殷志琦，叶文才，等.女贞子的化学成分研究[J].中国中药杂志，2010(7)：861-864.

[3] 程晓芳，何明芳，张颖，等.女贞子化学成分研究[J].中国药科大学学报，2000，1(3)：1-5.

[4] 仝会娟，胡魁伟，康琛，等.近十五年中药女贞子研究进展[J].中国中药杂志，2009，4(36)：1-5.

[5] Chen Gang, Zhang Luyuan, Wu Xingliang, et al. Determination of mannitol and three sugars in *Ligustrum lucidum Ait*. By capillary electrophoresis with electrochemical detection[J]. Anal Chim Acta, 2005, 530(1): 15-21.

[6] 刘先芳，梁敏钰，孙建博，等.女贞子化学成分和药理活性研究进展[J].海峡药学，2018，30(1)：1-8.

[7] 刘亭亭，王萌.女贞子化学成分与药理作用研究进展[J].中国实验方剂学杂志，2014，20(14)：228-234.

[8] 张骁，束梅英.女贞子药理研究进展[J].中国医药报，2004，3(9)：316.

[9] 黄敏珊，黄炜，吴其年，等.齐墩果酸诱导人乳腺癌细胞凋亡及与细胞内Ca^{2+}水平关系的研究[J].中国现代医学杂志，2004，14(16)：58.

[10] WangLili, MaRufeng, GuoYubo, et al. Antioxidant Effect of Fructus LigustriLucidi Aqueous Extract in Ovariectomized Rats Is Mediated through Nox4-ROS-NF-κB Pathway[J]. Frontiers in Phaemacology, 2017, 8: 266.

[11] Li Yanpeng, WANGSijia, Zang Sijia, et al. Sources of varieties and quality of circular Fructus LigustriLucidi[J]. Chinese Journal of Natural Medicines, 2016, 14(3): 236-240.

[12] 李传代.女贞种质资源遗传多样性的ISSR分析[D].海口：海南大学，2010：34-44.

（南京中医药大学　段金廒　郭盛）

14. 天青地白

Tianqingdibai

GNAPHALII HERBA

【别名】细叶鼠曲草、日本鼠曲草、磨地莲、小火草。

【来源】为菊科植物细叶鼠麴草*Gnaphalium japonicum* Thunb.的干燥全草。

【本草考证】本品始载于《质问本草》，又名毛女儿菜："辛丑，清舶漂到，采此种问之，天青地白"。且《质问本草》中本草插图与现今细叶鼠麴草相符。《分类草药性》载清明草："一名天青地白。治咽喉火痛，男人白淋，女子崩带。蒸肝食能明目"。本草记载与现今所用天青地白基本一致。

【原植物】一年生细弱草本。全草密被白色绵毛；基生叶花期宿存，莲座状，线状剑形或线状倒披针形，上面绿色，被疏绵毛，下面白色，厚被白色绵毛，叶脉1条，在下面明显突起；茎叶（花葶的叶）少数，线状剑形或线状长圆形，紧接复头状花序下面有3～6片呈放射状或星芒状排列的线形或披针形小叶。头状花序多数，无梗，在枝端密集成球状；总苞带红褐色；花黄色。瘦果纺锤状圆柱形，密被棒状腺体。冠毛粗糙，白色。花期1～5月。（图14-1）

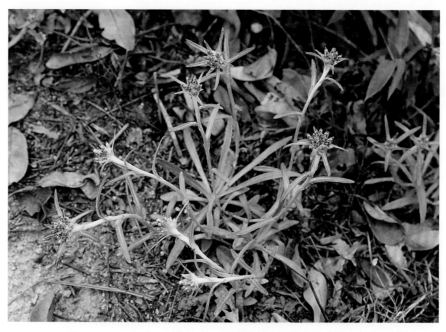

图14-1　细叶鼠麴草

野生于低海拔的草地或耕地上。主要分布于长江流域以南各省区，北达河南、陕西。

【主产地】主产于长江流域以南各省区。重庆、福建为主产地，均以"天青地白"名入药。

【采收与加工】春季开花后采收，洗净，晒干或鲜用。

【商品规格】统货。

【药材鉴别】

（一）性状特征

干燥全草绿色至暗绿色，卷曲；须根十数条，长10cm以内；全株被白花绵毛。高5～30cm；基生叶莲座状，花茎叶小，疏生；花序暗红褐色，或冠毛舒展成毛绒球状。味淡。（图14-2）

（二）显微鉴别

1. **根横切面** 表皮细胞1列，皮层细胞3～10余列，木质部较发达，木纤维较多，韧皮部外可见厚壁组织。（图14-3）

2. **茎横切面** 表皮细胞1列。皮层细胞2～8列，不规则形。内皮层细胞1列，明显。木质部环状，韧皮部窄，外具厚壁组织。髓部大，薄壁细胞类圆形，胞间隙明显。（图14-4）

3. **叶横切面** 两面叶。上、下表皮细胞各1列，上表皮细胞较大。上表皮下栅栏组织明显，中脉上方无栅栏组织。中脉维管束上下方均有厚壁组织。（图14-5）

4. **粉末特征** 粉末绿白色。绵毛众多；薄壁细胞类球形；表皮细胞垂周壁平直；石细胞较多，类长方形、类方形或类圆形，长15～70μm，宽10～35μm，壁厚3～15μm，层纹、纹孔明显；螺纹导管多数，直径2～20μm，偶见螺纹、梯纹导管。（图14-6）

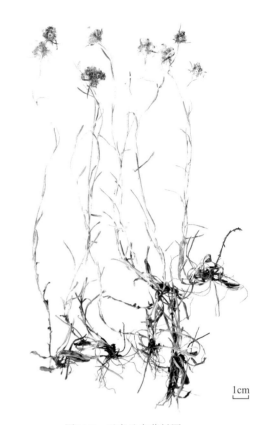

图14-2 天青地白药材图

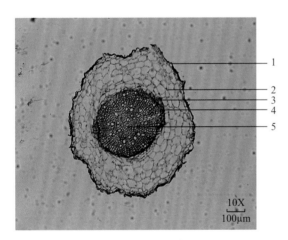

图14-3 天青地白根横切面图

1. 表皮 2. 皮层 3. 厚壁组织 4. 韧皮部 5. 木质部

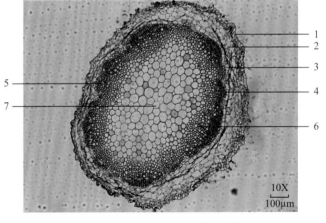

图14-4 天青地白茎横切面图

1. 表皮 2. 皮层 3. 内皮层 4. 厚壁组织 5. 韧皮部 6. 木质部 7. 髓部

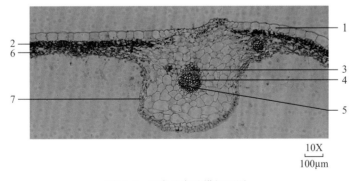

图14-5 天青地白叶横切面图

1. 上表皮 2. 栅栏组织 3. 厚壁组织 4. 木质部 5. 韧皮部 6. 海绵组织 7. 下表皮

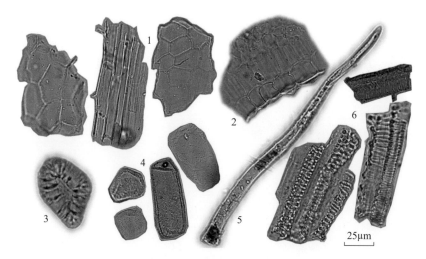

图14-6　天青地白粉末图

1. 表皮细胞　2. 叶片碎片　3. 石细胞　4. 厚壁细胞　5. 非腺毛碎段　6. 螺纹导管

【质量评价】以色灰白、叶及花多者为佳。

【化学成分】主要成分为黄酮类[1]、挥发油类[2]。

1. 黄酮类　黄酮苷。

2. 挥发油　β-金合欢烯、石竹烯、α-石竹烯等。

【性味归经】甘、淡，微寒。归肺、肝、脾、小肠经。

【功能主治】清热利湿，解毒消肿。用于结膜炎，角膜白斑，感冒，咳嗽，咽喉肿痛，尿道炎，外用治乳腺炎，痈疖肿毒，毒蛇咬伤。

【药理作用】

1. 抗氧化自由基活性　含有的黄酮类化合物具有较强的抗氧化自由基活性[1]。

2. 抗菌、抗病毒活性　含有槲皮素、木犀草素、山奈酚等化合物具抗菌、抗病毒活性[1]。

主要参考文献

[1] 张慧颖，孙赟，饶高雄.鼠曲草属药用植物化学成分及药理作用研究进展[J].中国民族民间医药，2012，(15)：60-61，63.

[2] 陈乐，刘敏，贺卫军，等.两种湘产鼠曲草挥发油成分的GC-MS分析[J].亚太传统医药，2014，10(17)：29-31.

（福建中医药大学　刘小芬）

15. 天竺子

Tianzhuzi

NANDINAE FRUCTUS

【别名】南天竹子、南竹子、南天竺、南天烛、红杷子。

【来源】为小檗科植物南天竹*Nandina domestica* Thunb.的干燥成熟果实。

【本草考证】本品始载于《图经本草》，附于"南烛"条下，载："株高三五尺，叶类苦楝而小，凌冬不凋，冬生红子作穗，人家多植庭除间，俗谓之南天烛"，并附有"江州南烛"图。本草记载与现今所用天竺子基本一致。但本品在古代长期与杜鹃花科植物南烛（乌饭树）因名称而混淆，应注意区别。

【原植物】常绿小灌木，高1～3m。茎直立，常丛生而少分枝，光滑无毛，幼枝常为红色。叶互生，革质，常集生于茎梢，二至三回奇数羽状复叶，小叶菱状卵形、椭圆形或椭圆状披针形，长2～10cm，宽0.5～3cm，全缘，上面绿色或深绿色，背面浅绿色，冬季常变红色；叶轴具关节。大型圆锥花序，顶生或腋生，花小，白色，萼片多轮，花蕾时螺旋状排列，每轮3片，彼此分离，开

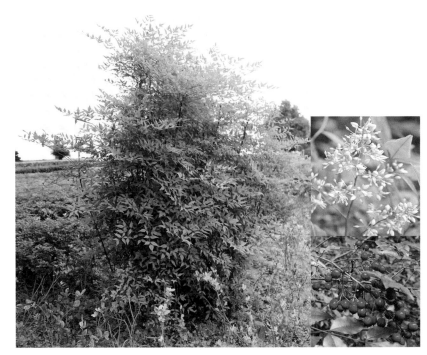

图15-1　南天竹

花前脱落，花瓣6枚，长圆形，长5～6mm，宽约2.5mm；雄蕊6枚，离生，花药黄色，2室，纵裂，花丝极短至近无；子房上位，1室，边缘胎座，具1～3枚胚珠，花柱短，柱头头状。浆果球形，直径5～8mm，顶端具宿存花柱，成熟时红色至橙红色，偶有黄色；果柄长2～9mm；种子1～3粒，扁圆形，灰色或淡棕褐色。花期3～6月，果期5～11月。（图15-1）

生于海拔1200m以下的湿润山谷、山坡杂林下；或栽培于庭园。主要分布于陕西、江苏、浙江、安徽、江西、福建、湖北、广东、广西、云南、四川、贵州等地。

【主产地】主产于江苏、浙江、广西、江西等地。

【栽培要点】

1. 生物学特性　喜温暖、湿润气候。不耐严寒，较耐旱，耐弱碱。以土层深厚、疏松肥沃、排水良好的砂质壤土栽种为宜。种子有较长的后熟期，需经120日左右才能萌芽。

2. 栽培技术　用种子、分株或扦插繁殖。种子秋播于果实成熟时，随采随播。初春挖起母株分栽或挖掘侧株分株繁殖。春季新芽萌发前和夏季新梢停止生长后进行扦插繁殖。

3. 病虫害　虫害：介壳虫等。

【采收与加工】秋季果实成熟时或至次年春季采收，剪下果枝，摘下果实，晒干。

【药材鉴别】

（一）性状特征

果实球形，直径5～8mm，表面棕红色或褐色，光滑，稍具光泽，表面常稍有凹陷，顶端柱基宿存，微突起，基部留有细果柄或圆形断痕；果皮质脆，易碎。种子常2枚，呈扁圆形，直径3～5mm，中央凹陷，表面棕黄色或深褐色，表面有不规则的皱纹，一端有褐色的圆形凹窝（合点），另一端有浅色的圆形凹窝（种脐），种脐与合点之间有深色的线形痕（种脊），自合点处向上具多条维管束脉纹，种皮薄；胚乳黄白色或白色，质坚实，难破碎，断面不平坦；子叶2，乳白色，富油性；气微，味微酸、涩。（图15-2）

（二）显微鉴别

1. 果实横切面　外果皮为1列方形或长方形表皮细胞，壁稍厚，外被角质层。中果皮含有2～4列石细胞，呈带

状环列，石细胞多纵列，大小不一，呈方形、类圆形、类多角形、分枝状或不规则状，有的有分枝，壁厚，可见层纹，具密细小孔沟，胞腔较小，最内层偶见壁较薄的石细胞，其孔沟较疏；石细胞下方为8～12列薄壁细胞，类方形或多角形，可见方晶，且散有小型外韧维管束20～28个。内果皮为1列类方形薄壁细胞，细胞较大。种皮细胞为1列栅状细胞，近方形、长方形或不规则形，内壁增厚特甚。在种脊部位有维管束。胚乳细胞呈多角形，内含脂肪油和糊粉粒。（图15-3）

2. 粉末特征　粉末棕黄色。导管螺纹，直径5～29μm，另含有网纹管胞，直径11～34μm；草酸钙方晶多见，呈短柱形、菱形、双锥形、方形或不规则多面形，长5～32μm，宽5～25μm；外果皮细胞淡黄色，内含橙红色物质，呈类方形或多角形，排列紧密整齐，细胞壁呈不均匀连珠状增厚，壁厚1～4μm，长32～91μm，宽24～61μm；内果皮细胞类方形或不规则形，壁薄，垂周壁波状弯曲，细胞较大，长96～501μm，宽58～142μm；石细胞呈长方形、类圆形、椭圆形、多角形、长条形或不规则形，偶有分枝，直径24～113μm，长74～155μm，壁厚4～28μm，纹孔明显，疏密不一，厚壁者可见层纹；纤维多单个，长梭形，末端渐尖或钝圆，长短不一，直径25～37μm，壁厚5～12μm；胚乳细胞类方形、长方形、圆形或多角形，壁较厚，壁厚8～21μm，长64～190μm，宽38～130μm，内含脂肪油和糊粉粒。（图15-4）

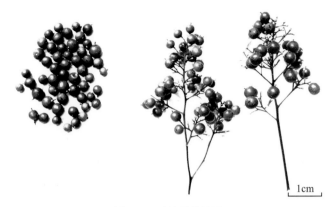

图15-2　天竺子药材图

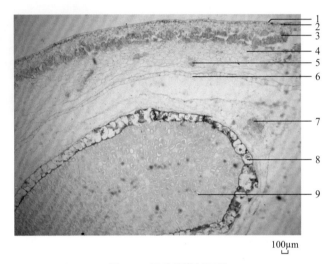

图15-3　天竺子横切面图

1. 角质层　2. 外果皮　3. 中果皮石细胞层　4. 中果皮
5. 中果皮维管束　6. 内果皮　7. 种脊维管束　8. 种皮　9. 胚乳组织

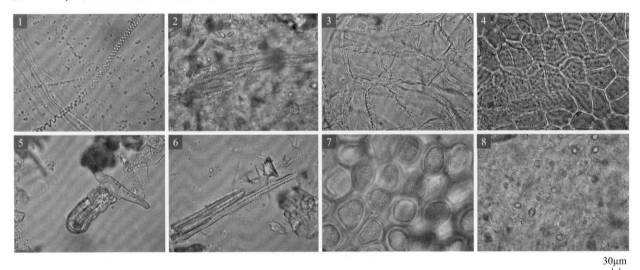

图15-4　天竺子粉末图

1. 导管　2. 管胞　3. 内果皮　4. 外果皮　5. 石细胞　6. 纤维　7. 胚乳细胞　8. 方晶

（三）理化鉴别

取本品粉末1g，加1%盐酸溶液10ml，水浴温浸10～15分钟，滤过，滤液分置3支试管中，1管加碘化铋钾试液

2滴，产生橙红色沉淀；1管加碘化钾-碘试液2滴，产生棕色沉淀；另1管加硅钨酸试液2滴，产生灰白色沉淀。

【化学成分】 主要成分为生物碱类、酚酸类、木脂素类等。其中，生物碱类是其特征性成分和有效成分。

1. 生物碱类　南天竹碱（domesticine）、南天宁碱（*O*-methyldomesticine）、南天表碱（nandazurine）、nandsterine，*N*-去甲南天宁碱（*N*-nornantenine）、去氢南天宁碱（dyhydronantenine）、原阿片碱（protopine）、4,5-二氧代去氢南天宁碱（4,5-dioxodehydronantenine）、异紫堇定碱（isocorydine）、小檗碱（berberine）及药根碱（jatrorrhizine）等[1]。

2. 木脂素类　丁香脂素、松脂素、杜仲树脂酚、1-羟基松脂素、gentioluteol，berchemol，berchemol-4′-*O*-*β*-*D*-吡喃葡萄糖苷等[2]。

3. 酚酸类　丁香酸、没食子酸乙酯、鞣花酸、咖啡酸、对羟基苯甲酸、没食子酸、原儿茶酸、3,3′-二甲基鞣花酸-4-*O*-*β*-*D*-葡萄糖苷、岩白菜素等[3]。

【性味归经】 酸、甘，平。归肺经。

【功能主治】 敛肺，止咳，止汗。用于久咳自汗，喘息，百日咳。

【药理作用】

1. 止咳平喘作用　南天竹种子粗提取物对离体豚鼠气管平滑肌有松弛作用。经过对南天竹提取物活性追踪，从40%甲醇提取物中分离得到的去甲乌头碱具有较为明显的抵制组胺诱导气管收缩作用[4]。

2. 抗菌及抗真菌作用　南天竹各个部位的挥发油具有抗菌作用，并且指出其抗真菌作用更为突出，具有较好的开发治疗皮肤真菌感染的新药前景[4]。

3. 降压作用　南天竹甲醇粗提物具有明显的抑制组胺收缩大动脉血管的作用，经过活性追踪显示提取物非竞争性抑制组胺收缩血管作用主要成分是南天宁碱[4]。

4. 抗痉挛作用　南天宁碱和小檗碱类生物碱具有抗痉挛的作用[4]。

5. 解毒作用　南天竹种子与三氧化二砷联合用药可显著增加三氧化二砷的LD_{50}值，对三氧化二砷致肝及心肌损伤具有很好保护作用，并能维持三氧化二砷抑制体内人白血病细胞株HL-60细胞增殖的作用。显著改善动物的生长状况，降低三氧化二砷的毒性[4]。

【用药警戒或禁忌】 以南天竹碱为主要成分的总生物碱，毒性较大，其半数致死量为：蛙（胸淋巴腔注射）1.63mg/10g；小鼠（皮下注射）1.0～1.5mg，10g。

主要参考文献

[1] Peng CY, Liu JQ, Zhang R, et al. A new alkaloid from the fruit of NandinadomesticaThunb. [J]. Natural Product Research, 2014, 28(15): 1159-1164.

[2] 舒积成，刘建群，彭财英，等. 南天竹种子中木脂素类成分研究[J]. 中国现代应用药学，2013，30(2)：115-118.

[3] 彭财英，刘建群，张锐，等. 南天竹种子中酚酸类成分[J]. 中国实验方剂学杂志，2014，20(23)：95-98.

[4] 舒积成，彭财英，刘建群，等. 南天竹化学成分及药理研究进展[J]. 中成药，2013，35(2)：372-375.

（江西中医药大学　付小梅）

16. 无花果

Wuhuaguo

FICI FRUCTUS

【别名】阿驵、文仙果、奶浆果、树地果、映日果。

【来源】为桑科植物无花果*Ficus carica* L.的干燥近成熟肉质花序托。

【本草考证】本品始载于《救荒本草》，载："叶形如葡萄叶颇长，硬而厚，梢作三叉。枝叶间生果。初则青小，熟大，状如李子，色似紫茄色，味甜"。《本草纲目》载："无花果凡数种，此乃映日果也。即广中所谓优昙钵及波斯所谓阿驵也"。又载："枝柯如枇杷树，三月发叶如花构叶，五月内不花而实，实出枝间，状如木馒头，其内虚软。采以盐渍，压实令扁，晒干充果。熟则紫色，软烂甘味如柿而无核也"。本草记载与现今所用无花果基本一致。

【原植物】落叶灌木或小乔木，高3～10m，多分枝；树皮灰褐色，皮孔明显；小枝直立，粗壮。叶互生，厚纸质，广卵圆形，长宽近相等，10～20cm，通常3～5裂，小裂片卵形，边缘具不规则钝齿，表面粗糙，背面密生细小钟乳体及灰色短柔毛，基部浅心形，基生侧脉3～5条，侧脉5～7对；叶柄长2～5cm，粗壮；托叶卵状披针形，长约1cm，红色。雌雄异株，雄花和瘿花同生于一榕果内壁，雄花生内壁口部，花被片4～5，雄蕊3，有时1或5，瘿花花柱侧生且短；雌花花被与雄花同，子房卵圆形，光滑，花柱侧生，柱头2裂，线形。榕果单生叶腋，大而梨形，直径3～5cm，顶部下陷，成熟时紫红色或黄色，基生苞片3，卵形；瘦果透镜状。花、果期5～7月。（图16-1）

主要为栽培。主要分布于新疆及长江流域各省。

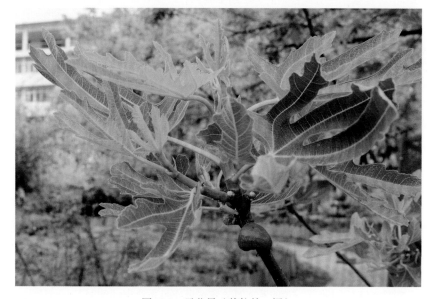

图16-1 无花果（戴仕林 摄）

【主产地】主产于新疆、江苏、浙江、福建、广东、广西、云南等地。

【栽培要点】

1. 生物学特性 喜温暖湿润气候，耐瘠，抗旱，不耐寒，不耐涝。以向阳、土层深厚、疏松肥沃。排水良好的砂质壤上或黏质壤土栽培为宜。

2. 栽培技术 用扦插、分株、压条繁殖，尤以扦插繁殖为主。

3. 病虫害 病害：疫病、炭疽病、黑斑病和锈病等。虫害：桑天牛。

【采收与加工】7～10月果实呈绿色时，分批采摘；或拾取落地的未成熟果实，鲜果用开水烫后，晒干或烘干。

【药材鉴别】

（一）性状特征

果实多呈扁圆形，有的呈类圆形，梨状或挤压成不规则形，直径2.5～4.5cm，厚0.5～2cm，上端中央有脐状突起，并有孔隙；下端亦微凸起，有托梗相连，基部有3枚三角形的苞片或苞片的残基。表面淡黄棕色、黄棕色至暗紫褐色，有10条微隆起的纵皱和脉纹，加糖者皱纹不明显；切面黄白色、肉红色或黄棕色，内壁着生众多卵圆形黄棕色小瘦

果和枯萎的小花，果长约0.1～0.2mm。质柔软，气微，嚼之微甜而有黏滑感，加糖者味甜[1]。（图16-2）

（二）显微鉴别

粉末特征　粉末黄棕色至紫棕褐色。花序托表皮细胞多角形，黄色，直径10～20μm；单细胞非腺毛长短不一，长圆锥状或钉形，长20～300μm；花托薄壁细胞大，类圆形、椭圆形或不规则形，胞内常含直径5～13μm的小簇晶及淡黄色乳汁；外果皮石细胞黄棕色，卵形或多角形，长30～60μm，宽10～20μm；中果皮细胞淡黄色，具细小纹孔；内果皮细胞多角形，长40～80μm，宽20～40μm，螺纹导管直径5～15μm；胚乳和子叶细胞含油滴及糊粉粒。（图16-3）

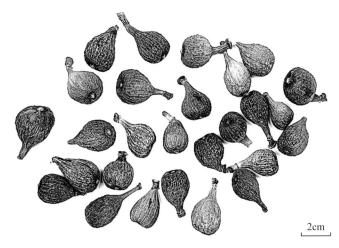

图16-2　无花果药材图

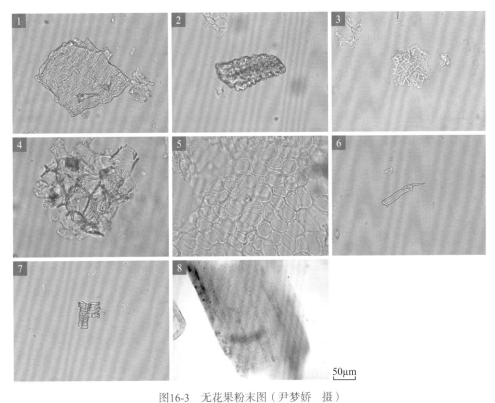

图16-3　无花果粉末图（尹梦娇　摄）

1. 子叶细胞　2. 外果皮石细胞　3. 中果皮细胞　4. 内果皮细胞
5. 花托薄壁细胞　6. 非腺毛　7. 螺纹导管　8. 乳汁管

（三）理化鉴别

取本品粉末0.5g，加水5ml，振摇后浸渍30分钟，滤过，取滤液0.5ml，加5%硫酸铜、5%氢氧化钠溶液各1滴，摇匀后加热片刻，即产生橙黄色沉淀。另取滤液0.5ml，加10% α-萘酚溶液1滴，并沿试管壁滴加硫酸0.5ml，则两液界面处显紫堇色，渐变紫红色。

薄层色谱　取本品粉末0.5g，加甲醇5ml，振摇后浸渍1小时，滤过，取滤液作为供试品溶液。另取鼠李糖、果糖对照品，加水分别制成每1ml各含10mg的溶液，作为对照品溶液。照薄层色谱法试验，吸取供试品溶液2μl、对照品溶液各1μl，分别点于同一含羧甲基纤维素钠为黏合剂的硅胶G薄层板上，以丙酮–三氯甲烷–甲酸–甲醇（6∶3∶2∶1）为展开剂，展开，取出，晾干，喷以30%硫酸乙醇溶液，加热至黑色。供试品色谱中在与对照品色谱相应的位置上显相同的灰褐色斑点。

【质量评价】以干燥、青黑色或暗棕色、无霉变或虫蛀者为佳。

【化学成分】主要成分为多糖、有机酸、类胡萝卜素等。

1. 多糖　目前从无花果中分离的多糖是无花果多糖-1（FCPS-1）、无花果多糖-2（FCPS—2）、无花果多糖-3（FCPS-3）[1]。

2. 有机酸　含有大量的柠檬酸，少量延胡索酸（fumaric acid）、琥珀酸（succinic acid）、丙二酸（propane diacid）、奎宁酸（quinic acid）、莽草酸（shikimic acid）。

3. 类胡萝卜素　γ-胡萝卜素（γ-carotene）、叶黄素（lutein）、堇黄质（violaxanthin）等化合物。

4. 氨基酸　天冬氨酸（aspartic acid）、甘氨酸（glycine）、谷氨酸（glutamic acid）、亮氨酸（leucine）、蛋氨酸（methionine）、丙氨酸（alanine）等。

5. 微量元素　寡肽如六肽（H—Ala—Val—Asp—Pro—Ile—Arg—OH）、五肽（H—Leu—Tyr—Pro—Val—Lys—OH）、三肽（H—Leu—Val—Arg—OH）等[2]。

6. 其他　B族维生素及无花果蛋白酶（ficin）等。

【性味归经】甘，凉。归肺、胃、大肠经。

【功能主治】清热生津，健脾开胃，解毒消肿。用于咽喉肿痛，燥咳声嘶，乳汁稀少，肠热便秘，食欲不振，消化不良，泄泻，痢疾。

【药理作用】

1. 抗肿瘤及镇痛作用　无花果水提取物对小鼠的艾氏癌性腹水（实体）、小鼠肉瘤S180和小鼠肝癌腹水型（HepA）及Lewis肺癌均有显著的抑瘤作用，抑瘤率分别为53.81%、41.82%、44.44%和48.85%。干果的水提取物经活性炭、丙酮处理后所得的物质有抗艾氏肉瘤的作用。从未成熟果实中所得的乳汁能抑制大鼠移植性肉瘤、小鼠自发性乳腺癌，致使肿瘤坏死；又能延缓移植性腺癌、骨髓性白血病、淋巴肉瘤的发展，使其退化。无花果提取液对荷瘤小鼠灌胃（热板法）及正常小鼠灌胃（扭体法）均有明显的镇痛作用，其作用机制是通过抑制脑中卵磷脂酶所致。

2. 对免疫功能的影响　无花果口服液灌胃，可提高荷瘤小鼠的红细胞免疫功能。单核巨噬细胞吞噬功能的测定中，无花果水提取物使廓清指数K值有一定提高，脾系数明显高于对照组，表明能增强细胞免疫功能。无花果多糖对巨噬细胞具有双向调节作用[3]。无花果5g/kg能明显促进环磷酰胺抑制的小鼠淋巴细胞转化率，还能明显提高受抑制鼠的血清溶血素水平。无花果能对抗环磷酰胺造成的小鼠体重下降。

3. 对类脂过氧化反应的影响　无花果乳汁腹腔注射能显著增强大鼠肝类脂过氧化反应，口服则无影响；但两者对四氯化碳（CCl₄）诱导的肝中毒没有保护作用。此外，乳汁的孵化混合物在肝类脂自动氧化反应中有剂量依赖性，而乳汁的三氯甲烷和乙醚提取物以及烘干的乳汁对肝类脂自动氧化反应没有作用。

4. 其他作用　无花果石油醚、乙醚提取物对兔、猫、犬均有降压作用，呼吸略呈兴奋。其降压作用可能属于末梢性的。无花果蛋白酶能激活人的凝血因子X而起止血的作用。生食无花果，其所含的酶有助消化的作用，并有溶解寄生虫类的作用。无花果有缓泻作用[2]。

【用药警戒或禁忌】给大鼠静脉注射未成熟果实的乳汁0.02ml或家兔0.05ml，可使动物立即死亡，解剖可见内脏毛细血管损害；腹腔注射也得相似结果；皮下注射可引起局部组织坏死；口服则无毒。

主要参考文献

[1] 姜宏伟，李春英.无花果的化学成分、药理作用和临床应用[J].黑龙江科学，2019(10)：12-15.

[2] 张英，田源红，王建科，等.不同产地无花果中微量元素的研究[J].微量元素与健康研究，2010，27(5)：17-19.

[3] 郭润妮, 倪孟祥. 无花果多糖体外抗氧化及抗肿瘤活性研究[J]. 化学与生物工程, 2015, 32(3): 49-52.

（南京市食品药品监督检验院 刘洁）

17. 太子参

Taizishen

PSEUDOSTELLARIAE RADIX

【别名】孩儿参、童参、双批七、四叶参、米参。

【来源】为石竹科植物孩儿参 *Pseudostellaria heterophylla*（Miq.）Pax ex Pax et Hoffm.的干燥块根。

【本草考证】太子参之名始见于《本草从新》，载："大补元气，虽甚细如参条，短紧坚实，而有芦纹，其力不下大参"。《本草纲目拾遗》引《百草镜》："太子参即辽参之小者，非别种也，乃苏州参行从参包中拣出短小者名此以售客，味甘苦，功同辽参"。由于《本草从新》所述简略，难以断定是何品种，而《本草纲目拾遗》所记载的太子参实为五加科人参的小形参。现代所用的石竹科太子参俗称孩儿参，是指块根很小而言，其入药始于何时尚不清楚，但其人工栽培已有近百年历史。

【原植物】多年生草本，高15～20cm。块根肉质，纺锤形，四周疏生须根。茎单生，不分枝，有2行短柔毛，下部带紫色，近方形，上部绿色，圆柱形，有明显膨大的节。单叶对生；茎下部的叶最小，倒披针形，先端尖，基部渐窄成柄，全缘，向上渐大，在茎顶的叶最大，通常两对密接成4叶轮生状，长卵形或卵状披针形，长4～9cm，宽2～4.5cm，先端渐尖，基部狭窄成柄，叶背脉上有疏毛，边缘略呈波状。花二型：闭锁花生茎下部叶腋，花梗细，疏生柔毛，萼片4，无花瓣；普通花1～3朵顶生，花梗长1～2（～4）cm，萼片5，披针形，背面及边缘有长毛；花瓣5，白色，先端浅齿状2裂或钝；雄蕊10；子房卵形，花柱3，微长于雄蕊，线形。蒴果宽卵形，成熟时下垂。种子褐色，扁圆形或长圆状肾形，表面有疣状凸起。花期4～7月，果期7～8月。（图17-1）

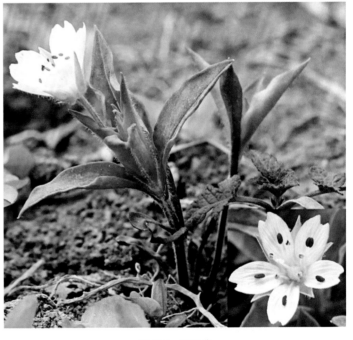

图17-1 孩儿参

生于山坡林下和岩石缝中。主要分布于黑龙江、吉林、辽宁、河北、河南、山东、山西、江苏、安徽、浙江、江西、湖北、湖南、陕西等地。

【主产地】主产于江苏、福建、贵州、山东及安徽等地。目前，福建柘荣、贵州施秉及安徽宣州已建立大规模太子参种植基地。

【栽培要点】

1. **生物学特性** 喜温暖湿润气候，抗寒力较强，怕高温，忌强光，怕涝。具有低温发芽、发根和越冬的特性。忌连作。选阴湿山地、土层深厚、疏松肥沃、富含腐殖质的砂质土壤为宜，低洼积水、盐碱地、过分黏重或过分贫瘠土壤中不宜栽种。前作以甘薯、蔬菜为好，可与玉米间作。

2. **栽培技术** 块根繁殖。6～7月挖取块根，用湿沙贮藏；或用原地保种法，在5月上旬太子参地里套种早熟黄豆，待黄豆收获后再挖太子参。栽种期10月。亦可用自然落地的种子，进行原地育苗。

3. **病虫害** 病害：叶斑病、根腐病、病毒病等。虫害：蛴螬、地老虎、金针虫等。

【采收与加工】 6～7月茎叶大部分枯萎时采挖，洗净，除去须根，置沸水中略烫后晒干或直接晒干。

【商品规格】 根据市场流通情况，将太子参分为"选货"和"统货"。"

1. **选货** 一等：中上部直径≥0.4cm，每50g块根数≤130个；二等：中上部直径≥0.3cm，每50g块根数小于等于250个。

2. **统货** 细长纺锤形，稍弯曲，表面黄白色或棕黄色，纵皱纹明显。

【药材鉴别】

（一）性状特征

块根细长纺锤形或细长条形，稍弯曲，长3～10cm，直径0.2～0.6cm。表面灰黄色至黄棕色，较光滑，微有纵皱纹，凹陷处有须根痕。顶端有茎痕。质硬而脆，断面较平坦，周边淡黄棕色，中心淡黄白色，角质样。气微，味微甘。（图17-2）

（二）显微鉴别

1. **根横切面** 木栓层为2～4列类方形细胞。栓内层薄，仅数列薄壁细胞，切向延长。韧皮部窄，射线宽广。形成层成环。木质部占根的大部分，导管稀疏排列成放射状，初生木质部3～4原型。薄壁细胞充满淀粉粒，有的薄壁细胞中可见草酸钙簇晶。（图17-3）

2. **粉末特征** 粉末淡黄白色。淀粉粒极多，多为单粒，类圆形，直径4～24μm，脐点星状、三叉状及裂隙状等，小粒的脐点不明显；复粒由2～3分粒组成；导管主为网纹导管，直径12～24μm；木栓细胞淡黄色，表面观长多角形，壁薄，部分略波状弯曲；草酸钙簇晶直径12～60μm。（图17-4）

（三）理化鉴别

薄层色谱 取本品粉末1g，加甲醇10ml，温浸，

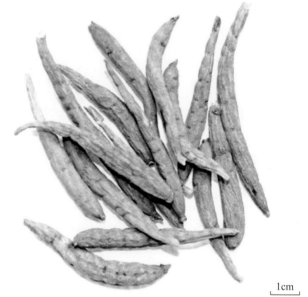

图17-2 太子参药材图

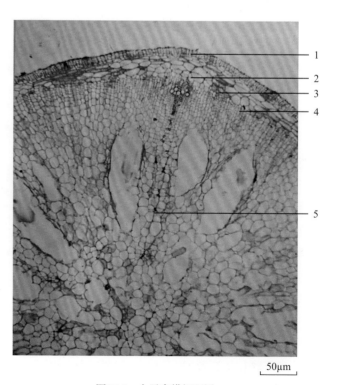

图17-3 太子参横切面图

1. 木栓层 2. 栓内层 3. 韧皮部 4. 形成层 5. 木质部

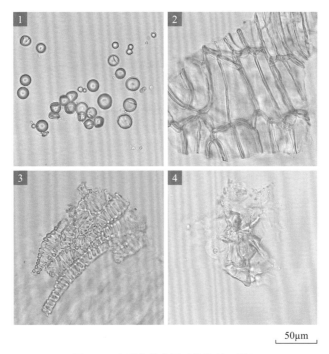

50μm

图17-4 太子参粉末图（戴仕林 摄）

1. 淀粉粒 2. 木栓细胞 3. 导管 4. 草酸钙簇晶

振摇30分钟，滤过，滤液浓缩至1ml，作为供试品溶液，另取太子参对照药材1g，同法制成对照药材溶液。照薄层色谱法试验，吸取上述两种溶液各1μl，分别点于同一硅胶G薄层板上，以正丁醇–冰醋酸–水（4∶1∶1）为展开剂，置用展开剂预饱和15分钟的展开缸内，展开，取出，晾干，喷以0.2%茚三酮乙醇溶液，在105℃加热至斑点显色清晰。供试品色谱中，在与对照药材色谱相应的位置上，显相同颜色的斑点。

【质量评价】以条粗、色黄白者为佳。采用高效液相色谱法测定，本品按干燥品计算，含太子参环肽B（$C_{40}H_{58}O_8N_8$）不得少于0.020%。

【化学成分】主要成分为环肽类、苷类、糖类、挥发油类、脂肪酸及酯类等。其中，环肽类是其特征性成分。

1. 环肽类 太子参环肽A～H（heterophyllin A～H）及pseudostellarin A～H。以环七肽居多，如HA、HC、HG、PD等，环八肽如HB、PB等[1]。目前常以HB作为药材质量的指标成分。

2. 苷类 太子参皂苷A（pseudostellarinoside A）、尖叶丝石竹皂苷D（acutifoliside D）[2]、Δ7-3β-豆甾烯醇3-O-β-D 葡萄吡喃糖苷（Δ7-3β-stigmastenol-3-O-β-D-glucopyranoside）、胡萝卜苷（daucosterol）[3]、刺槐苷[4]、乙醇-α-D-半乳糖苷等。

3. 糖类 太子参多糖PHP-A，PHP-B、α-槐糖（α-sophrose）[5]等。

4. 挥发油类 1-甲基-3-丙基苯（1-methyl-3-propylbenzene）、2-甲基-吡咯（2-mehtyl-pyrrole）、4-丁基-3-甲氧基-2-环己烯-1-酮（4-butyl-3-methoxy-2-cyclohexen-1-one）、4-丁基-3-甲氧基-2,4-环己二烯1-酮（4-butyl-3-methoxy-2,4-cyclohexadien-1-one）、2-甲氧基-6-（1-丙烯基）-酚[2-methoxy-6-（1-propenyl）-ol]、2-环己烯1-醇-苯甲酸酯（2-cyclohexen-1-ol-benzoate）、邻苯二甲酸二丁酯（dibutyl phthalate）等。

5. 脂肪酸及酯类 棕榈酸（palmitic acid）、亚油酸（linoleic acid）、山嵛酸（behenic acid）、2-吡咯甲酸（2-minaline）、二十四碳酸（tetracosanoic acid）、十八碳酸（stearic acid）、琥珀酸（succinic acid）等。

【性味归经】甘、微苦，平。归脾、肺经。

【功能主治】益气健脾，生津润肺。用于脾虚体倦，食欲不振，病后虚弱，气阴不足，自汗口渴，肺燥干咳。

【药理作用】

1. 保护心脏作用 太子参水煎液可改善大鼠急性心肌梗死后的慢性心力衰竭；太子参正丁醇灌胃可改善左冠状

动脉结扎复制急性心肌梗死模型大鼠血流动力学指标、降低心指数和肺指数、减小心肌梗死面积、改善左心室和肺组织的病理学状态[6]。

2. 抗氧化、抗衰老作用　太子参醇提物体外抑制Fe^{2+}抗坏血酸诱导的大鼠心、肝、肾MDA生成，抑制酵母多糖A刺激大鼠中性粒细胞生成O^{2-}及红细胞氧化溶血。太子参水提物灌胃能使D-半乳糖造衰老小鼠心、肝、肾组织中丙二醛（MDA）下降、超氧化物歧化酶（SOD）及谷胱甘肽过氧化物酶（GSH-Px）活力提高、脑组织中脂褐质（LF）下降，发挥抗氧化活性。

3. 增强免疫作用　部分大极性太子参提取物灌胃能明显增加正常小鼠的半数溶血值、白细胞计数、吞噬指数和吞噬系数，提示苷类和多糖等成分是太子参提高机体免疫功能的有效物质[7]。

4. 其他作用　太子参多糖能明显改善糖尿病小鼠抗氧化功能，保护胰腺[8]。太子参乙酸乙酯部位对人胃癌MGC80-3、人结肠癌RKO细胞具有抑制作用，进一步分离得到的组分G还对人肝癌HepG2细胞有明显抑制作用[9]。

【分子生药】

1. 混伪品鉴别　采用特异性PCR鉴定技术对DNA进行特异性片段扩增，然后在扩增产物中加入DNA核酸荧光染料SYBR Green Ⅰ，紫外光下观察荧光反应的有无，可快速鉴别太子参及其常见混伪品（淡竹叶、繁缕、宝铎草、禾叶山麦冬、阔叶山麦冬、矮小山麦冬、直立百部、蔓生百部、对叶百部）药材[10]。

2. 差异分析　以psbA-trnH序列为主、ITS2序列为辅，可从分子水平准确鉴定太子参两个人工选育品种黔太子参1号和太子参丰抗1号[11]。采用cDNA-AFLP技术可分析同种源不同地域及同地域不同种源太子参的基因差异表达，分离并鉴定相关差异基因[12]。

主要参考文献

[1] 傅兴圣，刘训红，许虎，等. 太子参研究现状与研发趋势[J]. 中国新药杂志，2012，21(7)：757-760.

[2] 王喆星，徐绥绪，张国刚，等. 太子参化学成分的研究（Ⅳ）[J]. 中国药物化学杂志，1992，2(3)：65-67.

[3] 王喆星，徐绥绪，邱峰，等. 太子参化学成分的研究[J]. 中草药，1992，23(6)：331，336.

[4] 张健，李友宾，王大为，等. 太子参化学成分研究[J]. 中国中药杂志，2007，32(11)：1051-053.

[5] 刘训红，阚毓铭，王玉玺. 太子参多糖的研究[J]. 中草药，1993，24(3)：119-121.

[6] 沈祥春，彭佼，李淑芳，等. 太子参正丁醇提取部位对大鼠急性心肌梗死诱发心肺损伤的保护作用[J]. 中华中医药杂志，2010(5)：666-669.

[7] 黄文哲，柳燕，秦民坚，等. 太子参提取物对小鼠免疫功能的影响[J]. 现代中药研究与实践，2005(6)：35-37.

[8] 徐先祥，黄玉香，夏伦祝，等. 太子参多糖对糖尿病小鼠抗氧化能力与胰腺病理的影响[J]. 食品工业科技，2012(24)：392-393.

[9] 林珊，蔡巧燕，曾建伟，等. 太子参细胞毒活性部位HPLC谱效关系分析[J]. 天然产物研究与开发，2012(3)：349-352.

[10] 赵丹，周涛，江维克，等. 太子参药材的快速分子鉴定[J]. 中国中药杂志，2014，39(19)：3689-3694.

[11] 赵海，李园园，刘红昌，等. 基于ITS2和psbA-trnH序列的黔太子参品种DNA条形码鉴定研究[J]. 中药材，2018，41(8)：855-858.

[12] 华愉教，耿超，王胜男，等. 基于cDNA-AFLP技术分析不同种源和地域太子参基因差异表达[J]. 天然产物研究与开发，2016，28(2)：188-194.

（南京中医药大学　刘训红）

18. 车前子

Cheqianzi

PLANTAGINIS SEMEN

【别名】车前实、虾蟆衣子、猪耳朵穗子。

【来源】为车前科植物车前*Plantago asiatica* L.或平车前*Plantago depressa* Willd.的干燥成熟种子。

【本草考证】本品始载于《神农本草经》，列为上品，载："车前子，味甘寒无毒，久服轻身耐老，一名当道"。《图经本草》载："车前子生真定平泽丘陵道路中，今江湖、淮甸、近京北地处处有之。春初生苗，叶布地如匙面，累年者长及尺余，中抽数茎，作长穗如眼尾，花甚细密，青色微赤，结实如葶苈，赤黑色，五月五日采，阴干。今人五月采苗，七月、八月采实"。本草记载与现今所用车前子基本一致。

【原植物】

1. 车前 二年生或多年生草本，须根多数，根茎短，稍粗。叶片薄纸质或纸质，宽卵形至宽椭圆形，基部扩大成鞘，疏生短柔毛。穗状花序细圆柱状；苞片狭卵状三角形或三角状披针形。花具短梗；花萼长2～3mm，萼片先端钝圆或钝尖。花冠白色，无毛，冠筒与萼片约等长。雄蕊着生于冠筒内面近基部，与花柱明显外伸，花药卵状椭圆形，长1～1.2mm，顶端具宽三角形突起，白色，干后变淡褐色。种子5～6（～12），卵状椭圆形或椭圆形，长（1.2～）1.5～2mm，具角，黑褐色至黑色，背腹面微隆起；子叶背腹向排列。花期4～8月，果期6～9月。（图18-1）

生于山坡、路旁、田埂、河边、草地、沟边、河岸湿地、村边空旷处。全国大部分地区均有分布。

2. 平车前 主根长，具多数侧根。叶片椭圆形、椭圆状披针形或卵状披针形。种子4～5，椭圆形，腹面平坦，长1.2～1.8mm，黄褐色至黑色。花期5～7月，果期7～9月。（图18-2）

生于草地、河滩、沟边、草甸、田间及路旁。全国大部分地区均有分布。

【主产地】大粒车前子主产于江西省的吉安、吉水、泰和一带，小粒车前子主产于黑龙江省的拜泉、

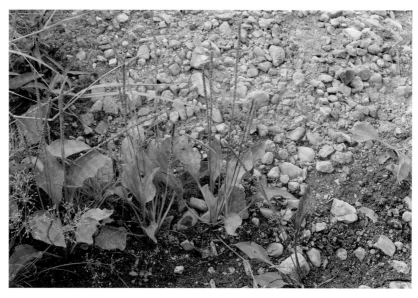

图18-1 车前

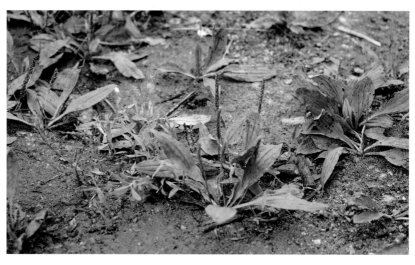

图18-2 平车前

明水、海伦、青岗、绥化等地。

【栽培要点】

1. 生物学特性　适应性强，耐寒、耐旱，对土壤要求不严，在温暖、潮湿、向阳、砂质沃土上生长良好。

2. 栽培技术　种子繁殖，播种前将种子掺上细沙轻搓，去掉种子外部的油脂，利于种子发芽。

3. 病虫害　病害：白粉病、褐斑病、白绢病等。虫害：土蚕、毛虫等。

【采收与加工】8～9月采收成熟果穗，晒干，搓出种子，除去杂质。

【商品规格】车前子分为"统货"和"选货"两个规格。其中"选货"又根据车前子上中部直径、最远两端之间长度，将车前子选货规格分为"大粒车前子"和"小粒车前子"两个等级。

【药材鉴别】

（一）性状特征

种子细小，呈椭圆形、不规则长圆形或三角状长圆形，略扁，长约2mm，宽约1mm。表面黄棕色至黑褐色，于放大镜下可见背面微隆起，腹面略平坦，有微细皱纹，于腹面的中部或一端有黑色或灰白色凹点状种脐。质硬，切断面灰白色。气微，味淡，嚼之带黏液性。（图18-3）。

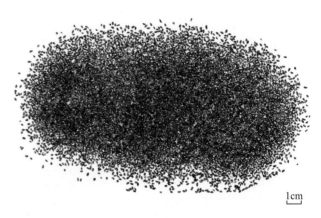

图18-3　车前子药材图

（二）显微鉴别

粉末特征　车前：粉末深黄棕色。种皮外表皮细胞断面观类方形或略切向延长，细胞壁黏液质化，遇水膨胀溶化，常残留细胞壁碎片和黏液质痕迹。种皮内表皮细胞表面观类长方形，长25～83μm，直径5～19μm，壁微波状，常数个细胞为一组，以其长轴略作不规则镶嵌状排列。内胚乳细胞类多角形，壁较厚，有的孔沟较宽，胞腔内充满细小糊粉粒。（图18-4）

平车前：种皮内表皮细胞较小，直径5～15μm，长11～45μm。

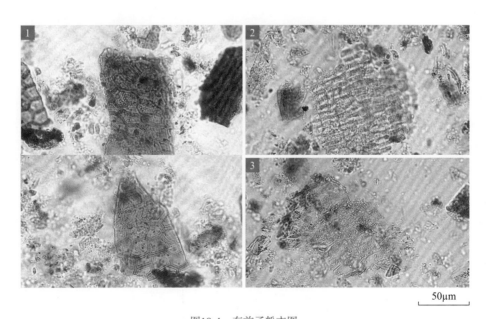

图18-4　车前子粉末图

1. 种皮外表皮细胞　2. 种皮内表皮细胞　3. 内胚乳细胞

（三）理化鉴别

薄层色谱　取本品粗粉1g，加甲醇10ml，超声处理30分钟，滤过，滤液蒸干，残渣加甲醇2ml使溶解，作为供试品溶液。另取京尼平苷酸对照品、毛蕊花糖苷对照品，加甲醇分别制成每1ml各含1mg的溶液，作为对照品溶液。照薄层色谱法试验，吸取上述三种溶液各5μl，分别点于同一硅胶GF$_{254}$薄层板上，以乙酸乙酯-甲醇-甲酸-水（18:2:1.5:1）为展开剂，展开，取出，晾干，置紫外光灯（254nm）下检视。供试品色谱中，在与对照品色谱相应的位置上，显相同颜色的斑点；喷以0.5%香草醛硫酸溶液，在105℃加热至斑点显色清晰，供试品色谱中，在与对照品色谱相应的位置上，显相同颜色的斑点。

【质量评价】以粒大、均匀饱满、质坚硬、色黑者为佳。采用高效液相色谱法测定，本品按干燥品计算，含京尼平苷酸（C$_{16}$H$_{22}$O$_{10}$）不得少于0.50%，毛蕊花糖苷（C$_{29}$H$_{36}$O$_{15}$）不得少于0.40%。

【化学成分】车前草种子含有桃叶珊瑚苷、车前黏多糖、车前子酸、胆碱、腺嘌呤、琥珀酸、维生素B、脂肪油（约10%）、蛋白质、树脂等成分。

【性味归经】甘，寒。归肝、肾、肺、小肠经。

【功能主治】清热利尿通淋，渗湿止泻，明目，祛痰。用于热淋涩痛，水肿胀满，暑湿泄泻，目赤肿痛，痰热咳嗽。

【药理作用】

1. 降低眼压作用　车前子水煎液能使家兔眼压有轻微下降。

2. 对关节囊作用　5%车前子煎剂可促进关节囊滑膜结缔组织增生，能使松弛了的关节囊恢复原有的紧张度。

3. 对泌尿系统作用　车前子可降低尿草酸浓度及预防尿结石形成；能抑制肾脏草酸钙结晶沉积，预防肾结石形成[1]。

4. 其他作用　车前子提取液能明显降低小鼠皮肤及腹腔毛细血管的通透性，降低红细胞膜的通透性，有一定抗炎作用；能提高SOD活力，降低LPO含量，升高半数溶血值（HC$_{50}$），延长游泳时间，增强抗缺氧能力，表明具有一定的抗衰老作用[2]。

【分子生药】基于DNA条形码的分子鉴别：ITS2和psbA-trnH序列可准确鉴别车前子及其混伪品[3-4]。

【附注】车前种子较大，呈黑褐色，商品称为"大车前子"，平车前种子较小，商品称为"小车前子"。国外车前子用量很大，以印度种植的卵叶车前为主，主要作为容积性缓泻剂、引产药物、避孕药的载体及工业原料。

主要参考文献

[1] 李冲冲，龚苏晓，许浚，等. 车前子化学成分与药理作用研究进展及质量标志物预测分析[J]. 中草药，2018，49(6): 1233-1246.

[2] 杨亚军，周秋贵，曾红，等. 车前草化学成分及新生物活性研究进展[J]. 中成药，2011，33(10): 1771-1776.

[3] 邬兰，刘义梅，熊永兴，等. 中药材车前草及其混伪品的ITS2序列鉴定[J]. 时珍国医国药，2013，24(12): 2920-2921.

[4] 宋明，张雅琴，林韵涵，等. 基于ITS2和psbA-trnH序列对细小种子类药材车前子的鉴定比较[J]. 中国中药杂志，2014，39(12): 2227-2232.

[5] 邬兰，刘义梅，熊永兴，等. 基于ITS2序列的车前子原植物及其混伪品的分子鉴定[J]. 世界科学技术-中医药现代化，2013，15(9): 1896-1900.

（山东中医药大学　张永清）

19. 车前草

Cheqiancao

PLANTAGINIS HERBA

【别名】虾蟆草、钱贯草、地胆头。

【来源】为车前科植物车前*Plantago asiatica* L.或平车前*Plantago depressa* Willd.的干燥全草。

【本草考证】本品始载于《神农本草经》，列为上品。《图经本草》载："春初生苗，叶布地如匙面，累年者长及尺余，如鼠尾。花甚细，青色微赤。结实如葶苈，赤黑色"。《救荒本草》载："春初生苗，叶布地如匙面，累年者长及尺余，又似玉簪，叶稍大而薄，叶丛中心抽葶三四茎，作长穗，如鼠尾，花甚密，青色微赤，结实如葶苈子，赤黑色，生道旁"。本草记载与现今所用车前草基本一致。

【原植物】参见"车前子"。

【主产地】全国各地均产，以江西、安徽、江苏产量较大。

【栽培要点】参见"车前子"。

【采收与加工】夏季采挖，除去泥沙，晒干。

【商品规格】根据市场调研情况，车前草只设规格不设等级，分为"选货"和"统货"两个规格。两个规格的共同点均为干货，带根，无泥土。区别点在于选货叶片完整，穗状花序小，颜色青绿，无泥土，杂质小于1%；统货叶多破碎，穗状花序大，污绿色，杂质小于3%。

【药材鉴别】

（一）性状特征

1. 车前　根丛生，须状。叶基生，具长柄；叶片皱缩，展平后呈卵状椭圆形或宽卵形，长6～13cm，宽2.5～8cm；表面灰绿色或污绿色，具明显弧形脉5～7条；先端钝或短尖，基部宽楔形，全缘或有不规则波状浅齿。穗状花序数条，花茎长。蒴果盖裂，萼宿存。气微香，味微苦。（图19-1）

2. 平车前　主根直而长。叶片较狭，长椭圆形或椭圆状披针形，长5～14cm，宽2～3cm。（图19-2）

（二）显微鉴别

1. 车前　粉末灰绿色。非腺毛两种，一种（叶柄、苞片）甚细长，10余个细胞，直径约18μm，壁有微小疣状突起；一种（花茎）2～6细胞，直径22～67μm，基部细胞的侧壁与表皮细胞相接，毛茸紧贴表皮，壁稍厚，疣状突起较密；腺毛头部长圆形或类圆形，2细胞并列，直径12～37μm，长17～57μm；柄部单细胞，头、柄细胞均含淡黄色或黄棕色分泌物；叶表皮细胞类多角形，略延长，垂周壁波状弯曲；气孔不定式，副卫细胞3～5个；果皮细胞表面观不规则形，垂周壁深波状弯曲，厚2～5μm，木化，纹孔稀疏；种皮内表

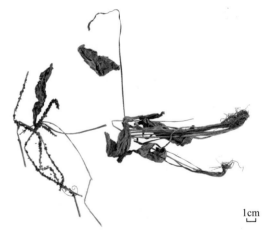

图19-1　车前草（车前）药材图

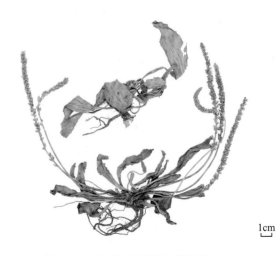

图19-2　车前草（平车前）药材图

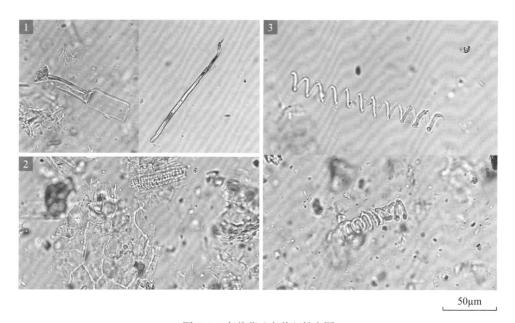

图19-3　车前草（车前）粉末图

1. 非腺毛　2. 不定式气孔　3. 螺纹导管

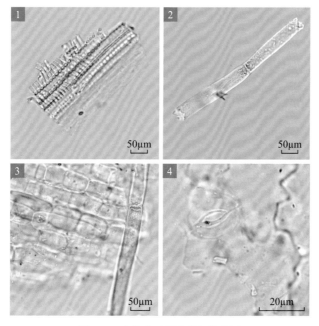

图19-4　车前草（平车前）粉末图

1. 导管　2,3. 非腺毛　4. 气孔

皮细胞表面观类长方形，壁薄，常数个细胞为一组，以其长轴略作镶嵌状排列；花萼表皮细胞垂周壁马字形或波状弯曲；花粉粒类圆形，直径20～27μm，有5萌发孔，表面具疣状雕纹；花粉箱内壁细胞类多角形，有密集的条状增厚纹理，此外，有纤维及导管。（图19-3）

2. **平车前**　粉末棕绿色。非腺毛细长者（根头部）5～18细胞，直径11～25μm，有的基部2细胞并列；另一种（花茎、叶表面）4～8细胞，直径31～85μm，壁稍厚，疣状突起较大而密，有的基部细胞与上部细胞呈膝状相连；腺毛头部直径18～27μm，长16～42μm，头、柄部细胞均含淡棕色分泌物。（图19-4）

（三）理化鉴别

薄层色谱　取本品粉末1g，加甲醇10ml，超声处理30分钟，滤过，取滤液作为供试品溶液。另取大车前苷对照

品，加甲醇制成每1ml含1mg的溶液，作为对照品溶液。照薄层色谱法试验，吸取上述两种溶液各10μl，分别点于同一硅胶G薄层板上，以乙酸乙酯–甲醇–甲酸–水（18：3：1.5：1）为展开剂，展开，取出，晾干，置紫外光灯（365nm）下检视。供试品色谱中，在与对照品色谱相应的位置上，显相同颜色的斑点。

【质量评价】 以叶片完整、色灰绿者为佳。采用高效液相色谱法测定，本品按干燥品计算，含大车前苷（$C_{29}H_{36}O_{16}$）不得少于0.10%。

【化学成分】 主要成分为黄酮类及其苷类、苯乙酰咖啡酰糖脂类、环烯醚萜及其苷类、三萜及甾醇类等。

1. 黄酮及其苷类 芹菜素、木犀草素、木犀草苷、6-羟基木犀草素、大波斯菊苷、Luteolin 7-diglucosid、车前苷、高车前素、高车前苷、黄芩苷等。

2. 苯乙酰咖啡酰糖脂类 车前苷A～F、大车前苷、天人草苷A、洋丁香酚苷、异洋丁香酚苷等。

3. 环烯醚萜及其苷类成分 桃叶珊瑚苷、京尼平苷酸、地黄苷D、梓醇、车叶草苷、栀子酮苷等。

4. 三萜及其甾醇类 熊果酸、齐墩果酸、β-谷甾醇、胡萝卜苷、豆甾醇等。

【性味归经】甘，寒。归肝、肾、肺、小肠经。

【功能主治】清热利尿通淋，祛痰，凉血，解毒。用于热淋涩痛，水肿尿少，暑湿泄泻，痰热咳嗽，吐血衄血，痈肿疮毒。

【药理作用】

1. 祛痰镇咳作用 车前草煎剂有明显的祛痰作用，还能对抗组胺的收缩作用[3]。

2. 抗真菌作用 车前草水浸剂1：4浓度，体外试验对共心性毛癣菌、许兰毛癣菌、奥杜盎小芽孢癣菌等有抑制作用[2]。

3. 对泌尿系统作用 车前草提取液具有利尿作用，有利于输尿管结石的下移，具有排石效果[1]。

【分子生药】ITS2序列及其二级结构可准确鉴别车前基原植物与其混伪品。

【附注】现行车前草商品基源主要是车前，平车前较少。

主要参考文献

[1] 李冲冲，龚苏晓，许浚，等.车前子化学成分与药理作用研究进展及质量标志物预测分析[J].中草药，2018，49(6)：1233-1246.

[2] 杨亚军，周秋贵，曾红，等.车前草化学成分及新生物活性研究进展[J].中成药，2011，33(10)：1771-1776.

[3] 张寿文.江西道地药材车前规范化栽培技术（GAP）及其优质高产的生理特性研究[D].北京：北京中医药大学，2004.

（山东中医药大学 张永清 王玲娜）

20. 片姜黄

Pianjianghuang

WENYUJIN RHIZOMA CONCISUM

【别名】温莪术、片子姜黄。

【来源】为姜科植物温郁金*Curcuma wenyujin* Y. H. Chen et C. Ling的干燥根茎。

【本草考证】本品始载于宋代杨士瀛《仁斋直指方论》记载的"调痛散"，如该书卷之六载："调痛散，治脾疼气隔。木香、丁香、檀香、大香附、天台乌药、蓬莪术（煨）、辣桂、片姜黄、生白姜、白豆蔻仁、缩砂仁、甘草（炙）各等分，上锉，每服二钱半，紫苏四叶煎服"。片姜黄宋代已有药用，明代后期才形成商品[1]。《本草正义》在论姜黄时载："按今市肆姜黄，确有2种，名片姜黄者，是本已切为厚片，而后晒干形如姜干，色不黄质亦不坚，治风寒湿者即此"。《增订伪药条辨》载："片姜黄与子姜黄，大小块色皆不同。片姜黄比子姜黄大六七倍，切厚片，色淡黄兼黑，边有须根。浙江温州、广东潮州均出"。表明当时分片姜黄和子姜黄两种，本草记载与现今所用片姜黄基本一致[2]。

【原植物】株高约1m；根茎肉质，肥大，椭圆形或长椭圆形，黄色，芳香；根端膨大呈纺锤状。叶基生，叶片长圆形，长30～60cm，宽10～20cm，顶端具细尾尖，基部渐狭，叶面无毛，叶背被短柔毛；叶柄约与叶片等长。花葶单独由根茎抽出，与叶同时发出或先叶而出，穗状花序圆柱形，长约15cm，直径约8cm，有花的苞片淡绿色，卵形，长4～5cm，上部无花的苞片较狭，长圆形，白色而染淡红，顶端常具小尖头，被毛；花葶被疏柔毛，长0.8～1.5cm，顶端3裂；花冠管漏斗形，长2.3～2.5cm，喉部被毛，裂片长圆形，长1.5cm，白

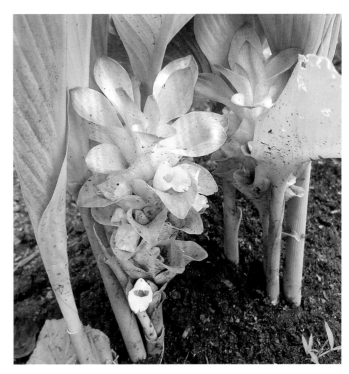

图20-1 温郁金

色而带粉红，后方的一片较大，顶端具小尖头，被毛；侧生退化雄蕊淡黄色，倒卵状长圆形，长约1.5cm；唇瓣黄色，倒卵形，长2.5cm，顶微2裂；子房被长柔毛。花期4～6月。（图20-1）

栽培或野生于林下。主要分布于我国东南部至西南部各省区。

【主产地】主产于浙江温州，以瑞安、瓯海、龙湾、鹿城、永嘉组成的区域带为最适宜种植分布中心。片姜黄道地产区古代记载有浙江温州、广东潮州[2]。

【栽培要点】

1. 生物学特性 为多年生草本植物，适应阳光充足、温暖湿润的环境中生长，但年生长周期一般在250日左右。一般在每年的4月上旬种植，12月中旬收获。

2. 栽培技术 主要采用地下根茎进行繁殖，4月初选择上年留种（无病虫害）的种茎进行栽种。

3. 病虫害 病害：叶斑病、根腐病。虫害：姜弄蝶、蛴螬、地老虎等[3]。

【采收与加工】冬季茎叶枯萎后采挖，洗净，除去须根，趁鲜纵切厚片（厚约0.7cm）、晒干。加工时须拣去去年做种的老根茎，不能入药[3]。

【商品规格】统货。

【药材鉴别】

（一）性状特征

根茎长圆形或不规则的片状，大小不一，长3～6cm，宽1～3cm，厚0.1～0.4cm；外皮灰黄色，粗糙皱缩，有时可见环节及须根痕；切面黄白色至棕黄色，有一圆环纹及多数筋脉小点；质脆而坚实，断面呈灰白色至棕黄色，略呈粉质；气味特异，味微苦而辛凉。（图20-2）

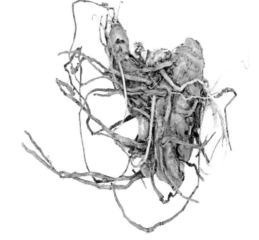

1cm

图20-2 片姜黄药材图

（二）显微鉴别

1. 根茎横切面　表皮有残留，外壁稍厚。木栓细胞多列。皮层散有叶迹维管束；内皮层明显。中柱大，维管束外韧型，靠外侧的较小，排列紧密，有的木质部仅1～2个导管。皮层及中柱薄壁组织中散有油细胞及薄壁细胞含淀粉粒。（图20-3）

2. 粉末特征　粉末类白色至淡棕黄色。淀粉粒众多，呈卵圆形、椭圆形或短棒状，脐点多偏于一侧，可见层纹；导管为梯纹、螺纹；纤维多碎断，木化，壁孔明显；鳞叶非腺毛多碎断，有时可见；油细胞含黄棕色分泌物[4]。（图20-4）

（三）理化鉴别

薄层色谱　取片姜黄粉末1g，加石油醚（30～60℃）5ml，振摇，约30分钟，滤过，滤液转移至5ml量瓶中，加石油醚（30～60℃）至刻度，作为供试品溶液。另取片姜黄对照药材1g，同法制成对照药材溶液。照薄层色谱法试验，吸取上述2种溶液各2μl，分别点于同一硅胶G薄层板上，以石油醚（30～60℃）-乙酸乙酯（17:3）为展开剂，展开，取出，晾干，喷以1%香草醛硫酸溶液，于100℃加热至斑点显色清晰。供试品色谱中，在与对照药材色谱相应的位置上，显相同颜色的斑点。

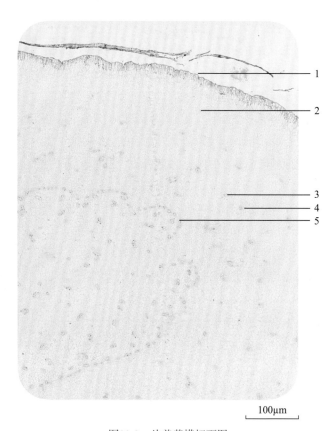

图20-3　片姜黄横切面图

1. 表皮　2. 皮层薄壁细胞　3. 木质部　4. 韧皮部　5. 内皮层

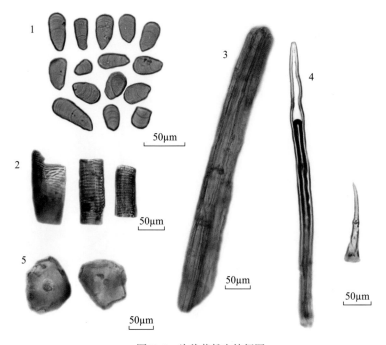

图20-4　片姜黄粉末特征图

1. 淀粉粒　2. 导管　3. 纤维　4. 鳞叶非腺毛　5. 油细胞

【质量评价】以片大，外皮灰黄色，切面黄白色，断面灰白色，气香浓烈、清新特异，味微苦而辛凉者为佳。照挥发油测定法测定，本品含挥发油不得少于1.0%（ml/g）[5]。

【化学成分】主要包括黄酮类、烯烃类、萜类、醇类、酯类化合物，而烯烃及黄酮类化合物所占比例较大。其中主要组成成分为莪术二酮、樟脑、β-榄香烯、异龙脑等物质[6]。

【性味归经】辛、苦，温。归脾、肝经。

【功能主治】破血行气，通经止痛。用于胸胁刺痛，胸痹心痛，痛经经闭，癥瘕，风湿肩臂疼痛，跌扑肿痛。

【药理作用】

1. 抗肿瘤作用　温郁金提取物表现出对多种肿瘤细胞的抑制及促进凋亡作用。

2. 抗炎、镇痛作用　温郁金乙酸乙酯提取物对物理、化学因素引发的疼痛和致炎剂诱导的耳肿胀及毛细血管通透性改变等急性炎症具有明显的抑制作用，并随着剂量的增加作用增强。

3. 抗流感病毒作用　从温郁金中分离出12种化合物，通过体外实验发现，11种分离物对甲型H1N1病毒具有抗病毒活性，其中化合物1α,8α-epidioxy-4α-hydroxy-5αH-guai-7(11),9-dien-12,8-olide对甲型H1N1病毒的半抑制浓度（IC_{50}）接近传统病毒抑制药物利巴韦林，具有较高的潜在开发价值。

4. 预防和治疗心血脑管疾病　血小板凝集与淤血和血栓的形成有关，是引发许多心脑血管疾病的最初诱因。

5. 对神经系统的影响　阿尔兹海默病是一种与年龄有关的，且以进行性恶化或持续性智能衰退为主要特征的神经病变性疾病[6]。

主要参考文献

[1] 钱卿云，章乃荣.姜黄类药材的本草考证及药材质量初探[J].湖南中医药导报，2000，6(3)：38-39.

[2] 吴志刚，陶正明，冷春鸿，等.温郁金本草考证[J].中药材，2009，32(3)：455-456.

[3] 吴志刚，陶正明，徐杰.温郁金GAP栽培技术标准操作规程[J].浙江农业科学，2008，50(2)：165-167.

[4] 许树相，李武.姜黄及混淆品片姜黄的鉴别[J].时珍国医国药，2004，15(12)：881-882.

[5] 洪宗超，吴和珍，杨艳芳，等.基于GC-MS及GC技术对片姜黄挥发油成分的定性定量分析[J].中南药学，2019，17(3)：426-434.

[6] 曾欣，练美林，毛碧增.温郁金化学成分、药理作用及病害研究进展[J].药物生物技术，2017，24(6)：554-560.

（浙江中医药大学　张春椿）

21. 乌药

Wuyao

LINDERAE RADIX

【别名】天台乌药、铜钱柴、白叶柴。

【来源】为樟科植物乌药*Lindera aggregata*（Sims）Kosterm.的干燥块根。

【本草考证】本品始载于《开宝本草》，载："乌药，生岭南邕、容州及江南。树生似茶，高丈余。一叶三桠，叶青阴白，根色黑褐，作车毂形，状似山芍药根，又似乌樟根，自余直根者不堪。八月采根"。《图经本草》载："今台州、雷州、衡州亦有之，以天台者为胜，木似茶槚，高五七尺，叶微圆而尖作三桠，面青背白，五月开细花，黄白色，六月结实"。并附有天台乌药、信州乌药、潮州乌药、衡州乌药四图，但来源各有不同。其中，天台乌药本草记载与现今所用乌药基本一致。衡州乌药乃为防己科植物樟叶木防己，而信州和潮州乌药是何来源，尚待进一步考证。

【原植物】常绿灌木或小乔木，高5m；树皮灰褐色；叶互生，革质，椭圆形、卵形或近圆形，长3～7.5cm，宽1.5～4cm，先端长渐尖或短尾尖，上面有光泽，下面苍白色，幼时密被棕褐色柔毛，有三出脉；叶柄长5～10mm。雌雄异株；伞形花序腋生，总花梗极短或无；花被片6，淡绿色；能育雄蕊9，花药2室，均内向瓣裂。雌花有退化雄蕊，子房上位，球形，1室，胚珠1枚，柱头头状。核果果实椭圆形，长9mm，直径6mm，熟时紫黑色。（图21-1）

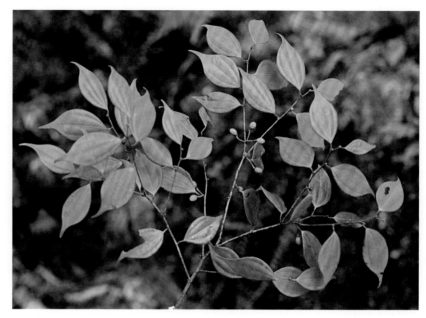

图21-1　乌药

生于向阳山坡的灌丛中。主要分布于广东、台湾、福建、湖南、湖北、江西、浙江、安徽、江苏等地。

【主产地】主产于浙江、湖南、安徽、广东、广西。道地产区为浙江台州。

【栽培要点】

1. 生物学特性　喜亚热带气候，适应性强。以阳光充足，土质疏松肥沃的酸性土壤栽培为宜。

2. 栽培技术　用种子繁殖。果实9～10月成熟，采摘后沙藏。翌春播种，幼苗生长缓慢，苗高30cm以上移栽。

3. 病虫害　病害：白绢病、霜霉病、根腐病、萎蔫病、白粉病等。虫害：蛀心虫、红蚜虫、银纹夜蛾、叶蝉、根结线虫、樟巢螟等。

【采收与加工】全年均可采挖，除去芦头、细根，洗净晒干，称"乌药个"；趁鲜刮去棕色外皮，切片，晒干，为"乌药片"。

【商品规格】统货。

【药材鉴别】

（一）性状特征

块根多呈纺锤状，略弯曲，有的中部收缩成连珠状，长6～15cm，直径1～3cm。表面黄棕色或黄褐色，有纵皱纹及稀疏的细根痕。质坚硬。切片厚0.2～2mm，切面黄白色或淡黄棕色，射线放射状，可见年轮环纹，中心颜色较深。气香，味微苦、辛，有清凉感。质老、不呈纺锤状的直根，不可供药用。（图21-2）

（二）显微鉴别

1. 根横切面　木栓层为5～6列木栓细胞，多破裂。皮层狭窄，散有较多的椭圆形油细胞，内含黄色挥发油滴。韧皮部常有单个纤维及油细胞散在。形成层成

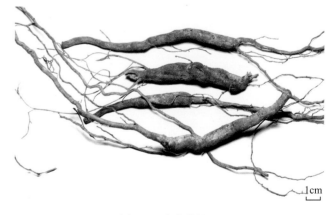

图21-2　乌药药材图

1cm

环。木质部占根的绝大部分，年轮明显；导管呈径向稀疏排列；木纤维发达，根中央尤甚；木射线宽1列细胞；油细胞少见。薄壁细胞含淀粉粒，有的含黄色内含物。（图21-3）

2. **粉末特征** 粉末黄白色。淀粉粒甚多，单粒类球形、长圆形或卵圆形，直径4～39μm，脐点叉状、人字状或裂缝状，复粒由2～4分粒组成；木纤维淡黄色，多成束，直径20～30μm，壁厚约5μm，有单纹孔，胞腔含淀粉粒；韧皮纤维近无色，长梭形，多单个散在，直径15～17μm，壁极厚，孔沟不明显；具缘纹孔导管直径约至68μm，具缘纹孔排列紧密；油细胞长圆形，含棕色分泌物。（图21-4）

（三）理化鉴别

薄层色谱 取本品粉末1g，加石油醚（30～60℃）30ml，放置30分钟，超声处理（保持水温低于30℃）10分钟，滤过，滤液挥干，残渣加乙酸乙酯1ml使溶解，作为供试品溶液。另取乌药对照药材1g，同法制成对照药材溶液。再取乌药醚内酯对照品，用乙酸乙酯溶解，制成每1ml含0.75mg的溶液，作为对照品溶液。照薄层色谱法试验，吸取供试品溶液4μl、对照药材溶液4μl、对照品溶液3μl，分别点于同一硅胶H薄层板上，以甲苯–乙酸乙酯（15∶1）为展开剂，展开，取出，晾干，喷以1%香草醛硫酸溶液。供试品色谱中，在与对照药材色谱和对照品色谱相应的位置上，显相同颜

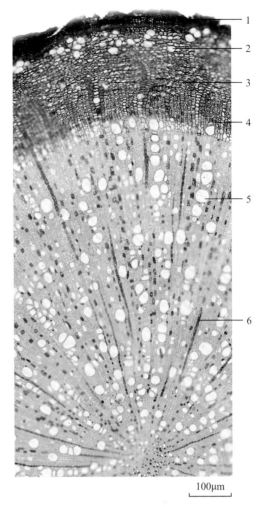

图21-3 乌药块根横切面图

1. 木栓层 2. 油细胞 3. 韧皮部 4. 形成层 5. 木质部 6. 射线

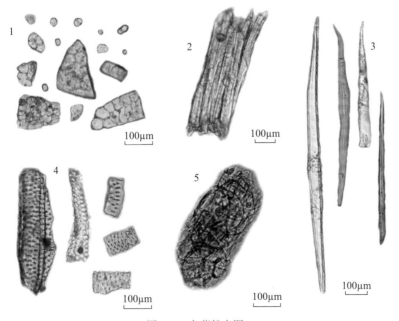

图21-4 乌药粉末图

1. 淀粉粒 2. 木纤维 3. 韧皮纤维 4. 导管 5. 油细胞

色的斑点。

【质量评价】 本品以个大、肥壮、质嫩、折断后香气浓郁者为佳；切片以平整不卷、色红嫩白、无黑色斑点者为佳[1,4]。采用高效液相色谱法测定，本品按干燥品计算，含乌药醚内酯（$C_{15}H_{16}O_4$）不得少于0.030%，去甲异波尔定（$C_{18}H_{19}NO_4$）不得少于0.40%。

【化学成分】 主要成分为挥发油、异喹啉生物碱及呋喃倍半萜及其内酯、黄酮等，并以异喹啉生物碱和呋喃倍半萜及其内酯为特征性成分[6]。

1. 挥发油类 冰片（borneol）、sesquithuriferol，α-longifolene等[1]。

2. 生物碱类 去甲异波尔定、linderaline，（−）-pallidine，protosinomenine等[2]。

3. 萜类及内酯类 乌药醇（lindenenol）、乌药内酯（linderalactone）、乌药醚内酯、羟基香樟内酯（hydroxylindestenolide）、linderolide G等[3-4]。

4. 黄酮类 槲皮素-3-*O-L*-鼠李糖苷（quercetin-3-*O-L*-rhamnoside）、山柰酚-3-*O-L*-鼠李糖苷（kaempferol-3-*O-L*-rhamnoside）、山柰酚（kaempferol）、槲皮素（quercetin）等[4]。

【性味归经】 辛，温。归肺、脾、胃、膀胱经。

【功能主治】 行气止痛，温肾散寒。用于寒凝气滞，胸腹胀痛，气逆喘急，膀胱虚冷，遗尿尿频，疝气疼痛，经寒腹痛。

【药理作用】

1. 对消化系统的作用 乌药根挥发油能明显抑制胃排空率，升高胃实寒大鼠血浆中的 cAMP/cGMP[5]。

2. 抗炎镇痛作用 乌药总生物碱有缓解*P*-二甲苯致小鼠耳廓肿胀及卡拉胶致后足跖肿胀效果，能减少小鼠在热板上舔后足的次数和减少乙酸致小鼠扭体的次数，镇痛效果显著。乌药中分离出的抗关节炎生物碱去甲异波尔定，可以减弱破骨细胞分化和芳烃受体依赖式的炎症性骨侵蚀[1,6]。

3. 抗肿瘤作用 乌药中分离出的倍半萜类成分linderolide G 和lindestrene显示对HSC-T6 肝星状细胞的细胞毒性[7]。

4. 对心血管系统的作用 乌药水提取物具有明显的抗试验性心律失常作用，能对抗由三氯甲烷、氯化钙、肾上腺素等诱发的心律失常[6]。

主要参考文献

[1] 晏润纬，彭小梅.乌药挥发油的化学成分及药理作用[J].时珍国医国药，2014，25(11)：2747-2749.

[2] Chou GX, Norio N, Ma CM, et al. Isoquinoline alkaloids from Lindera aggregata[J]. Chin J Nat Med, 2005, 3(5): 272-275.

[3] 赵建波，卢向红，徐向东.乌药叶化学成分的研究[J].中国药学杂志，2012，47(21)：1702-1705.

[4] 张朝凤，孙启时，俞桂新，等.乌药叶中黄酮类成分研究（2）[J].沈阳药科大学学报，2003，20(5)：342-344.

[5] 郭建生，聂子文，张猛，等.乌药提取物对豚鼠离体回肠的影响[J].时珍国医国药，2012，23(1)：56-58.

[6] 好桂新，王峥涛，徐珞珊，等.乌药的化学成分及药理作用[J].中国野生植物资源，1999，18(3)：5.

[7] 晏润纬，彭小梅，邹国林.乌药提取物的抗肿瘤及抗氧化活性[J].武汉大学学报：理学版，2011，57(3)：265-268.

（浙江省台州市药品检验研究院　李兆奎　　浙江中医药大学　汪红）

22. 乌桕

Wujiu

SAPII CORTEX

【别名】腊子树、桕子树、乌茶、鸦臼。

【来源】为大戟科植物乌桕*Sapium sebiferum*（L.）Roxb.的根皮或树皮。

【本草考证】本品始载于《新修本草》。《本草衍义》载："叶如小杏叶，但微薄而绿色差淡，子八九月熟，初青后黑，分为三瓣"。《本草纲目》载："乌喜食其子，因以名之。载根白皮、叶及桕油入药。"本草记载与现今所用乌桕基本一致。

【原植物】落叶乔木，高达15m，具乳汁。树皮暗灰色，有纵裂纹。单叶互生，纸质，菱形至阔菱状卵形，长3～8cm，宽3～9cm，先端长渐尖，基部宽楔形或钝，全缘，侧脉5～10对。两面均绿色，无毛，秋天变成红色。叶柄长2.5～7cm，顶端有2腺体。花单性，雌雄同株，穗状花序顶生，长6～12cm；花小，绿黄色，无花瓣及花盘；雄花10～15朵簇生于苞片腋内，苞片菱状卵形，先端渐尖，近基部两侧各有1枚腺体，雌花生于花序基部，柱头3裂，子房光滑，3室。蒴果椭圆状球形，木质，直径1～1.5cm，成熟时黑色，室背开裂为3瓣，每瓣有种子1枚；种子近球形，黑色，外被白色蜡质的假种皮。花期4～7月，果期8～11月。（图22-1）

野生或栽培。主要分布于江苏、浙江、山东、安徽、福建、广东、广西、云南、贵州、四川、湖南、湖北、陕西、河南、甘肃等地。

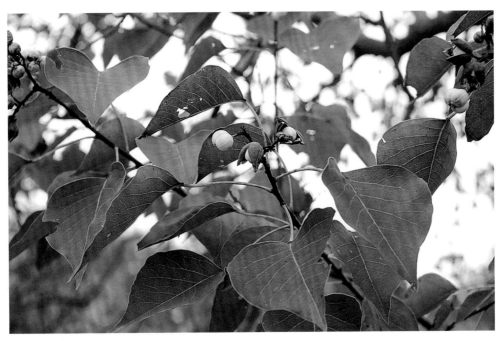

图22-1 乌桕

【主产地】主产于华东、中南、西南及甘肃。

【栽培要点】

1. 生物学特征 为暖温带喜阳光、耐湿力极强的树种，适应于温暖气候及湿润肥沃的土壤。对土壤要求不高，有一定的耐旱和抗风能力。

2. 栽培技术　繁殖以播种为主，优良品种繁育可用嫁接。种子播种前需做去蜡预处理，乌桕移植需在春季萌动前进行，小苗需带宿土，大苗需带土球。

3. 病虫害　病害：白粉病、褐斑病。虫害：刺蛾、蚜虫、蛴螬等[1]。

【采收与加工】全年均可采挖，取根皮除去栓皮，洗净晒干。

【药材鉴别】

（一）性状特征

根皮呈不规则块片或卷成半筒状。外表面土黄色，有纵横纹理及横长皮孔，内表面较平滑，淡黄色，微有纵纹。折断面粗糙。气微，味微苦、涩。（图22-2）

（二）显微鉴别

粉末特征　粉末淡黄色。木栓细胞多层；石细胞黄色，呈类圆形或不规则，单个或成群散在；纤维束常伴有草酸钙方晶；草酸钙簇晶少数。（图22-3）

【质量评价】以条大、皮厚者、味苦者为佳。

【化学成分】主要成分为花椒素（xanthoxylin）、莫雷亭酮（moretenone）；单宁类物质，如没食子酸、儿茶素、单宁酸、鞣花酸等[2]。

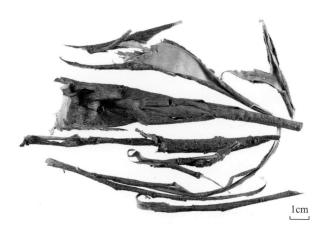

图22-2　乌桕药材图

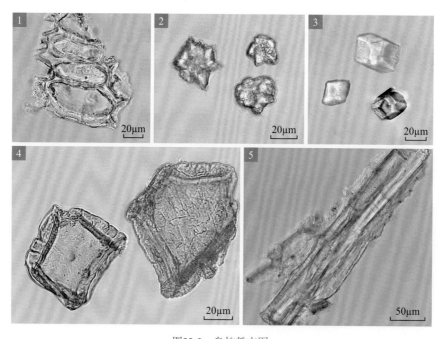

图22-3　乌桕粉末图

1. 薄壁细胞　2. 簇晶　3. 方晶　4. 石细胞　5. 纤维束

【性味归经】苦，微温；有毒。归肺、脾、肾、大肠经。

【功能主治】拔毒消肿，杀虫止痒。用于湿疹、癣疮、皮肤皲裂、水肿、便秘。

【药理作用】

1. 体外抑菌作用 乌桕具有良好的抑菌作用，乌桕叶中的酸类物质和黄酮类物质是其抑制大肠埃希菌和金黄色葡萄球菌的主要活性物质[3]。

2. 抗炎作用 乌桕具有镇痛抗炎作用，乌桕叶提取物对乙酸引起的小鼠扭体反应有明显的抑制作用[4]。

【用药警戒或禁忌】可发生剧烈呕吐副作用，溃疡病患者忌服。

【附注】乌桕是最早被我国先民所熟识和利用的经济树种之一，在我国已有一千多年的栽培历史，乌桕具有多种应用价值[5]。其树皮、叶、种子均可药用，具有多方面的药理作用。乌桕树干质地坚韧、纹理致密，是建筑、家具制作或工艺雕刻的上好材料；乌桕叶则为天然的黑色染料；乌桕籽表面富含蜡质，俗称"桕蜡"，可制作蜡烛、肥皂或油漆。除去蜡质的种子可榨油，俗称"桕油"，作为化工原料，用于制作蜡烛、肥皂、金属皂、润滑油、油墨、洗涤剂、软化剂。乌桕子油用于美发产品，能滋养头发；用于护肤化妆品，能防止皮肤粗糙，保持皮肤光滑细嫩，是冬季防裂护肤之佳品，但桕油含有毒素，不能食用[6]。

从文献检索情况看，对于乌桕的药理作用、活性成分和综合利用研究明显不足，乌桕具有小毒，合理利用其杀灭害虫以有效发挥其在农林渔牧业等生产中的作用，应引起相关研究机构和研究工作者的关注[7]。

参考文献

[1] 宋鹤富. 乌桕的经济价值及栽培技术[J]. 现代农业科技，2018(23)：163，165.

[2] 李晓琼，曹辉庆，唐军，等. HPLC同时测定乌桕叶片中4种单宁的含量[J]. 中国实验方剂学杂志，2015，21(10)：51-54.

[3] 霍光华，高荫榆，陈明辉. 乌桕叶抑菌活性功能成分的研究[J]. 食品与发酵工业，2005，31(3)：52-56.

[4] 黄斌学，黄增琼，许小林. 乌桕叶提取物镇痛抗炎作用的实验研究[J]. 中成药，2004，26(6)：476-479.

[5] 金久宁，黄晶晶，钱学射. 乌桕的植物文化与经济价值[J]. 北京林业大学学报(社会科学版)，2014，13(2)：32-35.

[6] 周欣初. 中草药与化妆品[M]. 天津：天津科技出版社，2000：228.

[7] 彭小列，易能，程天印. 乌桕的药用成分与药理作用研究进展[J]. 中国野生植物资源，2008，27(3)：1-2.

（上海中医药大学　李西林　　南京中医药大学　吴啟南　段慧芳）

23. 乌梅

Wumei

MUME FRUCTUS

【别名】梅实、黑梅、熏梅、桔梅肉。

【来源】为蔷薇科植物梅*Prunus mume*（Sieb.）Sieb. et Zucc.的干燥近成熟果实。

【本草考证】本品始载于《神农本草经》，列为中品。原作"梅实"。《名医别录》载："梅实，生汉中（今陕西南部、四川北部）川谷，五月采，火干"。《本草经集注》载："此亦是今乌梅也，用当去核……生梅子及白梅亦应相似，今人多用白梅和药"。《图经本草》载："今襄汉、川蜀、江湖、淮岭皆有之"。《本草衍义》载："熏之为乌梅，暴干藏密器中为白梅"。《本草纲目》载："梅，花开于冬，而实熟于夏……叶有长尖，先众木而花……绿萼梅，枝跗皆绿……红梅，花色如杏"。综上所述，并对照《图经本草》及《本草纲目》附图，古之乌梅即蔷薇科植物梅的近成熟果实经加工而成者，本草记载与现今所用乌梅基本一致。

【原植物】小乔木，稀灌木，高4~10m；树皮浅灰色或带绿色，平滑；小枝绿色，光滑无毛。叶片卵形或椭圆形，长4~8cm，宽2.5~5cm，先端尾尖，基部宽楔形至圆形，叶边常具小锐锯齿，灰绿色，幼嫩时两面被短柔毛，成长时逐渐脱落，或仅下面脉腋间具短柔毛；叶柄长1~2cm，幼时具毛，老时脱落，常有腺体。花单生或有时2朵同生于1芽内，直径2~2.5cm，香味浓，先于叶开放；花梗短，长1~3mm，常无毛；花萼通常红褐色，但有些品种的花萼为绿色或绿紫色；萼筒宽钟形，无毛或有时被短柔毛；萼片卵形或近圆形，先端圆钝；花瓣倒卵形，白色至粉红色；雄蕊短或稍长于花瓣；子房密被柔毛，花柱短或稍长于雄蕊。果实近球形，直径2~3cm，黄色或绿白色，被柔毛，味酸；果肉与核粘贴；核椭圆形，顶端圆形而有小突尖头，基部渐狭成楔形，两侧微扁，腹棱稍钝，腹面和背棱上均有明显纵沟，表面具蜂窝状孔穴。花期冬、春季，果期5~6月（在华北果期延至7~8月）。（图23-1）

我国各地均有栽培，主要分布于长江流域以南各省，江苏北部和河南南部也有少数品种分布。另外，某些品种已在华北引种成功。

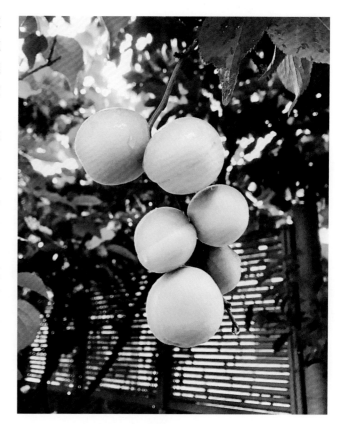

图23-1　梅

【主产地】主产于四川江津、綦江，福建永泰、上杭，贵州修文、息峰，湖南常德、郴县，浙江长兴、萧山，湖北襄阳、房县，广东番禺、增城。以四川产量最大，浙江长兴质量最佳。此外，云南、陕西、安徽、江苏、广西、江西、河南等地亦产。

【栽培要点】

1. 生物学特性　耐寒、喜温暖湿润气候，需阳光充足，花期温度对产量影响极大，低于-5℃或高于20℃对坐果率有明显影响，年平均气温16~23℃，年平均降雨量在1000mm以上的地区最适宜栽培。对土壤要求不严，以疏松肥沃、土层深厚、排水良好的砂质壤土为好。怕涝、耐干旱，低洼多湿之地不宜栽植。

2. 栽培技术　用种子、嫁接、压条等方法繁殖。种子繁殖：于6月采果后取种子秋播。或将种子沙藏越冬，翌年2~3月春播。因种子繁殖不宜保持原品种特性，所以只做砧木或育种选用。一般以嫁接繁殖为主。嫁接：多采用枝接或芽接，砧木用杏、李、梅等实生苗。枝接宜于春季萌芽前进行，芽接应于8月下旬至9月上旬进行，选阴天为宜，切忌在雨天。嫁接成活后，翌年春季萌芽前出圃定植。

3. 病虫害　病害：炭疽病等。虫害：桃红颈天牛等。

【采收与加工】5~6月间，当果实呈黄白或青黄色，尚未完全成熟时采摘。按大小分开，分别置炕上，用无烟火炕焙，火力不宜过大，温度保持在40℃左右。当梅子焙至六成干时，轻轻翻动（勿翻破表皮），使其干燥均匀。一般炕焙2~3昼夜，至果肉呈黄褐色起皱皮为度。焙后再闷2~3日，待变成黑色即成。

【商品规格】乌梅药材主要有选货和统货两个等级，选货按照乌梅每千克粒数分为三个等级：一等（每千克≤200粒），二等（每千克200~360粒），三等（每千克≥360粒）。

【药材鉴别】

（一）性状特征

果实类球形或扁球形，直径1.5~3cm。表面乌黑色或棕黑色，皱缩不平，基部有圆形果梗痕。果核坚硬，椭圆形，棕黄色，表面有凹点；种子扁卵形，淡黄色。气微，味极酸。
（图23-2）

（二）显微鉴别

粉末特征　粉末红棕色。内果皮石细胞极多，单个散在或数个成群，几无色或淡绿黄色，类多角形、类圆形或长圆形，直径10～72μm，壁厚，孔沟细密，常内含红棕色物；非腺毛单细胞，稍弯曲或作钩状，胞腔多含黄棕色物；种皮石细胞棕黄色或棕红色，侧面观呈贝壳形、盔帽形或类长方形，底部较宽，外壁呈半月形或圆拱形，层纹细密；果皮表皮细胞淡黄棕色，表面观类多角形，壁稍厚，非腺毛或毛茸脱落后的痕迹多见。（图23-3）

（三）理化鉴别

薄层色谱　取本品粉末5g，加甲醇30ml，超声处理30分钟，滤过，滤液蒸干，残渣加水20ml使溶解，加乙醚振摇提取2次，每次20ml，合并乙醚液，蒸干，残渣用石油醚（30～60℃）浸泡2次，每次15ml（浸泡约2分钟），倾去石油醚，残渣加无水乙醇2ml溶解点样。另取乌梅对照药材5g，同法制成对照药材溶液。再取熊果酸对照品，加无水乙醇制成每1ml含0.5mg的溶液，作为对照品溶液。照薄层色谱法试验，吸取上述三种溶液各1～2μl，分别点于同一硅胶G薄层板上，以环己烷-三氯甲烷-乙酸乙酯-甲酸（20∶5∶8∶0.1）为展开剂，展开，取出，晾干，喷以10%硫酸乙醇溶液，在105℃加热至斑点显色清晰。供试品色谱中，在与对照药材色谱和对照品色谱相应的位置上，显相同颜色的斑点。

【质量评价】以个大、核小、柔润、肉厚、不破裂、味极酸者为佳。采用高效液相色谱法测定，本品按干燥品计算，含枸橼酸（$C_6H_8O_7$）不得少于12.0%。

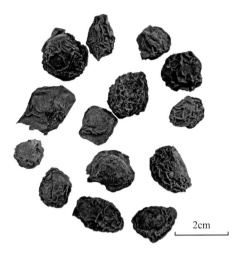

图23-2　乌梅药材图

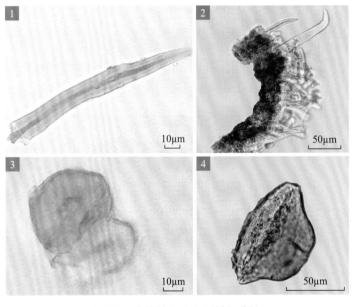

图23-3　乌梅粉末图（尹梦娇　摄）

1. 非腺毛　2. 果皮表皮细胞　3. 内果皮石细胞　4. 种皮石细胞

【化学成分】主要成分为有机酸类、黄酮类、甾醇类、挥发油类等。其中，有机酸类是其特征性成分和有效成分。另有报道，乌梅中含超氧化物歧化酶（SOD）[1-2]。

1. 有机酸类　柠檬酸（citric acid）、苹果酸（malic acid）、草酸（oxalic acid）、琥珀酸（succinic acid）、延胡索酸（fumaric acid）、熊果酸（ursolic acid）、齐墩果酸（oleanolic acid）、绿原酸（chlorogenic acid）等，以前两种有机酸的含量居多。

2. 黄酮类　芦丁（rutin）、鼠李素-3-O-鼠李糖苷（rhamnetin-3-O-rhamnoside）、鼠李柠檬素-3-O-鼠李糖苷（rhamnocitrrin-3-O-rhamnoside）、山奈素-3-O-鼠李糖苷（kapmpferol-3-O-rhamnoside）、槲皮素-3-O-鼠李糖苷（quercetin-3-O-rhamnoside）等。

3. 甾醇类　菜油甾醇（campesterol）、豆甾醇（stigmasterol）、胆甾醇（cholesterol）、β-谷甾醇（β-sitosterol）等。

4. 挥发油类　苯甲醛（benzaldehyde）、4-松油烯醇（terpinen-4-ol）、苯甲醇（benzyl alcohol）、棕榈酸

（hexadecanoic acid）、5-羟甲基-2-糠醛（5-hydroxymethyl-2-furaldehyde）等。

【性味归经】酸、涩、平。归肝、脾、肺、大肠经。

【功能主治】敛肺，涩肠，生津，安蛔。用于肺虚久咳，久泻久痢，虚热消渴，蛔厥呕吐腹痛。

【药理作用】

1. 驱虫作用　乌梅可使蛔虫活动增强且可使大部分蛔虫从引流胆管中后退。这与乌梅具有收缩胆囊作用，并可增加胆汁分泌，使胆汁趋于酸性和松弛胆道口括约肌的作用有关。体外试验表明，乌梅对蛔虫不具有杀灭作用，但可以轻微麻痹蛔虫，使其失去附着肠壁的能力。

2. 抑菌作用　乌梅及其制剂在体外对金黄色葡萄球菌、大肠埃希菌、志贺菌、伤寒杆菌、副伤寒杆菌、霍乱杆菌、百日咳杆菌、变形杆菌、炭疽杆菌、白喉杆菌、类白喉杆菌、脑膜炎杆菌、肺炎球菌、溶血性链球菌、人型结核杆菌、铜绿假单胞菌、白色念珠菌有不同程度的抑菌作用。

3. 其他作用　乌梅煎剂对小鼠肉瘤S180、艾氏癌性腹水有抑制作用，体外试验对人子宫颈癌JTC-26株的抑制率在90%以上。镇咳实验表明，乌梅核壳、种仁与净乌梅作用一致，有明显的镇咳作用[3-4]。

【附注】注意乌梅、乌梅肉、乌梅炭和醋乌梅功效、化学成分及药理作用差异。

主要参考文献

[1] 耿家玲，孟芹，付敏.乌梅的化学成分研究进展[J].云南中医中药杂志，2005(6)：43-44.

[2] 张华月，李琦，付晓伶.乌梅化学成分及药理作用研究进展[J].上海中医药杂志，2017，51(S1)：296-300.

[3] 张小琼，侯晓军，杨敏，等.乌梅的药理作用研究进展[J].中国药房，2016，27(25)：3567-3570.

[4] 陈林，陈鸿平，刘友平，等.乌梅不同部位药理作用研究[J].中国药房，2007(27)：2089-2090.

（南京市食品药品监督检验院　史达）

24. 凤尾蕉叶

Fengweijiaoye

CYCADIS REVOLUTE FOLIUM

【别名】铁树叶、避火蕉、苏铁叶、凤尾松、番蕉叶。

【来源】为苏铁科植物苏铁*Cycas revoluta* Thunb.的叶。

【本草考证】本品始载于《遁斋闲览》："叶长三四尺，大如蕉条，分若凤尾，故名……其根以铁锈钉钉之愈茂，亦名铁蕉"。《本草纲目拾遗》载："其树须壅以铁屑乃盛，则番蕉叶也。以其食铁，故变名铁树"。《植物名实图考》载："南方有之，南安尤多，树如鳞甲，叶如棕榈，尖硬光泽，经冬不凋"。本草记载与现今所用苏铁基本一致。

【原植物】树干高约2m，稀达8m或更高，圆柱形，有明显螺旋状排列的菱形叶柄残痕。羽状叶从茎的顶部生出，下层的向下弯，上层的斜上伸展，整个羽状叶的轮廓呈倒卵状狭披针形，长75～200cm，叶轴横切面四方状圆形，柄略成四角形，两侧有齿状刺，水平或略斜上伸展，刺长2～3mm；种子红褐色或橘红色，倒卵圆形或卵圆形，稍扁，长2～4cm，径1.5～3cm，密生灰黄色短绒毛，后渐脱落，中种皮木质，两侧有两条棱脊，上端无棱脊或棱脊不显著，顶端有尖头。花期6～7月，种子10月成熟。（图24-1）

现各地普遍栽培。主要分布于福建、台湾、广东、广西。

【主产地】主产于福建、江西、广东、广西等地。道地产区古代记载有福州、赣州、涂州（今江西南昌）等地。

【栽培要点】

1. 生物学特性　喜温暖湿润的气候及空气流通、阳光充足的环境，可耐半阴，耐适度干旱，但不耐水涝，耐寒性不强，生长缓慢，在正常情况下茎干每年只长 1～2cm，北方因积温不足和光照时间长而难以开花，在热带山林中有时每年都可开花。土壤要求疏松、肥沃、排水良好的微酸性砂质壤土。

2. 栽培技术　可用播种、分蘖、埋插等法繁殖，以播种繁殖为主。播种前将种子去掉外壳，用枝剪把种子顶端皮层剪掉，露出种仁，用清水洗净，然后放到 0.3%的高锰酸钾溶液中消毒30分钟，捞起晾干。

3. 病虫害　病害：煤烟病、黄化病、斑点病、炭疽病、叶枯病、叶斑病等。虫害：介壳虫、小灰蝶等[1-4]。

【采收与加工】全年均可采收，鲜用或晒干。

【药材鉴别】

（一）性状特征

完整叶片呈倒卵状狭披针形，长75～200cm，叶轴横切面四方状圆形，柄略成四角形，两侧有齿状刺，水平或略斜上伸展，刺长2～3mm；羽状裂片达100对以上，条形，厚革质，坚硬，长9～18cm，宽4～6mm，向上斜展微成"V"字形，边缘显著地向下反卷，上部微渐窄，先端有刺状尖头，基部窄，两侧不对称，下侧下延生长，上面深绿色有光泽，中央微凹，凹槽内有稍隆起的中脉，下面浅绿色，中脉显著隆起，两侧有疏柔毛或无毛。

凤尾蕉叶药材为不规则的碎段。叶片绿色有光泽，中央微凹，凹槽内有稍隆起的中脉。质硬。气微，味微。（图24-2）

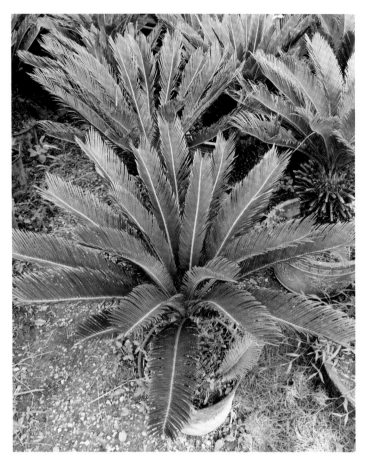

图24-1　苏铁

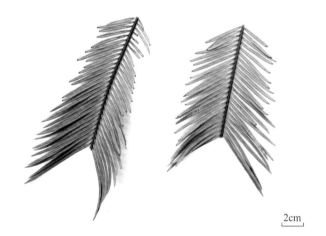

2cm

图24-2　凤尾蕉叶药材图

（二）显微鉴别

粉末特征　粉末浅绿色。上下表皮细胞壁略厚，均有气孔；网纹导管、螺纹导管散在；偶见草酸钙簇晶；厚壁细胞壁略厚，纹孔明显；纤维成簇，黄色，壁厚。（图24-3）

【化学成分】主要含有双黄酮、偶氮及其苷类和氨基酸类化合物。其中，偶氮类化合物为其特征性成分。

1. 双黄酮类　穗花双黄酮（amentoflavone）、罗汉松双黄酮甲（podocarpusflavone A）、白果素（bilotetin）、苏铁双黄酮（sotetsuflavone）、2,3-二氢穗花杉双黄酮、扁柏双黄酮（hinokiflavone）等。

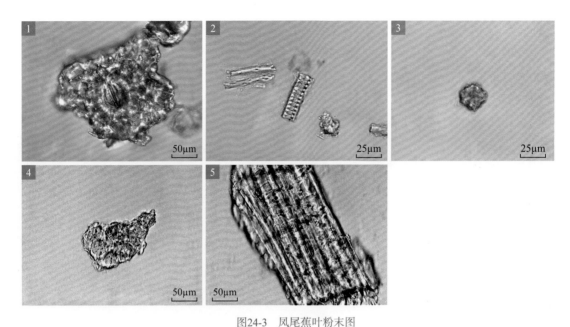

图24-3　凤尾蕉叶粉末图

1. 表皮及气孔　2. 网纹导管　3. 草酸钙簇晶　4. 厚壁细胞　5. 纤维

2. 偶氮及其苷类　苏铁苷（cycasin）、甲基氧化偶氮氢甲醇、macrozamin，neocycasin A，B，C，J等。

3. 其他　有β-甲氨基-L-丙氨酸等[5-6]。

【性味归经】甘、淡，平；有小毒。归肝、胃经。

【功能主治】收敛止血，理气活血。用于肝胃气痛，经闭，胃炎，胃溃疡，吐血，跌打，刀伤。

【药理作用】

1. 对血液系统影响　凤尾蕉提取液除了对白血病细胞株K562细胞增殖具有明显的抑制作用之外，同时还可以显著抑制HL - 60细胞增殖[7]。

2. 抗肿瘤作用　苏铁提取液二氯甲烷部位能有效抑制胃癌细胞生长且能通过提高胃癌细胞敏感度从而降低其耐药性[8]。苏铁提取液不同浓度均能不同程度地抑制人肺腺癌细胞 A549 细胞的增殖[9]。

【用药警戒或禁忌】致癌性　含有的苏铁苷成分有致癌作用，给大鼠口服喂食能产生肝癌及肾癌，其致癌成分主要是苏铁毒苷原。长期口服苏铁苷对猴子具有肝毒性和致癌性[10]。

【分子生药】遗传标记　对苏铁nrDNA ITS进行克隆测序，并以cDNA ITS为参照，发现苏铁nrDNA ITS存在较高的基因组内多样性[11]。不同苏铁种类的遗传多样性较为丰富，采用ISSR标记技术及相关序列扩增可进行苏铁遗传多样性分析。揭示了29个苏铁种的遗传差异和亲缘关系[12]。使用RAPD 分子标记，对苏铁属21个具有争议种类从 DNA 分子水平上探明它们之间的亲缘关系和分类地位[13]。

主要参考文献

[1] 陈少萍. 苏铁繁殖与栽培[J]. 中国花卉园艺，2017(24)：38-40.

[2] 方建军. 苏铁球引种与栽培[J]. 城乡建设，2015(8)：87.

[3] 王艳. 苏铁栽培管理技术要点[J]. 农村实用科技信息，2015(2)：49.

[4] 卢小根. 苏铁的培育及开发利用[J]. 浙江林业，2014(12)：28-29.

[5] 刘同祥，王绍辉. 苏铁资源利用研究进展[J]. 中央民族大学学报（自然科学版），2016，25(1)：49-54.

[6] 潘韬文. 苏铁的化学成分和龙胆苦苷的结构修饰研究[D]. 昆明：云南中医学院，2012.

[7] 孙玲玲，毕富勇，石必枝，等. 铁树叶提取液对白血病细胞株K-(562)、HL-60增殖抑制作用的实验研究[J]. 九江医学，

2001(4)：192-193.

[8] Xing-Liang Cui, Ke-Ji Li, Lei Wang. et al. Extract of *Cycas revoluta* Thunb. enhances the inhibitory effect of 5-fluorouracil on gastric cancer cells through the AKT-mTOR pathway[J]. World J Gastroenterol, 2019, 25(15): 1854-1864.

[9] 王绍辉，马四补，刘同祥，等.苏铁叶的生药学鉴定及抗肿瘤活性部位筛选[J].时珍国医国药，2017，28(8)：1910-1912.

[10] Sieber S M, Correa P, Adamson R H. et al. Carcinogenicity and hepatotoxicity of cycasin and its aglycone methylazoxymethanol acetate in nonhuman primates [J]. National Cancer Institute. Journal, 1980, 65(1): 177-189.

[11] 肖龙骞，朱华.苏铁nrDNA ITS区的序列多态性：不完全致同进化的证据[J].生物多样性，2009，17(5)：476-481.

[12] 莫鹏巧.部分苏铁种类亲缘关系的ISSR分析及分类学研究[D].南宁：广西大学，2008.

[13] 农保选，黄玉源，刘驰.基于RAPD分析的中国苏铁属部分种类亲缘关系探讨[J].广西植物，2011，31(2)：167-174，226.

（南京中医药大学　吴啟南　李鹏辉）

25. 功劳木

Gonglaomu

MAHONIAE CAULIS

【别名】土黄柏、土黄连、八角刺、刺黄柏、黄天竹、木黄连、竹叶黄连。

【来源】为小檗科植物阔叶十大功劳 *Mahonia bealei*（Fort.）Carr.或细叶十大功劳 *Mahonia fortunei*（Lindl.）Fedde的干燥茎。

【本草考证】【原植物】【主产地】【栽培要点】参见"十大功劳"。

【采收与加工】全年均可采收，切块片，干燥。

【药材鉴别】

（一）性状特征

不规则块片，大小不等。外表面灰黄色至棕褐色，有明显的纵沟纹和横向细裂纹，有的外皮较光滑，有光泽，或有叶柄残基。质硬，切面皮部薄，棕褐色，木部黄色，可见数个同心性环纹及排列紧密的放射状纹理，髓部色较深。气微，味苦。（图25-1）

（二）显微鉴别

粉末特征 粉末黄色。石细胞淡黄色，类方形或圆形，直径20～30μm，壁厚，孔沟明显；韧皮纤维淡黄色，直径20～27μm，木化纹孔明显，常2～3个成束；草酸钙方晶偶见；网纹导管和具缘纹孔导管，直径15～27μm。（图25-2）

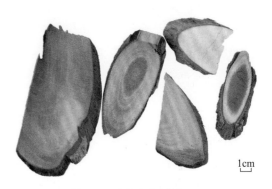

图25-1　功劳木药材图

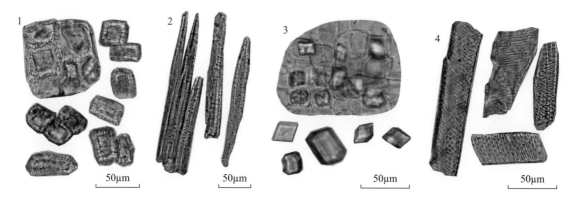

图25-2　功劳木粉末图

1. 石细胞　2. 韧皮纤维　3. 草酸钙方晶　4. 导管

（三）理化鉴别

薄层色谱　取本品粉末0.3g，加甲醇5ml，超声处理15分钟，滤过，滤液补加甲醇至5ml，作为供试品溶液。另取盐酸小檗碱对照品、盐酸巴马汀对照品、盐酸药根碱对照品，加甲醇制成每1ml各含0.5mg的混合溶液，作为对照品溶液。照薄层色谱法试验，吸取上述两种溶液各1μl，分别点于同一硅胶G薄层板上，以甲苯-乙酸乙酯-甲醇-异丙醇-浓氨试液（6：3：1.5：1.5：0.5）为展开剂，置氨蒸气饱和的展开缸内，展开，取出，晾干，置紫外光灯（365nm）下检视。供试品色谱中，在与对照品色谱相应的位置上，显三个相同的黄色荧光斑点。

【质量评价】以条匀、内色鲜黄者为佳。采用高效液相色谱法测定，本品按干燥品计算，含非洲防己碱

（$C_{20}H_{20}NO_4$）、药根碱（$C_{20}H_{20}NO_4$）、巴马汀（$C_{21}H_{21}NO_4$）、小檗碱（$C_{20}H_{17}NO_4$）的总量，不得少于1.5%。

【化学成分】主要成分为生物碱类。

1. 阔叶十大功劳　主要含小檗碱（berberine）。

2. 细叶十大功劳　含生物碱约0.3%，其中有小檗碱、巴马汀（palmatine）、药根碱（jatrorrhizine）、小檗胺（berbamine）、尖刺碱（oxyacanthine）等。

【性味归经】苦，寒。归肝、胃、大肠经。

【功能主治】清热燥湿，泻火解毒。用于湿热泻痢，黄疸尿赤，目赤肿痛，胃火牙痛，疮疖痈肿。

【药理作用】

1. 抑菌作用　十大功劳中的小檗碱、巴马汀和药根碱对金黄色葡萄球菌、大肠埃希菌、铜绿假单胞菌、甲型溶血性链球菌等多种细菌有抑制作用[1]。

2. 抗肿瘤作用　功劳木所含巴马汀能抑制脂多糖（LPS）诱导的结肠癌细胞中白介素-8（IL-8）水平的增加，减少Apc[Min/+]小鼠体内肠道肿瘤数量，可用于结肠癌治疗[2]。此外，功劳木提取物能抑制 P-糖蛋白的转运功能，增加耐药细胞内药物浓度，逆转白血病和乳腺癌多药耐药性[3]。

3. 抗氧化作用　功劳木生物碱类成分具有一定的抗氧化能力，且随生物碱浓度的升高而增强，总生物碱抗氧化能力强于单体成分[4]。

主要参考文献

[1] Ma wei-kun, Li hui, Dong cui-lan, et al. Palmatine from *Mahonia bealei* attenuates gut tumorigenesis in Apc[Min/+] mice via inhibition of inflammatory cytokines[J]. Mol Med Rep, 2016, 14(1): 491-498.

[2] Cernakova M, Kostalova D. Antimicrobial activity of berberine—a constituent of *Mahonia aquifolium*[J]. Folia Microbiol, 2002, 47(4): 375-378.

[3] 王天晓，李明，雷凯健，等. 功劳木抗肿瘤作用研究进展[J]. 中国老年学杂志，2008，28(11)：24-26.

[4] 朱姮，文蕾，耿岩玲，等. 功劳木中生物碱类成分抗氧化活性研究[J]. 山东科学，2016，29(5)：24-28.

（中国药科大学　李萍　刘鄂湖）

26. 石斛

Shihu

DENDROBII CAULIS

【别名】林兰、禁生、杜兰、石蓫、悬竹、千年竹。

【来源】为兰科植物金钗石斛*Dendrobium nobile* Lindl.、霍山石斛*Dendrobium huoshanense* C. Z. Tang et S. J. Cheng、鼓槌石斛*Dendrobium chrysotoxum* Lindl.或流苏石斛*Dendrobium fimbriatum* Hook.的栽培品及其同属植物近似种的新鲜或干燥茎。

【本草考证】本品始载于《神农本草经》，列为上品，载："味甘、平。主伤中；除痹，下气，补五脏虚劳羸瘦，强阴。久服厚肠胃；轻身延年。一名林兰。生山谷"《本草经集注》载："今用石斛，出始兴，生石上。细实，以桑灰汤沃之，色如金，形如蚱蜢髀者佳"《新修本草》载："一种茎大如雀髀，叶在茎头，名雀髀斛，其他斛如竹，而节间生叶也"。《本草纲目》载："其茎叶生皆青色，干则黄色，开红花，节上自生根须，人亦折下，以砂石栽之，或以物盛挂屋下，频浇以水，经年不死"。古今药用石斛品种较多，但主要为石斛属植物。

【原植物】

1. 金钗石斛　茎直立，肉质状肥厚，稍扁的圆柱形，长10～60cm，粗达1.3cm，上部多少回折状弯曲，基部明显收狭，不分枝，具多节，节有时稍肿大；节间多少呈倒圆锥形，长2～4cm，干后金黄色。叶革质，长圆形，长6～11cm，宽1～3cm，先端钝并且不等侧2裂，基部具抱茎的鞘。总状花序从具叶或落了叶的老茎中部以上部分发出，长2～4cm，具1～4朵花；花序柄长5～15mm，基部被数枚筒状鞘；花苞片膜质，卵状披针形，长6～13mm，先端渐尖；花梗和子房淡紫色，长3～6mm；花大，白色带淡紫色先端，有时全体淡紫红色或除唇盘上具1个紫红色斑块外，其余均为白色；中萼片长圆形，长2.5～3.5cm，宽1～1.4cm，先端钝，具5条脉；侧萼片相似于中萼片，先端锐尖，基部歪斜，具5条脉；萼囊圆锥形，长6mm；花瓣多少斜宽卵形，长2.5～3.5cm，宽1.8～2.5cm，先端钝，基部具短爪，全缘，具3条主脉和许多支脉；唇瓣宽卵形，长

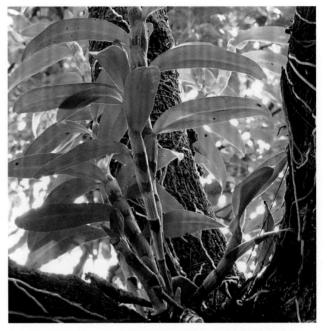

图26-1　金钗石斛

2.5～3.5cm，宽2.2～3.2cm，先端钝，基部两侧具紫红色条纹并且收狭为短爪，中部以下两侧围抱蕊柱，边缘具短的睫毛，两面密布短绒毛，唇盘中央具1个紫红色大斑块；蕊柱绿色，长5mm，基部稍扩大，具绿色的蕊柱足；药帽紫红色，圆锥形，密布细乳突，前端边缘具不整齐的尖齿。（图26-1）

生于海拔480～1700m的山地林中树干上或山谷岩石上。主要分布于海南（白沙）、湖北南部（宜昌）、香港、台湾、广西西部至东北部（百色、平南、兴安、金秀、靖西）、四川南部（长宁、峨眉山、乐山）、贵州西南部至北部（赤水、习水、罗甸、兴义、三都）、云南东南部至西北部（富民、石屏、沧源、勐腊、勐海、思茅、怒江河谷、贡山一带）、西藏东南部（墨脱）。

2. 霍山石斛　茎直立，长达9cm，基部以上较粗，上部渐细。叶常2～3枚互生茎上部，舌状长圆形，长9～21mm，宽5～7mm，先端稍凹缺，基部具带淡紫红色斑点的鞘。花序生于已落叶老茎上部，具1～2花，花序梗长2～3mm。苞片白色带栗色，卵形，长3～4mm；花淡黄绿色；中萼片卵状披针形，长1.2～1.4cm，宽4～5mm，侧萼片镰状披针形，与中萼片等长，先端钝，基部歪斜而较宽；萼囊近矩形，长5～7mm；花瓣卵状长圆形，与萼片近等长而甚宽，唇瓣近菱形，长、宽均1～1.5cm，基部楔形，具胼胝体，上部稍3裂，两侧裂片之间密生短毛，中裂片半圆形三角形，基部密生长白毛，上面具黄色横生椭圆形斑块；药帽近半球形，顶端稍凹缺，花期5月。（图26-2）

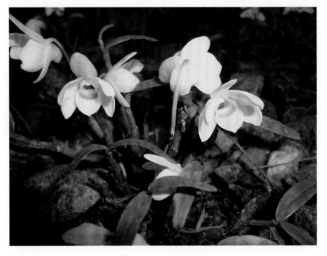

图26-2　霍山石斛

3. 鼓槌石斛　茎直立，肉质，纺锤形，长6～30cm，中部粗1.5～5cm，具2～5节间，具多数圆钝的条棱，干后金黄色，近顶端具2～5枚叶。叶革质，长圆形，长达19cm，宽2～3.5cm或更宽，先端急尖而钩

转，基部收狭，但不下延为抱茎的鞘。总状花序近茎顶端发出，斜出或稍下垂，长达20cm；花序轴粗壮，疏生多数花；花序柄基部具4～5枚鞘；花苞片小，膜质，卵状披针形，长2～3mm，先端急尖；花梗和子房黄色，长达5cm；花质地厚，金黄色，稍带香气；中萼片长圆形，长1.2～2cm，中部宽5～9mm，先端稍钝，具7条脉；侧萼片与中萼片近等大；萼囊近球形，宽约4mm；花瓣倒卵形，等长于中萼片，宽约为萼片的2倍，先端近圆形，具约10条脉；唇瓣的颜色比萼片和花瓣深，近肾状圆形，长约2cm，宽2.3cm，先端浅2裂，基部两侧多少具红色条纹，边缘波状，上面密被短绒毛；唇盘通常呈"∧"形隆起，有时具"U"形的栗色斑块；蕊柱长约5mm；药帽淡黄色，尖塔状。（图26-3）

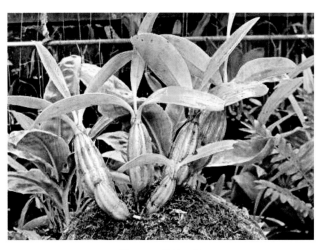

图26-3　鼓槌石斛

生于海拔520～1620m阳光充足的常绿阔叶林中树干上或疏林下岩石上。主要分布于云南南部至西部（石屏、景谷、思茅、勐腊、景洪、耿马、镇康、沧源）。

4. 流苏石斛　茎粗壮，斜立或下垂，质地硬，圆柱形或有时基部上方稍呈纺锤形，长50～100cm，粗8～12（～20）mm，不分枝，具多数节，干后淡黄色或淡黄褐色，节间长3.5～4.8cm，具多数纵槽。叶2列，革质，长圆形或长圆状披针形，长8～15.5cm，宽2～3.6cm，先端急尖，有时稍2裂，基部具紧抱于茎的革质鞘。总状花序长5～15cm，疏生6～12朵花；花序轴较细，多少弯曲；花序柄长2～4cm，基部被数枚套叠的鞘；鞘膜质，筒状，位于基部的最短，长约3mm，顶端的最长，达1cm；花苞片膜质，卵状三角形，长3～5mm，先端锐尖；花梗和子房浅绿色，长2.5～3cm；花金黄色，质地薄，开展，稍具香气；中萼片长圆形，长1.3～1.8cm，宽6～8mm，先端钝，边缘全缘，具5条脉；侧萼片卵状披针形，与中萼片等长而稍较狭，先端钝，基部歪斜，全缘，具5条脉；萼囊近圆形，长约3mm；花瓣长圆状椭圆形，长1.2～1.9cm，宽7～10mm，先端钝，边缘微啮蚀状，具5条脉；唇瓣比萼

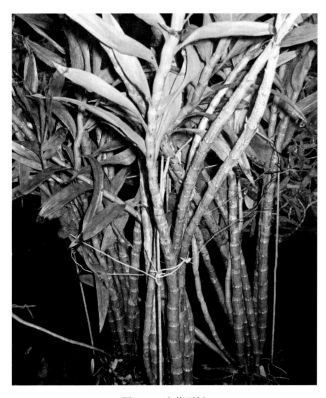

图26-4　流苏石斛

片和花瓣的颜色深，近圆形，长15～20mm，基部两侧具紫红色条纹并且收狭为长约3mm的爪，边缘具复流苏，唇盘具1个新月形横生的深紫色斑块，上面密布短绒毛；蕊柱黄色，长约2mm，具长约4mm的蕊柱足；药帽黄色，圆锥形，光滑，前端边缘具细齿。（图26-4）

生于海拔600～1700m的密林中树干上或山谷阴湿岩石上。主要分布于广西南部至西北部（天峨、凌云、田林、龙州、天等、隆林东兰、武鸣、靖西、南丹）、贵州南部至西南部（罗甸、兴义、独山）、云南东南部至西南部（西畴、蒙自、石屏、富民、思茅、勐海、沧源、镇康）。

【主产地】主产于广西南部至西北部（天峨、凌云、田林、龙州、天等、隆林、东兰、武鸣、靖西、南丹）、贵州南部至西南部（罗甸、兴义、独山）、云南东南部至西南部（西畴、蒙自、石屏、富民、思茅、勐海、沧源、镇康）。

【栽培要点】

1. 生物学特性

（1）金钗石斛　喜在温暖、潮湿、半阴半阳的环境中生长，以年降雨量1000mm以上、空气湿度大于80%、1月平均气温高于8℃的亚热带深山老林中生长为佳，对土肥要求不甚严格，野生多在疏松且厚的树皮或树干上生长，有的也生长于石缝中。

（2）霍山石斛　多生长于250～1200m的通风良好的较为潮湿的岩壁上，耐寒、耐旱性较好。大棚栽培基质可以选用松树皮、椰壳、石子，采用托盘栽培，也可松木林下仿野生栽培，应注意遮荫，并保持苗床湿度。

（3）鼓槌石斛　喜温暖、潮湿、以年降雨量1000mm以上、半阴半阳的环境，1月平均气温高于8℃的亚热带深山老林中生长为佳，适宜生长温度为15～28℃，适宜生长空气湿度为60%以上，对土肥要求不甚严格。

（4）流苏石斛　为多年生附生性草本植物，常附生于岩石上或密林区，树干上并常与苔藓植物伴生[1]。

2. 栽培技术

主要采用分株繁殖法。石斛种植一般在春季进行，因春季湿度大、降雨量渐增，种植易成活。选择健壮、无病虫害的石斛，剪去3年以上的老茎作药用，一年生、二年生新茎作繁殖用。

3. 病虫害

（1）金钗石斛　石斛黑斑病、石斛炭疽病、石斛菲盾蚧。

（2）鼓槌石斛与流苏石斛　黑斑病、炭疽病、煤污病、菲盾蚧、蜗牛。

【采收与加工】栽后2～3年即可采收，以春末夏初和秋季采者为好。鲜石斛于采后除去叶、根须和泥沙。干石斛的加工方法，因产地、植物种类不同而异。一般将鲜石斛剪去叶、根，蒸透或煮透，浸入水中，刷净粗皮及叶，晒干或烘干；或蒸透后晒之，揉搓直至除去粗皮、显金黄色、柔软光滑为止，再晒干。也可烘软后，揉搓除去粗皮。有的地区将鲜石斛堆置、烘干，再堆置返潮，使其粗皮自行脱落。霍山石斛11月至翌年3月采收，除去叶、根须及泥沙等杂质，洗净，鲜用，或加热除去叶鞘制成干条；或边加热边扭成螺旋状或弹簧状，干燥，称霍山石斛枫斗。

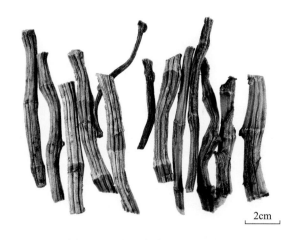

图26-5　金钗石斛药材图（戴仕林　摄）

【商品规格】统货。

【药材鉴别】

（一）性状特征

1. 金钗石斛　茎扁圆柱形，长20～40cm，直径0.4～0.6cm，节间长2.5～3cm。表面金黄色或黄中带绿色，有深纵沟。质硬而脆，断面较平坦而疏松。气微，味苦。（图26-5）

2. 霍山石斛

（1）干条　长2～8cm，直径1～4mm。表面淡黄绿色至黄绿色，偶有黄褐色斑块，具细纵纹，节明显，节上有的可见残留的灰白色膜质叶鞘，一端可见茎基部残留的短须根或须根痕，另一端为茎尖。质硬而脆，易折断，断面平坦，略呈角质状。气微，味淡，嚼之有黏性。（图26-6）

（2）枫斗　呈螺旋形或弹簧状，通常为2～5个旋纹，

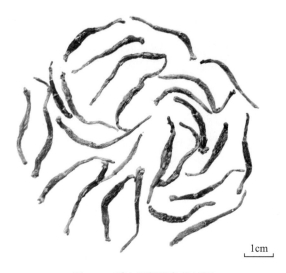

图26-6　霍山石斛干条药材图

茎拉直后长2～8cm，直径1～7mm。表面淡黄色至黄绿色，有细纵纹，节明显，节上有时可见残留的灰白色膜质叶鞘；一端可见茎基部残留的短须根或须根痕，另一端为茎尖，较细。质硬而脆，易折断，断面平坦。气微，味淡，嚼之有黏性。（图26-7）

（3）鲜条　鲜品肉质，稍肥大，长2～10cm，直径1～12mm。表面黄绿色，节明显，可见灰白色膜质叶鞘；一端可见茎基部残留的须根，另一端为茎尖，较细。易折断，断面淡黄绿色至深绿色，嚼之有黏性且少有渣。气微，味淡，有的带少许苦味。（图26-8）

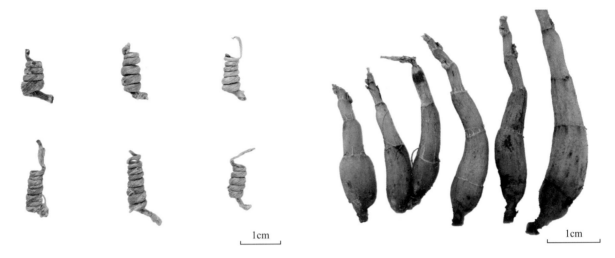

图26-7　霍山石斛枫斗药材图　　　　　　　　　　图26-8　霍山石斛鲜条药材图

3. **鼓槌石斛**　茎粗纺锤形，中部直径1～3cm，具3～7节。表面光滑，金黄色，有明显凸起的棱。质轻而松脆，断面海绵状，气微，味淡，嚼之有黏性。（图26-9）

4. **流苏石斛**　茎长圆柱形，长20～150cm，直径0.4～1.2cm，节明显，节间长2～6cm。表面黄色至暗黄色，有深纵槽。质疏松，断面平坦或呈纤维性。味淡或微苦，嚼之有黏性。（图26-10）

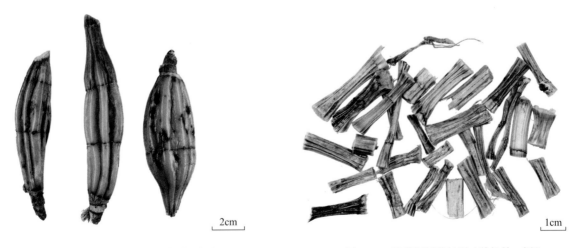

图26-9　鼓槌石斛药材图（戴仕林　摄）　　　　图26-10　流苏石斛药材图（戴仕林　摄）

（二）显微鉴别

1. **茎横切面**　金钗石斛：表皮细胞1列，扁平，外被鲜黄色角质层；基本组织细胞大小较悬殊，有壁孔，散在多数外韧型维管束，排成7～8圈；维管束外侧纤维束新月形或半圆形，其外侧薄壁细胞有的含类圆形硅质块，木质

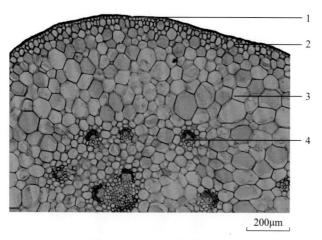

图26-11　金钗石斛茎横切面图

1. 角质层　2. 表皮　3. 基本组织　4. 维管束

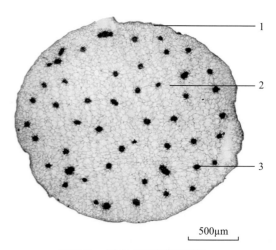

图26-12　霍山石斛茎横切面图

1. 表皮　2. 基本组织　3. 维管束

部有1~3个导管直径较大；含草酸钙针晶细胞多见于维管束旁。（图26-11）

霍山石斛：表皮细胞1列，扁平，外壁及侧壁稍增厚，微木化，外被黄色或橘黄色角质层，有的外层可见无色的薄壁细胞组成的叶鞘层。基本薄壁组织细胞多角形，大小相似，其间散在9~47个维管束。维管束草酸钙针晶束多见于近表皮处薄壁细胞或近表皮处维管束旁的薄壁细胞中。（图26-12）

鼓槌石斛：表皮细胞扁平，外壁及侧壁增厚，胞腔狭长形；角质层淡黄色；基本组织细胞大小差异较显著；多数外韧型维管束略排成10~12圈；木质部导管大小近似；有的可见含草酸钙针晶束细胞。（图26-13）

流苏石斛：表皮细胞扁圆形或类方形，壁增厚或不增厚；基本组织细胞大小相近或有差异，散列多数外韧型维管束，略排成数圈；维管束外侧纤维束新月形或呈帽状，其外缘小细胞有的含硅质块，内侧纤维束无或有，有的内外侧纤维束连接成鞘；有的薄壁细胞中含草酸钙针晶束和淀粉粒。（图26-14）

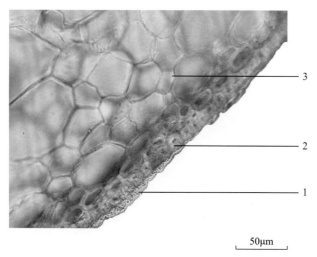

图26-13　鼓槌石斛茎横切面图

1. 角质层　2. 表皮　3. 基本组织

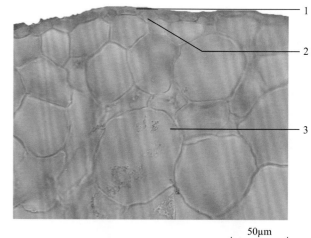

图26-14　流苏石斛茎横切面图

1. 角质层　2. 表皮　3. 基本组织

2. 粉末特征　金钗石斛：粉末暗黄色。含有石细胞，晶鞘纤维成束或离散，长梭形，壁较厚；薄壁细胞具排成纵行的硅质块；木纤维细长，末端尖，壁稍厚；具有网纹导管、梯纹导管或具缘纹孔导管，直径12~50μm；草酸钙针晶多成束见于维管束旁。（图26-15）

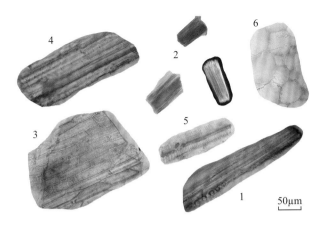

图26-15　金钗石斛粉末图

1. 束鞘纤维　2. 草酸钙针晶　3. 表皮细胞　4. 木纤维　5. 导管
6. 薄壁细胞

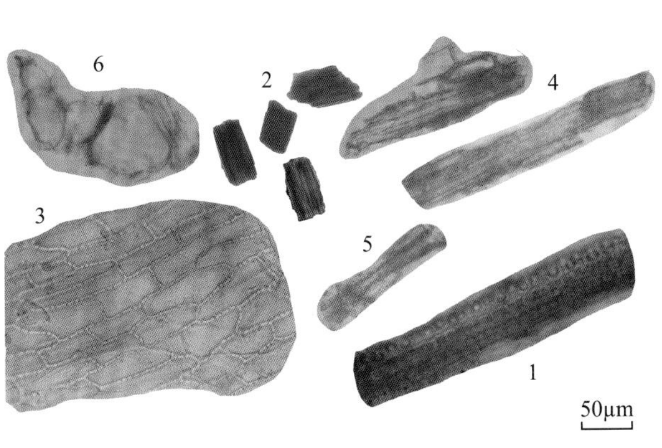

图26-16　霍山石斛粉末图

1. 束鞘纤维　2. 草酸钙针晶　3. 表皮细胞　4. 木纤维　5. 导管
6. 薄壁细胞

　　霍山石斛：粉末淡黄色至黄绿色。表皮细胞无色或淡黄色，表面观呈长多角形或类多角形，垂周壁连珠状增厚。束鞘纤维成束或离散，长梭形或细长，壁较厚，纹孔稀少，有时可见纤维束周围细胞含类圆形硅质块。木纤维细长，多成束，壁稍厚。网纹导管、梯纹导管或具缘纹孔导管直径9～58μm。草酸钙针晶成束或散在。（图26-16）

　　鼓槌石斛：粉末暗黄色。表皮细胞呈长条形，外壁及侧壁增厚，木化且含有石细胞；晶鞘纤维成束或离散，长梭形，壁较厚，纹孔稀少，具排成纵行的硅质块；木纤维细长，末端尖，壁稍厚；具有网纹导管、梯纹导管；草酸钙针晶多成束。（图26-17）

　　流苏石斛：粉末黄白色。表皮细胞呈不规则形，外壁及侧壁增厚，含有石细胞；晶鞘纤维成束或离散，长梭形，壁较厚；薄壁细胞具排成纵行的硅质块；木纤维细长，末端尖；具有网纹导管、梯纹导管；草酸钙针晶多散在。（图26-18）

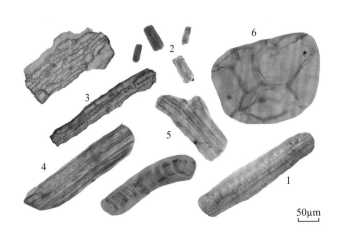

图26-17　鼓槌石斛粉末图

1. 束鞘纤维　2. 草酸钙针晶　3. 表皮细胞　4. 木纤维　5. 导管
6. 薄壁细胞

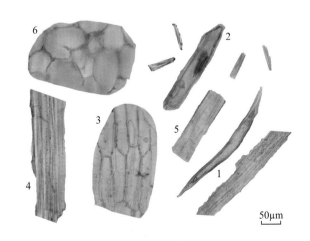

图26-18　流苏石斛粉末图

1. 束鞘纤维　2. 草酸钙针晶　3. 表皮细胞　4. 木纤维
5. 导管　6. 薄壁细胞

（三）理化鉴别

薄层色谱 金钗石斛：取干燥后粉碎的粉末1g，加甲醇10ml，超声处理30分钟，滤过，滤液作为供试品溶液。另取石斛碱对照品，加甲醇制成每1ml含1mg的溶液，作为对照品溶液。吸取供试品溶液20μl、对照品溶液5μl，分别点于同一硅胶G薄层板上，以石油醚（60～90℃）–丙酮（7：3）为展开剂，展开，取出，晾干，喷以碘化铋钾试液。供试品色谱中，在与对照品色谱相应的位置上，显相同颜色的斑点。

霍山石斛：取干燥后粉碎的粉末1g，加甲醇20ml，超声处理30分钟，滤过，滤液蒸干，残渣加水15ml使溶解，用石油醚（60～90℃）洗涤2次，每次20ml，弃去石油醚液，水液用乙酸乙酯洗涤2次，每次20ml，弃去乙酸乙酯液，用水饱和正丁醇振摇提取2次，每次20ml，合并正丁醇液，蒸干，残渣加甲醇1ml使溶解，作为供试品溶液。另取对照药材1g，同法制成对照药材溶液。取夏佛塔苷对照品适量，加甲醇制成每1ml含0.5mg的溶液，作为对照品溶液。分别吸取上述三种溶液3～5μl，点于同一聚酰胺薄膜上，以乙醇–丁酮–乙酰丙酮–水（4：4：1：17）为展开剂（20℃以下），展开，取出，晾干，105℃烘干，喷以5%三氯化铝乙醇溶液，在105℃加热约3分钟。置紫外光灯（365nm）下检视。供试品色谱中，在与对照药材色谱和对照品色谱相应的位置上，显相同颜色的荧光斑点。

鼓槌石斛：取干燥后粉碎的粉末1g，加甲醇50ml，浸渍20分钟后超声45分钟，取其续滤液25ml，蒸干，残渣加甲醇5ml使溶解，作为供试品溶液。另取毛兰素对照品，加甲醇制成每1ml含0.2mg的溶液，作为对照品溶液。吸取供试品溶液5～10μl，对照品溶液5μl，分别点于同一高效硅胶G薄层板上，以石油醚（60～90℃）–乙酸乙酯（3：2）为展开剂，展开，展距8cm，取出，晾干，喷以10%硫酸乙醇溶液，在105℃加热至斑点显色清晰。供试品色谱中，在与对照品色谱相应的位置上，显相同颜色的斑点。

流苏石斛：取干燥后粉碎的粉末0.5g，加甲醇25ml，超声处理45分钟，滤过，滤液蒸干，残渣加甲醇5ml使溶解，作为供试品溶液。另取石斛酚对照品，加甲醇制成每1ml含0.2mg的溶液，作为对照品溶液。吸取上述供试品溶液5～10μl，对照品溶液5μl，分别点于同一高效硅胶G薄层板上，以石油醚（60～90℃）–乙酸乙酯（3：2）为展开剂，展开，展距8cm，取出，晾干，喷以10%硫酸乙醇溶液，在105℃加热至斑点显色清晰。供试品色谱中，在与对照品色谱相应的位置上，显相同颜色的斑点。

【质量评价】鲜石斛以色黄绿、饱满多汁、嚼之发黏者为佳。干石斛以色金黄、有光泽、质柔软者为佳。

1. 金钗石斛 采用气相色谱法测定，本品按干燥品计算，含石斛碱（$C_{16}H_{25}NO_2$）不得少于0.40%。

2. 霍山石斛 采用紫外-可见分光光度法测定，本品按干燥品计算，含多糖以无水葡萄糖计，不得少于17.0%。

3. 鼓槌石斛 采用高效液相色谱法测定，本品按干燥品计算，含毛兰素（$C_{18}H_{22}O_5$）不得少于0.030%。

【化学成分】近年来，自多种石斛属植物的药用部位中分离鉴定出约100种化合物，包括多糖、生物碱、黄酮、酚、萜、氨基酸、香豆素、鞣质、甾醇、微量元素等[2-6]。

1. 生物碱类 石斛碱（dendrobine）、石斛醚碱（dendroxine）、N-反式桂皮酰对羟基苯乙胺、N-反式阿魏酸酰对羟基苯乙胺、N-反式香豆酰酪胺、N-顺式香豆酰酪胺。

2. 糖苷类 倍半萜苷、黄酮苷、苯并素苷、三萜苷、异甘草苷、胡萝卜苷。

3. 联苄 玫瑰石斛素、鼓槌联苄、4,4′-二羟基-3,3′,5-三甲氧基二苄、毛兰素（erianin）、鼓槌石斛素、5,4′-二羟基-3,3-二甲氧基联苄、石斛酚（dendrobiol）、3,5,4′-三羟基-3′-甲氧基联苄、3,3′,4′,5-四甲氧基联苄-4-O-β-D-葡萄糖苷、3,4,4′,5-四甲氧基联苄-3′-O-β-D-葡萄糖苷。

4. 菲类 鼓槌菲（chrysotoxene）、毛兰菲（confusarin）、2,7-二羟基-3,4-二甲氧基-9,10-二氢菲、2,4,7-三羟基-9,10-二氢菲、2,7-二羟基-3,4,6-三甲氧基菲、2,5-二羟基-4-甲氧基菲、3,7-二羟基-2,4-二甲氧基菲、2,4,5-三羟基-7-甲氧基-9,10-二氢菲、流苏菲。

5. 芴酮类 鼓槌酮（chrysotoxone）、1,2,5-三羟基-7-甲氧基芴酮、2,5-二羟基-4-甲氧基芴酮、disulfonation、4,7-二羟基-5-甲氧基芴酮、1,4,7-三羟基-5-甲氧基-9-芴酮、2,4,7-三羟基-5-甲氧基-9-芴酮。

6. 酯类 阿魏酸二十八烷酯、对羟基肉桂酸三十烷酯、二氢松柏醇二氢对羟基桂皮酸酯。

7. 大黄素型蒽醌类　大黄素、大黄素甲醚、芦荟大黄素、大黄酚、大黄酸。

8. 香豆素类　滨蒿内酯、泽兰内酯。

【性味归经】甘，微寒。归胃、肾经。

【功能主治】益胃生津，滋阴清热。用于热病津伤，口干烦渴，胃阴不足，食少干呕，病后虚热不退，阴虚火旺，骨蒸劳热，目暗不明，筋骨痿软。

【药理作用】

1. 抗疲劳作用　研究金钗石斛水溶性、碱溶性和酸溶性多糖对小鼠抗疲劳能力的影响，对小鼠进行强迫性游泳实验，测定小鼠游泳时间和游泳后甘油三酯、血糖、血乳酸、血氨和糖原等生化指标变化，发现与蒸馏水相比，金钗石斛多糖，特别是碱溶性多糖可显著延长游泳时间，提高血糖和甘油三酯含量并降低血乳酸和血氨含量，降低游泳后肝糖原及肌糖原的消耗，表明金钗石斛多糖通过增加脂肪利用以及延缓乳酸和氨的积累达到抗疲劳作用[7]。

2. 抗白内障作用　研究发现，金钗石斛提取液可以抑制糖性白内障的关键酶醛糖还原酶和延缓半乳糖性白内障。此外，金钗石斛水提取液还可以调节非蛋白质巯基的含量和白内障晶状体中还原型辅酶Ⅱ，使其恢复至正常晶状体的水平，也能纠正和阻止由半乳糖性白内障引起的总脂类含量降低、总胆固醇含量及脂类过氧化水平升高、总脂类与胆固醇之比明显下降等病理变化[8]。

3. 抗炎作用　金钗石斛生物碱对小鼠CCl_4所致急性肝损伤具有明显改善作用，其治疗组血清ALT和AST含量显著降低、肝组织病理损伤明显改善，TNF-α和IL-1β mRNA表达明显下调，提示可能与抑制炎症反应有关[9]。

4. 抗肿瘤活性、抗HIV活性、神经系统方面活性[4]

5. 抗氧化活性和滋阴作用　采用DPPH自由基清除率检测法评价3种石斛（金钗石斛、铁皮石斛、鼓槌石斛）体外抗氧化活性，并采用氢化可的松建立阴虚大鼠模型、用试剂盒法测定血清中的超氧化物歧化酶（T-SOD）、谷胱甘肽过氧化物酶（GSH-PX）和乳酸脱氢酶（LDH）的活力，计算大鼠体质量、进食量以及死亡率，评价石斛滋阴效果，结果表明，鼓槌石斛与铁皮石斛抗氧化活性和维生素C接近，二者的滋阴作用等同[10]。

【分子生药】

1. 遗传标记　根据ITS序列而设计的特异性鉴别引物可将霍山石斛与铁皮石斛及河南石斛进行有效区分[11]。同时，采用聚合酶链式反应-限制性内切酶长度多态性方法专属性鉴别霍山石斛已被2020年版《中国药典》收载。

2. 功能基因　霍山石斛多糖类成分与其功效密切关联，研究发现GDP-甘露糖焦磷酸化酶在不同组织间的表达水平与其多糖含量呈正相关[12]。

主要参考文献

[1] 刘海，罗鸣，黄竹荣，等.种子流苏石斛种质资源保存及组培苗与高芽苗差异研究[J].种子，2014，33(11)：61-63.

[2] 张雪琴，赵庭梅，刘静，等.石斛化学成分及药理作用研究进展[J].中草药，2018，49(13)：3174-3182.

[3] 周威，夏杰，孙文博，等.金钗石斛的化学成分和药理作用研究现状[J].中国新药杂志，2017，26(22)：2693-2700.

[4] 肖春宏，黄飞燕，杨波.鼓槌石斛研究进展[J].山西农业科学，2014，42(6)：647-649.

[5] 陈亚萍，王娅娟，李玉鹏，等.云南药用植物鼓槌石斛化学成分研究[J].亚太传统医药，2015，11(5)：14-15.

[6] 王洪云.流苏石斛研究进展[J].云南中医中药杂志，2010，31(6)：64-65.

[7] LIANG JS, DENG YC, YU GC, et al. Anti-fatigue effects of polysaccharides derived from Dendrobium nobile Lindl. in mice[J]. Food Sci, 2012, 33(19): 282-288.

[8] 邵曰凤，胡粉青，邹澄，等.石斛属植物化学成分和药理活性研究现状[J].天然产物研究与开发，2012，24(Suppl)：S152-S157.

[9] 李世月，杨媛，周金鑫，等.金钗石斛生物碱对四氯化碳诱导急性肝损伤小鼠的作用[J].中国新药与临床杂志，2019(4)：228-232.

[10] 王冬梅，杜静，黄林芳.石斛抗氧化和滋阴作用的试验研究[J].安徽农业科学，2013，41(15)：3944-3945.

[11] 刘枫.大别山产四种石斛的分子生物学鉴定[D].合肥：安徽中医药大学，2017.

[12] 韩荣春，刘路路，刘峻麟，等.霍山石斛GDP-甘露糖焦磷酸化酶基因克隆及表达分析[J].中国中药杂志，2019，44(8)：1552-1557.

（安徽中医药大学　韩荣春　易雨琪　俞年军）

27. 田基黄

Tianjihuang

HYPERICI JAPONICI HERBA

【别名】地耳草、斑鸠窝、雀舌草、对叶草。

【来源】为藤黄科植物地耳草*Hypericum japonicum* Thunb. ex Murray的全草。

【本草考证】本品始载于《生草药性备要》。《植物名实图考》称地耳草，载："高三四寸，丛生，叶如小虫儿卧单，叶初生甚红，叶皆抱茎上耸，老则变绿，梢端春开小黄花"。并有附图。本草记载与现今所用地耳草基本一致。

【原植物】一年生或多年生草本，高2～45cm。根须状。茎单一或多少簇生，直立或斜上，具4棱。单叶对生，无叶柄，叶片卵形或卵状三角形至椭圆形，长2～18mm，宽1～10mm，先端近锐尖至圆形，基部心形抱茎至截形，全缘，坚纸质，散布透明腺点。聚伞花序顶生，花小，黄色；萼片5，狭长圆形或披针形至椭圆形；花瓣5，先端钝形，无腺点，宿存；雄蕊5～30枚，不成束，长约2mm，宿存，花药黄色，具松脂状腺体；子房1室，自基部离生，开展。蒴果短圆柱形至圆球形，成熟时3瓣裂。种子淡黄色，多枚。花期5～6月，果期9～10月。（图27-1）

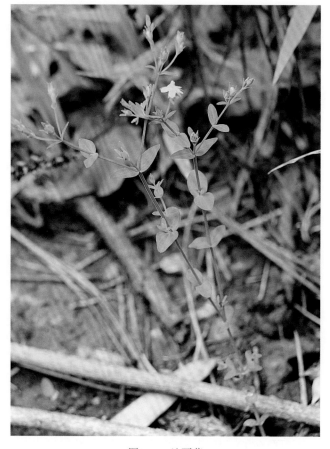

图27-1　地耳草

生于田边、沟边、草地以及荒地上。主要分布于长江流域及以南各省。

【主产地】主产于江西、福建、湖南、广东、广西、四川、贵州，多自产自销。

【栽培要点】

1. 生物学特性　喜温暖湿润和阳光充足的环境。可选地势向阳，比较潮湿的冷沙土或黄泥土栽培。

2. 栽培技术　种子繁殖，秋播或春播。每亩用种量约150g。每年结合中耕除草，或收获后施1次追肥[1]。

【采收与加工】春、夏两季花开时采收，除去杂质和泥土，晒干或鲜用[2]。

【药材鉴别】

（一）性状特征

全草长10～40cm。根须状，黄褐色。茎单一或基部分枝，光滑，具4棱，表面黄绿或黄棕色；质脆，易折断，断面中空。叶对生，无柄；完整叶片卵形或卵圆形，长0.4～1.6cm，全缘，基出脉3～5条，对光透视具透明腺点。聚伞花序顶生，花小，橙黄色，萼片、花瓣均为5。气无，味微苦。（图27-2）

（二）显微鉴别

粉末特征　粉末黄绿色。叶表皮细胞垂周壁波状弯曲，气孔不等式，少数不定式，下表皮气孔常

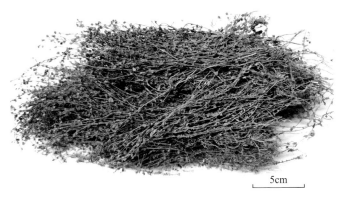

图27-2　田基黄药材图

2个连接；叶肉组织中可见圆形分泌腔；薄壁组织中可见棕色分泌道；木纤维常成束，壁厚，可见斜缝状纹孔；网纹、螺纹或环纹导管；另可见球形花粉粒。（图27-3）

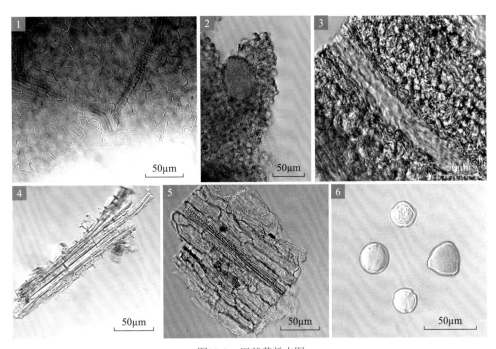

图27-3　田基黄粉末图

1. 表皮细胞及气孔　2. 圆形分泌腔　3. 棕色分泌道　4. 木纤维　5. 导管　6. 花粉粒

（三）理化鉴别

取本品粉末1g，甲醇提取5小时，浓缩甲醇液近干，加入聚酰胺1g，搅合后干燥，置聚酰胺小柱中，先用三氯甲烷洗脱，再用甲醇洗脱并浓缩甲醇液至5ml。取上述提取液1ml，加入少量镁粉及4～5滴浓盐酸，在沸水浴中加热，溶液显淡红色。

【质量评价】以色黄绿，带花者为佳。采用高效液相色谱法测定，本品按干燥品计算，含异槲皮苷（$C_{21}H_{20}O_{12}$）和槲皮苷（$C_{21}H_{20}O_{11}$）的总量不少于0.53%[3]。

【化学成分】主要成分为黄酮类、间苯三酚衍生物、吡喃酮类化合物等[4]。

1. 黄酮类　山柰酚（kaempferol）、槲皮素（quercetin）、槲皮苷（quercitrin）、异槲皮苷（isoquercitrin）、二氢槲皮素-3-O-α-L-鼠李糖苷（dihydroquercetin-3-O-α-L-rhamnoside）、3,7-O-α-L-二鼠李糖苷（3,7-O-α-L-dirhamnoside）、

芹菜素（apigenin）、芦丁（lutin）、木犀草素-7-O-芸香糖苷（luteolin-7-O-rutinoside）等。

2. 间苯三酚类　地耳草素A～D、sarothralin，sarothralin A，sarothralin G，saroaspindin A～C等。

3. 吡喃酮类　1,5-二羟基-8-甲氧基双苯吡酮（1,5-dihydroxy-8-methoxyxanthone）、1,7-二羟基-4-甲氧基双苯吡酮（1,7-dihydroxy-4-methoxyxanthone）、1,2,5-三羟基-ㄓ酮（1,2,5-trihydroxyxanthone）、1,3,6,7-四羟基ㄓ酮（1,3,6,7-tetrahydroxyxanthone）、异巴西红厚壳素（isojacareubin）等。

【性味归经】甘、微苦，凉。归肝、胆、大肠经。

【功能主治】清热利湿，解毒消肿。用于传染性肝炎，泻痢，小儿惊风，疳积，喉蛾，肠痈，疖肿，蛇咬伤等。

【药理作用】

1. 抗病毒作用　田基黄提取物具有显著的抗鸭乙型肝炎病毒作用，能显著降低乙型肝炎模型鸭血清中DHBV-DNA滴度、HBsAg水平以及AST、ALT活性，且在停药后第7天，未见反跳现象；停药后第7天时肝组织HE染色结果亦显示田基黄提取物能减少肝细胞的变性与坏死及炎症细胞浸润[5]。

2. 抗肝损伤作用　田基黄提取液对CCl₄及D-Gal所致大鼠急性肝损伤具有明显的保护作用[6]，田基黄能明显抑制CCl₄引起的小鼠血清ALT、AST活性的升高，增强机体抗氧化能力，加速自由基的清除，可修复肝细胞病理学损伤，从而保护肝脏的结构和功能[7]。

3. 抑菌作用　田基黄总黄酮提取物对大肠埃希菌、枯草芽孢杆菌及金黄色葡萄球菌都具有良好的抑菌活性，总黄酮提取物的抑菌活性受温度影响不显著[8]。

4. 抗癌作用　田基黄对人舌癌、喉癌Hep-2、鼻咽癌CNE-2和宫颈癌HeLa以及肝癌细胞HepG2等均有抑制作用[9-11]。

主要参考文献

[1] 杨全. 中草药栽培技术B[M]. 延吉：延边人民出版社，2002：187.

[2] 山东省食品药品监督管理局. 山东省中药饮片炮制规范（上册）[M]. 济南：山东科学技术出版社，2013：242-243.

[3] 中华人民共和国香港特别行政区卫生署. 香港中药材标准[M]. 香港：中华人民共和国香港特别行政区卫生署，2012：173-185.

[4] 欧淑芬，谭沛，徐冰，等. 田基黄成分及药理应用研究进展[J]. 药学研究，2015，34(5)：296-299.

[5] 李沛波，杨翠平，王永刚，等. 田基黄提取物抗鸭乙型肝炎病毒作用的实验研究[J]. 中药材，2011，34(6)：956-958.

[6] 李沛波，唐西，杨立伟，等. 田基黄对大鼠急性肝损伤的保护作用[J]. 中药材，2006，29(1)：55-56.

[7] 林久茂，赵锦燕，周建衡，等. 田基黄对小鼠急性肝损伤的防治作用[J]. 时珍国医国药，2008，19(3)：550-551.

[8] 李雪峰，符智荣，魏燕，等. 田基黄总黄酮提取物的抑菌性能研究[J]. 应用化工，2014，43(3)：432-434.

[9] 金辉喜，李金荣. 田基黄对人舌癌细胞株TSCCa细胞毒作用的研究[J]. 临床口腔医学杂志，1997，13(1)：19-20.

[10] 肖大江，朱国臣，王亚平，等. 田基黄对人鼻咽癌细胞株CNE-2细胞生长抑制的体外实验[J]. 现代肿瘤医学，2008，16(1)：15-16.

[11] 林久茂，王瑞国，陈旭征，等. 田基黄对人肝癌细胞HepG2增殖的影响[J]. 中药药理与临床，2007，23(5)：136-137.

（南京中医药大学　乐巍）

28. 四季青

Sijiqing

ILICIS CHINENSIS FOLIUM

【别名】冬青叶、四季青叶、一口血、红冬青。

【来源】为冬青科植物冬青*Ilex chinensis* Sims的干燥叶。

【本草考证】本品始载于《本草拾遗》，载："冬青，其叶堪染绯，子浸酒去风血，补益。木肌白有文，作象齿笏。冬月青翠，故名冬青，江东人呼为冻生。《图经本草》中在"女贞"条下载："女贞或云即今冬青木也。而冬青木肌理白，文如象齿，道家取以为简"。《本草纲目》始将冬青从女贞条下分出，并载："冻青亦女贞别种也。山中时有之。但以叶微团而子赤者为冻青，叶长而子黑者为女贞"。本草记载与现今所用四季青基本一致。

【原植物】常绿乔木，高达13m；树皮灰黑色，小枝浅绿色，具棱线。叶互生，薄革质，狭长椭圆形，长5～11cm，宽2～4cm，先端渐尖，基部楔形，边缘具圆齿，或有时在幼叶为锯齿，中脉在叶下面隆起，侧脉8～9对，上面深绿色而有光泽，下面淡绿色，两面均无毛。叶柄长5～15mm。花单性异株；雄花紫红色或淡紫色，7～15朵排成3～4回二歧聚伞花序，花萼近钟形，4～5裂，花冠长2.5mm；雌花3～7朵排成1～2回二歧聚伞花序，与雄花相似，退化雄蕊长约为花瓣的1/2，柱头厚盘状，不明显的4～5裂。核果椭圆形，深红色，分核4～5粒，背面有一条纵沟。花期5～6月，果期7～12月。（图28-1）

生于海拔500～1000m的山坡常绿阔叶林中和林缘。主要分布于江苏、安徽、浙江、江西、福建、台湾、河南、湖北、湖南、广东、广西和云南等地。

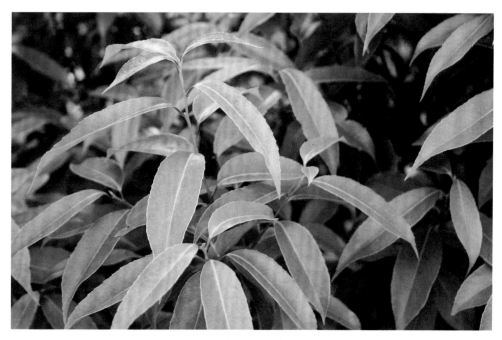

图28-1　冬青

【主产地】主产于江苏、浙江、江西等地。

【栽培要点】

1. 生物学特性　属暖温带树种，耐寒性强。宜在湿润肥沃、排水良好的壤质土壤栽种。耐修剪，抗有害气体。

2. 栽培技术　可用种子繁殖或扦插繁殖，主要采用播种繁殖。

种子繁殖：种子成熟后采摘脱粒，播前把种子用稀盐酸处理再播种。冬季选择土质疏松、向阳的土壤播种，用条播、穴播均可。播种后覆盖稻草，防止干燥和风吹雨淋。

扦插繁殖：移栽必须带土团，选一年生雌株枝条做插条，在春季2～3月，按株200cm×300cm定植。植穴深、宽各50～60cm，穴底施基肥和熟土掺拌均匀，每穴载苗1株，填土踏实，浇水覆土。

3. 病虫害　病害：叶斑病、炭疽病、叶片网状枯萎病、圆状节瘤等。虫害：根癌线虫、环状线虫、蜘蛛螨、介壳虫及沫蝉等[1]。

【采收与加工】 秋、冬两季采收，晒干。

【药材鉴别】

（一）性状特征

叶椭圆形或狭长椭圆形，长6～12cm，宽2～4cm。先端急尖或渐尖，基部楔形，边缘具疏浅锯齿。上表面棕褐色或灰绿色，有光泽；下表面色较浅；叶柄长0.5～1.8cm。革质。气微清香，味苦、涩。（图28-2）

（二）显微鉴别

1. 叶横切面　上、下表皮细胞各1列，外被角质层，下表皮具气孔；栅栏组织2～3列细胞，海绵组织5～6列细胞，排列疏松，可见草酸钙簇晶；主脉维管束外韧型，木质部成环或几乎成环，韧皮部外侧纤维束断续排列，主脉上下表皮内侧均具数列厚角细胞，主脉薄壁细胞含有草酸钙簇晶，偶见方晶。（图28-3）

2. 粉末特征　粉末棕褐色至灰绿色。上表皮细胞多三角形，垂周壁平直或微弯曲，壁稍厚；下表皮细胞不规则形或类长方形，细胞较小；气孔不定式；叶肉细胞含草酸钙簇晶及少数方晶，簇晶直径18～55μm；纤维单个散在或成束，多细长，直径9～20μm。（图28-4）

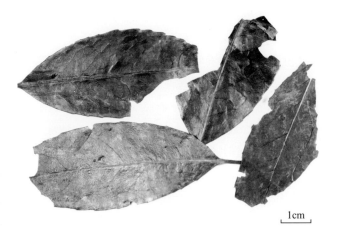

图28-2　四季青药材图

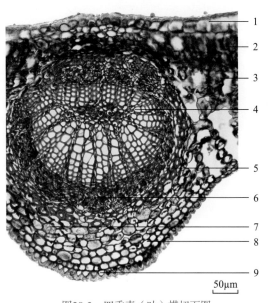

图28-3　四季青（叶）横切面图

1. 上表皮　2. 栅栏组织　3. 海绵组织　4. 木质部　5. 纤维束　6. 韧皮部　7. 草酸钙簇晶　8. 厚角组织　9. 下表皮

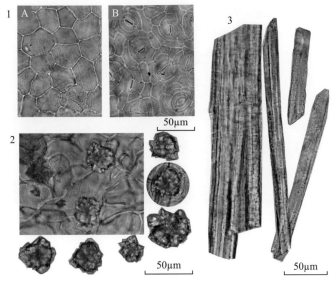

图28-4　四季青粉末图

1. 表皮细胞（A. 上表皮　B. 下表皮）　2. 草酸钙簇晶　3. 纤维

（三）理化鉴别

薄层色谱　取本品粉末1g，加乙酸乙酯20ml，超声处理30分钟，滤过，滤液蒸干，残渣加甲醇1ml使溶解，作为供试品溶液。另取原儿茶酸对照品、长梗冬青苷对照品，加甲醇制成每1ml各含1mg的混合溶液，作为对照品溶液。照薄层色谱法实验，吸取上述两种溶液各4μl，分别点于同一硅胶GF$_{254}$薄层板上，以三氯甲烷–甲醇–甲酸（7：1：0.2）为展开剂，展开，取出，晾干，置紫外灯光（254nm）下检视。供试品色谱中，在与对照品色谱相应的位置上，显示相同颜色的斑点；喷以1%香草醛硫酸溶液，在105℃加热至斑点显色清晰，供试品色谱中，在对照品色谱相应的位置上，显示相同颜色的斑点。

【质量评价】　以身干、色绿、无枝梗者为佳。采用高效液相色谱法测定，本品按干燥品计算，含长梗冬青苷（C$_{36}$H$_{58}$O$_{10}$）不得少于1.35%。

【化学成分】　主要成分为酚酸类、三萜及三萜皂苷、黄酮类、挥发油等。其中，酚酸类成分为其有效成分。

1. 酚酸类　原儿茶酸（protocatechuic acid）、原儿茶醛（protocatechuic aldehyde）、龙胆酸（gentisic acid）、咖啡酸（caffeic acid）、异香草酸（isovanillic acid）、四季青酚苷［3,4-dihydroxy-7-（3′-O-β-D-glucopyranosyl-4′-hydroxy-benzoyl）-benzylalcohol］等[2]。

2. 三萜及三萜皂苷　长梗冬青苷（pedunculoside）、冬青苷A（ilexoside A）、冬青苷B甲酯（ilexoside B methyl ester）、熊果酸（ursolic acid）、救必应酸（runtundic acid）、地榆皂苷Ⅰ（ziyuglucoside Ⅰ）等。

3. 黄酮类　山柰酚-3-O-β-D-半乳糖苷（kaempferol-3-O-β-D-galactopyranoside）、山柰酚-3-O-葡萄糖苷（kaempferol-3-O-glucoside）、山柰酚（kaempferol）、洋芹素（apigenin）、槲皮素（quercetin）等。

4. 挥发油　脂肪酸、芳香族化合物、单萜及倍半萜类。

【性味归经】　苦、涩，凉。归肺、大肠、膀胱经。

【功能主治】　清热解毒，消肿祛瘀。用于肺热咳嗽，咽喉肿痛，痢疾，胁痛，热淋；外治烧烫伤，皮肤溃疡。

【药理作用】

1. 抑菌作用　四季青是一种广谱的抗菌药物，对革兰阳性球菌及阴性杆菌如金黄色葡萄球菌、链球菌、肺炎双球菌、志贺菌、大肠埃希菌、铜绿假单胞菌、变形杆菌等均有明显的抑制作用[3]。其抗菌有效成分为原儿茶酸及原儿茶醛，原儿茶酸在人尿内可抑制大肠埃希菌、变形杆菌、铜绿假单胞菌等常见的致尿路感染病原菌，熊果酸也有一定抗菌作用。

2. 抗炎作用　四季青水煎液外用对二甲苯致小鼠耳廓肿胀和蛋清所致大鼠足趾肿胀均有很好的抑制作用[4]。

3. 治疗烧烫伤作用　四季青药水（含鞣质量1.6%）给予大鼠Ⅱ度实验性烫伤创面涂布后，即与创面的渗液结合形成较牢固的保护性痂膜，3天后可见肢体肿胀明显消退[5]。

4. 对心血管系统作用　四季青中的原儿茶醛能明显增加冠状窦流量，降低冠脉左旋支及下肢动脉阻力，使血压下降、心率减慢，具有抗心绞痛作用[6]。此外，口服四季青浸膏片可降低高血脂患者血清总胆固醇（TC）及三酰甘油（TG）的浓度[7]。

5. 抗肿瘤作用　四季青及原儿茶酸对小鼠实验性HF肉瘤及S180肉瘤有轻度抑制作用，熊果酸则能抑制体外培养的肝癌细胞生长，延长癌性腹水小鼠存活时间。

主要参考文献

[1]刘洋，张璐，姜艳娟. 冬青属植物分类学及园艺应用研究进展[J]. 北方园艺，2015(12)：183-189.

[2]廖立平，毕志明，李萍，等. 四季青中一个新的酚性化合物[J]. 林产化学与工业，2005，25(3)：13-15.

[3]甄汉深，李生茂，董佳梓. 四季青化学成分及药理作用研究进展[J]. 中医药信息，2007，24(6)：18-20.

[4]张伟奇，张梦飞，席鹏，等. 四季青水煎液外用抗炎作用[J]. 中医学报，2016，31(8)：1146-1149.

[5]刘培德，周炎光. 四季青药水在中小面积烧伤中的应用[J]. 临床医学，1988，8(7)：329-330.

[6] 杨毓麟，吴燕娜，殷蔚黄，等.原儿茶醛抗血小板凝集作用的初步研究[J].南通大学学报（医学版），1981，2：15-16.

[7] 李子行，王敬良，尤肇俊，等.血清高密度脂蛋白-胆固醇（HDL-C）水平作为评判降脂药疗效指标的研究[J].江苏医药，1981，1：5-7.

（中国药科大学　李萍　刘鄂湖）

29. 生姜

Shengjiang

ZINGIBERIS RHIZOMA RECENS

【别名】姜根、百辣云、勾装指、因地辛。

【来源】为姜科植物姜*Zingiber officinale* Rosc.的新鲜根茎。

【本草考证】本品始载于《金匮要略》。《图经本草》载："苗高二三尺；叶似箭竹叶而长，两两相对；苗青；根黄；无花实。秋采根，于长流水洗过，日晒为干姜"。《本草纲目》载："四月取母姜种之。五月生苗如初生嫩芦，而叶稍阔似竹叶，对生，叶亦辛香。秋社前后新芽顿长，如列指状，采食无筋，谓之子姜。秋分后者次之，霜后则老矣"。本草记载与现今所用生姜基本一致。

【原植物】【主产地】【栽培要点】参见"干姜"。

【采收与加工】生姜的采收可分为子姜采收、老姜采收。一般于8月初开始采收子姜；10月中下旬至11月茎叶枯黄时采收老姜。

【药材鉴别】

（一）性状特征

根茎呈不规则块状，略扁，具指状分枝，长4～18cm，厚1～3cm。表面黄褐色或灰棕色，有环节，分枝顶端有茎痕或芽。质脆，易折断，断面浅黄色，内皮层环纹明显，维管束散在。气香特异，味辛辣。（图29-1）

（二）显微鉴别

1. 横切面　木栓层为多列木栓细胞；皮层中散有有限外韧型叶迹维管束；内皮层明显，可见凯氏带；中柱占根茎大部分，有多数有限外韧型维管束散列，近中柱鞘部位维管束形小，排列紧密，木质部内侧或周围有非木化的纤维束；薄壁组织中散有多数油细胞；并含淀粉粒。（图29-2）

2. 粉末特征　粉末淡黄棕色，有特异香气，味辛辣。淀粉粒众多，单粒呈扁广卵形、三角状卵形、贝壳形、椭圆形、类圆形或不规则形，侧面观呈棒状，直径3～25μm，脐点细状，层纹可见，淀粉粒上常附有微细颗粒状蛋白质类物质。分泌细胞散在，纤维单个散在或成束，先端钝尖，少数分叉，直径14～50μm，壁稍厚，非木化，具斜纹孔，有的可见菲薄的横隔，呈椭圆形或类圆形，壁

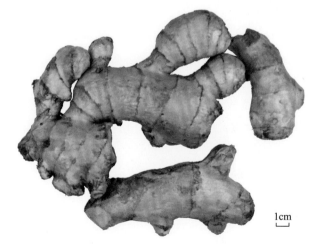

图29-1　生姜药材图

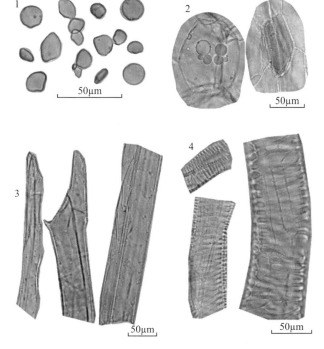

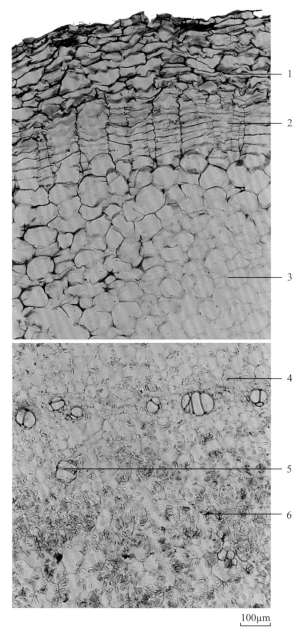

图29-3　生姜粉末图

1. 淀粉粒　2. 分泌细胞　3. 纤维　4. 导管

薄，胞腔内含淡绿黄色油滴或暗黄棕色物。导管以螺纹、网纹及梯纹导管多见[1]。（图29-3）

（三）理化鉴别

薄层色谱　取本品1g，切成1～2mm的小块，加乙酸乙酯20ml，超声处理10分钟，滤过，滤液蒸干，残渣加乙酸乙酯1ml使溶解，作为供试品溶液。另取6-姜辣素对照品，加甲醇制成每1ml含0.5mg的溶液，作为对照品溶液。照薄层色谱法试验，吸取供试品溶液6μl，对照品溶液4μl，分别点于同一硅胶G薄层板上，以石油醚（60～90℃）–三氯甲烷–乙酸乙酯（2∶1∶1）为展开剂，展开，取出，晾干，喷以香草醛硫酸试液，在105℃加热至斑点显色清晰。供试品色谱中，在与对照品色谱相应的位置上，显相同颜色的斑点。

图29-2　生姜横切面图

1. 落皮层　2. 木栓层　3. 皮层　4. 内皮层
5. 维管束　6. 中柱

【质量评价】采用挥发油测定法测定，本品含挥发油不得少于0.12%（ml/g）；采用高效液相色谱法测定，本品含6-姜辣素（$C_{17}H_{26}O_4$）不得少于0.050%，8-姜酚（$C_{19}H_{30}O_4$）与10-姜酚（$C_{21}H_{34}O_4$）总量不得少于0.040%。

【化学成分】生姜含有多种活性成分，主要包括挥发油、姜辣素、二苯基庚烷类、多糖等，其中姜辣素是其特征性成分。

1. 挥发油　含量为0.25%～3.0%，有莰烯（camphene）、β-水芹烯（β-phellandrene）、α-姜烯（α-zingiberene）、γ-衣兰油烯（γ-muurolene）、α-姜黄烯（α-curcumene）、香叶醛（geranial）、β-倍半水芹烯（β-sesquiphellandrene）、α-蒎烯（α-pinene）、金合欢烯（farnesene）、β-没药烯（β-bisabolene）等。

2. 姜辣素　有6-姜酚（6-gingerol）、4-姜酚（4-gingerol）、8-姜酚（8-gingerol）、10-姜酚（10-gingerol）、12-姜酚（12-gingerol）、6-姜烯酚（6-shogaol）、4-姜烯酚（4-shogaol）、8-姜烯酚（8-shogaol）、10-姜烯酚（10-shogaol）、

12-姜烯酚（12-shogaol）、6-姜二酮（6-gingerdione）、1-dehydro-6-gingerdione，1-dehydro-8-gingerdione，1-dehydro-10-gingerdione，diacetoxy-4-gingerdiol，diacetoxy-6-gingerdiol，diacetoxy-8-gingerdiol，diacetoxy-10-gingerdiol，6-paradol等[2]。

3. 二苯基庚烷类　具有1,7-二苯基庚烷母核结构的物质，有姜黄素（curcumin）、脱甲氧基姜黄素（demethoxycurcumin）、六氢姜黄素（hexahydrocurcumin）、姜烯酮A（gingerenone A）、姜烯酮B（gingerenone B）、姜烯酮C（gingerenone C）、异姜烯酮B（isogingerenone B）等。

【性味归经】辛，微温。归肺、脾、胃经。

【功能主治】解表散寒，温中止呕，化痰止咳，解鱼蟹毒。用于风寒感冒，胃寒呕吐，寒痰咳嗽，鱼蟹中毒。

【药理作用】

1. 抗菌作用　姜辣素、挥发油及其两者混合物都具有良好的抗菌活性，姜辣素主要作用于枯草芽孢杆菌和酿酒酵母，姜精油对金黄色葡萄球菌和枯草芽孢杆菌有较强抑制作用，两者混合物对金黄色葡萄球菌、枯草芽孢杆菌及酿酒酵母均有很好的抑制作用[3]。6-姜酚具有强体外抗幽门螺杆菌活性，最小抑菌浓度（MIC）为0.02mg/ml，生姜醇提物的MIC为1.00mg/ml[4]。

2. 抗氧化作用　将生姜粉添加于饲料喂食高脂大鼠，能显著提高大鼠血清中超氧化物歧化酶（SOD）、谷胱甘肽过氧化物酶（GSH-Px）和硒（Se）水平，显著降低丙二醛（MDA）水平，显示出抗脂质过氧化，增强机体抵御氧化应激的能力[5]。

3. 抗肿瘤作用　生姜及其提取物对结肠癌、胰腺癌、胃癌、卵巢癌、乳腺癌等有改善作用，6-姜酚和6-姜烯酚能通过不同机制抑制TNF-α介导的脂联素表达[6]。

4. 改善代谢综合征　生姜提取物能加快骨骼肌脂肪代谢和能量消耗，发挥抗肥胖作用。临床试验显示生姜能够降低糖尿病患者血糖水平和炎症反应，还能显著提高胰岛素敏感性和血糖稳态。另外，生姜对非酒精性脂肪肝和心血管疾病也有明显改善作用[7]。

5. 抗炎止痛作用　动物实验显示生姜挥发油有明显的抗炎镇痛作用，体外细胞实验显示生姜提取物能高效抑制脂多糖（LPS）诱导的前列腺素-2（PGE2）产生，姜酚能抑制LPS诱导的环氧化酶-2（COX-2）表达[6]。

【分子生药】

1. 遗传标记　生姜虽以无性繁殖为主，但遗传多态性较为丰富，利用随机扩增多态性DNA（RAPD）、扩增片段长度多态性（AFLP）、简单序列间重复（ISSR）等分子标记技术可以进行生姜遗传多样性分析，鉴别生姜的真伪、品种等[8]。

2. 功能基因　姜酚主要来源于根茎，生物合成与CURS，CTP73A，CYP98A，CCoAOMT和HCT五种基因有关，CCoAOMT和HCT可能起门控和限速酶的作用，在调节姜酚生物合成中起重要作用[9]。

主要参考文献

[1] 徐莉. 美国药典（24版）：生姜粉（Powdered Ginger）[J]. 国外医药（植物药分册），2001(4)：173.

[2] 王丽. 母姜与子姜化学成分析及其抗氧化活性研究[D]. 泰安：山东农业大学，2012.

[3] 赵晋. 生姜姜辣素的提取及其功能性质研究[D]. 重庆：西南大学，2008.

[4] 张云玲，郑一敏，胡少南，等. 6-姜酚对幽门螺杆菌的抑菌作用研究[J]. 现代食品科技，2013，29(6)：1259-1261.

[5] 倪淑华，李秀花. 生姜对高脂大鼠抗氧化作用的研究[J]. 中国老年学杂志，2008(15)：1479-1480.

[6] Kubra I R, Rao L J. An impression on current developments in the technology, chemistry, and biological activities of ginger (*Zingiber officinale* Roscoe)[J]. Crit Rev Food Sci Nutr, 2012, 52(8): 651-688.

[7] Wang J, Ke W, Bao R, et al. Beneficial effects of ginger *Zingiber officinale* Roscoe on obesity and metabolic syndrome: a review[J]. Ann N Y Acad Sci, 2017, 1398(1): 83-98.

[8] Ismail NA, Rafii MY, Mahmud TM, et al. Molecular markers: a potential resource for ginger genetic diversity studies[J]. Mol Biol Rep, 2016, 43(12): 1347-1358.

[9] Jiang Y, Huang M, Wisniewski M, et al. Transcriptome Analysis Provides Insights into Gingerol Biosynthesis in Ginger (*Zingiber officinale*)[J]. Plant Genome, 2018, 11: 180034.

（中国药科大学　李萍　刘鄂湖）

30. 白术

Baizhu

ATRACTYLODIS MACROCEPHALAE RHIZOMA

【别名】于术、冬术、浙术。

【来源】为菊科植物白术*Atractylodes macrocephala* Koidz.的干燥根茎。

【本草考证】本品原名"术"，始载于《神农本草经》，列为上品。《本草经集注》始有白术、苍术之分，载："术乃有两种，白术叶大有毛而作桠，根甜而少膏，可作丸散用；赤术叶细无桠，根小苦而多膏，可作煎用"。《本草衍义》载："白术粗促，色微褐，其气亦微辛苦而不烈"。《本草纲目》载："白术，桴蓟也，吴越有之，人多取根栽莳，一年即稠。嫩苗可茹，叶稍大而有毛，根如指大，状如鼓槌，亦有大如拳者"。本草记载与现今所用白术基本一致。

【原植物】多年生草本，高20～60cm，根茎粗大，结节状。茎直立，上部分枝，基部木质化。单叶互生，茎下部叶有长柄，叶片通常3裂或羽状5深裂，中间裂片比侧裂片大，椭圆形或卵状披针形，长5～8cm，宽1.5～3cm，先端长渐尖，基部渐狭；茎上部叶柄渐短，狭披针形，分裂或不分裂，长4～10cm，宽1.5～4cm。全部叶质地薄，纸质，两面绿色，无毛，边缘或裂片边缘有长（或短）针刺状缘毛（或细刺齿）。头状花序顶生，直径2～4cm。总苞钟状，总苞片9～10层，膜质，覆瓦状排列。基部叶状苞1轮，羽状深裂，包围总苞；花多数，小花长1.7cm，紫红色，冠簷5深裂。瘦果。花期9～10月，果期10～11月。（图30-1）

主要为栽培，亦野生于山坡草地及山坡林下。主要分布于江苏、浙江、福建、江西、安徽、四川、湖北、湖南等地。

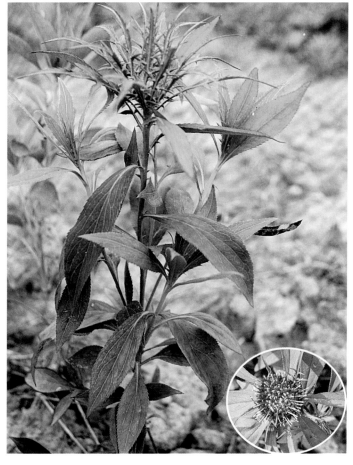

图30-1　白术

【**主产地**】主产于浙江、安徽，在湖南、湖北、江西、河北等地也有种植。道地产区古代记载有浙江于潜、越州（今浙江绍兴）、安徽徽州（今安徽歙县）、舒州（今安徽潜山县）、宁国、祁门、湖南平江、江西修水、铜鼓等地，现今仍以于潜、浙江东部、安徽南部等地为道地产区[1]。

【**栽培要点**】

1. **生物学特性**　喜凉爽气候，耐寒，怕涝；以土质疏松、肥力中等、排水良好的砂质壤土栽种为好。忌连作，前作以禾本科作物为宜。

2. **栽培技术**　种子繁殖或育苗移栽法。

3. **病虫害**　病害：立枯病、铁叶病、白绢病、根腐病等。虫害：蚜虫、地老虎等。

【**采收与加工**】冬季下部叶枯黄、上部叶变脆时采挖，除去泥沙，烘干或晒干，再除去须根。

【**商品规格**】白术商品按产地分为"浙白术"和"其他产地白术"两种规格。

1. **浙白术**　产在浙江杭州、金华、磐安、东阳、新昌、嵊州，以及毗邻的仙居、天台、义务、奉化、缙云等地的白术。统货。

2. **其他产地白术**　按照形状、表面特征、断面等分为4个等级。

【**药材鉴别**】

（一）性状特征

1. **白术**　为不规则的肥厚团块，长3～13cm，直径1.5～7cm。表面灰黄色或灰棕色，有瘤状突起及断续的纵皱和沟纹，并有须根痕，顶端有残留茎基和芽痕。质坚硬不易折断，断面不平坦，黄白色至淡棕色，有棕黄色的点状油室散在；烘干者断面角质样，色较深或有裂隙。气清香，味甘、微辛，嚼之略带黏性。（图30-2）

2. **白术片**　呈不规则厚片。外表皮灰黄色或灰棕色。切面黄白色至淡棕色，散生棕黄色的点状油室，木部具放射状纹理；烘干者切面角质样，色较深或有裂隙。气清香，味甘、微辛，嚼之略带黏性。（图30-2）

（二）显微鉴别

1. **根茎横切面**　木栓层为1～5列木栓细胞，其间夹有1～2列断续的石细胞带；皮层、韧皮部及射线中散有油室，长径180～370μm，短径135～200μm；形成层环明显；木质部外侧的导管1～3列径向排列，内侧的导管周围有较发达的木纤维束；薄壁细胞中含草酸钙针晶和菊糖。（图30-3）

2. **粉末特征**　粉末淡黄棕色。草酸钙针晶细小，长10～32μm，存在于薄壁细胞中，少数针晶直径至4μm；石细胞淡黄色，类圆形、多角形、长方形或少数纺锤形，直径37～64μm；纤维黄色，大多成束，长梭形，直径约至40μm，壁甚厚，木化，孔沟明显；薄壁细胞含菊糖，

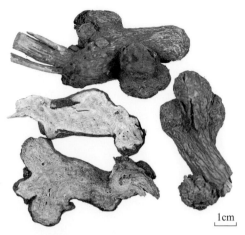

图30-2　白术药材及饮片图

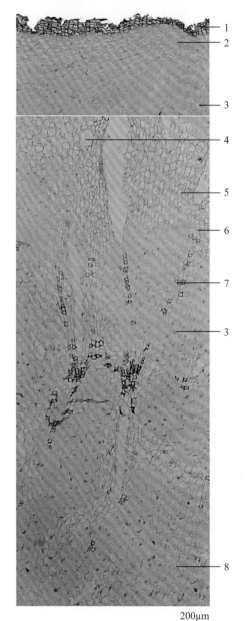

图30-3　白术横切面图

1. 木栓层　2. 皮层　3. 草酸钙针晶　4. 油室
5. 韧皮部　6. 形成层　7. 木质部　8. 髓

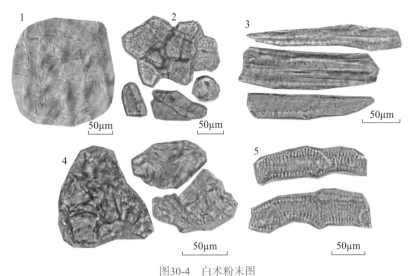

图30-4 白术粉末图

1. 草酸钙针晶 2. 石细胞 3. 纤维 4. 菊糖 5. 导管

表面显放射状纹理；导管分子短小，为网纹导管及具缘纹孔导管，直径至48μm。（图30-4）

（三）理化鉴别

薄层色谱 取本品粉末0.5g，加正己烷2ml，超声处理15分钟，滤过，取滤液作为供试品溶液。另取白术对照药材0.5g，同法制成对照药材溶液。照薄层色谱法试验，吸取上述两种溶液各10μl，分别点于同一硅胶G薄层板上，以石油醚（60~90℃）-乙酸乙酯（50:1）为展开剂，展开，取出，晾干，喷以5%香草醛硫酸溶液，加热至斑点显色清晰。供试品色谱中，在与对照药材色谱相应的位置上，显相同颜色的斑点，并应显有一桃红色主斑点（苍术酮）。

【质量评价】以个大、质坚实、断面黄白色、香气浓者为佳。照醇溶性浸出物测定法的热浸法测定，用60%乙醇作溶剂，本品浸出物不得少于35.0%。

【化学成分】主要成分为挥发油、苷类以及糖类等。其中，挥发油中的白术内酯类成分为白术的特征性成分和有效成分。

1. 挥发油 油中主要有苍术酮（atractylone）、白术内酯Ⅰ~Ⅳ（atractylenolide Ⅰ~Ⅳ）、双白术内酯（biatractyleno-lide）、白术内酰胺（atractylenolactam）、4R,15-环氧白术内酯Ⅱ（4R,15-epoxylatractylenolideⅡ）、4R,15-环氧-8β-羟基白术内酯Ⅱ（4R,15-epoxy-8β- hydroxylatractylenolideⅡ）、8β,9α-二羟基白术内酯Ⅱ（8β,9α-dihydroxylatractylenolideⅡ）、β-榄香烯（β-elemene）、γ-榄香烯（γ-elemene）、β-芹子烯（β-selinene）、4,5-去氢异长叶烯（4,5-dehydroisolongifolene）、β-桉叶烯（β-eudesmene）、γ-马榄烯（γ-maaliene）、甘香烯（elixene）、石竹烯（caryophyllene）、瓦伦烯（valencene）等[2-4]。

2. 苷类 有苍术苷A（atractyloside A）、10-表苍术苷A（10-epi-atractyloside A）、苍术苷B（atractyloside B）、淫羊藿次苷F2（icariside F2）、淫羊藿次苷D1（icariside D1）、紫丁香苷（syringin）、（2E）-癸烯-4,6-二炔-1,8-二醇-8-O-β-D-呋喃芹菜糖基-（1→6）-β-D-吡喃葡萄糖苷、莨菪亭-β-D-吡喃木糖基-（1→6）-β-D-吡喃葡萄糖苷等[5]。

3. 糖类 由阿拉伯糖、甘露糖、葡萄糖、半乳糖、果糖、菊糖等单糖组成的多种白术多糖。

【性味归经】苦、甘，温。归脾、胃经。

【功能主治】健脾益气，燥湿利水，止汗，安胎。用于脾虚食少，腹胀泄泻，痰饮眩悸，水肿，自汗，胎动不安。

【药理作用】

1. 对消化系统的作用 白术提取物及挥发油具有双向调节胃肠运动的作用，增加小鼠胃排空和促进肠蠕动，恢复正常的节律运动，还能缓解胃肠道平滑肌痉挛。白术多糖能有效减缓大肠埃希菌诱导的小鼠腹泻症状，对腹泻小鼠的肠道有明显的保护作用。白术多糖显示有促进胃肠黏膜修复作用[6]。

2. 抗炎作用　白术内酯Ⅰ、Ⅲ通过阻碍介导炎症发生的细胞因子TNF-α、IL-1β、IL-6等生成，发挥抗炎作用。

3. 抗肿瘤作用　白术挥发油、白术内酯Ⅰ及Ⅱ等成分具有抑制肺癌、宫颈癌、卵巢癌、大肠癌、腹水性肿瘤以及黑色素瘤细胞株增殖的作用。白术挥发油和白术多糖在抑制瘤细胞黏附、运动和基质降解方面有一定作用[7]。

4. 调节糖脂代谢　白术提取物能有效调节高脂大鼠血脂紊乱，白术多糖能显著降低小鼠餐后血糖，改善其糖耐量[8-9]。

5. 免疫调节作用　白术多糖、白术内酯Ⅰ和白术内酯Ⅲ刺激免疫细胞，能有效促进小鼠脾脏淋巴细胞增殖。白术多糖有促进小鼠淋巴细胞分泌细胞因子的作用。

主要参考文献

[1] 彭华胜，王德群.白术道地药材的形成与变迁[J].中国中药杂志，2004，29(12)：1133-1135.

[2] 钟艳梅，冯毅凡，郭姣.基于UPLC/Q-TOFMS技术的白术药材化学成分快速识别研究[J].质谱学报，2015，36(1)：72-77.

[3] 刘文涵，何晶晶，滕渊洁.顶空液液萃取-气相色谱-质谱法用于白术挥发性成分的分析[J].分析化学，2013，41(8)：1226-1231.

[4] Zhang JD, Cao G, Xia YH, et al. Fast analysis of principal volatile compounds in crude and processed *Atractylodes macrocephala* by an automated static headspace gas chromatography-mass spectrometry[J]. Pharmacognosy Magazine, 2014, 10(39): 249-253.

[5] 李伟，文红梅，崔小兵，等.白术的化学成分研究[J].中草药，2007(10)：1460-1462.

[6] 景岚，石欣，张波，等.白术对"泻剂结肠"大鼠结肠c-Kit含量的影响[J].江苏医药，2016，42(14)：1544-1546.

[7] 张宗，张鸿翔，史天良，等.白术挥发油抗肿瘤作用的研究[J].肿瘤研究与临床，2006，18(12)：799-820.

[8] 唐琪晶，陈素红，潘丹丹，等.白术精提物对代谢性高脂血症大鼠的药效及机制研究[J].中国中药杂志，2015，40(09)：1803-1807.

[9] 李燕，陈素红，吉星，等.白术多糖对自发性2型糖尿病小鼠血糖及相关指标的影响[J].中国实验方剂学杂志，2015，21(10)：162-165.

（中国药科大学　李萍　陈君）

31. 白芍

Baishao

PAEONIAE RADIX ALBA

【别名】白芍药、金芍药。

【来源】为毛茛科植物芍药*Paeonia lactiflora* Pall.的干燥根。

【本草考证】本品始载于《神农本草经》，列为中品。《本草经集注》始分赤、白两种。《开宝本草》载："此有两种，赤者利小便下气，白者止痛散血，其花亦有红白两色"。《图经本草》载："芍药二种，一者金芍药，二者木芍药。救病用金芍药，色白多脂肉，木芍药色紫瘦多脉"。又载："今处处有之，淮南者胜。春生红芽作丛，茎上三枝五叶，似牡丹而狭长，高一二尺。夏开花，有红白紫数种，子似牡丹子而小。秋时采根"。本草记载与现今所用品种基本一致。

【原植物】多年生草本。根粗壮。茎直立。叶互生，具长柄，茎下部叶为二回三出复叶，枝端为单叶。花大，单生于茎枝顶端；萼片3～4，宽卵形或近圆形，花瓣9～13，白色、粉红色或紫红色；雄蕊多数；心皮3～5，分离。蓇葖果3～5个，卵形。花期5～7月；果期6～7月。（图31-1）

主要为栽培，在东北生于海拔480～700m的山坡草地及林下，在其他省生于海拔1000～2300m的山坡草地。主要分布于我国东北、华北、陕西及甘肃南部。

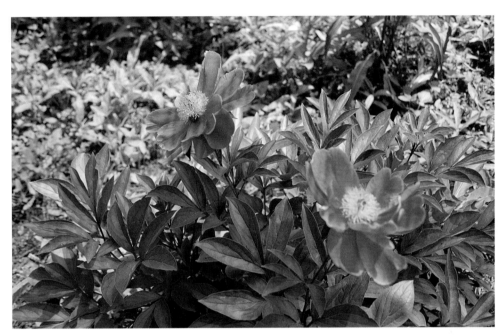

图31-1　芍药

【主产地】主产于浙江、安徽、四川等地。道地产区为安徽亳州、浙江杭州、四川中江，形成"亳白芍""杭白芍""川白芍"等道地白芍，药材品质最佳。此外，山东、贵州、湖南、湖北、甘肃、陕西、河南、云南等地亦有栽培。

【栽培要点】

1.生物学特性　喜温暖湿润气候，耐严寒、耐旱、怕涝。宜选阳光充足、土层深厚、排水良好、肥沃、疏松、含腐殖质的壤土或砂壤土栽培。盐碱地和涝洼地不宜栽种。

2.栽培技术　用种子繁殖或分根繁殖。

3.病虫害　病害：褐斑病、立枯病、根腐病、灰霉病、锈病等。虫害：红蜘蛛、蚜虫、蛴螬、地老虎等。

【采收与加工】一般栽培4～5年收获，于夏、秋两季采挖，洗净，除去地头尾和细根，放入开水中煮5～15分钟至无硬心，取出放入冷水中，用竹刀刮去外皮，晒干或切片晒干。

【商品规格】根据不同产地，将白芍药材分为"杭白芍""亳白芍""川白芍"三个规格。根据市场流通情况，对药材规格进行等级划分，将"杭白芍""亳白芍""川白芍"分为"选货"和"统货"两个规格[1]。

亳白芍选货分为三等。一等：2.0cm≤中部直径≤2.5cm；二等：1.0cm<中部直径<2.0cm；三等：中部直径<1.0cm；其他为统货，直径不分大小。

杭白芍选货，1.5cm≤中部直径≤2.5cm；其他为统货，直径不分大小。

川白芍选货，1.5cm≤中部直径≤2.5cm；其他为统货，直径不分大小。

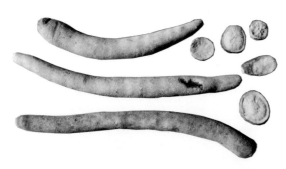

图31-2　白芍药材图

【药材鉴别】

（一）性状特征

根圆柱形，平直或稍弯曲，两端平截，长5～18cm，直径1～2.5cm。表面类白色或淡棕红色，光洁或有纵皱纹及细根痕，偶有残存的棕褐色外皮。质坚实，不易折断，断面较平坦，类白色或微带棕红色，形成层环明显，射线放射状。气微，味微苦、酸。（图31-2）

（二）显微鉴别

1. 根横切面　木栓细胞6～10列，去皮者偶有残存。皮层窄，薄壁细胞有的可见大纹孔。韧皮部筛管群近形成层处明显。形成层环状。木质部宽广，导管径向散在，近形成层处成群；木射线较宽，中央初生木质部不明显。薄壁细胞含糊化淀粉粒，有的含草酸钙簇晶。（图31-3）

2. 粉末特征　粉末黄白色。糊化淀粉粒团块甚多；草酸钙簇晶直径11～35μm，存在于薄壁细胞中，常排列成行，或一个细胞中含数个簇晶；具缘纹孔导管和网纹导管直径20～65μm；木纤维，主为纤维管胞，呈长梭形，直径15～40μm，壁厚，微木化，具大的圆形纹孔。（图31-4）

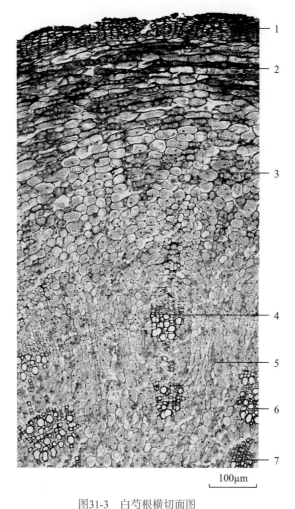

图31-3　白芍根横切面图

1. 木栓层　2. 皮层　3. 韧皮部　4. 形成层　5. 木射线
6. 木质部（导管）　7. 木纤维

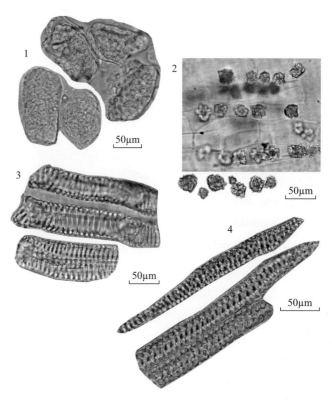

图31-4　白芍粉末图

1. 含糊化淀粉粒细胞　2. 草酸钙簇晶　3. 导管　4. 木纤维（纤维管胞）

（三）理化鉴别

薄层色谱　取本品粉末0.5g，加乙醇10ml，振摇5分钟，滤过，滤液蒸干，残渣加乙醇1ml使溶解，作为供试品溶液。另取芍药苷对照品，加乙醇制成每1ml含1mg的溶液，作为对照品溶液。照薄层色谱法试验，吸取上述两种溶液各10μl，分别点于同一硅胶G薄层版上，以三氯甲烷-乙酸乙酯-甲醇-甲酸（40∶5∶10∶0.2）为展开剂，展开，取出，晾干，喷以5%香草醛硫酸溶液，加热至斑点显色清晰。供试品色谱中，在与对照品色谱相应的位置上，显相同的蓝紫色斑点。

【质量评价】　以根粗长匀直、皮色光洁、质坚实、断面粉白色、粉性大、无白心或裂断痕者为佳。采用高效液相色谱法测定，本品按干燥品计算，含芍药苷（$C_{23}H_{28}O_{11}$）不得少于1.6%。

【化学成分】　主要成分为芍药苷（paeoniflorin）、芍药内酯苷（albiflorin）、氧化芍药苷（oxypaeoniflorin）、苯甲酰芍药苷（benzoylpaeoniflorin）、没食子酰芍药苷（galloylpaeoniflorin）、芍药新苷（lactiflorin）、丹皮酚（paeonol）、1,2,3,4,6-五没食子酰葡萄糖（1,2,3,4,6-pentagalloylglucose）。尚含儿茶素（catechin）及挥发油等[2]。

【性味归经】　苦、酸，微寒。归肝、脾经。

【功能主治】　养血调经，敛阴止汗，柔肝止痛，平抑肝阳。用于血虚萎黄，月经不调，自汗，盗汗，胁痛，腹痛，四肢挛痛，头痛眩晕。

【药理作用】

1. 镇静镇痛作用　小鼠腹腔注射芍药苷能减少自发活动，延长戊巴比妥钠的睡眠时间，抑制因腹腔注射乙酸引起的扭体反应。

2. 扩张血管作用　芍药苷对狗的冠状血管及后肢血管有扩张作用。

3. 抗溃疡作用　芍药苷能抑制大鼠的胃液分泌，并能预防大鼠应激性溃疡病。

4. 免疫调节作用　水煎剂对巨噬细胞有明显的促进作用，对细胞免疫功能有一定的调节作用。

5. 其他作用　解痉、抗炎、解热、抗肝损伤、抑菌等作用[2]。

【分子生药】

功能基因　从芍药中获得芍药苷合成途径中的1个α-蒎烯合成酶cDNA全长序列，命名为PlPIN（GenBank登录号：KU187411），该基因编码的酶可以催化牻牛儿基焦磷酸（geranyl pyrophosphate，GPP）生成α-蒎烯[3]，为白芍分子育种提供候选基因和理论依据。

主要参考文献

[1] T/CACM 1021.55—2018，团体标准，中药材商品规格等级白芍[S]. 2018.

[2] 叶先文，夏澜婷，任洪民，等.白芍炮制的历史沿革及化学成分、药理作用研究进展[J]. 中草药，2020，51(7)：1951-1969.

[3] Ma Xiaohui, Guo Juan, Ma Ying, et al. Characterization of a monoterpene synthase from Paeonia lactiflora producing α-pinene as its single product[J]. Biotechnology letters, 2016, 38(7): 1213-1219.

（中国药科大学　李萍　李彬）

32. 白茅根

Baimaogen

IMPERATAE RHIZOMA

【别名】茅草根、茅草、丝茅根。

【来源】为禾本科植物白茅*Imperata cylindrica* Beauv. var. *major*（Nees）C. E. Hubb.的干燥根茎。

【本草考证】本品始载于《神农本草经》，列为中品。《名医别录》载："一名地菅，一地筋，一名兼杜。生楚地田野。六月采根。此即今白茅菅"。《图经本草》载："茅根，今处处有之。春生芽，布地如针，俗间谓之茅针，亦可啖，甚益小儿。夏生白花，茸茸然，至秋而枯，其根至洁白，亦甚甘美，六月采根用"。《本草纲目》载："茅有数种，夏花者为茅，秋花者为菅，二物功用相近，而名谓不同"。根据《图经本草》所附"茅根"图及《植物名实图考》所附"白茅"图考证，本草记载与现今所用白茅基本一致。

【原植物】多年生，具粗壮的长根状茎。秆直立，高30~80cm，具1~3节，节无毛。叶鞘聚集于秆基，甚长于节间，质地较厚，老后破碎呈纤维状；叶舌膜质，紧贴其背部或鞘口具柔毛；秆生叶片窄线形，通常内卷，顶端渐尖呈刺状，下部渐窄，或具柄，质硬，被有白粉，基部上面具柔毛。圆锥花序稠密，基盘具丝状柔毛；两颖草质及边缘膜质，顶端渐尖或稍钝，

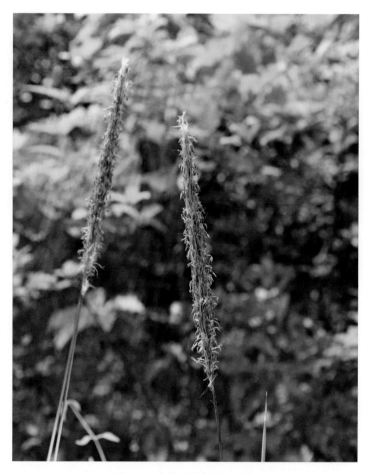

图32-1 白茅（戴仕林 摄）

常具纤毛，脉间疏生长丝状毛；雄蕊2枚，花药长3~4mm；花柱细长，柱头2，紫黑色，羽状。颖果椭圆形。花期、果期4~6月。（图32-1）

主要为野生，生于低山带平原河岸草地、砂质草甸、荒漠与海滨。主要分布于辽宁、河北、山西、山东、陕西、新疆等北方地区[1]。

【主产地】主产于全国大部分地区。

【栽培要点】

1. 生物学特性 喜湿润气候，喜阳耐旱，宜选一般坡地或平地栽培。

2. 栽培技术 根茎繁殖。春季，挖取白茅地下根茎，按株行距30cm×30cm栽种。

3. 病虫害 病害：根腐病等。虫害：蚜虫等。

【采收与加工】春、秋两季采挖，洗净，晒干，除去须根和膜质叶鞘，捆成小把。

【商品规格】根据市场流通情况，将白茅根药材分成"选货"与"统货"两个等级。选货：长短均匀，直径≥0.3cm，杂质不得过1%。统货：长短不均匀，杂质不得过3%[7]。

33. 白果

Baiguo

GINKGO SEMEN

【别名】银杏核、公孙树子、鸭脚树子、灵眼、佛指甲。

【来源】为银杏科植物银杏*Ginkgo biloba* L.的干燥成熟种子。

【本草考证】《绍兴本草》载："银杏，世之果实。味苦、甘，平，无毒。唯炒或煮食之，生食戟人"。《食物本草》果部，载："银杏味苦，有毒。实如杏，而核中有仁可食，故名仁杏"。《本草品汇精要》载："银杏炒食煮食皆可，生食发病。性甘苦……煨熟食之止小便频数"。《本草纲目》载："银杏，……一枝结子百上，经霜乃熟，烂去肉，取核为果，其核两头尖，其仁嫩时绿色，久则黄""核仁……熟食益人……能入肺经，益肺气，定喘嗽，缩小便"。本草记载与现今所用白果基本一致。

【原植物】落叶大乔木，高达40m，具长枝及短枝。叶扇形，有长柄，淡绿色，有多数叉状并列细脉，上缘浅波状，有时中央浅裂或深裂；叶在长枝上螺旋状散生，在短枝上簇生状。球花雌雄异株，生于短枝叶腋或苞腋；雄球花荑花序状，雄蕊排列疏松，具短梗，花药常2个；雌球花具长梗，梗端常分2叉，每叉顶生一盘状珠座，胚珠着生其上，通常仅一个叉端的胚珠发育成种子。种子具长梗，下垂，椭圆形至近球形，长2.5～3.5cm，外种皮肉质，外被白粉，有臭味；中种皮骨质，白色，具2～3条纵脊；内种皮膜质；胚乳丰富。花期3～4月，种子9～10月成熟。（图33-1）

我国特产，现普遍栽培。

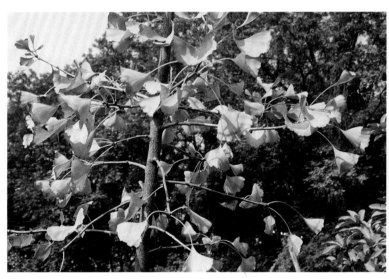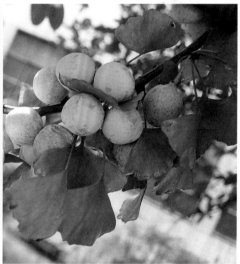

图33-1 银杏

【主产地】主产于江苏、山东、广西、四川等地。

【栽培要点】

1. 生物学特性　喜温暖湿润气候，喜阳，耐寒，耐旱，忌涝。在年平均温度18～20℃，冬季绝对最低气温不低于零下20℃，年降雨量600～1500mm的气候及土层深厚的砂质壤土中生长良好，不宜在阴坡、积水或盐分太多的土壤中栽培。

2. 栽培技术　用种子、分株和嫁接繁殖。

3. 病虫害　病害：苗木茎腐病。虫害：天牛、樟蚕、铜绿金龟子及黑胸散白蚁等。

【采收与加工】秋季种子成熟时采收，除去肉质外种皮，洗净，稍蒸或略煮后，烘干。

【商品规格】根据白果药材在市场流通的情况，将白果分为"选货"和"统货"两个规格。选货：长2.2～2.5cm，宽1.5～2cm，大小均匀，表面黄白色，无霉果，破果率≤5%；统货：长1.5～2.5cm，宽1～2cm，大小不一，表面黄白色或淡棕黄色，无霉果，破果率≤15%。

【药材鉴别】

（一）性状特征

略呈椭圆形，一端稍尖，另端钝，长1.5～2.5cm，宽1～2cm，厚约1cm。表面黄白色或淡棕黄色，平滑，具2～3条棱线。中种皮（壳）骨质，坚硬。内种皮膜质，种仁宽卵球形或椭圆形，一端淡棕色，另一端金黄色，横断面外层黄色，胶质样，内层淡黄色或淡绿色，粉性，中间有空隙。气微，味甘、微苦。（图33-2）

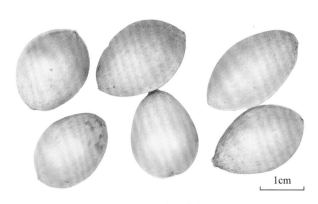

图33-2 白果药材图

（二）显微鉴别

粉末特征 粉末浅黄棕色。石细胞单个散在或数个成群，类圆形、长圆形、类长方形或不规则形，有的具突起，长60～322μm，直径27～125μm，壁厚，孔沟较细密；内种皮薄壁细胞浅黄棕色至红棕色，类方形、长方形或类多角形；胚乳薄壁细胞多类长方形，内充满糊化淀粉粒。（图33-3）

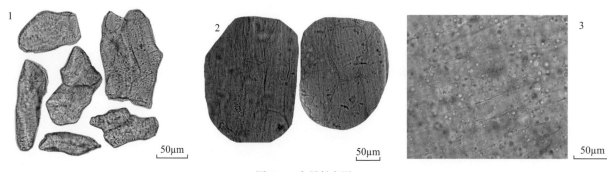

图33-3 白果粉末图

1. 石细胞 2. 内种皮薄壁细胞 3. 胚乳薄壁细胞

（三）理化鉴别

薄层色谱 取本品粉末10g，加甲醇40ml，加热回流1小时，滤过，滤液蒸干，残渣加水15ml使溶解，通过少量棉花滤过，滤液通过聚酰胺柱（80～100目，3g，内径为10～15mm），用水70ml洗脱，收集洗脱液，用乙酸乙酯振摇提取2次，每次40ml，合并乙酸乙酯液，蒸干，残渣加甲醇1ml使溶解，作为供试品溶液。另取银杏内酯A对照品、银杏内酯C对照品，加甲醇制成每1ml各含0.5mg的混合溶液，作为对照品溶液。吸取上述两种溶液各10μl，分别点于同一以含4%醋酸钠的羧甲基纤维素钠溶液为黏合剂制备的硅胶G薄层板上，以甲苯-乙酸乙酯-丙酮-甲醇（10：5：5：0.6）为展开剂，展开，取出，晾干，喷以醋酐，在140～160℃加热30分钟，置紫外光灯（365nm）下检视。供试品色谱中，在与对照品色谱相应的位置上，显相同颜色的荧光斑点。

【质量评价】以壳色黄白，种仁饱满，断面色淡黄者为佳。

【化学成分】主要成分为银杏酸类、黄酮类、萜类内酯类、多糖、脂肪油等[1-2]。

1. 银杏酸类 白果酸（ginkgolic acid）、氢化白果酸（hydroginkgolic acid）、白果酚（ginkgol）、白果醇（ginnol）等。

2. 黄酮类 银杏双黄酮（ginkgetin）、异银杏双黄酮（isoginkgetin）等。

3. 萜类内酯类 银杏内酯A（ginkgolide A）等。

【性味归经】甘、苦、涩，平；有毒。归肺、肾经。

【功能主治】敛肺定喘，止带缩尿。用于痰多喘咳，带下白浊，遗尿尿频。

【药理作用】

1. 平喘作用　白果可降低哮喘小鼠血清中IL-5水平，减轻哮喘症状[3]。

2. 抗肿瘤作用　白果多糖通过促进IL-2、TNF-α等一系列细胞因子的分泌，激活NK细胞和巨噬细胞，抑制肿瘤生长，诱导癌细胞凋亡[4-5]。

3. 其他作用　白果还有抗菌、抗氧化等作用[6]。

【用药警戒或禁忌】生食白果有毒。

主要参考文献

[1] 周桂生.银杏种子资源化学研究[D].南京：南京中医药大学，2013.

[2] 夏梦雨，张雪，王云，等.白果的炮制方法、化学成分、药理活性及临床应用的研究进展[J].中国药房，2020，31(1)：123-128.

[3] 姚迪，林建海，郏琴，等.白果对哮喘小鼠血清中白细胞介素-5作用的研究[J].中国临床医学，2003(4)：582-584.

[4] 赵珮妮，和法涛，宋烨，等.白果的特异生物活性和药理作用研究进展[J].化工进展，2017，36(S1)：366-371.

[5] Chen HY, Meng YM, Cao Y, et al. Novel analysis of maturation of murine bone-marrow-derived dendritic cells induced by Ginkgo Seed Polysaccharides[J]. Human Vaccines and Immunotherapeutics, 2015, 11(6): 1387-1393.

[6] 周晓辉，王瑱，邱立娟，等.银杏白果提取物抗氧化及抗菌研究[J].时珍国医国药，2018，29(3)：71-74.

（中国药科大学　李萍　杨华）

34. 白蔹

Bailian

AMPELOPSIS RADIX

【别名】山地瓜、山葡萄秧、乌藤。

【来源】为葡萄科植物白蔹*Ampelopsis japonica*（Thunb.）Makino的干燥块根。

【本草考证】本品始载于《神农本草经》，列为下品。《名医别录》载："白蔹近道处处有之。作藤生，根如白芷。破片，以竹穿之，日干。生取根捣敷痈肿亦效"。《图经本草》载："白蔹，今江淮州郡及荆、襄、怀、孟、商、齐诸州皆有之。二月生苗，多在林中作蔓，赤茎，叶如小桑，五月开花，七月结实，根如鸡鸭卵，三五枚同窝，皮赤黑，肉白"。本草记载与现今所用白蔹基本一致。

【原植物】木质藤本。小枝圆柱形，有纵棱纹，无毛。卷须不分枝或卷须顶端有短的分叉，相隔3节以上间断与叶对生。叶为掌状3～5小叶，小叶片羽状深裂或小叶边缘有深锯齿而不分裂，顶端渐尖或急尖；叶柄无毛；托叶早落。聚伞花序，通常与叶对生；花序梗常呈卷须状卷曲；花梗极短或几无梗；花蕾卵球形；花瓣5，卵圆形，无毛；雄蕊5，花药卵圆形，长宽近相等；花盘发达；子房下部与花盘合生，花柱短棒状，柱头不明显扩大。果实球形，成熟后带白色，有种子1～3颗；种子倒卵形。花期5～6月，果期7～9月。（图34-1）

生于海拔100～900m的山坡地边、灌丛或草地，也有栽培。主要分布于辽宁、吉林、河北、山西、陕西、江苏、浙江、江西、河南、湖北、湖南、广东、广西、四川。

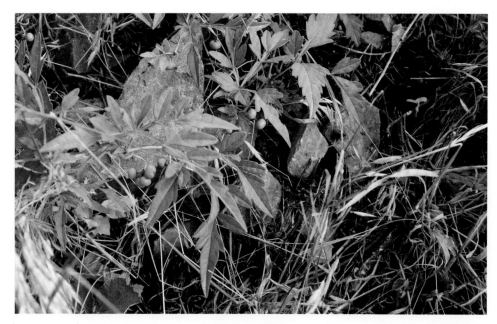

图34-1　白蔹

【主产地】主产于江苏、安徽、山东等地。

【栽培要点】

1. 生物学特性　喜凉爽湿润的气候，从亚热带到温带均能栽培，适应性强，耐寒。对土壤要求不严，砂质壤土、壤土、黏壤土均可种植。

2. 栽培技术　分根繁殖和扦插繁殖。分根繁殖在春季植株未萌芽前进行。选每株带芽的根3～4个，开穴栽种。扦插繁殖在7月进行，保证每段插穗上留3～4个节。生根后移栽。此外，也可用种子繁殖、压条繁殖。

3. 病虫害　病害：褐斑病、根腐病等。虫害：红蜘蛛等。

【采收与加工】春、秋两季采挖，除去泥沙和细根，切成纵瓣或斜片，晒干。

【商品规格】统货。

【药材鉴别】

（一）性状特征

块根纵瓣呈长圆形或近纺锤形，长4～10cm，直径1～2cm。切面周边常向内卷曲，中部有1突起的棱线。外皮红棕色或红褐色，有纵皱纹、细横纹及横长皮孔，易层层脱落，脱落处呈淡红棕色。斜片呈卵圆形，长2.5～5cm，宽2～3cm。切面类白色或浅红棕色，可见放射状纹理，周边较厚，微翘起或略弯曲。体轻，质硬脆，易折断。折断时，有粉尘飞出。气微，味甘。（图34-2）

（二）显微鉴别

1. 块根横切面　木栓层为2～6列木栓细胞，有时

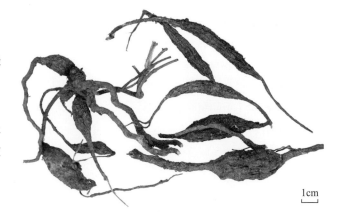

1cm

图34-2　白蔹药材图

脱落。韧皮部射线宽广，韧皮束呈窄条状，形成层成环。木质部导管稀疏散在，周围有木纤维及木化薄壁细胞。薄壁组织中散有黏液细胞，内含草酸钙针晶束；薄壁细胞内充满淀粉粒，有的含有草酸钙簇晶。（图34-3）

2. 粉末特征　粉末淡红棕色。淀粉粒单粒，长圆形、长卵形、肾形或不规则形，直径3～13μm，脐点不明显，复粒少数；草酸钙针晶长86～169μm，散在或成束存在于黏液细胞中，草酸钙簇晶直径25～78μm，棱角宽大；具缘

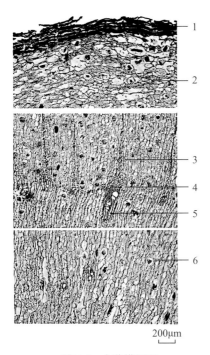

图34-3 白蔹横切面

1. 木栓层 2. 皮层 3. 韧皮层 4. 形成层
5. 木质部 6. 黏液细胞

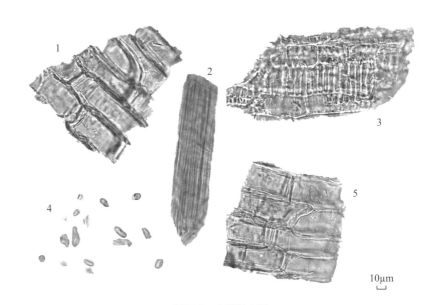

图34-4 白蔹粉末图

1,5. 木栓细胞 2. 草酸钙针晶 3. 导管 4. 淀粉粒

纹孔导管,直径35～60μm。(图34-4)

(三)理化鉴别

薄层色谱 取本品粉末2g,加乙醇30ml,加热回流1小时,滤过,滤液蒸干,残渣加乙醇2ml使溶解,作为供试品溶液。另取白蔹对照药材2g,同法制成对照药材溶液。照薄层色谱法试验,吸取上述两种溶液各5μl,分别点于同一硅胶G薄层板上,以三氯甲烷–甲醇(6∶1)为展开剂,展开,取出,晾干,喷以10%硫酸乙醇溶液,在105℃加热至斑点显色清晰。供试品色谱中,在与对照药材色谱相应的位置上,显相同颜色的斑点。

【质量评价】以片大,外皮红棕色,断面粉白色,粉性足者为佳。照醇溶性浸出物测定法项下的冷浸法测定,用25%乙醇作溶剂,浸出物不得少于18.0%。

【化学成分】主要成分为酚酸、蒽醌、黄酮、皂苷类物质,同时还含有挥发油类成分。其中,酚酸类成分没食子酸和蒽醌类成分大黄素被认为是其主要的活性成分[1-3]。

1. 酚酸类及其糖苷 有丹皮酚、没食子酸、白藜芦醇、原儿茶酸等。

2. 蒽醌类 有大黄酚、大黄素甲醚、大黄素、大黄素-8-O-β-D-吡喃葡萄糖苷等。

3. 黄酮类 主要有槲皮素、槲皮素-3-O-α-L-吡喃鼠李糖等。

4. 其他 还含有到β-谷甾醇、尿苷、腺苷、卫矛醇、羽扇豆醇等。

【性味归经】苦,微寒。归心、胃经。

【功能主治】清热解毒,消痈散结,敛疮生肌。用于痈疽发背,疔疮,瘰疬,烧烫伤。

【药理作用】

1. 抗菌作用 白蔹主要含有多种具有抗菌作用的药理成分,如大黄酚、大黄素甲醚、大黄素、没食子酸、富马酸等,这与白蔹在临床应用上主要用于清热、解毒、散结、生肌相一致。白蔹的水浸剂在试管内对同心性毛癣菌、奥杜益小芽孢癣菌、腹肌沟表皮癣菌、红色表皮癣菌等皮肤真菌均有不同程度的抑制作用。水煎剂对金黄色葡萄球菌及志贺菌有抑制作用。

2. 抗肿瘤作用　白蔹的甲醇提取物及momordin Ⅰ对激活蛋白活性及肿瘤细胞的增生有抑制作用，并且对人肿瘤细胞有细胞毒性作用。没食子酸在一定浓度范围内对 HepG2 细胞生长有明显抑制作用。

3. 其他作用　白蔹的醇提取物可以增强小鼠T淋巴细胞和巨噬细胞的免疫功能；白蔹煎剂对小鼠有一定的兴奋作用。白蔹能抑制黑素形成，其水煎液在高浓度下对离体蛙心收缩强度抑制作用较强[2, 4-5]。

主要参考文献

[1] 李建秀，周凤琴.山东药用植物志[M].西安：西安交通大学出版社，2013：419.

[2] 林玲，魏巍，吴疆.白蔹的化学成分和药理作用研究进展[J].药物评价研究，2012，35(5)：391-392.

[3] 白学莉，单文静.白蔹的化学成分研究[J].中国药业，2017，26(1)：16-18.

[4] 赵兵，高昂，贾旭，等.白蔹的药学研究进展[J].安徽农业科学，2012，40(9)：5185-5186，5675.

[5] 陈爱军，刘运美，蔡凤桃，等.白蔹研究进展[J].中国民族民间医药，2014(14)：10-11.

（山东中医药大学　李佳）

35. 白薇

Baiwei

CYNANCHI ATRATI RADIX ET RHIZOMA

【别名】老君须、老虎瓢根、婆婆针线包[1]。

【来源】为萝藦科植物白薇*Cynanchum atratum* Bge.或蔓生白薇*Cynanchum versicolor* Bge.的干燥根和根茎。

【本草考证】本品始载于《神农本草经》，列为中品。《名医别录》载："生平原山谷，三月三采根阴干"。《图经本草》载："今陕西诸郡（今安徽滁州）、舒（今安徽安庆）、润（今江苏丹徒）、辽（今山西左权）州亦有之。茎叶具青，颇类柳叶，六七月开红花，八月结实，根黄白色类牛膝而短小"，并附"滁州白薇图"。本草记载与现今所用白薇基本一致。

【原植物】

1. 白薇　多年生直立草本，高达50cm；根须状，有香气。叶卵形或卵状长圆形，长5～8cm，宽3～4cm，顶端渐尖或急尖，基部圆形，两面均被有白色绒毛，特别以叶背及脉上为密；侧脉6～7对。伞状聚伞花序，无总花梗，生在茎的四周，着花8～10朵；花深紫色，直径约10mm；花萼外面有绒毛，内面基部有小腺体5个；花冠辐状，外面有短柔毛，并具缘毛；副花冠5裂，裂片盾状，圆形，与合蕊柱等长，花药顶端具1圆形的膜片；花粉块每室1个，下垂，长圆状膨胀；柱头扁平。蓇葖单生，向端部渐尖，基部钝形，中间膨大，长9cm，直径5～10mm；种子扁平；种毛白色，长约3cm。花期4～8月，果期6～8月。（图35-1）

生于海拔100～1800m的河边、干荒地及草丛中。西自云南西北向东北方向，经陕西、河北直到黑龙江边，南至北回归线以北地区，东至沿海各省均有分布。

2. 蔓生白薇　与白薇相似，区别在于植物体不具白色乳汁，茎上部缠绕，下部直立，被短柔毛，叶片卵形或椭圆形，质地较薄。花较小，直径约1cm，初开时黄绿色，后渐变为黑紫色，花冠裂片内面被柔毛。（图35-2）

生于海拔100～500m的花岗岩石山上的灌木丛中及溪流旁。主要分布于辽宁、河北、河南、山东、山西、安徽等地。

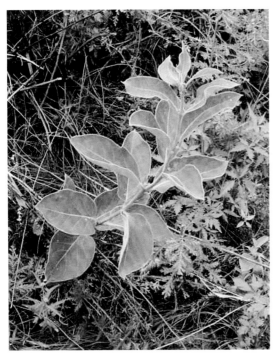

图35-1 白薇（王峰祥 摄）

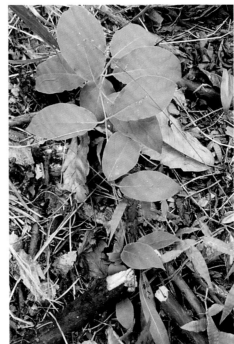

图35-2 蔓生白薇

【主产地】

1. 白薇 主产于安徽、湖北、辽宁。

2. 蔓生白薇 主产于河北、河南、山西、山东、安徽等地。销全国。

【栽培要点】

1. 生物学特性 喜温和湿润环境，耐寒。选向阳、土层深厚含腐殖质多的砂质土壤栽培为宜。

2. 栽培技术 用种子繁殖，直播或育苗移栽。

3. 病虫害 虫害：蚜虫。

【采收与加工】 春、秋两季采挖、洗净，干燥。

【商品规格】 统货。

【药材鉴别】

（一）性状特征

根茎短，呈结节状，略横向延长，直径0.5～1.2cm，上端有圆形茎痕或残留茎基，直径5mm以上，两端及下面簇生多数细根，形似马尾。根细长，长10～25cm，直径1～2mm；表面棕黄色，平滑，有极细的纵纹；质硬脆，易折断，断面平坦，淡黄白色，中央有细小黄色木心。气微，味微苦。（图35-3）

（二）显微鉴别

1. 根横切面 表皮为类多角形细胞，外壁稍增厚；皮层约为20余列类圆形薄壁细胞，含细小淀粉粒和草酸钙簇晶；内皮层细胞扁长，凯氏点明显；中柱鞘为1～2列切向延伸的薄壁细胞；韧皮部窄，形成层成环；木质部导管、管胞、木纤维及木薄壁细胞均木化；导

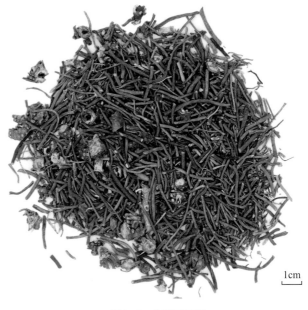

图35-3 白薇药材图

1cm

管直径8～56μm。（图35-4）

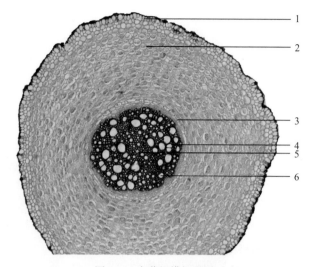

图35-4 白薇根横切面图

1.表皮 2.皮层 3.内皮层 4.韧皮部 5.木质部 6.导管

2. **根茎横切面** 表皮为径向延长的细胞；皮层于节处有石细胞；韧皮部较窄，形成层成环；木质部导管常单个散在或2～4个切向并列，木纤维及木薄壁细胞壁均木化；内生韧皮部筛管群环列；髓偏心性，有少数石细胞散在；薄壁细胞含淀粉粒，有的含草酸钙簇晶。

3. **粉末特征** 粉末灰棕色。草酸钙簇晶直径7～45μm，有的1个细胞含2个簇晶，有的含晶细胞纵向连接；根茎表皮细胞表面观类多角形或长多角形，直径16～40μm，长至94μm，壁稍厚，表皮组织中有分泌细胞，呈类多角形，直径14～23μm，长至45μm，内含黄色分泌物，断面观表皮细胞类方形或略扁平，有的切向分裂为2，外侧细胞为黄色分泌细胞；根下皮细胞类长方形，壁波状弯曲，下皮组织间布有类圆形分泌细胞，内含黄色分泌物；具缘纹孔、网纹及螺纹导管直径10～50μm；木纤维多成束，直径10～25μm，壁厚2.5～11μm，有斜纹孔或细小圆纹孔；内皮层细胞表面观长方形，垂周壁细波状弯曲，微木化；淀粉粒单粒类圆形，脐点点状、裂缝状或三叉状，复粒由2～6分粒组成；纤维壁极厚，胞腔细或不明显，有的初生壁与次生壁分离。（图35-5）

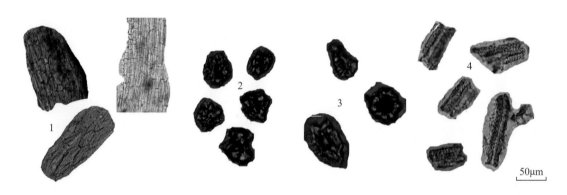

图35-5 白薇粉末图

1.薄壁组织 2.簇晶 3.石细胞 4.导管

（三）理化鉴别

薄层色谱 取本品粉末1g，加甲醇30ml，超声处理20分钟，放冷，滤过，滤液蒸干，残渣加甲醇1ml使溶解，作为供试品溶液。另取白薇对照药材1g，同法制成对照药材溶液。照薄层色谱法试验，吸取上述两种溶液各2μl，分别点于同一硅胶G薄层板上，以正丁醇-乙酸乙酯-水（4：1：5）的上层溶液为展开剂，展开，取出，晾干，喷以硫酸乙醇溶液（1→10），在105℃加热至斑点显色清晰。供试品色谱中，在与对照药材色谱相应的位置上，显相同颜色的斑点。

【**质量评价**】以根条粗壮、色黄、断面色白实心者为佳。照醇溶性浸出物测定法项下的热浸法测定，用稀乙醇作溶剂，浸出物不得少于19.0%。

【**化学成分**】主要成分为甾体皂苷及芳香类化合物。

1. **C_{21}甾体皂苷** 芫花叶白前苷C，H（glaucoside C，H）、芫花叶白前苷元A（glaucogenin A）和具有14,15裂环孕甾烷的骨架结构（Ⅲ型）的白薇苷A，B，C，D（atratoside A，B，C，D）等[2]。

2. 芳香类化合物　主要为苯乙酮类化合物，如biphenylneolignan，2,6,2,6'-tetramerhoxy-4,4,-bis（2,3-epoxy-l-hydorxyporpyl）biphenyl，对羟基苯乙酮（6-hydroxyacetophenone）、3,4-二羟基苯乙酮（3,4-dihydorxyaeetophenone）、3-甲氧基-4-羟基苯乙酮（3-methoxy-4-hydroxypropiophenone）等。这一类的化合物对LPS诱导的RAW264.7细胞有双向调节作用、心肌细胞保护作用等生理活性[3]。

【性味归经】苦、咸，寒。归胃、肝、肾经。

【功能主治】清热凉血，利尿通淋，解毒疗疮。用于温邪伤营发热，阴虚发热，骨蒸劳热，产后血虚发热，热淋，血淋，痈疽肿毒。

【药理作用】

1. 退热作用　白薇水煎液对大鼠酵母所导致的发热有明显的退热作用。

2. 消炎作用　白薇水提物的腹腔注射对巴豆油致炎剂所致小鼠耳廓性渗出性炎症具有非常显著的抗炎作用[4]。

3. 镇咳祛痰作用　蔓生白薇的水提物具有一定的平喘作用，但没有镇咳和祛痰作用；白薇的水提物有一定的祛痰作用，但没有镇咳和平喘作用[5]。

4. 其他作用　从蔓生白薇中分离出来的蔓生白薇苷A（cynaversicoside A）在体内抗肿瘤实验条件下，具有良好的肿瘤抑制活性[6]。白薇皂苷能够使心肌收缩作用增强，心率变慢，可用于充血性心力衰竭，白薇中的皂苷对肺炎球菌有抑制作用[7]。

【分子生药】遗传标记　基于DNA条形码序列的分子鉴定：在基于ITS2和trnH-ps-bA复合序列构建的树中，徐长卿、蔓生白薇、柳叶白前各自聚为一支，与白薇区别开，芫花叶白前与近缘混伪品区分开，说明ITS2和trnH-ps-bA序列可以准确鉴别徐长卿、白薇和白前及其同属近缘混伪品[8]。

【附注】部分地区把白薇同属植物混作白薇[9]，如：湖北和湖南部分地区将合掌消作白薇销售；四川省销售的白薇主要为竹灵消，又称"川白薇"；吉林部分地区以潮风草充白薇使用[10]；苏州地区和湖北襄阳、黄岗地区以毛白薇充白薇入药用；贵州及四川省的一些地区将万寿竹根与根茎充白薇使用[11]等。

主要参考文献

[1] 葛乃贵. 白前与白薇鉴别[J]. 时珍国医国药，1999(7)：46.

[2] Zhang Z X, Zhou J, Hayashi K, et al. Studies on the constituents of asclepiadaceae plants. LVIII. The structures of five glycosides, cynatratoside-A, -B, -C, -D, and -E, from the Chinese drug "pai-wei," Cynanchum atratum Bunge.[J]. Chemical & Pharmaceutical Bulletin, 1985, 33(4): 1507.

[3] Day S H, Wang J P, Won S J, et al. Bioactive Constituents of the Roots of Cynanchum a tratum[J]. Journal of Natural Products, 2001, 64(5): 608.

[4] 雷辉，王永兵，肖功胜，等. 蔓生白薇有效部位化学成分研究[J]. 中药材，2014, 37(10)：1798-1800.

[5] 梁爱华，薛宝云，杨庆，等. 白前与白薇的部分药理作用比较研究[J]. 中国中药杂志，1996(10)：46-49, 65.

[6] 陈晓璐，毕颖娜，刘承萍，等. 白薇经皮透过液对B16黑色素瘤细胞的作用[J]. 中国实验方剂学杂志，2014, 20(12)：193-196.

[7] Sheng-Xiang Q, Zhuang-Xin Z, Lin Y, et al. Two New Glycosides from the Roots of Cynanchum versicolor[J]. Planta Medica, 1991, 57(5): 454-456.

[8] 徐宏峰，唐静宜，陈江平，等. ITS2+psbA-trnH复合序列鉴定徐长卿、白薇和白前[J]. 中国医院药学杂志，2017, 37(13)：1259-1262, 1267.

[9] 潘旭. 同属易混品种白前、白薇和徐长卿的鉴别[J]. 首都医药，2005(12)：43-44.

[10] 常安，许亮，杨燕云，等. 白薇及其伪品潮风草的鉴别[J]. 中药材，2015, 38(12)：2527-2530.

[11] 潘毅，杨秀泽，周汉华，等. 白薇与其伪品（万寿竹）的鉴别[J]. 中国民族民间医药，2013, 22(5)：11-16.

（山东中医药大学　张永清）

36. 半边莲

Banbianlian

LOBELIAE CHINENSIS HERBA

【别名】蛇舌草、细米草、箭豆草、半边菊、半边旗。

【来源】为桔梗科植物半边莲*Lobelia chinensis* Lour.的干燥全草。

【本草考证】本品始载于《滇南本草》，载："半边莲，生水边湿处，软枝绿叶，开水红小莲花半朵"。《本草纲目》载："半边莲，小草也……就地细梗引蔓，节节而生细叶。秋开小花，淡紫红色，止有半边，如莲花状"。《植物名实图考》载："其花如马兰，只有半边"。本草记载与现今所用半边莲基本一致。

【原植物】多年生草本。茎匍匐，节上生根，分枝直立，高6～15cm，无毛。叶互生，无柄或近无柄，椭圆状披针形至条形，长8～25cm，宽2～6cm，先端急尖，全缘或顶部有明显的锯齿，无毛。花通常1朵，生分枝的上部叶腋；花梗长1.2～2.5（～3.5）cm，基部有小苞片2枚、1枚或者没有；花萼筒倒长锥状，长3～5mm，无毛，裂片披针形；花冠粉红色或白色，长10～15mm，背面裂至基部，喉部以下生白色柔毛，裂片全部平展于下方，呈1个平面，2侧裂片披针形，较长，中间3枚裂片椭圆披针形，较短，雄蕊长约8mm，花丝中部以上连合，花丝筒无毛，未连合部分的花丝侧面生柔毛，花药管长约

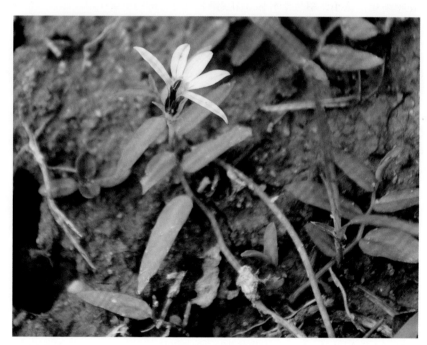

图36-1 半边莲

2mm，背部无毛或疏生柔毛。蒴果倒锥状。种子椭圆状，稍扁压，近肉色。花期、果期5～10月。（图36-1）

生于水田边、沟边及潮湿的阴坡草地上，有栽培。主要分布于江苏、安徽、浙江、江西、福建、台湾、湖北、湖南、广东、广西、四川、贵州、云南等地。

【主产地】主产于江苏、浙江、安徽，以安徽安庆地区产量最大。

【栽培要点】

1. 生物学特性　喜温暖湿润气候，在潮湿的沟边、河滩湿地易生长。怕旱，耐寒，耐涝。以疏松肥沃的黏壤土栽培为宜。

2. 栽培技术　分株繁殖：4～5月挖掘老株丛，分成几小株丛，按行株距15cm×8cm开穴栽种。亦可扦插繁殖：将茎枝剪下，扦插于苗床，床土经常保持湿润，约经10天左右即能生根。翌年春季移栽。

3. 病虫害　病害：蛞蝓等。虫害：蚜虫、潜叶蝇、蓟马、白粉虱、蛾蝶等[1]。

【采收与加工】栽种后可连续收获多年。夏、秋两季生长茂盛时，选晴天，连根拔起，洗净，晒干。鲜用，随采随用。

1. 鲜半边莲　即时采收，去除杂质，洗净即可。

2. 半边莲全草　使用镰刀割取地上部分，后挖取根部，进行两次采收；亦可全株采收。采收后，洗净泥沙，去除杂质，晾晒干后可贮存在阴凉干燥通风处，温度保持在30℃下，相对湿度为70%～75%。半边莲产品的安全水分含量为9%～12%[2]。

【商品规格】统货。

【药材鉴别】

（一）性状特征

干燥全草常缠结成团，全体长15～35cm。根茎细长圆柱形，直径1～2mm；表面淡棕黄色，平滑或有细纵纹，根细小，黄色，侧生纤细须根。茎细长，有分枝，灰绿色，节明显，有的可见附生的细根。叶互生，无柄，叶片多皱缩，绿褐色，展平后叶片呈狭披针形，长1～2.5cm，宽0.2～0.5cm，边缘具疏而浅的齿或全缘。花梗细长，花小，单生于叶腋，花冠基部筒状，上部5裂，偏向一边，浅紫红色，花冠筒内有白色茸毛，花较少。气微特异，味微甘而辛。（图36-2）

（二）显微鉴别

1. 根横切面　表皮为1列倒三角形细胞，外被角质层呈细波状弯曲；皮层宽广，细胞内含菊糖及少数草酸钙簇晶；内皮层明显，具凯式点；中柱小，韧皮部散有乳汁细胞；木质部导管束4束，略呈径向排列；髓部较小。（图36-3）

2. 粉末特征　粉末灰绿黄色或淡棕黄色。叶表皮细胞垂周壁微波状，气孔不定式，副卫细胞3～7个；螺纹导管和网纹导管多见，直径7～34μm，偶见梯纹导管；草酸钙簇晶常存在于导管旁及薄壁细胞中，有时排列成行；导管旁可见乳汁管，内含颗粒状物和油滴状物；薄壁细胞中含菊糖，薄壁细胞长方形，细胞壁螺纹状增厚。（图36-4）

（三）理化鉴别

薄层色谱　取本品粉末1g，加甲醇50ml，超声处理30分钟，放冷，滤过，滤液蒸干，残渣加甲醇2ml使溶解，作为供试品溶液。另取半边莲对照药材1g，同法制成对照药材溶液。照薄层色谱法试验，吸取上述两种溶液各5μl，分别点于同一硅胶G薄层板上，以三氯甲烷-甲醇（9：1）为展开剂，展开，取出，晾干，喷以10%硫酸乙醇溶液，在105℃加热至斑点显色清晰，分别置日光和紫外光灯（365nm）下检视。供试品色谱中，在与对照药材色谱相应的位置上，显相同颜色的斑点或荧光斑点。

【质量评价】以茎叶色绿、根黄者为佳。照醇溶性浸出物测定法项下的热浸法测定，用乙醇作溶剂，浸出物不得少于12.0%。

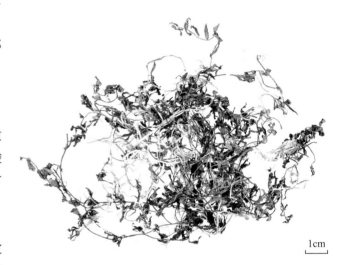

图36-2　半边莲药材图

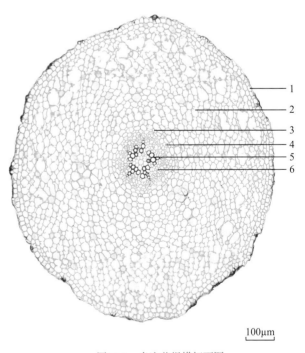

图36-3　半边莲根横切面图

1. 表皮　2. 皮层　3. 内皮层　4. 中柱鞘　5. 木质部
6. 韧皮部

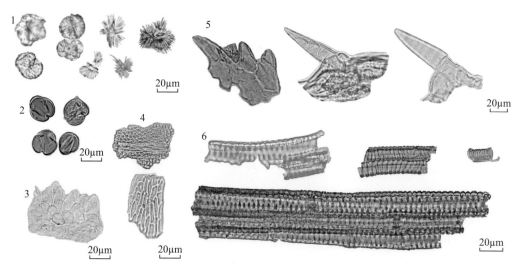

图36-4　半边莲粉末图

1. 菊糖　2. 花粉粒　3. 花冠顶端碎片　4. 花冠表皮碎片　5. 非腺毛　6. 导管

【化学成分】主要成分为生物碱类、黄酮苷、香豆素类、萜类、氨基酸等。其中，生物碱类和黄酮类是其特征性成分和有效成分[3]。

1. 生物碱类　L-山梗菜碱（L-lobeline）、山梗菜酮碱（lobelanine）、山梗菜醇碱（lobelanidine）、异山梗菜酮碱（isolobelanine）等。

2. 黄酮类　槲皮素、芦丁、木犀草素、芹菜素、橙皮苷、槲皮素-3-O-α-L-鼠李糖苷、槲皮素-7-O-α-L-鼠李糖苷、槲皮素-3-O-β-D-葡萄糖苷、穗花杉双黄酮、柚皮素、橙皮素、泽兰黄酮等[6]。

3. 香豆素类　5,7-二甲氧基香豆素、异东莨菪素、蒿属香豆素等[6]。

【性味归经】辛，平。归心、小肠、肺经。

【功能主治】清热解毒，利尿消肿。用于痈肿疔疮，蛇虫咬伤，臌胀水肿，湿热黄疸，湿疹湿疮。

【药理作用】

1. 抗肿瘤作用　半边莲煎剂、半边莲中的生物碱成分、黄酮类成分、香豆素类成分、多炔类成分有显著的抑制肿瘤细胞作用[5,8]。

2. 对呼吸系统的作用　半边莲生物碱可抑制野百合碱所致的肺动脉高压大鼠肺小动脉重构，可能与其显著降低大鼠血浆内皮素-1水平及对肺动脉平滑肌细胞内ET_A的表达有关[9]。

3. 镇痛消炎作用　半边莲水提物具良好镇痛消炎效果，可提高实验小鼠的痛阈值以及抑制小鼠足趾肿胀，可能与其生物碱和黄酮类成分的药效有关[3,10]。

4. 利尿作用　半边莲煎剂具有利尿作用，服用后能明显增加正常人体的排尿量[11]。

5. 利胆作用　半边莲静脉注射剂和煎剂对胆石症患者均具有利胆作用，可增加不依赖胆汁酸的胆流[12]。

6. 其他作用　异山梗菜酮碱对血管平滑肌细胞增殖有抑制作用[4]，半边莲总黄酮具有抑菌活性[7]。

【用药警戒或禁忌】半边莲煎剂小鼠静脉注射（6.10±0.26）g/kg（生药）出现死亡现象，死前有呼吸兴奋、狂躁不安等现象，继之发生抽搐，一般在5分钟内死亡。

【分子生药】半边莲及其伪品通泉草可通过rbcL片段的rbcL序列进行聚类分析，并基于利用rbcL区的SNP位点设计引物，分别利用该引物建立特异扩增2种植物的PCR体系，通过在PCR产物中加SYBRGreen Ⅰ染料，对真伪结果进行快速检测鉴别[13]。

【附注】半边莲为较细小的全草药材，采收加工时极易混入伪品及杂质，对药材质量有一定的影响，逐步健全半边莲的鉴别方法，对保证临床安全用药具有重要意义[13]。

主要参考文献

[1] 颜俊. 半边莲种植指南[J]. 中国花卉园艺，2005(12)：27-32.

[2] 钟海智. 半边莲繁殖及采收技术[J]. 广东林业科技，2015，31(3)：129-131.

[3] 周斌，崔小弟，程丹，等. 半边莲的化学成分和药理作用研究进展[J]. 中药材，2013，36(4)：679-681.

[4] 王婧婧，范秀珍，刘尚明，等. 半边莲生物碱抑制内皮素诱导的大鼠主动脉平滑肌细胞增殖[J]. 中国动脉硬化杂志，2006(2)：107-110.

[5] 孙尧，张皓，孙佳明，等. 半边莲生物碱类物质鉴定及对HeLa细胞抑制作用研究[J]. 吉林中医药，2018，38(9)：1078-1081.

[6] 王培培，罗俊，杨鸣华，等. 半边莲的化学成分研究[J]. 中草药，2013，44(7)：794-797.

[7] 蒋琼凤，温拥军，袁志辉. 半边莲总黄酮提取工艺及抑菌活性的研究[J]. 天然产物研究与开发，2015，27(5)：865-869.

[8] 韩佳颖. 半边莲抗肿瘤作用研究进展[J]. 山西中医学院学报，2016，17(2)：71-72.

[9] 刘慧敏，刘邓，李晓宇，等. 半边莲生物碱对肺动脉高压大鼠ET-1信号通路的影响[J]. 山东大学学报（医学版），2015，53(8)：1-4.

[10] 黄礼德，郭立强，潘廷啟，等. 半边莲不同提取物镇痛抗炎作用[J]. 医药导报，2012，31(8)：982-985.

[11] 饶曼人，梁兆年，张昌绍. 半边莲、玉米须、腹水草等对于正常人的利尿作用[J]. 上海第一医学院学报，1958(S1)：59-66.

[12] 刘恕，刘浔阳，汤辉焕，等. 半边莲利胆作用的实验研究与临床观察[J]. 中国现代医学杂志，1995(3)：1-2，9，80.

[13] 陈建雄，魏艺聪，黄泽豪，等. 基于rbcL序列的半边莲与通泉草的分子鉴别方法[J]. 福建农业学报，2017，32(7)：730-733.

（福建中医药大学　杨成梓　庄怡雪）

37. 半枝莲

Banzhilian

SCUTELLARIAE BARBATAE HERBA

【别名】狭叶韩信草、通经草、紫连草、并头草、牙刷草等。

【来源】为唇形科植物半枝莲*Scutellaria barbata* D. Don的干燥全草。

【本草考证】本品最早见于明末医家陈实功的《外科正宗》，载："仅用半枝莲捣烂，取汁二两，热酒四两，和汁服之，盖汁为效"。《药镜拾遗赋》载："半枝莲解蛇伤之仙草"。《增广校正本草纲目》中对半枝莲进行了描述："此草开紫白色花，草紫红色，对结对叶，七八月采用。"《本草纲目拾遗》鼠牙半枝项中载其药效："性寒，消痈肿、治湿郁水肿。治诸毒及汤烙伤疗痈等症，虫蛇螫咬。"医药学文献和医药处方中"支"与"枝"两字常通用，直到《中国药典》1990年版才将"半支莲"规范为"半枝莲"，为唇形科植物半枝莲*Scutellaria barbata* D. Don的干燥全草。

【原植物】根茎短粗，生出簇生的须状根。茎直立，高12~35（~55）cm，四棱形，基部组1~2mm，无毛或在序轴上部疏被紧贴的小毛，不分枝或具或多或少的分枝。叶具短柄或近无柄，柄长1~3mm，腹凹背凸，疏被小毛；叶片三角状卵圆形或卵圆状披针形，有时卵圆形，长1.3~3.2cm，宽0.5~1（~1.4）cm，先端急尖，基部宽楔形或近截形，边缘生有疏而钝的浅牙齿，上面橄榄绿色，下面淡绿有时带紫色，两面沿脉上疏被紧贴的小毛或几无毛，侧脉2~3对，与中脉在上面凹陷下面凸起。花单生于茎或分枝上部叶腋内，具花的茎部长4~11cm；苞叶下部者似叶，但较小，长达8mm，上者更变小，长2~4.5mm，椭圆形至长椭圆形，全缘，上面散布下面沿脉疏被小毛；花冠紫蓝色，长9~13mm，外被短柔毛，内在喉部疏被疏柔毛；冠筒基部囊大，宽1.5mm，向上渐宽，至喉部宽达3.5mm；冠檐二唇形，上唇盔状，半圆形，长1.5mm，先端圆，下唇中裂片梯形，全缘，长2.5mm，宽4mm，2侧裂片三角状卵圆形，宽1.5mm，先端急尖。雄蕊4，前对较长，微露出，具能育半药，退化半药不明显，后对较短，内藏，具全药，药室裂口具髯毛；花丝扁平，前对内侧、后对两侧下部被小疏柔毛。花柱细长，先端锐尖，微裂。花盘盘状，前方隆起，后方延伸成短子房柄。子房4裂，裂片等大。小坚果褐色，扁球形，径约1mm，具小疣状突起。花期、果期4～7月。（图37-1）

生于溪滩边、田岸及林区路旁。主要分布于河北、河南、山东、山西、安徽、江苏、江西、浙江、台湾、湖北、陕西、云南、贵州及四川等地。

【主产地】主产于华东、华南、西南及河北、河南陕西南部、湖北、湖南等地。

【栽培要点】

1.生物学特性　喜温暖气候，常生于田岸、路旁，以肥沃疏松而排水良好的土壤为宜。

2.栽培技术　种子繁殖：9月下旬至10月上旬直播、条播或穴播，条播按行距25～30cm开沟，沟深4cm左右；穴播者按穴距27cm左右开穴。分株繁殖：春、夏季进行，选健壮、无病虫害植株进行分株，每株有苗3～4根，按穴距27cm左右穴栽，栽后浇水。

3.病虫害　生长过程中，几乎无病害发生，花期易发生蚜虫和菜黑虫。

【采收与加工】种子繁殖：从第2年起，每年的5、7、9月都可收获1次。分株繁殖：在当年9月收获第1次，以后每年可收获3次。用刀齐地割取全株，拣除杂草，捆成小把，晒干或阴干。

【药材鉴别】

（一）性状特征

长15～35cm，无毛或花轴上疏被毛。根纤细。茎丛生，较细，方柱形；表面暗紫色或棕绿色。叶对生，有短柄；叶片多皱缩，展平后呈三角状卵形或披针形，长1.5～3cm，宽0.5～1cm；先端钝，基部宽楔形，全缘或有少数不明显的钝齿；上表面暗绿色，下表面灰绿色。花单生于茎枝上部叶腋，花萼裂片钝或较圆；花冠二唇形，棕黄色或浅蓝紫色，长约1.2cm，被毛。果实扁球形，浅棕色。气微，味微苦。（图37-2）

（二）显微鉴别

1.叶表面观　表皮细胞长角形，垂周壁波状弯曲，上表皮细胞较大，有的细胞含橙皮苷结晶，以气孔周围为

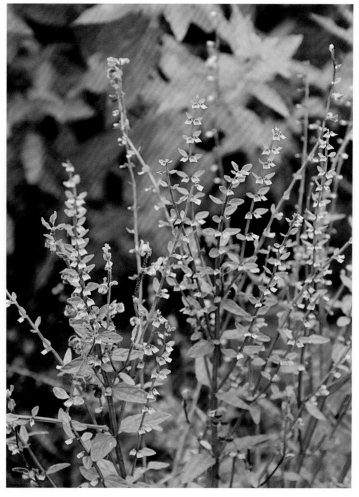

图37-1　半枝莲

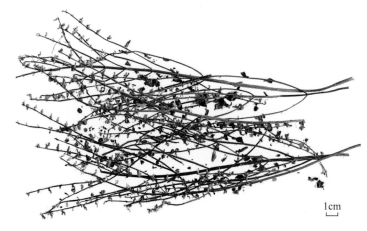

图37-2　半枝莲药材图

1cm

多见，气孔直轴式；非腺毛1～4细胞，壁具疣状突起，基部细胞有入射状纹理；腺鳞较多，头部类圆形，4～10个细胞，直径25～47μm，形大者类圆形或椭圆形，有的边缘凹凸，由数十个细胞组成，直径140～266μm；小腺毛，头部类圆形，1～2细胞，直径约28μm，柄短，单细胞。（图37-3）

2. 粉末特征　叶粉末灰绿色。表皮细胞壁波状弯曲，气孔直轴式或不定式，直径约20μm；腺鳞多为4～8个头细胞，直径24.5～38.5μm，偶见小腺毛，头部类圆形，1～4细胞，柄短，单细胞；非腺毛多为单细胞或2个细胞，少数为3个细胞组织，长60～150（～319）μm，上有疣状突起，基部出现放射状的角质纹理；木纤维壁较厚，纹孔可见，纤维端壁平截，直径10～16μm；韧皮纤维长，壁厚，纹孔不明显，端壁尖，直径12～20μm[1]。（图37-4）

（三）理化鉴别

1. 荧光法　取半枝莲粗粉4g，每份2g，分别加2ml水、三氯甲烷、2mol/L氢氧化钠、2mol/L盐酸，浸泡2小时后，吸取浸液，分别点于滤纸上，干后在254nm和365nm紫外光灯下观察，分别呈浅黄绿色荧光、无荧光、褐绿色荧光、浅粉白色荧光。

2. 薄层色谱　取本品粉末1g，加甲醇30ml，超声处理40分钟，滤过，滤液回收溶剂至干，残渣加甲醇1ml使溶解，作为供试品溶液。另取半枝莲对照药材1g，同法制成对照药材溶液。再取木犀草素对照品、芹菜素对照品，分别加甲醇制成每1ml含1mg的混合溶液，作为对照品溶液。照薄层色谱法试验，吸取上述四种溶液各1μl，分别点于同一硅胶G薄层板上，以甲苯–甲酸乙酯–甲酸（3:3:1）为展开剂，展开，取出，晾干，喷以1%三氯化铝乙醇溶液，在105℃加热数分钟，置紫外

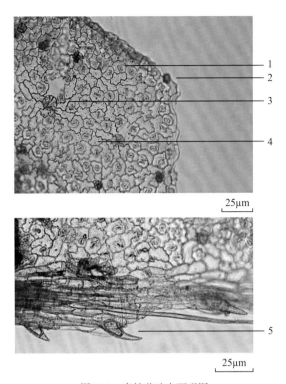

图37-3　半枝莲叶表面观图

1. 气孔　2. 小腺毛　3. 腺鳞
4. 表皮细胞（含橙皮苷结晶）　5. 非腺毛

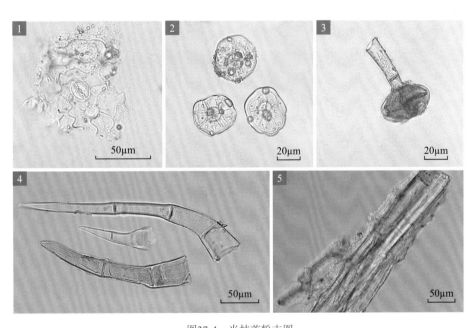

图37-4　半枝莲粉末图

1. 表皮细胞及气孔　2. 腺鳞　3. 腺毛　4. 非腺毛　5. 纤维

光灯（365nm）下检视。供试品色谱中，在与对照品药材色谱和对照品色谱相应的位置上，显相同颜色的荧光斑点。

【质量评价】以色绿、味苦者为佳。照紫外-可见分光光度法测定，本品按干燥品计算，含总黄酮以野黄芩苷（$C_{21}H_{18}O_{12}$）计，不得少于1.50%；照高效液相色谱法测定，本品按干燥品计算，含野黄芩苷（$C_{21}H_{18}O_{12}$）不得少于0.20%。

【化学成分】主要成分为黄酮类、二萜等。其中黄酮类成分是其特征性成分和有效成分。

1. 黄酮类　有野黄芩苷、黄芩苷、野黄芩素、汉黄芩素、红花素、异红花素、芹菜素、木犀草素、4′-羟基汉黄芩素、柚皮素等[2-3]。

2. 二萜　有半枝莲二萜（scutellone）A，B，C，D，E，F，G，H和I。

3. 挥发油　有棕榈酸、亚油酸、叶绿醇、麝香草酚等[4]。

【性味归经】辛、苦，寒。归肺、肝、肾经。

【功能主治】清热解毒，化瘀利尿。用于疔疮肿毒，咽喉肿痛，跌扑伤痛，水肿，黄疸，蛇虫咬伤。

【药理作用】

1. 抗肿瘤作用　半枝莲能够对肺癌、消化系统癌、肝癌、前列腺癌、乳腺癌、结肠癌、皮肤癌以及白血病等多种人类肿瘤细胞产生体外杀伤作用[5-6]。

2. 抗氧化作用　半枝莲中黄酮类化合物具有清除羟基自由基的作用，半枝莲多糖具有显著的抗氧化活性和清除氧自由基的能力[7]。

3. 增强免疫作用　半枝莲多糖能够升高小鼠脾淋巴细胞环磷腺苷水平，增强小鼠免疫功能[7]。

主要参考文献

[1] 孟楣，周建理.半枝莲的显微鉴定[J].中药材，1997，20(4)：179-180.

[2] 仲浩，薛晓霞，姚庆强.半枝莲化学成分的研究[J].中草药，2008，39(1)：21-23.

[3] 王文蜀，周亚伟，叶蕴华，等.半枝莲中黄酮类化学成分研究[J].中国中药杂志，2004(10)：32-34.

[4] 张福维，回瑞华，侯冬岩.半枝莲挥发性化学成分分析[J].质谱学报，2009(3)：175-178.

[5] 杨沙，段灿灿，晏仁义，等.基于网络药理学的半枝莲抗肿瘤活性成分及整合作用机制研究[J].中草药，2018，49(15)：3471-3482.

[6] 陈明，王举涛，高华武.基于自噬途径探讨半枝莲总黄酮抑制肿瘤细胞NLRP3炎症小体表达的机制研究[J].中国中药杂志，2017，42(24)：4841-4846.

[7] 郑永红，韦晓瑜，龙继红.半枝莲的研究进展[J].中草药，2010，41(8)：1406-1408.

（南京中医药大学　吴啟南　乔晶晶　尹梦娇）

38. 丝瓜络

Sigualuo

LUFFAE FRUCTUS RETINERVUS

【别名】天萝筋、丝瓜网、絮瓜瓤、天罗线、丝瓜筋等。

【来源】为葫芦科植物丝瓜 *Luffa cylindrica*（L.）Roem.的干燥成熟果实的维管束。

【本草考证】本品始载于《本草再新》。《本草纲目》载："此瓜老则筋丝罗织，故有丝罗之名""丝瓜老者，筋络贯串，房隔联属"。又载："丝瓜，唐宋以前无闻，今南北皆有之，以为常蔬。……其瓜大寸许，长一二尺，甚则三四尺，深绿色，有皱点，瓜头如鳖首。嫩时去皮，可烹可暴，点茶充蔬。老则大如杵，筋络缠扭如织成，经霜乃枯，惟可藉靴履，涤釜器，故村人呼为洗锅罗瓜"。本草记载与现今所用丝瓜络基本一致。

【原植物】一年生攀援藤本；茎、枝粗糙，有棱沟，被微柔毛。卷须稍粗壮，被短柔毛，通常2～4歧。叶柄粗糙，长10～12cm，具不明显的沟，近无毛；叶片三角形或近圆形，长、宽约10～20cm，通常掌状5～7裂，裂片三角形，中间的较长，长8～12cm，顶端急尖或渐尖，边缘有锯齿，基部深心形，弯缺深2～3cm，宽2～2.5cm，上面深绿色，粗糙，有疣点，下面浅绿色，有短柔毛，脉掌状，具白色的短柔毛。雌雄同株。雄花：通常15～20朵花，生于总状花序上部，花序梗稍粗壮，长12～14cm，被柔毛；花梗长1～2cm，花萼筒宽钟形，径0.5～0.9cm，被短柔毛，裂片卵状披针形或近三角形，上端向外反折，长约0.8～1.3cm，宽0.4～0.7cm，里面密被短柔毛，边缘尤为明显，外面毛被较少，先端渐尖，具3脉；花冠黄色，辐状，开展时直径5～9cm，裂片长圆形，长2～4cm，宽2～2.8cm，里面基部密被黄白色长柔毛，外面具3～5条凸起的脉，脉上密被短柔毛，顶端钝圆，基部狭窄；雄蕊通常5，稀3，花丝长6～8mm，基部有白色短柔毛，花初开放时稍靠合，最后完全分离，药室多回折曲。雌花：单生，花梗长2～10cm；子房长圆柱状，有柔毛，柱头3，膨大。果实圆柱状，直或稍弯，长15～30cm，直径5～8cm，表面平滑，通常有深色纵

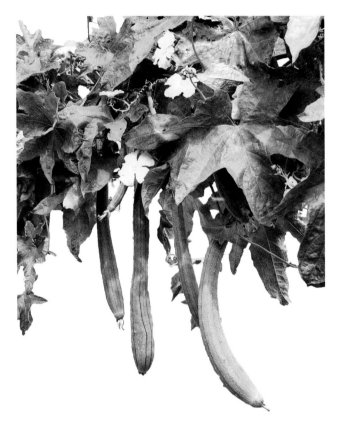

图38-1 丝瓜

条纹，未熟时肉质，成熟后干燥，里面呈网状纤维，由顶端盖裂。种子多数，黑色，卵形，扁，平滑，边缘狭翼状。花期、果期夏、秋季。（图38-1）

我国南、北各地普遍栽培。云南南部有野生，但果较短小。

【主产地】主产于江苏、浙江。销全国，并出口。全国大部分地区也产，多自产自销。

【栽培要点】

1. 生物学特性　喜温暖气候，耐高温、高湿，忌低温。对土壤适应性广，宜选择土层深厚、潮湿、富含有机质的砂壤土，不宜瘠薄的土壤。

2. 栽培技术　用种子繁殖，直播或育苗移栽法。适时进行人工引蔓、绑蔓。

3. 病虫害　病害：霜霉病、白粉病等。虫害：黄守瓜虫、成虫、瓜蚜等。

【采收与加工】夏、秋两季，果实成熟、果皮变黄、内部干枯时采摘，除去外皮及果肉，洗净，晒干，除去种子。

【药材鉴别】

（一）性状特征

丝状维管束交织而成，多呈长棱形或长圆筒形，略弯曲，长30～70cm，直径7～10cm。表面黄白色。体轻，质韧，有弹性，不能折断。横切面可见子房3室，呈空洞状。气微，味淡。（图38-2）

（二）显微鉴别

粉末特征　粉末灰白色。木纤维单个散在或成束，细长，稍弯曲，末端斜尖，有分叉或呈短分枝，直径7～39μm，

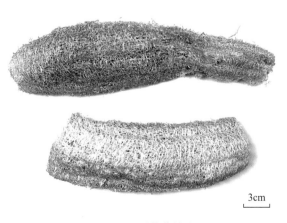

3cm

图38-2 丝瓜络药材图

壁薄；螺纹导管和网纹导管直径8～
28μm。（图38-3）

（三）理化鉴别

薄层色谱 取本品2g，剪成小块，
加甲醇50ml，加热回流1小时，放冷，
滤过，滤液蒸干，残渣加水10ml使
溶解，用水饱和正丁醇提取两次，
每次20ml，合并正丁醇液，蒸干，
残渣加甲醇1ml使溶解，作为供试品
溶液。另取丝瓜络对照药材2g，同法
制成对照药材溶液。吸取上述两种
溶液各10μl，分别点于同一用0.5%
羧甲基纤维素钠溶液为黏合剂制成
的硅胶G薄层板上，以三氯甲烷-甲
醇-水（28：4：1）10℃以下放置过
夜的下层溶液为展开剂，展开，取
出，晾干，喷以10%硫酸乙醇溶液，

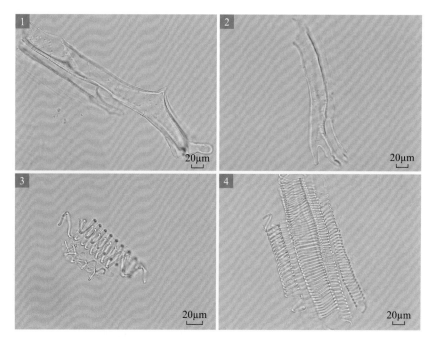

图38-3 丝瓜络粉末图（林谷音 摄）

1,2. 木纤维　3,4. 导管

在105℃加热至斑点显色清晰，置紫外光灯（365nm）下检视。供试品色谱中，在与对照药材色谱相应的位置上，显相同颜色的斑点[1]。

【质量评价】以个大、完整、筋络清晰、质韧、色淡黄白色、无种子者为佳。

【化学成分】主要成分为蛋白质、氨基酸、多肽、多糖、苷类、蒽醌类、酚类、鞣质、有机酸类、黄酮、生物碱。

1. 糖类 多糖类有木聚糖（xylan）、甘露聚糖（mannan）、半乳聚糖（galactan）等。

2. 酸类 石油醚提取物有棕榈酸（hexadecanoic acid）、十八烷酸（octadecanoic acid）、十五烷酸（pentadecanoic acid）、二十烷酸（arachidic acid）、十九烷酸（nonadecylic acid）等。

3. 酯类 二乙二醇硬脂酸酯［octadecanoic acid, 2-（2-hydroxyethoxy）ethylester］、十八烷酸丙酯（octadecanoic acid, propylester）、月桂醇肉豆蔻酸酯（tetradecanoic acid, dodecylester）、棕榈酸甲酯（hexadecanoic acid, methylester）等[2]。

4. 其他 十六烯醛（hexadecenal）、角鲨烯（squalene）等。

【性味归经】甘，平。归肺、胃、肝经。

【功能主治】祛风，通络，活血，下乳。用于痹痛拘挛，胸胁胀痛，乳汁不通，乳痈肿痛。

【药理作用】

1. 抗炎作用 大鼠腹腔注射给药，对卡拉胶致足跖肿及棉球肉芽肿有明显抑制作用。

2. 镇痛和镇静作用 丝瓜络水煎剂小鼠腹腔给药，扭体法及热板法有明显镇痛作用，纳洛酮不能对抗其镇痛作用，表明其镇痛作用与阿片受体无关。小鼠腹腔注射水煎剂对戊巴比妥钠阈下催眠剂量有明显协同作用。

3. 降血脂作用 丝瓜络对实验性高血脂大鼠有明显的降血脂效应，使实验大鼠的血清胆固醇和三酰甘油显著降低，血清高密度脂蛋白胆固醇显著升高，而且能显著减少实验大鼠的体重[3]。

4. 改善慢性心力衰竭 丝瓜络大剂量组和阳性对照组能显著降低慢性心力衰竭大鼠的HR、LVEDP和CI，升高LVSP、±dp/dtm，明显改善大鼠的一般状态。而丝瓜络小剂量组除可使心力衰竭大鼠HR减慢外，对大鼠的一般状态、LVEDP、CI、LVSP、±dp/dtm均无明显影响[4]。

5. 利尿消肿作用 大剂量应用丝瓜络可以降低心力衰竭大鼠血清醛固酮（ALD）的水平，使其尿量明显增多，后肢容积减小，表明其具有利尿消肿作用[5]。

6. 其他作用　尚有祛痛风、降血糖、抗氧化以及预防心肌缺血等作用[6]。

【附注】

1. 除葫芦科丝瓜*Luffa cylindrica*（L.）Roem.的成熟果实维管束作为丝瓜络使用外，《中华本草》中还提及另一来源粤丝瓜*Luffa acutangula*（L.）Roxb.。

2. 丝瓜络主要炮制品种有丝瓜络、炒丝瓜络、丝瓜络炭[1]。

主要参考文献

[1] 康阿龙，汤迎爽，孙成荣，等.丝瓜络三种不同炮制品饮片的质量标准研究[J].陕西中医学院学报，2011，34(4)：87，95.

[2] 黎炎，李文嘉，王益奎，等.丝瓜络化学成分分析[J].西南农业学报，2011，24(2)：529-534.

[3] 李小玲，李菁，朱伟杰，等.丝瓜络对高脂血症小鼠LDL-R基因表达的影响[J].中国病理生理杂志，2009，25(6)：1156-1159.

[4] 蒲旭辉，康白，韩慧蓉，等.丝瓜络对慢性心力衰竭大鼠心功能的作用[J].时珍国医国药，2011，22(4)：1020-1022.

[5] 许莉莉，康白，韩慧蓉，等.丝瓜络对慢性充血性心力衰竭模型大鼠利尿作用及机制的研究[J].山东中医杂志，2010，29(11)：778-779.

[6] 杨花，高昂，赵兵，等.丝瓜络药学研究概况[J].安徽农业科学，2011，39(34)：20990-20991.

（南京市食品药品监督检验院　王贞媛）

39. 丝瓜藤

Siguateng

LUFFAE CAULIS

【来源】为葫芦科植物丝瓜*Luffa cylindrica*（L.）Roem.的干燥藤茎。

【本草考证】本品始载于《救荒本草》，有较详细的形态描述，载："丝瓜，人家园中种之，延蔓而生，叶似栝楼叶，而花又大，每一叶间出一丝藤，缠附草木上，茎叶间开五瓣大黄花。结瓜形如黄瓜而大，色青，嫩时可食，老则去皮，内有丝缕。"本草记载与现今所用丝瓜藤基本一致。

【原植物】参见"丝瓜络"。

【主产地】主产于我国南、北各地。也广泛栽培于世界温带、热带地区。云南南部有野生，但果较短小。

【栽培要点】参见"丝瓜络"。

【采收与加工】夏、秋两季采收，洗净，鲜用或晒干。

【商品规格】统货。

【药材鉴别】

（一）性状特征

常缠绕结扎成丸。茎呈棱柱形，直径8～15mm；表面浅灰黄色或者黄褐色，粗糙，枝上被粗毛，有的可见节部略膨大；切面淡黄色或者黄褐色[1-3]。（图39-1）

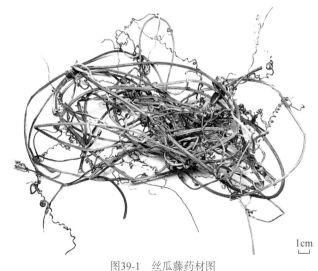

1cm

图39-1　丝瓜藤药材图

（二）显微鉴别

粉末特征 粉末灰绿色。石细胞众多，呈椭圆形、方形、不规则形，常2~4个成片或单个散在，直径41~73μm，壁厚，具明显壁孔；纤维束多见，成束或长条散在，直径20~32μm，壁较薄，有明显壁孔；导管多为具缘纹孔导管、螺纹导管；淀粉粒较小，直径5~7μm，球形或类球形，有点状脐点，单粒或复粒；常见草酸钙砂晶，偶见柱晶，砂晶直径9~25μm[4]。（图39-2）

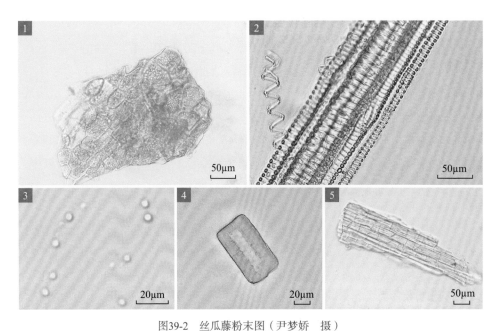

图39-2 丝瓜藤粉末图（尹梦娇 摄）

1. 草酸钙砂晶 2. 导管 3. 淀粉粒 4. 石细胞 5. 纤维束

【化学成分】主要成分为皂苷类，如人参皂苷（ginsenoside）Re，Rg、丝瓜苷（lucyoside）A，B，C，D，E，F，G，H，I。

【性味归经】苦、酸，微寒。归心、脾、肾经。

【功能主治】舒经活血，止咳化痰，解毒杀虫。用于腰膝酸痛，肢体麻木，月经不调，咳嗽痰多，鼻渊，牙宣，龋齿。

【药理作用】

1. **止咳、祛痰、平喘作用** 小鼠口服丝瓜藤煎剂、丝瓜藤鲜汁及藤和叶的甲醇提取物，都有一定的止咳作用（二氧化硫或氨水引咳法）。小鼠口服丝瓜藤和叶的甲醇提取物，有明显增加呼吸道排泌酚红的作用（酚红法）。煎剂豚鼠腹腔注射，对组胺致喘有一定的预防作用。

2. **抗菌作用** 丝瓜藤粉煎剂和酒浸剂对肺炎双球菌有较强的抑菌作用，丝瓜藤鲜汁无抑菌作用[5]。

3. **抗病毒作用** 丝瓜藤提取物对小鼠感染乙脑病毒和对组织培养细胞感染滤泡性口腔炎病毒，有明显的预防作用，丝瓜藤提取液还是核酸类的干扰素诱生剂[5]。

4. **其他作用** 此外，还能明显提高机体的特异性免疫功能和非特异性免疫功能[6]。

【附注】关于丝瓜藤的来源，参考《中药大辞典》《全国中草药汇编》《上海市中药材标准》《天津市中药饮片炮制规范2018年版》等资料，丝瓜藤来源为葫芦科植物丝瓜；然而《中华本草》中丝瓜藤来源有两个，另一个来源为同属植物粤丝瓜*Luffa acutangula*（L.）Roxb.。原植物丝瓜与粤丝瓜在形态上比较相似，略有差别，在成分上也很类似，在入药时可能存在共存的现象，例如《全国中草药汇编》丝瓜项下提及"在两广和四川地区用同属植物八棱丝瓜（粤丝瓜）*Luffa acutangula*（L.）Roxb.的果实……上有明显的棱角。功效与丝瓜相同"。就市场上的而言，丝瓜藤的使用比一般常用药材少，多数来源丝瓜*Luffa cylindrica*（L.）Roem，笔者多方寻找，并未收集到来自粤丝瓜*Luffa acutangula*（L.）Roxb.的丝瓜藤药材。

从查阅文献的结果来看，丝瓜藤的研究较少，近些年几乎没有进展，希望能进一步加强有效成分的研究，为丝瓜藤资源的开发利用提供一定的理论依据，并制定出相关定性定量的标准，控制相关药材的质量，保证用药安全有效。

主要参考文献

[1] 上海市卫生局.上海市中药材标准（1994年版）[M].上海：上海市卫生局，1994：104.

[2] 天津市市场和质量管理委员会.天津市中药饮片炮制规范（2018年版）[M].天津：天津食品药品监督管理局，2018：154.

[3] 上海市食品药品监督管理局.上海市中药饮片炮制规范（2008年版）[M].上海：上海科技技术出版社，2008：385.

[4] 陈卫卫，刘华钢，廖月葵.丝瓜藤的生药学研究[J].中医药学刊，2006，24(1)：81-83.

[5] 许兆祥，李蕾琴，曲凤珍，等.丝瓜藤提取物对机体和体外细胞的抗病毒感染效果[J].中西医结合杂志，1987，7(7)：421-422.

[6] 毛泽善，宋向凤，马全祥，等.丝瓜藤提取物对小鼠免疫功能的影响[J].新乡医学院学报，2004，21(1)：8-10.

（南京市食品药品监督检验院　蒋小文　　南京中医药大学　吴启南）

40. 西红花

Xihonghua

CROCI STIGMA

【别名】番红花、藏红花。

【来源】为鸢尾科植物番红花 *Crocus sativus* L. 的干燥柱头。

【本草考证】本品始见于《本草品汇精要》。《本草纲目》载："番红花出西番回回地面及天方国，即彼地红蓝花也，元时以入食馔用，按张华《博物志》言，张骞得红蓝花种于西域，则此即一种，或方域地气稍异耳"。本草记载与现今所用西红花基本一致。

【原植物】多年生草本。鳞茎扁球形，大小不一，直径0.5～10cm，外有黄褐色的膜质包被。自鳞茎生出2～14株丛，每丛有叶2～13片，基部由3～5片广阔鳞片包围。叶基生，线形，9～15枚，灰绿色，长15～35cm，宽2～4mm，边缘反卷，具细毛；叶丛基部包有4～5片膜质的鞘状叶。花茎甚短，不伸出地面；花顶生，花被片6，倒卵圆形，淡蓝色、红紫色或白色，花筒细管状，有香味；花被裂片6，2轮排列，内、外轮花被裂片皆为倒卵形，顶端钝，长4～5cm；雄蕊3，长2.5cm，花药基部箭形、黄色；子房下位，3室，花柱细长、黄色，长约4cm，柱头3，顶端楔形，有浅齿，伸出花被筒而下垂，深红色。蒴果椭圆形，具三钝棱。种子多数，球形。花期11月。（图40-1）

原产欧洲南部，我国浙江、江苏、江西、山东、西藏、新疆及北京、上海等地有引种栽培。

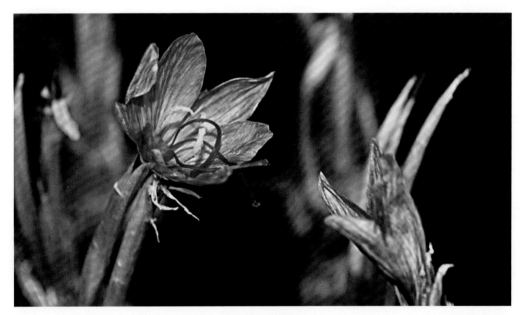

图40-1　番红花

【主产地】主产于地中海地区、伊朗周边地区，占世界总产量的80%以上。我国自20世纪80年代引种成功，在新疆、浙江等地有栽培，但产量有限。

【栽培要点】

1. 生物学特性　喜湿润凉爽气候，不耐严寒、怕涝；易在排水良好、肥沃疏松的砂质壤土或腐殖质土栽培，忌连作。

2. 栽培技术　球茎繁殖。西红花原产地栽培采用多年连续栽培，越夏、采花和越冬均在田间。我国经改良采用"二段式"栽培，即室内开花采花、室外繁殖新球茎[1]。

3. **病虫害** 病害：细菌性腐烂病、病毒病、花叶病等。虫害：蚜虫、蛴螬、蝼蛄等。

【**采收与加工**】霜降后早晨采集花朵，然后于室内逐一摘取柱头，50～60℃烘约4小时，不得过干。不宜晒干及阴干。

【**商品规格**】西红花商品分为"进口"和"国产"两个规格。根据药材长度、药材断碎比例和残留黄色花柱长度，将进口西红花分为四个等级，将国产西红花分为三个等级。

1. **进口西红花** 一级：长度不小于1.8cm，断碎药材不超过5%，无残留黄色花柱；二级：药材长度不小于1.5cm，断碎药材不超过10%，无残留黄色花柱；三级：药材长度不小于1.5cm，断碎药材不超过15%，残留黄色花柱长度不超过0.2cm；四级：药材长度不小于1.0cm，断碎药材不超过30%，残留黄色花柱长度不超过0.2cm。

2. **国产西红花** 一级：药材长度不小于1.9cm，断碎药材不超过5%，无残留黄色花柱；二级：药材长度不小于1.5cm，断碎药材不超过10%，残留黄色花柱长度不超过0.1cm；三级：药材长度不小于1.0cm，断碎药材不超过30%，残留黄色花柱长度不超过0.2cm。

【**药材鉴别**】

（一）性状特征

完整柱头呈线形，长约3cm，直径约1.5mm。暗红色，上部较宽而略扁平，顶端边缘显不整齐的齿状，向下渐细呈尾状，内侧有一短裂隙，下部有时残留有一小段黄色花柱。体轻，质松软，无油润光泽，干燥后质脆易断。气特异，微有刺激性，味微苦。（图40-2）

（二）显微鉴别

粉末特征 粉末橙红色。表皮细胞表面观长条形，壁薄，微弯曲，有的外壁凸出呈乳头状或绒毛状，表面隐约可见纤细纹理；柱头顶端表皮细胞绒毛状，直径26～56μm，表面有稀疏纹理；草酸钙结晶聚集于薄壁细胞中，呈颗粒状、圆簇状、棱形或类方形，直径2～14μm。（图40-3）

（三）理化鉴别

取本品浸水中，可见橙黄色成直线下降，并逐渐扩散，水被染成黄色，无沉淀。柱头呈喇叭状，有短缝；在短时间内，用针拨之不破碎。

取本品少量，置白瓷板上，加硫酸1滴，酸液显蓝色经紫色缓缓变为红褐色或棕色。

精密称取本品30mg，置索氏提取器中，加甲醇70ml，加热回流至提取液无色，放冷，提取液移至100ml量瓶中（必要时滤过），用甲醇分次洗涤提取器，洗液并入同一量瓶中，加甲醇至刻度，摇匀。精密量取5ml，置50ml量瓶中，加甲醇至刻度，摇匀，照紫外-可见分光光度法，在432nm与458nm的波长处测定吸光度，432nm波长处的吸光度不得低于0.50，458nm与432nm波长处的吸光度的比值应为0.85～0.90。

薄层色谱 取本品粉末20mg，加甲醇1ml，超声

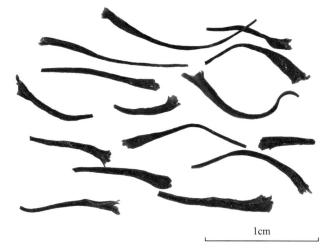

图40-2 西红花药材图

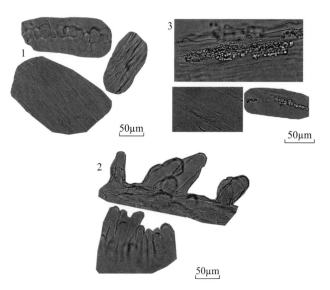

图40-3 西红花粉末图

1. 表皮细胞 2. 柱头顶端表皮细胞 3. 草酸钙结晶

处理10分钟，放置使澄清，取上清液作为供试品溶液。另取西红花对照药材20mg，同法制成对照药材溶液。照薄层色谱法试验，吸取上述两种溶液各3～5μl，分别点于同一硅胶G薄层板上，以乙酸乙酯-甲醇-水（100∶16.5∶13.5）为展开剂，展开，取出，晾干，分别置日光和紫外光灯（365nm）下检视。供试品色谱中，在与对照药材色谱相应的位置上，显相同颜色的斑点或荧光斑点（避光操作）。

【质量评价】本品以色鲜红、油润、有光泽、具特殊香气者为佳。采用高效液相色谱法测定，本品按干燥品计算，含西红花苷-Ⅰ（$C_{44}H_{64}O_{24}$）和西红花苷-Ⅱ（$C_{38}H_{54}O_{19}$）的总量不得少于10.0%，含苦番红花素（$C_{16}H_{26}O_7$）不得少于5.0%。

【化学成分】主要成分为类胡萝卜素及其苷类、挥发油类等。其中，类胡萝卜素及其苷类是其特征性成分和有效成分。

1. 类胡萝卜素及其苷类　有西红花苷Ⅰ～Ⅳ（crocin Ⅰ～Ⅳ）、西红花酸（crotecin）、西红花苦苷（picrocrocin）、反式及顺式西红花酸二甲酯（*trans-*, *cis*-crocetin dimethyl ester）等。

2. 挥发油　主要含多种萜类、萜烯醇类和酯类化合物。其中，西红花醛为油中的主要成分，由西红花苦苷转化而来。

【性味归经】甘，平。归心、肝经。

【功能主治】活血化瘀，凉血解毒，解郁安神。用于经闭癥瘕，产后瘀阻，温毒发斑，忧郁痞闷，惊悸发狂。

【药理作用】

1. 对心脑血管系统的作用　西红花苷可预防急性低氧性脑损伤，对大鼠脑缺血再灌注损伤具有保护作用；西红花苷对于心肌缺血缺氧损伤具有较好的保护作用，可改善心脏组织病理损伤、抑制血脂升高；西红花酸等可缓解血管氧化应激、炎症反应和内皮损伤，从而防止动脉粥样硬化的发生与发展[2-3]。

2. 对神经系统的作用　西红花苷具有神经保护作用，抑制阿尔兹海默病；通过提高大脑多巴胺水平对帕金森病有一定改善作用，并具有抗抑郁、抗焦虑、抗癫痫作用[4-6]。

3. 对肝胆的作用　西红花苷及西红花酸能促进胆汁分泌，增加脂肪代谢，降低胆固醇，对肝损伤有一定保护作用。

4. 对子宫平滑肌作用　西红花水煎剂对小鼠、兔、猫、豚鼠、犬的在体、离体子宫均有明显的兴奋作用。

5. 其他作用　西红花还有抑菌抗炎、镇静、免疫调节、抗肿瘤、抗氧化等作用[7-8]。

【分子生药】

1. 遗传标记　应用RAPD技术，在DNA水平上分析了西红花种质资源的遗传多样性及亲缘关系，聚类分析结果可鉴定药用西红花与观赏西红花。根据GenBank中的ITS2序列设计引物，基于SYBRGreen荧光PCR技术建立了一种鉴别西红花种质来源的实时荧光定量PCR检测体系，可区分西红花和红花药材[9]。

2. 功能基因　西红花中类胡萝卜素生物合成途径中关键酶基因的表达可以直接影响西红花中类胡萝卜素的代谢水平，进而影响西红花饮片的内在品质，包括染色体特异的LcyB基因、BCH1基因、CCD2基因等[10]。西红花CsCCD家族基因在西红花苷合成过程中的功能存在差异，为西红花苷合成途径解析提供研究基础。

【附注】

1. 西红花易失润、变色、泛油，应置阴凉干燥处，避光、密闭保存，贮藏时间不宜过长。

2. 西红花作为活血化瘀类中药，在心血管疾病的预防治疗中具有很高的药用价值。由西红花开发的药物西红花总苷片，具有活血化瘀、通脉止痛的作用，临床用于胸痹心痛（冠心病心绞痛）、心血瘀阻症。

3. 西红花除药用外，更被广泛用作染料、香料、食物调料等。西红花仅以雌蕊柱头入药，每采收11万～17万朵花才能收获约1kg干燥的西红花柱头，其稀少的产量导致其市场价格昂贵，亟需优化其栽培技术，开发增产途径，解决西红花市场资源短缺问题。

主要参考文献

[1] 姚冲，刘兵兵，周桂芬，等.影响西红花产量和品质的诸因素研究进展[J].中药材，2017，40(3)：738-743.

[2] 张杰，张晓岩，张先钧，等.西红花苷干预对急性低氧条件大鼠脑海马FOXO3表达的影响[J].时珍国医国药，2017，28(12)：2844-2846.

[3] 温彬，张琪，靳丽丽，等.藏红花素预处理对大鼠全脑缺血再灌注损伤保护作用及机制研究[J].药物评价研究，2020，43(3)：429-435.

[4] Haeri P, Mohammadipour A, heidari Z, et al. Neuroprotective effect ofcrocin onsubstantia nigra inMPTP-induced Parkinson's disease model ofmice[J]. Anatomical Science International, 2019, 94(1): 119-127.

[5] Shaterzadeh-Yazdih, Samarghandian S. & Farkhondeh T. Effects of Crocins in the Management of Neurodegenerative Pathologies: A Review[J]. Neurophysiology, 2018, 50(4): 302-308.

[6] Siddiqui MJ, Saleh MSM, Basharuddin SNBB, et al. Saffron(Crocus sativusL.): As an Antidepressant[J]. Journal of Phanmacy&Bioalled Sciences, 2018, 10(4): 173-180.

[7] Li LJ, ZhanghS, Jin SL, et al. Effects of crocin on inflammatory activities inhuman fibroblast-like synoviocytes and collagen-induced arthritis in mice[J]. Immunologic Research, 2018, 66(3): 406-413.

[8] Lahmass I, Ouahhoud S, Elmansuri M, et al. Determination of Antioxidant Properties of Six By-Products of Crocus sativus L.(Saffron) Plant Products[J]. Waste&Biomass Valorization, 2018, 9(8): 1349-1357.

[9] 张全芳，刘艳艳，谭晴晴，等.一种鉴定西红花和红花源性成分的实时荧光PCR方法[J].中国中药杂志，2018，43(23)：4575-4581.

[10] 陈祥慧，谭何新，张磊.西红花中类胡萝卜素生物合成途径研究进展[J].中草药，2018，49(19)：4702-4709.

（中国药科大学　李萍　陈君）

41. 百部

Baibu

STEMONAE RADIX

【别名】百条根、百部草、闹虱药、药虱药。

【来源】为百部科植物直立百部*Stemona sessilifolia*（Miq.）Miq.、蔓生百部*Stemona japonica*（Bl.）Miq或对叶百部*Stemona tuberosa* Lour.的干燥块根。

【本草考证】本品始载于《名医别录》。《本草经集注》载："山野处处有，根数十相连，似天门冬而苦强。"《图经本草》载："百部根旧不著所出州土，今江、湖、淮、陕、齐、鲁州郡皆有之。春生苗，作藤蔓，叶大而尖长，颇似竹叶，面青色而光，根下作撮如芋子，一撮乃十五六枚，黄白色。"本草记载与蔓生百部基本一致。

【原植物】

1. 直立百部　半灌木。块根纺锤状，粗约1cm。茎直立，高30～60cm，不分枝，具细纵棱。叶薄革质，通常每3～4枚轮生，很少为5或2枚的，卵状椭圆形或卵状披针形，长3.5～6cm，宽1.5～4cm，顶端短尖或锐尖，基部楔形，具短柄或近无柄。花单朵腋生，通常出自茎下部鳞片腋内；鳞片披针形，长约8mm；花柄向外平展，长约1cm，中上部具关节；花向上斜升或直立；花被片长1～1.5cm，宽2～3mm，淡绿色；雄蕊紫红色；花丝短；花药长约3.5mm，其顶端的附属物与花药等长或稍短，花药隔伸延物约为花药长的2倍；子房三角状卵形。蒴果有种子数粒。花期3～5月，果期6～7月（图41-1）。

常生于林下，也见于药圃栽培。主要分布于浙江、江苏、安徽、江西、山东、河南等省。

2. 蔓生百部　块根肉质，成簇，常长圆状纺锤形，粗1～1.5cm。茎长达1m，常有少数分枝，下部直立，上部攀援状。叶2～4（～5）枚轮生，纸质或薄革质，卵形，卵状披针形或卵状长圆形，长4～9（～11）cm，宽1.5～4.5cm，顶端渐尖或锐尖，边缘微波状，基部圆或截形，很少浅心形和楔形；主脉通常5条，有时可多至9条，两面均隆起，横脉细密而平行；叶柄细，长1～4cm；花序柄贴生于叶片中脉上，花单生或数朵排成聚伞状花序，花柄纤细，长0.5～4cm；苞片线状披针形，长约3mm；花被片淡绿色，披针形，长1～1.5cm，宽2～3mm，顶端渐尖，基部较宽，具5～9脉，开放后反卷；雄蕊紫红色，短于或近等长于花被；花丝短，长约1mm，基部多少合生成环；花药线形，长约2.5mm，药顶具1箭头状附属物，两侧各具一直立或下垂的丝状体；药隔直立，延伸为钻状或线状附属物；蒴果卵形、扁的，赤褐色，长1～1.4cm，宽4～8mm，顶端锐尖，熟果2片开裂，常具2颗种子。种子椭圆形，稍扁平，长约6mm，宽3～4mm，深紫褐色，表面具纵槽纹，一端簇生多数淡黄色、膜质短棒状附属物。花期5～7月，果期7～10月（图41-2）。

生于海拔300～400m的山坡草丛、路旁和林下。主要分布于浙江、江苏、安徽、江西等省。

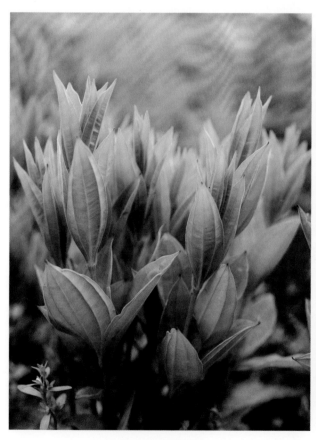

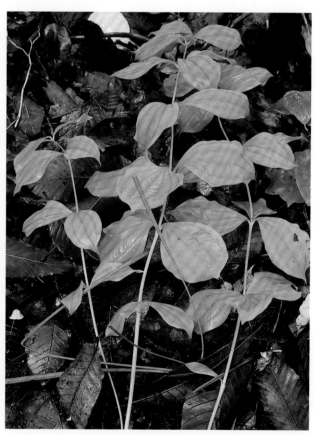

图41-1　直立百部　　　　　　　　　　　　　　　　图41-2　蔓生百部

3. 对叶百部　块根通常纺锤状，长达30cm。茎常具少数分枝，攀援状，下部木质化，分枝表面具纵槽。叶对生或轮生，极少兼有互生，卵状披针形、卵形或宽卵形，长6～24cm，宽（2～）5～17cm，顶端渐尖至短尖，基部心形，边缘稍波状，纸质或薄革质；叶柄长3～10cm。花单生或2～3朵排成总状花序，生于叶腋或偶尔贴生于叶柄上，花柄或花序柄长2.5～5（～12）cm；苞片小，披针形，长5～10mm；花被片黄绿色带紫色脉纹，长3.5～7.5cm，宽7～10mm，顶端渐尖，内轮比外轮稍宽，具7～10脉；雄蕊紫红色，短于或几等长于花被；花丝粗短，长约5mm；

花药长1.4cm，其顶端具短钻状附属物；药隔肥厚，向上延伸为长钻状或披针形的附属物；子房小，卵形，花柱近无。蒴果光滑，具多数种子。花期4～7月，果期（5～）7～8月。（图41-3）

生于海拔370～2240m的山坡丛林下、溪边、路旁以及山谷和阴湿岩石中。主要分布于长江流域以南各省区。

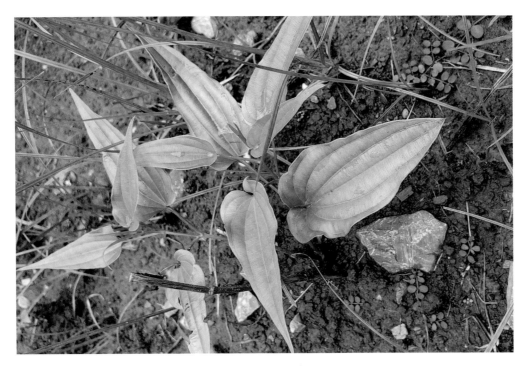

图41-3　对叶百部

【**主产地**】主产于浙江、福建、湖北、湖南、广东、广西、四川、贵州、云南、台湾等地。

【**栽培要点**】

1. **生物学特性**　喜阴凉湿润、较温暖的环境，耐寒性强，怕干旱，忌积水。以土层深厚、疏松肥沃、排水良好、富含腐殖质的砂质壤土栽培为宜。

2. **栽培技术**　种子繁殖或分株繁殖。种子繁殖用育苗移栽法：北方3月下旬至4月上旬；南方8～9月播种，在畦上开横沟，沟心距25～30cm，深7～10cm，播幅约10cm，将种子匀播沟中，施人畜粪水，盖草木灰，再盖细土4～5cm，然后盖谷壳。当年11月后移栽。按行株距50cm×35cm，穴深15～20cm，底平，每穴1株，覆土，浇淡人畜粪水。分株繁殖：在冬季倒苗后或春末未萌发前，结合收获，挖出块根，剪下大个的供药用，分割成小株，每株具有壮芽2～3个和小块根2～3个，开穴栽种。

3. **虫害**　棉红蜘蛛、蛞蝓。

【**采收与加工**】定植2～3年后采挖。于秋后地上部枯萎或春季萌芽前，挖出块根，洗净后在沸水中烫至无白心，取出晒干或烘干。也可鲜用。

【**商品规格**】百部商品分为大百部和小百部，大百部分2等，为选货，小百部为统货。

大百部　一等：直径1.0～2.0cm；二等：直径0.8～1.0cm。

【**药材鉴别**】

（一）性状特征

1. **直立百部**　块根纺锤形，上端较细长，皱缩弯曲，长5～12cm，直径0.5～1cm。表面黄白色或淡棕黄色，有不规则深纵沟，间或有横皱纹。质脆，易折断，断面平坦，角质样，淡黄棕色或黄白色，皮部较宽，中柱扁缩。气微，味甘、苦。（图41-4）

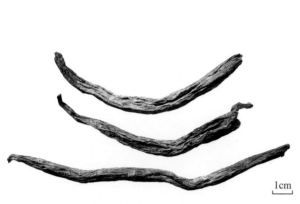

图41-4 直立百部药材图

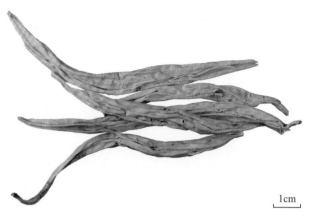

图41-5 蔓生百部药材图

2. **蔓生百部** 块根两端稍狭细，表面多不规则皱褶和横皱纹。（图41-5）

3. **对叶百部** 块根长纺锤形或长条形，长8~24cm，直径0.8~2cm。表面浅黄棕色至灰棕色，具浅纵皱纹或不规则纵槽。质坚实，断面黄白色至暗棕色，中柱较大，髓部类白色。（图41-6）

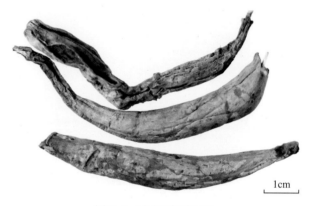

图41-6 对叶百部药材图

（二）显微鉴别

1. **根横切面** 直立百部：根被为3~4列细胞，壁木栓化及木化，具致密的细条纹；皮层较宽；中柱韧皮部束与木质部束各19~27个，间隔排列，韧皮部束内侧有少数非木化纤维；木质部束导管2~5个，并有木纤维和管胞，导管类多角形，径向直径约至48μm，偶有导管深入至髓部；髓部散有少数细小纤维。（图41-7）

蔓生百部：根被为3~6列细胞；韧皮部纤维木化；导管径向直径约至184μm，通常深入至髓部；与外侧导管束作2~3轮排列。

对叶百部：根被为3列细胞，细胞壁无细条纹，其最内层细胞的内壁特厚；皮层外侧散有纤维，类方形，壁微木化。中柱韧皮部束与木质部束各32~40个；木质部束导管圆多角形，直径至107μm，其内侧与木纤维和微木化的薄壁细胞连接成环层。

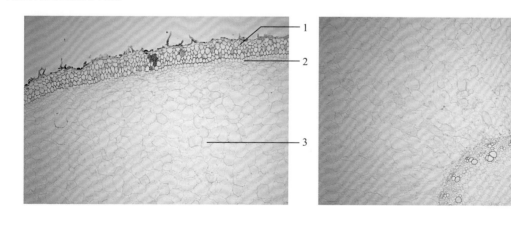

图41-7 直立百部根横切面图

1. 根被　2. 外皮层　3. 皮层　4. 内皮层　5. 中柱鞘　6. 韧皮部　7. 木质部　8. 髓

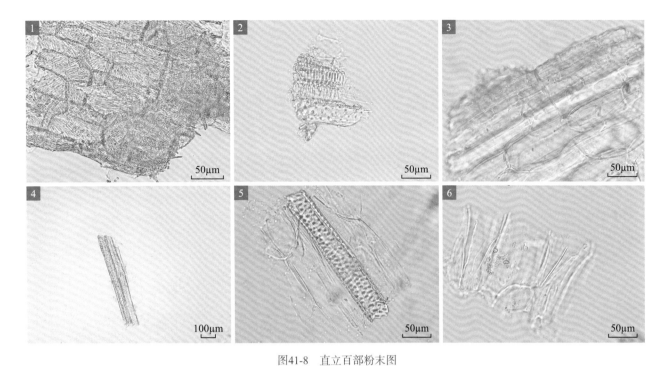

图41-8　直立百部粉末图

1. 根被细胞　2. 导管　3. 内皮层细胞　4. 木纤维　5. 导管旁薄壁细胞　6. 草酸钙针晶

2. **粉末特征**　直立百部：粉末灰黄色。根被细胞淡黄棕色或无色。具缘纹孔导管直径16～80μm，导管分子端壁常倾斜，具长的梯形穿孔板，具缘纹孔较密，有的横向延长并数个连接。内皮层细胞表面观呈长方形，直径约至24μm，壁稍厚，纵向壁细波状或螺旋状弯曲，横向壁平直，非木化或微木化。木纤维较长，直径12～24μm，壁稍厚，木化，具单斜纹孔或具缘纹孔，纹孔口相交成人字形或十字形。草酸钙针晶较少，常不规则充塞于薄壁细胞中，甚细，长约60μm，少数甚粗，直径约为5μm，似细柱状。（图41-8）

对叶百部：粉末灰黄色。根被细胞浅棕色或无色。具缘纹孔导管直径16～96μm，导管分子端具梯形穿孔板，具缘纹孔较大，互列。内皮层细胞表面观呈长方形，壁薄，切向壁细波状弯曲。木纤维较长，钝圆或稍倾斜纹孔口相交成人字形。导管旁木薄壁细胞呈类长方形，排列不整齐，直径24～35μm。皮层纤维较多，散列在薄壁细胞中。淀粉粒众多，单粒蚌壳形、扇形等，脐点不明显，层纹隐约可见，直径5～52μm。髓部纤维稀少，壁稍厚。（图41-9）

（三）理化鉴别

取本品粉末5g，加70%乙醇50ml，加热回流1小时，滤过，滤液蒸去乙醇，残渣加浓氨试液调节pH值至10～11，再加三氯甲烷5ml振摇提取，分取三氯甲烷层，蒸干，残渣加1%盐酸溶液5ml使溶解，滤过。滤液分为两份：一份中滴加碘化铋钾试液，生成橙红色沉淀；另一份中滴加硅钨酸试液，生成乳白色沉淀。

【质量评价】以条粗壮，质坚实者为佳。照水溶性浸出物测定法项下热浸法测定，浸出物不得少于50%。

【化学成分】主要成分为生物碱类，生物碱类是其特征性成分和有效成分。

1. **生物碱类**　用凝胶层析色谱分离技术，在对叶百部中分离到4个生物碱[1]，分别为tuberostemoninol A，tuberostemoninol B，tuberostemoninol，bisdehydroneutuberostemonine。从直立百部中分离得到10个百部生物碱[2]，分别为直立百部碱A～D（sessilistemonamine A～D）、二氢百部新碱（dihydrostemoninin）、双去氢百部新碱（bisdehydrostemoninin）、双去氢百部新碱A（bisdehydrostemoninin A）、百部新碱A～B（stemoninine A～B）和百部新碱（stemoninin）。在蔓生百部中分离得到5种生物碱[3-4]，分别是tuberostemonine B，tuberostemonine C，bisdehydrotuberostemonine B，bisdehydrotuberostemonine C，andisomaistemonine，后又分离出脱氢百部碱（didehydrostemonine）、百部碱（stemonine）、脱氢原百部碱（didehydroprotostemonine）。

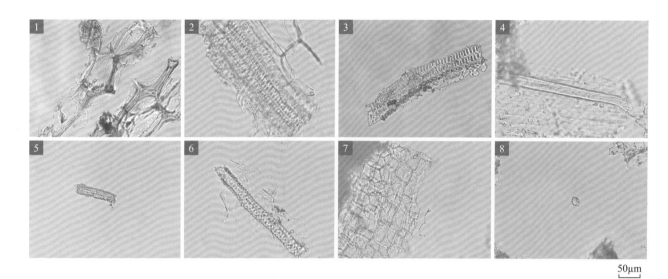

50μm

图41-9 对叶百部粉末图

1. 根被细胞　2. 导管旁薄壁细胞　3. 导管　4. 髓部纤维　5. 木纤维　6. 皮层纤维　7. 内皮层细胞　8. 淀粉粒

2. 非生物碱类　在对叶百部中分离得到3个化合物[5]，分别是β-谷甾醇棕榈酸酯、3-羟基-4-甲氧基苯甲酸和β-谷甾醇。在对叶百部中分离并鉴定出11个非生物碱化合物[6]，分别是大黄素甲醚、3-羟基-4-甲氧基苯甲酸、对羟基苯甲酸、(Z)-1,1'-biindenyliden，胸腺嘧啶、2-(1',2',3',4'-四羟基丁基)-6-(2'',3'',4''-三羟基丁基)-吡嗪、掌叶半夏碱戊、豆甾醇、β-谷甾醇棕榈酸酯、β-谷甾醇和β-胡萝卜苷。

【性味归经】甘、苦，微温。归肺经。

【功能主治】润肺下气止咳，杀虫灭虱。用于新久咳嗽，肺痨咳嗽，顿咳；外用于头虱，体虱，蛲虫病，阴痒。蜜百部润肺止咳。用于阴虚劳嗽。

【药理作用】

1. 镇咳祛痰、平喘作用　研究表明，百部生物碱具有较强的镇咳、平喘作用，原因是其能降低呼吸中枢的兴奋性，抑制咳嗽反射[7]。

2. 杀虫作用　百部具有较好的杀虫作用[8]，百部浸液对臭虫、蝇蛆、柑枯蚜、地老虎等10余种害虫也有杀灭作用。

3. 抗菌和抗病毒作用　研究表明百部有一定的抗菌作用，百部煎剂或水提液对皮肤真菌[9]有不同程度的抗菌作用。另有研究表明[8]，百部的醇提液对$H_{37}RV$人结核菌、亚洲甲型流感病毒等有一定的杀灭作用。

【用药警戒或禁忌】百部有小毒，对胃肠道有一定的刺激作用。研究人员对小鼠灌胃给予百部碱时的LD_{50}为1.079mg/kg，静脉注射时LD_{50}为60mg/kg[8]。同样，人体服用百部过量会降低呼吸中枢兴奋性，导致呼吸中枢麻痹[10]，呼吸困难。

【分子生药】遗传标记　采用ISSR分子标记的方法对不同居群的直立百部进行了遗传多样性和遗传结构的研究，表明直立百部具有较高的遗传多样性水平[11]。运用叶绿体DNA序列将药典三种百部与细花百部和其他伪品区别开，并发现蔓生百部与直立百部是姐妹群，而与对叶百部的亲缘关系较远[12]。用PCR-RFLP的方法，特异性切割PCR扩增产物，这些特殊片段可以很好地识别百部药材，为百部药材的质量控制提供了依据[13]。

主要参考文献

[1] 钟莹. 对叶百部化学成分及质量研究[D]. 广州：广州中医药大学，2010.

[2] 王鹏. 直立百部的化学成分研究[D]. 北京：中国协和医科大学，2007.

[3] 邹长英，付宏征，雷海民，等.蔓生百部新生物碱的化学研究[J]. Journal of Chinese Pharmaceutical Sciences，1999(4)：185-190.

[4] 邹长英，李军，雷海民，等.蔓生百部中新生物碱的结构[J]. Journal of Chinese Pharmaceutical Sciences，2000(3)：113-115.

[5] 张丽勤. 对叶百部中非生物碱化学成分的研究[J]. 中国当代医药，2015，22(24)：91-94.

[6] 王珺，高羽，张朝凤，等.对叶百部中的非生物碱类成分[J]. 药学与临床研究，2012，20(3)：193-195.

[7] Liao J F , Shi C, Chen S, et al. Spasmolytic effect of water extract of Stemonae radix on the guinea-pig tracheal smooth muscle in vitro[J]. Journal of Ethnopharmacology, 1997, 57(1): 57-62.

[8] 张宏武，邹忠梅，徐丽珍. 中药百部炮制历史沿革及现代研究概况[J]. 国外医学（中医中药分册），2004(5)：265-270.

[9] 陈旭东. 百部、除虫菊酊驱虫、杀虫实验研究[J]. 时珍国药研究，1996(4)：27-28.

[10] Goldstein D M, Wipf P. Studies toward the synthesis of Stemona alkaloids; A short synthesis of the tricyclic core of tuberostemonines[J]. Tarahedron Leuerx, 1996, 37(6): 739-742.

[11] 付晨熙，方明，朱友林，等.直立百部遗传多样性的ISSR分析[J]. 西北植物学报，2012，32(8)：1553-1559.

[12] Fan L L, Zhu S, Chenh B, et al. Molecular Analysis of Stemona Plants in China Based on Sequences of Four Chloroplast DNA Regions[J]. Biological & Pharmaceutical Bulletin, 2009, 32(8): 1439-1446.

[13] Fan L L, Zhu S, Chenh B, et al. Identification of the Botanical Source of Stemonae Radix Based on Polymerase Chain Reaction with Specific Primers and Polymerase Chain Reaction-Restriction Fragment Length Polymorphism[J]. Biological & Pharmaceutical Bulletin, 2009, 32(9): 1624-1627.

（南京中医药大学　戴仕林　吴啟南　刘莉成）

42. 农吉利

Nongjili

CROTALARIAE HERBA

【别名】佛指甲、狸豆、狗铃草、蓝花野百合、山油麻。

【来源】为豆科植物野百合*Crotalaria sessiliflora* Linn.的干燥全草。

【本草考证】本品始载于《植物名实图考》，载："野百合，建昌、长沙洲渚间有之。高不盈尺，圆茎直韧。叶如百合而细，面青，背微白。枝梢开花，先发长苞有黄毛，蒙茸下垂，苞坼花见，如豆花而深紫。南昌西山亦有之。俚医以治肺风"。本草记载与现在所用野百合基本一致。

【原植物】一年生直立草本，高30～100cm，基部常木质，单株或茎上分枝，被紧贴粗糙的长柔毛。托叶线形，长2～3mm，宿存或早落；单叶，叶片形状常变异较大，通常为线形或线状披针形，两端渐尖，长3～8cm，宽0.5～1cm，上面近无毛，下面密被丝质短柔毛；叶柄近无。总状花序顶生、腋生或密生枝顶形似头状，亦有叶腋生出单花，花1至多数；苞片线状披针形，长4～6mm，小苞片与苞片同形，成对生萼筒部基部；花梗短，长约2mm；花萼二唇形，长10～15mm，密被棕褐色长柔毛，萼齿阔披针形，先端渐尖；花冠蓝色或紫蓝色，包被萼内，旗瓣长圆形，长7～10mm，宽4～7mm，先端钝或凹，基部具胼胝体2枚，翼瓣长圆形或披针状长圆形，约与旗瓣等长，龙骨瓣中部以上变狭，形成长喙；子房无柄。荚果短圆柱形，长约10mm，苞被萼内，下垂紧贴于枝，秃净无毛；种子10～15颗。花期、果期5月至翌年2月。（图42-1）

生于海拔70～1500m的荒地路旁及山谷草地。主要分布于辽宁、河北、山东、江苏、安徽、浙江、江西、

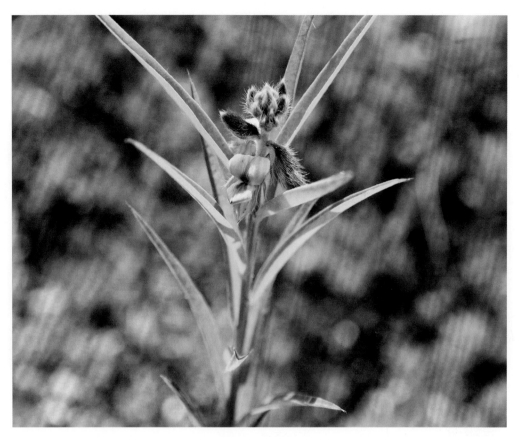

图42-1 野百合

福建、台湾、湖南、湖北、广东、海南、广西、四川、贵州、云南、西藏。

【主产地】主产于长江以南各地及山东等地。

【栽培要点】

1. 生物学特性 喜温暖湿润，怕干旱、霜冻。以湿润、肥沃的砂质壤土为优[1]。

2. 栽培技术 采用播种法，用种子繁殖。播种期为"立夏"至"小满"间。播种前将种子用30℃水浸泡12小时，捞出稍晾，然后在整好的畦面上，按行距4～5寸，开半寸左右深的沟，将种子均匀地撒于沟内，覆土后将畦面荡平。每亩用种量1kg[1]。

3. 病虫害 病害：枯萎病、花业病[2]。虫害：蚜虫[1]。

【采收与加工】夏、秋季采集全草，鲜用或切段晒干。

【药材鉴别】

（一）性状特征

茎圆柱形，稍有分枝，表面灰绿色，密被灰白色茸毛。单叶互生，叶片多皱缩卷曲，完整者线形或线状披针形，暗绿色，下表面有柔毛，全缘。荚果长圆柱形，包于宿存花萼内，宿萼5裂，密被棕黄色或白色长毛；种子细小，肾形或心形而扁，成熟时棕色，有光泽。气无，味淡。（图42-2）

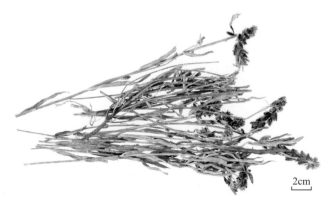

2cm

图42-2 农吉利药材图

（二）显微鉴别

1. 茎横切面　表皮细胞1列，细胞类方形或略切向延长，外被薄的角质层，非腺毛与叶表面所见者相似；皮层细胞3～5列，壁薄，具大的细胞间隙，皮层外侧接近表皮处有黏液细胞存在，遇钌红试剂呈红色；内皮层明显；中柱鞘纤维束排列成断续的环带状，壁稍增厚，微木化；韧皮部窄；木质部由导管、木纤维及木薄壁细胞组成，均木化；髓由薄壁细胞组成，具明显纹孔。（图42-3）

2. 粉末特征　粉末黄绿色。可见大量非腺毛，由1～2个细胞组成，长318.7～587.5μm，直径12.5～43.8μm；纤维较多，壁厚，单个散在或成束，长条状，直径11～35μm；石细胞壁厚，长42～70μm；导管多见网纹导管及螺纹导管，偶见具缘纹孔导管，直径10～36μm；气孔多为不等式，偶见不定式，长14.7～30.7μm，直径14.7～16μm，副卫细胞多为3个，偶见4个。（图42-4）

（三）理化鉴别

薄层色谱　取本品粗粉40～50g，加含2%乙酸的乙醇250ml，冷浸4小时，并时时振摇，滤过。滤液减压浓缩后，移入分液漏斗中，加三氯甲烷少许于分液漏斗中，振摇，待分层后，弃去三氯甲烷，酸层加入氨水，使pH为10，再用少量三氯甲烷提取2次，合并三氯甲烷提取液作供试品溶液。另取野百合碱对照品制成对照品溶液，吸取两溶液点于同一硅胶H-0.5%CMC制成的层析板上，用三氯甲烷–甲醇–氨水

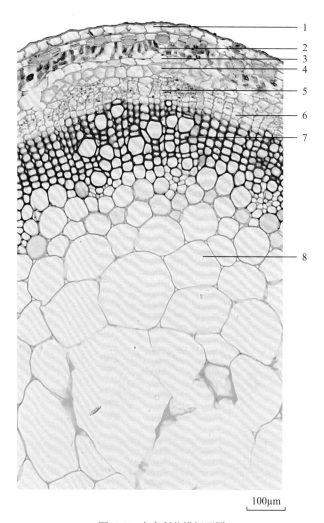

100μm

图42-3　农吉利茎横切面图

1. 表皮细胞　2. 皮层　3. 内皮层　4. 中柱鞘纤维　5. 韧皮部
6. 形成层　7. 木质部　8. 髓

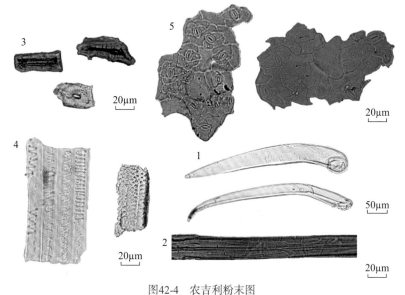

图42-4　农吉利粉末图

1. 非腺毛　2. 纤维　3. 石细胞　4. 导管　5. 气孔

（85∶14∶1）展开，展距15cm。用改良碘化铋钾试剂显色。供试品色谱中，在与对照品色谱相同位置处均显橘黄色斑点。

【质量评价】 以色绿、果多者为佳。照高效液相色谱法测定，以牡荆素和农吉利甲素作为黄酮化合物和生物碱参照峰，供试品指纹图谱中应分别呈现与参照物色谱峰保留时间相同的色谱峰[3]。运用国家药典委员会"中药色谱相似度评价系统（2004A版）"对供试品的色谱峰进行匹配并生成对照指纹图谱，按中药色谱指纹图谱相似度评价系统，供试品指纹图谱与对照指纹图谱经相似度计算，相似度不得低于0.90。

【化学成分】 主要成分为生物碱（alkaloids）、黄酮类（flavonoids）、氨基酸（amino acid）、多糖（polysaccharides）等[3]。

1. 生物碱类　农吉利甲素即野百合碱（monocrotaline）、全缘千里光碱（integerrimine）和毛束草碱（trichodesmine）。

2. 黄酮类　牡荆素（vitexin）、荭草素（orientin）和异荭草素（isoorientin）。

3. 氨基酸类　天冬氨酸、谷氨酸、丙氨酸、苏氨酸、丝氨酸、甘氨酸、缬氨酸、蛋氨酸、亮氨酸、异亮氨酸、酪氨酸、苯丙氨酸、赖氨酸、组氨酸、精氨酸、脯氨酸等氨基酸[4]。

4. 其他　对苯二酚（hydroquinone）、红果酸（eucomic acid）、羟基粘康酸（hydroxyeucomic acid）、（2R）-圣草酚-7-O-β-D-吡喃葡萄糖苷［（2R）-eriodictyol-7-O-β-D-glucopyranoside］。

【性味归经】 苦，平；有毒。归肺、胃、大肠经。

【功能主治】 滋阴益肾，抗癌。用于皮肤癌，耳鸣耳聋、头目眩晕。

【药理作用】

1. 对心脏的影响　体外野百合碱100～500mg/ml浓度可抑制兔心搏动，2～6mg/kg静脉注射可使犬血压下降15%～50%，并持续10～45分钟，随剂量增加降压程度加大，持续时间延长。阿托品可阻断其对心脏的抑制和降压作用。牡荆素对大鼠急性心肌缺血损伤有明显保护作用，其作用与提高心肌组织抗氧化能力，改善心肌能量代谢有关。全缘千里光碱能降低麻醉猫动脉压，犬1～3mg/kg静脉注射具有显著降压作用[5-6]。

2. 抗肿瘤作用　野百合碱和全缘千里光碱具有显著的抗肿瘤作用。用农吉利治疗皮肤癌、宫颈癌获得较好疗效。

3. 促进平滑肌收缩　10～20mg/ml农吉利甲素可增加家兔和豚鼠的离体回肠收缩张力和幅度，大鼠和豚鼠的子宫收缩增强。该碱50～100mg/ml对犬气管条片呈现迅速而持久的收缩。

4. 其他作用　犬静脉注射2～6mg/kg农吉利甲素可暂时轻度抑制呼吸频率和深度。此外，农吉利甲素还具有强烈的肝毒性[7]。

【用药警戒或禁忌】 本品有毒，内服宜慎。有肝肾疾患者禁服[8]。

主要参考文献

[1] 山东省革命委员会卫生局、商业局.山东中药材栽培[M].济南：山东人民出版社，1975：328-330.

[2] 杨永林.兰花野百合花叶病的毒病原鉴定[J].植物病理学报，1986(4)：3-6.

[3] 张薇，樊轻亚，范华均，等.农吉利有效成分的HPLC指纹图谱研究[J].中成药，2012，34(9)：1734-1739.

[4] 靖永谦，李宏善，陈瑞华.农吉利中氨基酸成分的研究[J].中药通报，1987，12(7)：41-42.

[5] 李莹，孙敬勇，姚庆强.农吉利的研究进展[J].食品与药品，2015，17(2)：147-151.

[6] 董六一，邵旭，江勤，等.牡荆素对大鼠实验性心肌缺血损伤的保护作用及其机制[J].中草药，2011，42(7)：1378-1383.

[7] 陈冀胜，郑硕.中国有毒植物[M].北京：科学出版社，1987：309-310.

[8] 葛宝林，朱文菀，李湘云，等.农吉利甲素对人体和动物癌细胞核酸生物合成的影响[J].病理生理学报，1985，19(11)：30-34.

（福建中医药大学　杨成梓　孟静）

43. 延胡索

Yanhusuo

CORYDALIS RHIZOMA

【别名】元胡、玄胡、玄胡索。

【来源】为罂粟科植物延胡索*Corydalis yanhusuo* W. T. Wang的干燥块茎。

【本草考证】本品始载于《本草拾遗》，载："根如半夏，色黄"。《本草纲目》载："每年寒露后栽，立春后生苗，叶如竹叶样，三月长三寸高，根丛生如芋卵样，立夏掘起"。本草记载与现今所用延胡索基本一致。

【原植物】多年生草本，高10～30cm，地上茎纤细，3～4枚茎生叶互生，叶二回三出或近三回三出，小叶三裂或三深裂，具全缘的披针形裂片，裂片长2～2.5cm，宽5～8mm；鳞片和下部茎生叶常具腋生块茎，扁球形，直径0.5～2.5cm。总状花序顶生或与叶对生。苞片披针形或狭卵圆形，花两侧对称，紫红色。萼片小，早落。花瓣4，外轮2片边缘粉红色，稍大，内轮两片较狭小，上部青紫色，下部粉红色，长8～9mm；花柱细短小，柱头近圆形，具较长的8乳突；蒴果线形，长2～2.8cm，具1列种子。花期4月，果期5～6月。（图43-1）

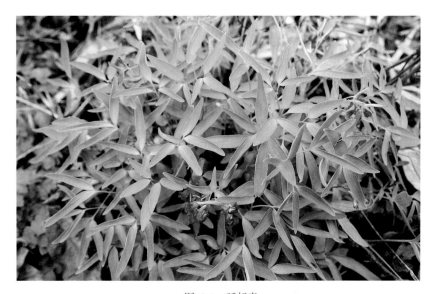

图43-1　延胡索

主要为栽培，生于丘陵草地。主要分布于浙江、江苏、安徽、湖北、河南等地。陕西、甘肃、四川、云南有引种栽培。

【主产地】主产于浙江、陕西。湖北、江苏及全国其他地区亦产。明清时期道地产区为茅山（今江苏句容县），自民国以后，以浙江中部的东阳、磐安等地为道地产区[1]。

【栽培要点】

1. 生物学特性　喜温暖温润气候，怕涝、怕干旱和强光；以土质疏松、排水良好、富含腐殖质的微酸性砂壤土为宜，忌连作。

2. 栽培技术　块茎繁殖。选用体型整齐、直径1～1.4cm、扁球形、淡黄色、无病虫害、无伤疤的当年新生块茎（子元胡）做种，栽种有条播、撒播、穴播三种，以条播为主。

3. 病虫害　病害：霜霉病、菌核病、锈病等。虫害：蛀心虫。

【采收与加工】夏初茎叶枯萎时采挖，除去须根，洗净，置沸水中煮至无白心时，取出，晒干。

【商品规格】延胡索商品分为选货及统货。选货按每50g药材粒数或直径分等。一等：每50g药材45粒以内，或直径在1.3cm以上；二等：每50g药材100粒以内，或直径1.0～1.3cm。

【药材鉴别】

（一）性状特征

块茎呈不规则的扁球形，直径0.5～1.5cm，表面黄色或黄褐色，有不规则网状皱纹。顶端有略凹陷的茎痕，底部

常有疣瘤状突起。质硬而脆，断面黄色，角质样，有蜡样光泽。气微，味苦。（图43-2）

（二）显微鉴别

1. 块茎横切面　表皮常脱落，偶有残存，下表皮为厚皮细胞1～2列，扁平，长条形，壁稍厚，木化，具细密纹孔，皮层细胞十余层，扁平；韧皮部宽广，筛管群散列，韧皮薄壁细胞大，充满糊粉粒或糊化淀粉团块；形成层不明显；木质部4～7小束成环状排列，导管单个或2～4个相聚，中央髓部较宽广。

2. 粉末特征　粉末绿黄色。糊化淀粉粒团块淡黄色或近无色；下皮厚壁细胞成片，多角形、类方形或长条形，壁稍弯曲，木化，有的呈连珠状增厚，纹孔细密；螺纹导管，直径16～32μm，有的为网状螺纹导管。（图43-3）

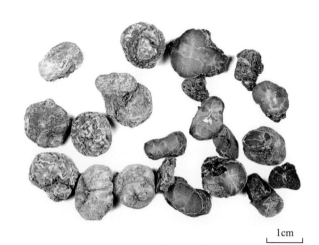

图43-2　延胡索药材图

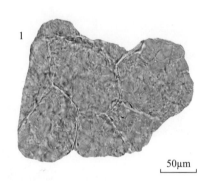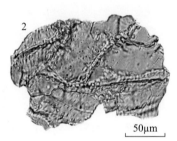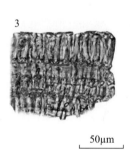

图43-3　延胡索粉末图

1. 糊化淀粉粒团块　2. 下皮厚壁细胞　3. 导管

（三）理化鉴别

薄层色谱　取本品粉末1g，加甲醇50ml，超声处理30分钟，滤过，滤液蒸干，残渣加水10ml使溶解，加浓氨水调至碱性，加乙醚振摇提取3次，每次10ml，合并乙醚液，蒸干，残渣加甲醇1ml使溶解，作为供试品溶液。另取延胡索对照药材1g，同法制成对照药材溶液。再取延胡索乙素对照品，加甲醇制成每1ml含0.5mg的溶液，作为对照品溶液。照薄层色谱法试验，吸取上述三种溶液各2～3μl，分别点于同一用1%氢氧化钠溶液制备的硅胶G薄层板上，以甲苯–丙酮（9：2）为展开剂，展开，取出，晾干，置碘缸中约3分钟后取出，挥尽板上吸附的碘后，置紫外光灯（365nm）下检视。供试品色谱中，在与对照药材色谱和对照品色谱相应的位置上，显相同颜色的荧光斑点。

【质量评价】以个大、色黄、质坚、干燥、饱满、断面金黄发亮者为佳。采用高效液相色谱法测定，本品按干燥品计算，含延胡索乙素（$C_{21}H_{25}NO_4$）不得少于0.050%。

【化学成分】主要活性成分为生物碱，其中叔胺类生物碱约占0.65%，季胺类生物碱约占0.3%[2]。

1. 原小檗碱类生物碱　有延胡索甲素（*d*-corydaline）、延胡索乙素（tetrahydropalmatine）、延胡索丙素（protopine）、去氢延胡索甲素（*d*-corydalmine）、小檗碱（berberine）、氢化小檗碱（canadine）、巴马汀（palmatine）、*dl*-四氢黄连碱（*dl*-tetrahydrocoptisine）、黄连碱（coptisine）、*l*-四氢非洲防己碱（*l*-tetrahydrocolumbamine）、非洲防己碱（columbamine）、*d*-紫堇鳞茎碱（*d*-corybulbine）等。

2. 阿朴啡类生物碱　有 *d*-海罂粟碱（*d*-glaucine）、去氢海罂粟碱（dehydroglaucine）、*N*-甲基樟苍碱（*N*-methyl-laurotetanine），*d*-南天竹啡碱（*d*-nantenine）等。

3. 其他生物碱　有普鲁托品（protopine）、二氢血根碱（dihydrosanguinarine）、元胡啡碱（coryphenanthrine）等[3]。

【性味归经】辛、苦，温。归肝、脾经。

【功能主治】活血，行气，止痛。用于胸胁、脘腹疼痛，胸痹心痛，经闭痛经，产后瘀阻，跌扑肿痛。

【药理作用】

1. 对中枢神经系统作用　延胡索总生物碱具有显著镇痛作用，其中以延胡索乙素作用最强，延胡索甲素、延胡素丙素等次之。延胡索及延胡索乙素对小鼠、兔、猴等实验动物有镇静、安定、催眠作用[4-5]。

2. 对心脑血管作用　延胡索总生物碱可缓解心肌缺血大鼠心功能下降，对心肌梗死所致心力衰竭大鼠有保护作用。延胡索乙素可调控减轻大鼠脑缺血再灌注损伤[6-7]。

3. 对消化系统作用　延胡索总生物碱对幽门结扎或阿司匹林诱发的胃溃疡具有保护作用，去氢延胡索甲素能减少胃液分泌、胃酸及胃蛋白酶的量。延胡索甲素有促进胃排空及小肠转运，调节肠胃运动作用[8]。

4. 内分泌调节作用　延胡索乙素可促进大鼠脑下垂体分泌促肾上腺皮质激素，影响甲状腺功能[4-5]。

5. 其他作用　延胡索总生物碱能够抗小鼠衰老，保护学习记忆功能。延胡索还具有抗肿瘤、抗菌、抗炎等作用[9-10]。

主要参考文献

[1] 徐攀，姚振生，陈京. 紫堇属药物的本草考证[J]. 中华中医药杂志，2012，27(3)：540-543.

[2] 唐逸丰. 延胡索化学成分与药理作用研究概况[J]. 中医临床研究，2018，10(23)：144-146.

[3] 赵丽沙，董宇，寿旦. 延胡索生物碱类化学成分及质量控制研究进展[J]. 中华中医药学刊，2017，35(2)：299-302.

[4] 何晓凤，张晶，张梅. 延胡索化学成分、药理活性及毒副作用研究进展[J]. 上海中医药杂志，2017，51(11)：97-100.

[5] Wang J, Liang L, Zhang Q, et al. Preclinical pharmacokinetics, tissue distribution and excretion studies of a potential analgesics–corydaline using an ultra performance liquid chromatography-tandem mass spectrometry[J]. Journal of Chromatography B, 2013, 942-943: 70-76.

[6] Hung H Y, Wu T S. Recent progress on the traditional Chinese medicines that regulate the blood[J]. Journal of Food and Drug Analysis, 2016, 24(2): 221-238.

[7] Li Q, Guan H, Wang X, et al. Fingerprint–efficacy study of the quaternary alkaloids in *Corydalis yanhusuo*[J]. Journal of Ethnopharmacology, 2017, 207: 108-117.

[8] Lee TH, Son M, Kim SY. Effects of corydaline from corydalis tuber on gastric motor function in an animal model[J]. Biological & Pharmaceutical Bulletin, 2010, 33(6): 958-962.

[9] Zhang Y, Sha R, Wang K, et al. Protective effects of tetrahydropalmatine against ketamine-induced learning and memory injury via antioxidative, anti-inflammatory and anti-apoptotic mechanisms in mice[J]. Molecular Medicine Reports, 2018, 17(5): 6873-6880.

[10] Huang LX, Chen J, Hu S, et al. Neuroprotective effect of(-)-tetrahydropalmatine in Japanese encephalitis virus strain GP-78 infected mouse model[J]. Microbial Pathogenesis, 2018, 14: 197-203.

（中国药科大学　李萍　陈君）

44. 灯心草

Dengxincao

JUNCI MEDULLA

【别名】灯草、秧草、水灯心、野席草。

【来源】为灯心草科植物灯心草*Juncus effusus* L.的干燥茎髓。

【本草考证】本品始载于《开宝本草》，载："灯心草，生江南泽地。丛生，茎圆，细而长直。人将为席，败席煮服更良"。《本草品汇精要》载："灯心草，莳田泽中，圆细而长直，有干无叶。南人夏秋间采之，剥皮以为蓑衣。其心能燃灯，故名灯心草"。《本草纲目》载："此即龙须之类，但龙须紧小而瓢实，此草稍粗而瓢虚白"。《植物名实图考》载："江西泽畔极多。细茎绿润，夏从茎旁开花如穗，长不及寸，微似莎草花"。本草记载与现今所用灯心草基本一致。

【原植物】多年生草本；根状茎粗壮横走，密生须根。茎丛生，直立，圆柱形，淡绿色，具纵条纹，高40～100cm，直径1.5～4mm，内充满白色髓心。叶低出，鞘状或鳞片状，红褐色或淡黄色；叶片退化为刺芒状。聚伞花序假侧生，多花，排列紧密或疏散；总苞片圆柱形，生于顶端，似茎的延伸，直立，长5～20cm；小苞片2枚，宽卵形，膜质，顶端尖；花淡绿色；花被片线状披针形，顶端锐尖，背脊增厚突出，黄绿色，边缘膜质，外轮者稍长；雄蕊3枚（偶有6枚），长约为花被片

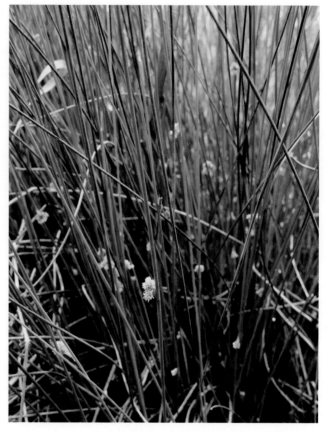

图44-1　灯心草

的2/3，花药长圆形，黄色，稍短于花丝；雌蕊具3室子房，花柱极短，柱头3分叉。蒴果长圆形或卵形，顶端钝或微凹，黄褐色。种子卵状长圆形，黄褐色。花期4～7月，果期6～9月。（图44-1）

生于河边、池旁、水沟、稻田旁、草地及沼泽湿处。主要分布于黑龙江、吉林、辽宁、河北、陕西、甘肃、山东、江苏、安徽、浙江、江西、福建、台湾、河南、湖北、湖南、广东、广西、四川、贵州、云南、西藏。

【主产地】主产于江苏，为江苏特产道地药材，以苏州产量大，品质最优，销全国，并出口[1]。

【栽培要点】

1. 生物学特性　喜温暖湿润气候，适应性较强，以在潮湿、肥沃疏松的土壤中栽培为宜。

2. 栽培技术　分株繁殖法：四川地区在12月至翌年1月挖起老株，分8～10根为1把，挖穴栽植，通常保持穴距30～45cm。种子繁殖：直播法，秋季采收成熟种子，晒干，贮藏，待播，上覆细土1cm左右。

3. 病虫害　病害：纹枯病等。虫害：蝗虫、蓟马、席草螟等。

【采收与加工】夏末至秋季采收。割取茎部，晒干。去皮取出茎髓，理直，扎成小把。

【药材鉴别】

（一）性状特征

茎髓呈细圆柱形，长达90cm，直径0.1～0.3cm。表面白色或淡白色，有细纵纹。体轻，质软，略有弹性，易拉断，

断面白色。气微，味淡。（图44-2）

（二）显微鉴别

粉末特征 粉末类白色。全部为星状薄壁细胞，彼此以星芒相接，形成大的三角形或四边形气腔，星芒4~8，长5~51μm，宽5~12μm，壁稍厚，有的可见细小纹孔，星芒相接的壁菲薄，有的可见1~2个念珠状增厚。（图44-3）

（三）理化鉴别

薄层色谱 取本品粉末1g，加甲醇100ml，加热回流1小时，放冷，滤过，滤液蒸干，残渣用乙醚2ml洗涤，弃去乙醚液，加甲醇1ml使溶解，作为供试品溶液。另取灯心草对照药材1g，同法制成对照药材溶液。照薄层色谱法试验，吸取供试品溶液3~5μl、对照药材溶液3μl，分别点于同一硅胶G薄层板上，以环己烷–乙酸乙酯（10∶7）为展开剂，展开，取出，晾干，喷以10%磷钼酸乙醇溶液，在105℃加热至斑点显色清晰。供试品色谱中，在与对照药材色谱相应的位置上，显相同颜色的主斑点。

【质量评价】以条长、粗壮、色白、有弹性者为佳。取本品0.5g，照醇溶性浸出物测定法项下的热浸法测定，用稀乙醇作溶剂，不得少于5.0%。通过RP-HPLC方法确立了灯心草的指纹图谱，相似度结果均大于0.933，并测定了去氢厄弗酚的含量，为质量评价研究提供参考[2]。

【化学成分】主要成分为菲类、萜类、苯并香豆素类、黄酮类和甾类化合物。其中，菲类化合物为其活性成分。

1. 菲类 从灯心草属植物中分离得到大量菲类化合物（包括9,10-二氢菲、菲及二聚体），如厄弗酚（effusol）、去氢厄弗酚（dehydroeffusol）、灯心草酚（juncusol）和去氢灯心草酚（dehydrojuncusol）。

2. 萜类 Juncoside Ⅰ，Ⅱ，Ⅲ，Ⅳ，Ⅴ等。

3. 苯并香豆素类 7-methyl-5-vinyl-5a,8a-benzocoumarin，7-hydroxy-6-methyl-5-vinyl-5a,8a-benzocoumarin，6-hydroxymethyl-5-vinyl-5a,8a-benzocoumarin，7-hydroxy-8-methyl-5-vinyl-5a,8a-benzocoumarin，6-hydroxy-5-hydroxymethyl-7-methyl-5a,8a-benzocoumarin，6-hydroxy-7-methyl-5a,8a-benzocoumarin，7-methyl-5a,8a-benzo-（5,6-b）-furancoumarin等。

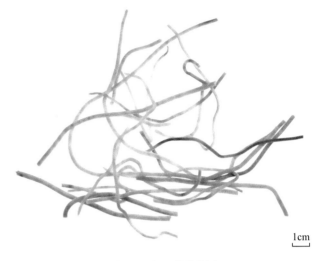

1cm

图44-2 灯心草药材图

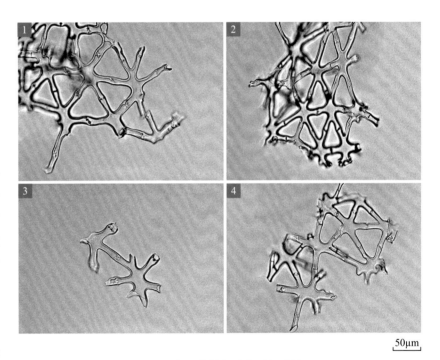

50μm

图44-3 灯心草粉末图（王前 摄）

1. 星状薄壁细胞（四边形） 2. 星状薄壁细胞（三角形）
3. 星芒链接 4. 星状薄壁细胞（纹孔）

4. 其他　黄酮类：木犀草素（luteolin）、圣草酚（eriodictyol）、槲皮素（quercetin）、2′,5′,5,7-四羟基黄酮（2′,5′,5,7-tetrahydroxyflavone）；甾醇类：β-谷甾醇（β-sitosterol）、过氧化麦角甾醇（ergosterol peroxide）、胡萝卜苷（daucosterol）等。

【性味归经】甘、淡，微寒。归心、肺、小肠经。

【功能主治】清心火，利小便。用于心烦失眠、尿少涩痛、口舌生疮。

【药理作用】

1. 镇静、抗焦虑作用　灯心草95%乙醇提取物乙酸乙酯萃取部位能够减少小鼠自主活动，延长阈剂量戊巴比妥钠所导致的睡眠时间，具有明显的镇静催眠作用[3]。

2. 抗炎作用　灯心草乙醇提取物可抑制LPS致炎RAW264.7细胞中炎症因子的产生，缓解急性炎症模型小鼠的水肿情况[4]。

3. 抗菌作用　灯心草乙酸乙酯渗滤液对葡萄和苹果树致病菌具有高效的杀菌作用[5]。

4. 其他作用　灯心草还具有抗氧化、抗肿瘤作用[6-7]。

【分子生药】ITS2序列可以有效区分灯心草与其同属密切相关种[8]。

【附注】

1. 水茅草Juncus prismatocarpus subsp. prismatocarpus　此种特点在于秆较矮，一般高不及1m，茎具节，节上生叶，叶片具明显的横隔或呈节状；花序顶生，由多数头状花序构成的复聚伞花序，每头状花序有3～8朵花组成（少有2朵花的），聚伞花序斜上聚拢；蒴果为三棱状圆锥形，稍长于花被片；分布于我国南北各省区。茎髓亦作灯心草入药。

2. 假灯心草Juncus setchuensis var. effusoides Buchen.　似灯心草，但植株较小，高40～50cm，直径0.8～1.5mm；花序由7～40朵花组成，总苞片弯曲。蒴果1室。分布于我国中部及北部诸省。此种在个别地区偶有使用全草。

主要参考文献

[1] 王强，徐国钧. 道地药材图典：华东卷[M]. 福州：福建科学技术出版社，2003：43-44.

[2] 简伟杰. 灯心草药材质量控制方法的探索研究[D]. 北京：北京中医药大学，2011.

[3] 王衍龙，黄建梅，张硕峰，等. 灯心草镇静作用活性部位的研究. 北京中医药大学学报，2006，29(3)：181-183.

[4] Na-Young Park, Sun-Gun Kim, hyo-Hyun Park, et al. Anti-inflammatory effects of *Juncus effusus* extract(JEE) on LPS-stimulated RAW 264.7 cells and edema models[J]. Pharmaceutical Biology, 2016, 54(2): 243-250.

[5] Barbara Thuerig, Justine Ramseyer, Matthiashamburger, et al. Efficacy of a *Juncus effusus* extract on grapevine and apple plants against Plasmopara viticola and Venturia inaequalis, and identification of the major active constituent[J]. Pest Management Science, 72(9):1718-1726.

[6] 李红霞. 灯心草的化学成分与生物活性研究[D]. 武汉：中南民族大学，2007.

[7] 王鹏，郭狄，陈利华，等. 灯心草抑制RANKL诱导的破骨细胞形成[J]. 天津医药，2018，46(6)：624-628.

[8] 庞晓慧，宋经元，陈士林. 应用DNA条形码技术鉴定中药材灯心草[J]. 中国中药杂志，2012，37(8)：1097-1099.

（南京中医药大学　吴啟南　吴达维）

45. 芫花

Yuanhua

GENKWA FLOS

【别名】药鱼草、老鼠花、闹鱼花、头痛花、闷头花等。

【来源】为瑞香科植物芫花*Daphne genkwa* Sieb. et Zucc.的干燥花蕾。

【本草考证】本品始载于《神农本草经》。《吴普本草》载："二月生，叶青，加厚则黑，华有紫、赤、白者。三月实落尽，叶乃生，三月、五月采花"。根据以上本草所述花"有紫、赤、白者"考证，当时芫花似不只一种。但其"三月实落尽，叶乃生"的特征，与现今药用芫花相符。《图经本草》载："生淮源川谷，今在处有之。宿根旧枝，茎紫，长一二尺。根入土深三五寸，白色似榆根。春生苗，叶小而尖，似杨柳枝叶。二月开紫花，颇似紫荆而作穗，又似藤花而细。三月三日采，阴干。其花须未成蕊、蒂细小、未生叶时收之"。并附有"滁州芫花"和"绵州芫花"图。本草记载与现今所用芫花基本一致。

【原植物】落叶灌木，高达1m。根多分枝，外皮红棕色，内皮白色。茎直立，多分枝，柔韧，表面略带紫褐色，幼时密被淡黄色绢状毛。叶对生，间或互生；叶柄长约1mm，被短柔毛；叶片椭圆形至长椭圆形，长2.5~6cm，宽0.8~2cm，先端渐尖或急尖，基部楔形，全缘，幼时两面疏生绢状短柔毛，老时渐脱落。花先叶开放，3~7朵成簇腋生；花被筒状，长1.5cm，淡紫色或淡紫红色，先端4裂，裂片卵形，顶端圆钝，外被白色短柔毛；雄蕊8，上下2轮，分别着生于花被筒中部及下部，无花丝；雌蕊1枚，子房上位，1室，瓶状，外被白色柔毛，花柱极短或无，柱头头状。核果长圆形，如绿豆大，熟时白色，内含黑色种子1枚。花期3~4月，果期5月。（图45-1）

生于路旁、山坡或栽培于庭园。主要分布于华东及河北、陕西、河南、湖北、湖南、四川、贵州等地。

【主产地】主产于河北、陕西、河南、湖北、湖南、江苏、浙江、安徽、福建、江西、山东、四川等省区。道地产区为安徽滁县。

【栽培要点】

1. 生物学特性　宜温暖的气候，性耐旱怕涝，以肥沃疏松的砂质土壤栽培为宜。

2. 栽培技术　用种子繁殖或分株繁殖。种子繁殖：播种期10月下旬至11月上旬，按行距30cm开条沟，

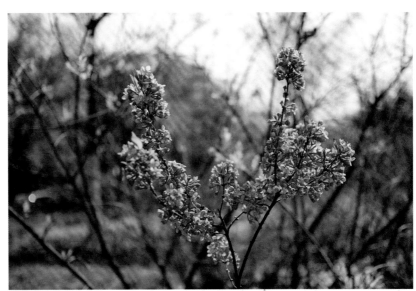

图45-1　芫花

将种子均匀播下，覆土压实，至明春发芽。出苗后注意间苗除草，每年追肥2~3次，经2~3年移栽。分株繁殖：早春3月间，挖取老根，分株按行株距30cm×40cm开穴，每穴栽种1株，覆土压实。

【采收与加工】春季花未开放前采摘，拣去杂质，晒干或烘干。采后在通风处摊开阴干或在低温下迅速烘干，以免有效成分散失，保持浓郁香气。

【药材鉴别】

（一）性状特征

花蕾呈棒槌状，稍压扁，多数弯曲，长1～1.7cm，直径约1.5mm；常3～7朵簇生于一短柄上，基部有1～2片密被黄色绒毛的苞片。花被筒表面淡紫色或灰绿色，密被白色短柔毛，先端4裂，裂片卵形。质软。气微，味甘，微辛。（图45-2）

（二）显微鉴别

粉末特征　粉末灰褐色。花被下表面有单细胞非腺毛，单细胞多弯曲，长90～780μm，直径15～25μm，壁较厚，稍具疣状突起；花粉粒类球形，黄色，直径25～45μm，表面有较明显的网状雕纹；花被表皮细胞长方形或类方形；导管为螺纹导管。（图45-3）

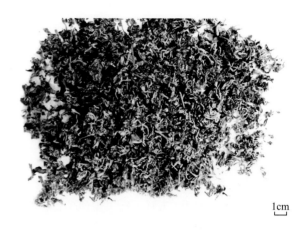

图45-2　芫花药材图

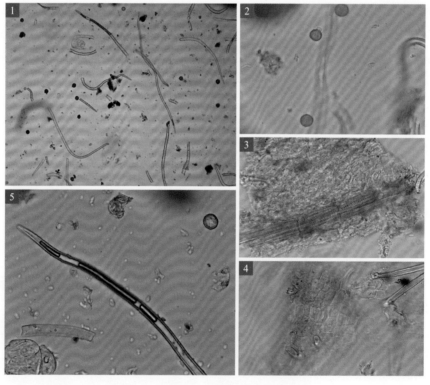

图45-3　芫花粉末图

1. 单细胞腺毛　2. 花粉粒　3. 导管　4. 花被表皮细胞　5. 非腺毛

（三）理化鉴别

薄层色谱　取本品粉末1g，加甲醇25ml，超声处理10分钟，滤过，滤液蒸干，残渣加乙醇1ml使溶解，作为供试品溶液。另取芫花对照药材1g，同法制成对照药材溶液。再取芫花素对照品，加甲醇制成每1ml含2mg的溶液，作为对照品溶液。照薄层色谱法试验，吸取上述三种溶液各4μl，分别点于同一硅胶G薄层板上。以甲苯-乙酸乙酯-甲酸（8：4：0.2）为展开剂，展开，取出，晾干，置紫外光灯（365nm）下检视。供试品色谱中，在与对照药材色谱和对照品色谱相应的位置上，显相同颜色的荧光斑点。

【质量评价】芫花以花淡紫色或灰紫色、无杂质者为佳。采用高效液相色谱法测定，本品按干燥品计算，含芫花素（$C_{16}H_{12}O_5$）不得少于0.20%。

【化学成分】 主要成分为香豆素类、木脂素类、黄酮类、双黄酮类、绿原酸类、酚苷类，以及一系列具有特殊结构的二萜原酸酯类化合物。

1. 黄酮类 芫花素（genkwanin）、芹菜素（apigenin）、3'-羟基芫花素（3'-hydroxygenkwanin）、芫根苷（yuenkanin）等[1]。

2. 香豆素类 伞形花内酯（umbelliferone）、西瑞香素（daphnoretin）和瑞香苷（daphnin）等[1]。

3. 二萜原酸酯类 芫花酯甲（yuanhuacine）、芫花酯乙（yuanhuadine）、芫花酯丙（yuanhuafine）、芫花酯丁（yuanhuatine）、芫花酯戊（yuanhuapine）等[1]。

4. 绿原酸类 3'-O-咖啡酰基奎宁酸甲酯、4'-O-咖啡酰基奎宁酸甲酯、5'-O-咖啡酰基奎宁酸甲酯、5'-O-（3,4-二甲氧基）-桂皮酰基奎宁酸甲酯[2]。

5. 木质素类 松脂醇（pinoresinol）、落叶松脂素（lariciresinol）、异落叶松脂素〔（+）-secoiso-lariciresinol〕、罗汉松脂素〔（+）-matairesinol〕[3]。

6. 其他 紫丁香苷、苯甲酸等。

【性味归经】 苦、辛，温；有毒。归肺、脾、肾经。

【功能主治】 泻水逐饮；外用杀虫疗疮。用于水肿胀满，胸腹积水，痰饮积聚，气逆咳喘，二便不利；外治疥癣秃疮，痈肿，冻疮。

【药理作用】

1. 镇咳、祛痰作用 醋制芫花、羟基芫花素均有一定的镇咳、祛痰作用，羟基芫花素是止咳、祛痰的主要活性成分。另外，芫花中的木犀草素-7-O-β-D-吡喃葡萄糖苷，对痰、咳、喘、炎症均有效。

2. 镇痛、镇静和抗惊厥作用 芫花乙醇提取物对中枢神经系统的药理作用表现在对热、电及化学刺激致痛都有镇痛作用，且吗啡受体特异性阻断剂纳洛酮能阻断其镇痛作用。此外，还具有镇静、抗惊厥及增强异戊巴比妥钠的麻醉作用。

3. 抗炎、抗肿瘤作用 芫花根醇提取物的抗炎活性主要是通过抑制脂质过氧化反应和炎症介质的释放、增强SOD和CAT的活力、钝化iNOS的活性以及提升RES的吞噬作用实现的。

4. 其他作用 芫花中的总黄酮具有免疫调节活性。芫花还具有抑菌、杀虫、抗寄生虫、引产、利尿泻下等作用。

【用药警戒或禁忌】芫花主要毒性成分为芫花酯甲。体质虚弱，或有严重心脏病、溃疡病、消化道出血及孕妇禁服；用量宜轻，逐渐增加，中病即止，不可久服。不宜与甘草同用[4-6]。

主要参考文献

[1] 张保献，原思通，张静修，等.芫花的现代研究概况[J].中国中医药信息杂志，1995，2(10)：21-24.

[2] OKUNISHI T, UMEZAWA T, SHIMADA M, et al. Isolation and enzymatic formation of lignans of *Daphne genkwa* and *Daphne odora* [J]. Journal of Wood Science, 2001, 47(5): 383-388.

[3] 陈艳琰，段金廒，唐于平，等.芫花化学成分研究[J].中草药，2013，44(4)：397-402.

[4] Yan-Yan Chen, Yu-Ping Tang, Er-Xin Shang, et al. Incompatibility assessment of Genkwa Flos and Glycyrrhizae Radix et Rhizoma with biochemical, histopathological and metabonomic approach [J]. Journal of Ethnopharmacology, 2018.

[5] 陈艳琰.基于"十八反"的中药配伍禁忌理论基础研究[D].南京：南京中医药大学，2014.

[6] 陈艳琰，钱大玮，尚尔鑫，等.基于化学成分相互作用探讨芫花与甘草配伍禁忌的机制[J].药学学报，2012，47(8)：1043-1048.

（南京中医药大学　宿树兰）

46. 芡实

Qianshi

EURYALES SEMEN

【别名】鸡头米、鸡头苞、肇实、苏黄、黄实。

【来源】为睡莲科植物芡*Euryale ferox* Salisb.干燥成熟种仁。

【本草考证】本品始载于《神农本草经》，列为上品，名鸡头实、雁喙实。《本草经集注》载："此即今蒍子，子形上花似鸡冠，故名鸡头"。《图经本草》载："其苞形类鸡、雁头，故有诸名"。《本草纲目》载："芡可济俭谦，故谓之芡"。本草记载与现今所用芡实基本一致。

【原植物】一年生大型水生草本。沉水叶箭形或椭圆肾形，长4～10cm，两面无刺；浮水叶革质，椭圆肾形至圆形，直径10～130cm，盾状，有或无弯缺，全缘，下面带紫色，有短柔毛，两面在叶脉分枝处有锐刺；

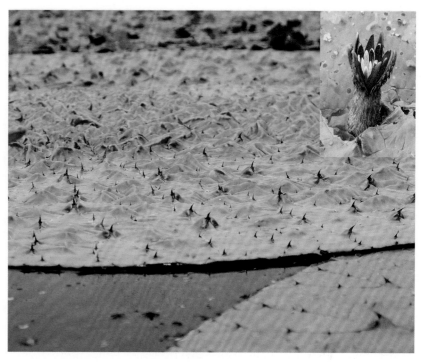

图46-1 芡

叶柄及花梗粗壮，长可达25cm，皆有硬刺。花长约5cm；萼片披针形，长1～1.5cm，内面紫色，外面密生稍弯硬刺；花瓣矩圆披针形或披针形，长1.5～2cm，紫红色，成数轮排列，向内渐变成雄蕊；无花柱，柱头红色，成凹入的柱头盘。浆果球形，直径3～5cm，污紫红色，外面密生硬刺；种子球形，直径约10mm，黑色。花期7～8月，果期8～9月。（图46-1）

生于池塘、湖沼中。主要分布于黑龙江至云南、广东等地。

【主产地】主产于江苏、山东、湖南、湖北、广东等地；此外，安徽、福建、河南、河北、山西、甘肃、吉林、黑龙江等省亦产。

【栽培要点】

1. 生物学特性　芡的全生育期为180～200天，喜温暖潮湿，不耐霜冻干旱，最适水深为30～90cm，最适生长温度为20～30℃。清明前后气温达15℃以上时种子开始萌动，20天左右长出幼苗，每株可开花18～20朵。自花授粉，花后水中发育，温度低于15℃果实不能成熟。成熟的果实果壳腐烂后，种子散落水中，0℃以上可安全越冬[1]。

2. 栽培技术　用种子育苗，种子要经过浸种催芽处理。幼苗长至2～3片真叶时移栽。

3. 病虫害　病害：叶斑病、叶瘤病。虫害：食根金花虫，又称地蛆。

【采收与加工】9月种皮呈红褐色时采收（阴历八月）采收的早或迟都对芡实品质有一定影响。将采集的果实，堆沤至果肉及假种皮腐烂，清水淘净，捞出种子晒干。

【商品规格】整粒，按照直径大小，分为12厘、11厘、10厘、9厘、8厘、7厘等级统。未去壳的芡实种子6mm以下不可药用[2]。

【药材鉴别】

（一）性状特征

种仁类球形，多为破粒，完整者直径5～8mm。表面有棕红色或红褐色内种皮，一端黄白色，约占全体1/3，有凹点状的种脐痕，除去内种皮显白色。质较硬，断面白色，粉性。气微，味淡。（图46-2）

（二）显微鉴别

粉末特征　粉末类白色。主为淀粉粒，单粒类圆形，直径1～4μm，大粒脐点隐约可见；复粒多数，类球形，直径13～35μm，少数由2～3分粒组成。（图46-3）

（三）理化鉴别

薄层色谱　取本品粉末2g，加二氯甲烷30ml，超声处理15分钟，滤过，滤液蒸干，残渣加乙酸乙酯2ml使溶解，作为供试品溶液。另取芡实对照药材2g，同法制成对照药材溶液。照薄层色谱法试验，吸取上述两种溶液各10μl，分别点于同一硅胶G薄层板上，以正己烷–丙酮（5∶1）为展开剂，展开，取出，晾干，喷以10%硫酸乙醇溶液，在105℃加热至斑点显色清晰。供试品色谱中，在与对照药材色谱相应的位置上，显相同颜色的斑点。

【质量评价】以颗粒饱满均匀、粉性足、无碎末及皮壳者为佳。采用高效液相色谱法测定，芡实中维生素E的总量在1.4～2.2mg/g之间[3]。

【化学成分】主要成分有甾醇类、黄酮类、环肽类、脑苷脂类、淀粉[4]等。

1. 甾醇类　24-甲基胆甾醇-3β-O-葡萄糖苷（24-methylcholesterol-3β-O-glucoside）、24-乙基胆甾醇-3β-O-葡萄糖苷（24-ethylcholesterol-3β-O-glucoside）、豆甾醇-3β-O-葡萄糖苷（Stigmaster-3β-O-glucoside）。

2. 黄酮类　5,7,4′-三羟基-二氢黄酮（5,7,4′-trihydroxy-dihydroflavone）、3′,4′,5′-五羟基二氢黄酮（3′,4′,5′-pentahydroxy dihydroflavone）和4′,5,7-三羟基黄酮（apigenin）等二氢黄酮类。

3. 环肽类　环（脯-丝）、环（丙-脯）和环（苯丙-丙）等。

4. 其他　新脑苷。

【性味归经】甘、涩，平。归脾、肾经。

【功能主治】益肾固精，补脾止泻，除湿止带。用于遗精滑精，遗尿尿频，脾虚久泻，白浊，带下。

【药理作用】

1. 抗氧化作用　芡实的乙醇–三氯甲烷（2∶1）、水、80%乙醇、95%甲醇、正丁醇提取物均具有不同程度的抗氧化活性。芡实多糖对羟自由基和超氧阴离子有清除作用，且作用强度随多糖浓度增大而增加。

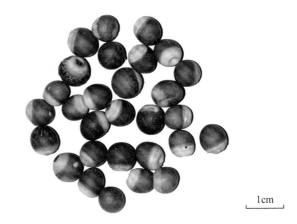

图46-2　芡实药材图

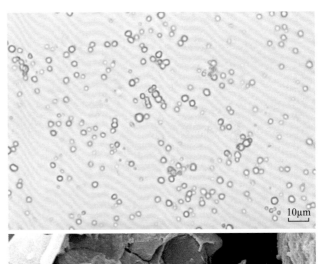

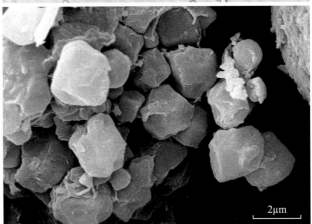

图46-3　芡实粉末图（淀粉粒）（王前　摄）

2. **抗心肌缺血作用**　芡实水提物对后缺血心脏功能有改善作用，减少心脏缺血再灌注的损伤，可能与芡实的活性成分糖脂类化合物能诱导TRP-32和硫氧还蛋白-1的表达有关。

3. **延缓衰老、改善学习记忆**　芡实乙醇、乙酸乙酯、正丁醇提取物对D-半乳糖致小鼠亚急性衰老模型均起到延缓衰老、改善学习记忆能力的作用。

4. **抗疲劳作用**　芡实多糖能显著提高小鼠负重游泳时间，能改善机体的能量代谢，加速肝糖原的分解功能，减少蛋白质和含氮化合物的分解，从而降低血尿素氮的含量，具有抗疲劳作用。

5. **其他作用**　还有将其用于性功能障碍、糖尿病、早期糖尿病肾病、流行性出血热少尿后期等的配合治疗中，并取得良好的治疗效果。

【分子生药】遗传标记　基于DNA条形码序列的分子鉴定：芡实药材ITS2序列长度均为214bp，为1个单倍体型，与其近缘种之间遗传距离较远，NJ树结果显示芡实及其近缘种药材可明显区分开，表现出良好的单系性。ITS2序列作为DNA条形码能稳定、准确地鉴别芡实药材，为保障临床安全用药提供了新的技术手段，为拓宽DNA条形码技术在中药鉴定中的应用进行了新的探索[5]。

主要参考文献

[1] 李国军，顾茂才，陆爱群，等.江苏里下河地区芡实栽培技术[J].上海蔬菜，2008(3)：47.

[2] T/CACM 1021.36—2018，团体标准，中药材商品规格等级芡实[S]北京：中华中医药学会，2018.

[3] 王红，吴启南，伍城颖，等.高效液相色谱法测定芡实中不同构型维生素E的含量[J].食品工业科技，2014，35(8)：74-78.

[4] 孙海林，张雅琼，谢小燕，等.芡实化学成分研究[J].中药材，2014，37(11)：2019-2021.

[5] 谷巍，许俊华，黎随燕，等.芡实及其近缘种药材ITS2条形码鉴定研究[J].世界科学技术-中医药现代化，2013，15(3)：404-409.

（南京中医药大学　吴啟南　戴仕林　王倩）

47. 芦根

Lugen

PHRAGMITIS RHIZOMA

【别名】芦茅根、苇根、芦菰根、顺江龙、水蓢蔃。

【来源】为禾本科植物芦苇*Phragmites communis* Trin.的新鲜或干燥根茎。

【本草考证】本品始载于《名医别录》，列为下品。《新修本草》载："生下湿地。茎、叶似竹，花若荻花，二月、八月采根，日干用之。"《图经本草》载："芦根，旧不载所出州土，今在处有之，生下湿陂泽中。其状都似竹，而叶抱茎生，无枝。花白作穗若茅花。根亦若竹根而节疏。"本草记载与现今所用芦根基本一致。

【原植物】多年生高大草本，具有匍匐状地下茎，粗壮，横走，节间中空，每节上具芽。茎高2～5m，节下通常具白粉。叶2列式排列，具叶鞘；叶鞘抱茎，无毛或具细毛；叶灰绿色或蓝绿色，较宽，线状披针形，长30～60cm，宽2～5cm，粗糙，先端渐尖；叶舌长1～2mm，成一轮毛状。圆锥花序大形，顶生，直立，有时稍弯曲，长15～25cm，有时更长；小穗长9～12mm，暗紫色或褐紫色，稀淡黄色；颖披针形，内颖比外颖长约1倍；第1花通常为雄性，其外稃长8～15mm，内稃长3～4mm，脊上粗糙；第2外稃长9～16mm，先端长渐尖，基盘具长6～12mm之柔毛；两性花具雄蕊3，雌蕊1，花柱2，柱头羽状。颖果，椭圆形至长圆形，与内外稃分离。花期9～10月。（图47-1）

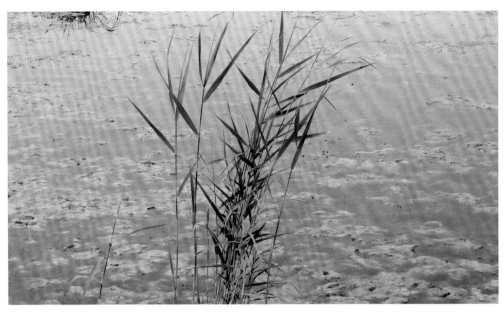

图47-1　芦苇

生于河流、池沼岸边浅水中。主要分布于全国各地。

【主产地】主产于安徽、江苏、浙江、湖北。

【栽培要点】

1. 生物学特性　喜温暖湿润气候，耐寒。以选土层深厚、腐殖质丰富的河流、池沼岸边浅水中栽培为宜。

2. 栽培技术　用根茎繁殖。春、夏、秋季均可栽种。挖起地下根茎，每2～3节具芽的切成一段，在浅水处按行株距80cm×60cm开穴栽种，上覆一层泥土。

3. 虫害　蝗虫、钻心虫等。

【采收与加工】拣去杂质，洗去泥土，四季用冷水抢洗，捞入筐内，上盖湿布，次日取出。切成2～3分厚横筒。晒干。鲜品配方时去节须，切片用。

【商品规格】统货。

【药材鉴别】

（一）性状特征

1. 鲜芦根　茎长圆柱形，有的略扁，长短不一，直径1～2cm。表面黄白色，有光泽，外皮疏松可剥离。节呈环状，有残根及芽痕。体轻，质韧，不易折断。折断面黄白色，中空，壁厚1～2mm，有小孔排列成环。无臭，味甘。（图47-2）

2. 干芦根　呈压扁的长圆柱形。表面有光泽，黄白色。节处较硬，红黄色，节间有纵皱纹。质轻而柔韧。无臭，味微甘。（图47-2）

（二）显微鉴别

1. 根茎横切面　表皮由长细胞和短细胞构成，长细胞壁波状弯曲，短细胞成对，1个为硅质细胞，腔内含硅质体，另1个为六角形栓化细胞；表皮内为3～4层下皮纤维，微木化；皮层宽广，有类方形气腔，排列

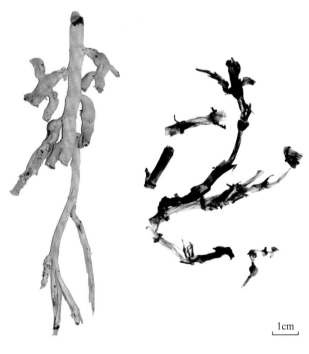

1cm

图47-2　芦根药材图

呈环状；内皮层不明显；中柱维管束3~4环列，最外列维管束较小，排列于气腔间，外环的维管束间和内环的维管束间均有纤维连成环带，维管束外韧型，周围有纤维束；原生木质部导管较小，后生木质部各有2个大型导管，韧皮部细胞较小，中央髓部大，中空。（图47-3）

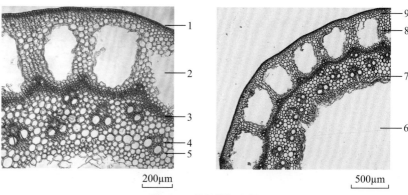

200μm　　　500μm

图47-3　芦根横切面图

1. 表皮　2. 气腔　3. 外侧束间纤维环　4. 韧皮部
5. 木质部　6. 髓　7. 内侧束间纤维环　8. 皮层　9. 下皮纤维

2. **粉末特征**　粉末浅灰棕色。表皮细胞表面观有长细胞与两个短细胞（栓质细胞、硅质细胞）相间排列；长细胞长条形，壁厚并波状弯曲，纹孔细小；栓质细胞新月形，硅质细胞较栓质细胞小，扁圆形；纤维成束或单根散在，直径6~33μm，壁厚不均，有的一边厚一边薄，孔沟较密；石细胞多单个散在，形状不规则，有的作纤维状，有的具短分支，大小悬殊，直径5~40μm，壁厚薄不等；厚壁细胞类长方形或长圆形，壁较厚，孔沟和纹孔较密。（图47-4）

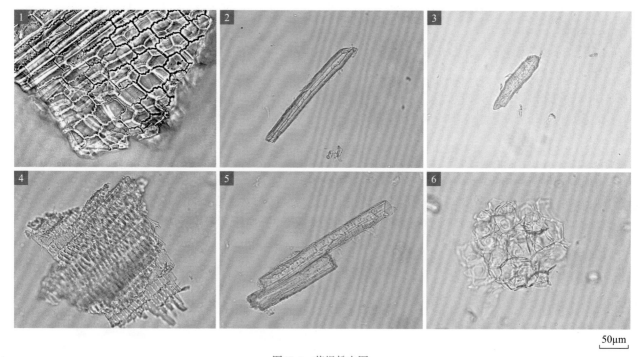

50μm

图47-4　芦根粉末图

1. 表皮细胞　2. 厚壁细胞　3. 石细胞　4. 导管　5. 纤维　6. 薄壁细胞

（三）理化鉴别

薄层色谱　取本品粉末1g，加三氯甲烷10ml，超声处理20分钟，滤过，滤液作为供试品溶液。另取芦根对照药材1g，同法制成对照药材溶液。照薄层色谱法试验，吸取上述两种溶液各10μl，分别点于同一以羧甲基纤维素钠为黏合剂的硅胶G薄层板上，以石油醚（60~90℃）-甲酸乙酯（15:5）为展开剂，展开，取出，晾干，喷以10%硫酸乙醇溶液，在110℃加热至斑点显色清晰。置紫外光灯（365nm）下检视。供试品色谱中，在与对照药材色谱相应的位置上，显相同颜色的荧光斑点。

【质量评价】以条粗壮、黄白色、有光泽、无须根、质嫩者为佳。照水溶浸出物测定法的热浸法测定，浸出物含量不得少于12.0%。

【化学成分】 主要的化学成分为多糖类，还含有维生素类、甾体类、蒽醌类、生物碱类等。

1. 多糖类　多糖（戊聚糖、木聚糖）、糠醛及水溶性糖类（葡萄糖、果糖、甘露糖等）。

2. 维生素类　维生素B_1、维生素B_2、维生素C。

3. 多酚类　咖啡酸（caffeic acid）和龙胆酸（gentisic acid）。还含2,5-二甲氧基-对-苯醌（2,5-dimethoxy-*p*-benzoquinone）、对-羟基苯甲醛（*p*-hydroxybenzaldehyde）、丁香醛（syringaldehyde）、松柏醛（coniferaldehyde）、香草酸（vanillic acid）、阿魏酸（ferulic acid）、对-香豆酸（*p*-coumaric acid）及二氧杂环己烷木质素（dioxanelignin）。

4. 苯丙烷　苯丙烷（phenylpropane）的愈创木酚基（guaiacyl）、丁香酚基（syringyl）和4-羟基苯基（4-hydroxylphenyl）的衍生物。

5. 其他　薏苡素（coixol）、小麦黄素（tricin）、β-香树脂醇（β-amyrin）、蒲公英赛醇（taraxerol）、蒲公英寒酮（taraxerone）和由阿拉伯糖（arabinose）、木糖（xylose）、葡萄糖（glucose）按摩尔比10∶19∶94所组成的相对分子质量约为20 000的多糖。还含游离的脯氨酸（proline）和三甲铵乙内酯类（betaines）化合物。

【性味归经】 甘，寒。归肺、肾经。

【功能主治】 清热泻火，生津止渴，除烦，止呕，利尿。用于热病烦渴，肺热咳嗽，肺痈吐脓，胃热呕哕，热淋涩痛。

【药理作用】

1. 抗氧化作用　芦根多糖通过清除抑制羟基自由基的产生、还原能力和对脂质体抗氧化活性发挥其抗氧化作用[1-2]。

2. 保肝作用　芦根可增强肝细胞抗损伤能力，降低损伤组织肝脏内毒物的含量，提高血清和肝脏GSH-Px活力，进一步将过氧化物氧化成水和无毒醇。并保护肝细胞、抑制胶原沉积等途径来抑制肝纤维化[3]。

【分子生药】 遗传标记　基于DNA条形码序列的分子鉴定：芦根种内较为保守，仅2个变异位点。psbA-trnH序列可以准确鉴别芦根与其混伪品[4]。

主要参考文献

[1] 王中华，郭庆梅，周凤琴.芦根化学成分、药理作用及开发利用研究进展[J].辽宁中医药大学学报，2014，16(12)：81-83.

[2] 孙淑玲.中药芦根的药理作用及临床应用[J].中西医结合心血管杂志，2016，4(36)：165.

[3] 张国升，凡明月，彭代银，等.芦根多糖对四氯化碳小鼠肝损伤的保护作用[J].中国药理学通报，2002(3)：354-355.

[4] 韩正洲，吴正军，魏伟锋，等.基于psbA-trnH序列的芦根及其混伪品DNA条形码鉴定[J].中国现代中药，2018，20(10)：1225-1229，1241.

（南京中医药大学　吴啟南　黄志恒）

48. 杏香兔耳风

Xingxiangtuerfeng

AINSLIAEAE FRAGRANTIS HERBA

【别名】 矮脚兔耳风、兔耳草、金边兔耳、兔耳一枝香、一枝香。

【来源】 为菊科植物杏香兔儿风*Ainsliaea fragrans* Champ.的干燥全草。

【本草考证】 本品以"金边兔耳""兔耳一枝箭"之名始载于《本草纲目拾遗》，载："金边兔耳，形如兔耳草，贴地生叶，上面淡绿，下面微白，有筋脉，缘边黄毛，茸茸作金色。初生时也稍卷，如兔耳形。沙土上最多"。又载："兔耳一支箭，……立夏时发苗，叶布地生，类兔耳形，叶厚，边有黄毛软刺……每枝只一花，故名一枝箭……"。《植物名实图考》载："一枝香生广信。铺地生叶，如桂叶而柔厚，面光绿，背淡有白毛。根须长三四寸，赭色。土人以治小儿食积……"。本草记载与现今所用杏香兔耳风基本一致。

【原植物】 多年生草本。根状茎短或伸长，被褐色绒毛，簇生须根。茎直立，单一，不分枝，高25～60cm，被褐色长柔毛。叶丛生于茎基部，呈莲座状，叶片厚纸质，长3～10cm，宽2～5cm，卵形、狭卵形或卵状长圆形，顶端钝或中脉延伸具一小的凸尖头，基部深心形，全缘或疏生胼胝体状小齿，有缘毛，上面深绿色，无毛或被疏毛，下面浅绿色或紫红色，被较密的长柔毛，叶柄长1.5～6cm，密被长柔毛。头状花序通常有小花3朵，排成总状，花序轴被深褐色的短柔毛，花白色，开放时具杏仁香气，瘦果棒状圆柱形或近纺锤形，栗褐色，略压扁。冠毛羽毛状，淡褐色。花期11～12月。（图48-1）

生于海拔30～850m的山坡灌木林下或路旁、沟边草丛中。主要分布于台湾、福建、浙江、安徽、江苏、江西、湖北、四川、湖南、广东、广西、贵州等省区。

【主产地】 主产于浙江、江苏、江西、四川、湖南、广西、贵州等省区。

【采收与加工】 夏、秋季采收。洗净，鲜用或切断晒干[2]。

【药材鉴别】

（一）性状特征

须根细长簇生，质脆。茎短，单一，不分枝，被褐色长绒毛。叶皱缩，易碎，展开后叶片卵形或卵状长圆形，边缘具疏离小齿，叶缘具密集的褐色长绒毛，基部深心形，叶上表面黄绿色，被稀疏的长绒毛，下表面黄绿色或紫红色，密被长绒毛。气微香，味微苦。（图48-2）

（二）显微鉴别

1. **根横切面** 表皮细胞1列，方形或多边形；皮层约占横切面半径的2/3，圆形、类圆形，亦有方形；内皮层外侧具有散在的管状油细胞1～6个；形成层细胞1～4层；导管散在。（图48-3）

2. **茎横切面** 表皮细胞1列，扁长方形，外被锯齿状角质层；皮层细胞椭圆形或类圆形，近维管柱的呈多角形，管状油细胞1～3个分布于韧皮部外侧；8～14个无限外韧维管束排成一环，导管多纵向排列成行；在木

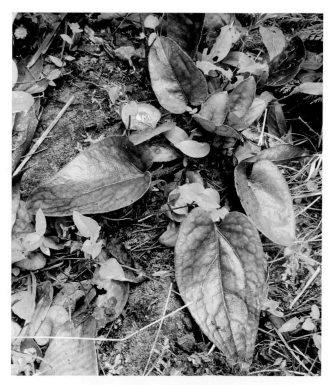

图48-1　杏香兔儿风

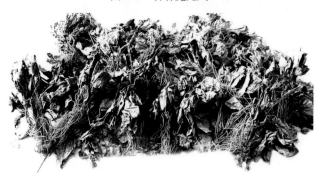

图48-2　杏香兔耳风药材图

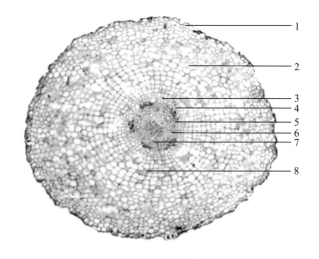

图48-3　杏香兔儿风根横切面图

1. 表皮　2. 皮层　3. 内皮层　4. 中柱鞘　5. 韧皮部　6. 形成层
7. 木质部　8. 管状油细胞

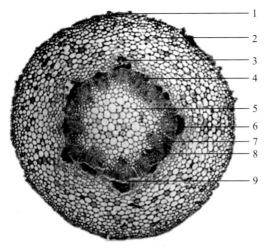

图48-4 杏香兔儿风茎横切面图

1. 表皮　2. 皮层　3. 管状油细胞　4. 韧皮部　5. 髓部　6. 韧皮纤维
7. 木质部　8. 厚壁细胞　9. 形成层

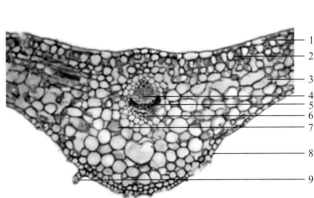

图48-5 杏香兔儿风叶横切面图

1. 表皮　2. 栅栏组织　3. 海绵组织　4. 木质部　5. 形成层
6. 韧皮部　7. 管状油细胞　8. 下表皮　9. 非腺毛

质部及维管束间具有木化厚壁细胞。（图48-4）

3. **叶横切面**　上表皮细胞长方形；下表皮细胞较小，方形、类圆形或不规则；栅栏组织为1列短圆柱形或类圆形细胞，通过主脉上方；主脉向叶背微突出，向叶腹面突出呈半圆形，木质部导管纵向排列成行，形成层细胞2～3列；韧皮部细胞小，呈多角形，外侧具有散在的管状油细胞腔。（图48-5）

4. **粉末特征**　粉末黄绿色。纤维多成束存在，直径6～24μm；薄壁细胞多长方形，成片分布，细胞壁呈波浪状增厚；导管有网纹或螺纹，网纹导管直径10～20μm，螺纹导管直径6～17μm；管状油细胞亮黄色或黄棕色，断裂成块或成管状，直径23～100μm；菊糖呈不规则块状；非腺毛基部由2～4个细胞组成，呈螺旋状排列扭曲上升，基部直径24～60μm。（图48-6）

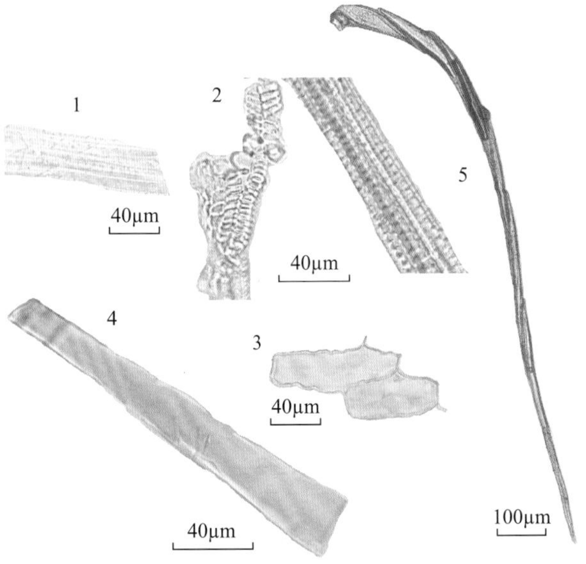

（三）理化鉴别

薄层色谱　取杏香兔耳风提取物30mg置于25ml量

图48-6 杏香兔耳风粉末图

1. 纤维　2. 螺纹导管　3. 薄壁细胞　4. 管状油细胞　5. 非腺毛

瓶中，加50%乙醇溶解，并稀释至25ml，作为供试品溶液。另取3,5-二咖啡酰基奎宁酸对照品适量，加50%乙醇溶解配成每1ml含40μg的溶液，作为对照品溶液。照薄层色谱法试验，吸取供试品溶液10μl、对照品溶液5μl，分别点于同一块硅胶G薄层板上，以乙酸丁酯–甲酸–水（7:2.5:2.5）的上层液为展开剂，展开，取出，晾干，喷5%FeCl₃试液，105℃加热至斑点显色清晰。供试品色谱中，在与对照品色谱相应的位置上，显相同颜色的斑点[1]。

【化学成分】主要成分为酚酸类、黄酮类、倍半萜内酯类、萜类等化学成分。酚酸类成分为绿原酸（3-CQA）和3,5-二咖啡酰奎宁酸（dicaffeoylquinic acids，3,5-DCQA），具有显著的抗菌活性，是该药材临床上发挥抗炎作用的物质基础[2]。

【性味归经】甘、苦，凉。归肺、肝经。

【功能主治】清热解毒，消积散结，止咳，止血。用于肺脓肿，肺痨咯血，黄疸，小儿疳积，消化不良，乳腺炎；外用治中耳炎，毒蛇咬伤。

【药理作用】抗炎作用　杏香兔耳风对金黄色葡萄球菌有明显的抑制作用，对白色念珠菌亦有抑制作用[3]。

主要参考文献

[1] 杜艳龙，魏惠珍，饶毅，等.杏香兔耳风提取物质量标准研究[J].江西中医学院学报，2009，21(6)：47-49.

[2] 黄骏，苏丹，宋永贵，等.不同产地杏香兔耳风酚酸类成分含量比较[J].中药材，2014，37(8)：1340-1342.

[3] 葛菲，张晓伟，裴各琴，等.兔耳风提取物的抑菌作用研究[J].时珍国医国药，2009，20(7)：1676-1677.

（江西中医药大学　葛菲　谢璐欣　胡生福）

49. 杨梅

Yangmei

MYRICAE RUBRA FRUCTUS

【别名】机子、圣生梅、白蒂梅。

【来源】为杨梅科植物杨梅*Myrica rubra* Sieb. et Zucc.的果实。

【本草考证】本品始载于《食疗本草》。《图经本草》载："树若荔枝树，叶细阴青，其（子）形似水杨子。其实生青熟红紫，肉在核上而无皮壳……生江南及岭南山谷皆有之"。《本草纲目》载："杨梅树叶如龙眼及紫瑞香，冬月不凋。二月开花结实，形如楮实子，五月熟"。本草记载与现今所用杨梅基本一致。

【原植物】常绿乔木，高可达12m，树冠球形。单叶互生；叶片长椭圆或倒披针形，革质，长8~13cm，上部狭窄，先端稍钝，基部狭楔形，全缘，或先端有少数钝锯齿，上面深绿色，有光泽，下面色稍淡，平滑无毛，有金黄色腺体。花雌雄异株；雄花序常数条丛生于叶腋，圆柱形，长约3cm，黄红色；雄花具1苞，卵形，先端尖锐，小苞2~4片，卵形，雄蕊5~6枚；雌花序为卵状长椭圆形，长约1.5cm，常单生于叶腋；雌花基部有苞及小苞，子房卵形，花柱极短。有2枚细长柱头。核果球形，径约1.8cm，外果皮暗红色，由多数囊状体密生而成，内果皮坚硬，径约9mm，内含无胚乳的种子1枚。花期4月，果期6~7月。（图49-1）

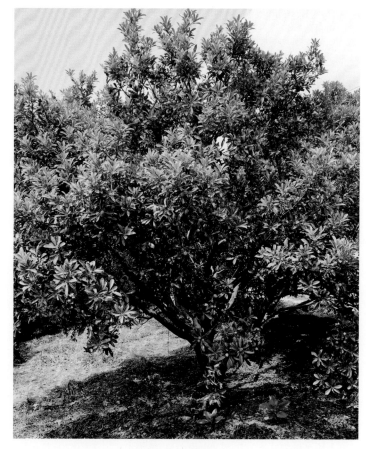

图49-1　杨梅

　　生于低山丘陵向阳山坡或山谷中。主要分布于江苏、浙江、江西、福建、台湾、湖南、广东、广西、四川、贵州、云南等地。

【**主产地**】主产于江苏、浙江等江南地区。道地产区有江苏苏州、无锡，福建龙海以及浙江余姚、慈溪、仙居、黄岩、文成等地。

【**栽培要点**】

1. 生物学特性　喜温暖湿润多云雾气候。不耐强光，不耐寒。以山地北向或东向，土层深厚，疏松肥沃，排水良好的酸性黄壤土栽种为宜。

2. 栽培技术　栽培品种繁多，按果实色泽可分为白种、红种、粉红种、乌种。繁殖方法有种子、分株、嫁接繁殖。种子繁殖：选成熟果实，剥去果肉，阴干，用湿沙层积贮藏法。春播，出苗后至第2年可作实生苗用。分株繁殖：挖取老株苑部二年生的分蘖栽种。嫁接繁殖：选二年生的实生苗作砧木，清明前后皮接或切接，再培育2年移栽。

3. 病虫害　病害：肉葱病、裂核病、白腐病、轮帚霉病、绿色木霉病和桔青霉病等。虫害：杨梅毛虫、蚜虫、天牛等。

【**采收与加工**】栽培8～10年结果，6月待果实成熟后，分批采摘，鲜用或烘干。

【**商品规格**】统货。

【**药材鉴别**】

（一）性状特征

果实类球形或扁球形，直径1.5～3cm。表面紫红色或红褐色至棕褐色，皱缩不平，基部有圆形果梗痕。果核坚硬，卵圆形或椭圆形，表面有褐色绒毛；种子扁卵形，淡黄色。气微，味酸、甘。（图49-2）

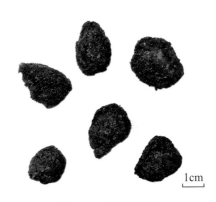

图49-2　杨梅药材图

（二）显微鉴别

粉末特征　粉末紫红色或红褐色至棕褐色。薄壁细胞形状不规则，壁不均匀增厚；石细胞形状不规则，边缘不平整；草酸钙方晶细小，类方形或长方形，成片；导管主要为螺纹导管；纤维直径约10～15μm，壁增厚。（图49-3）

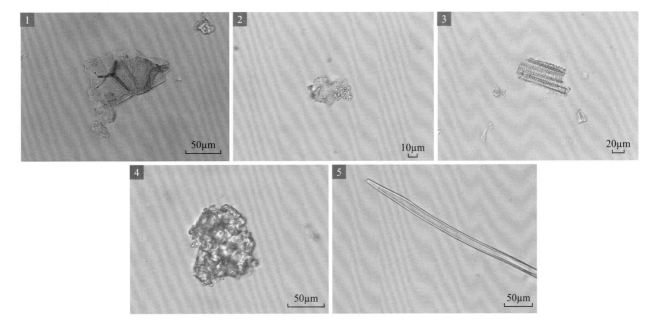

图49-3　杨梅粉末图

1. 薄壁细胞　2. 草酸钙方晶　3. 螺纹导管　4. 石细胞　5. 纤维

（三）理化鉴别

薄层色谱　取本品粉末约1g，置具塞锥形瓶中，加入甲醇20ml，称定重量，冷浸4小时，超声处理30分钟，摇匀，滤过，取续滤液，作为供试品溶液。另取杨梅苷对照品，加甲醇制成每1ml含0.2mg的溶液，作为对照品溶液。

照薄层色谱法试验，吸取对照品溶液2μl和供试品溶液10μl，分别点于同一聚酰胺薄膜上，以三氯甲烷–甲醇–甲酸（20：5：2）为展开剂，展开，取出，晾干，喷以1%三氯化铝乙醇试液，置紫外光灯（365nm）下检视。供试品色谱中，在与对照品色谱相应的位置上，显相同颜色的荧光斑点。

【化学成分】主要成分为黄酮类、酚酸类、花色苷类等。

1. 黄酮类　槲皮素（quercetin）、槲皮苷（quercitrin）、异槲皮苷（isoquercitrin）、金丝桃苷（hyperin）、槲皮素-3-*O*-*β*-D-葡萄糖醛酸、萹蓄苷（avicularin）、杨梅素（myricetin）、杨梅素-3'-*O*-*β*-D-吡喃木糖、杨梅素-7-*O*-*β*-D-半乳糖、杨梅苷（myricitrin）[1]。

2. 花色苷类　矢车菊素-3-*O*-葡萄糖苷、飞燕草素-3-*O*-葡萄糖苷、牵牛花色素-3-*O*-葡萄糖苷等[2-3]。

3. 酚酸类　没食子酸、表儿茶酸等[4]。

【性味归经】甘、酸，温。归肺、胃经。

【功能主治】生津解渴，和胃消食。用于烦渴，吐泻，痢疾，腹痛，涤肠胃，解酒。

【药理作用】

1. 抗氧化作用　杨梅提取物对处于过氧化氢应激损伤下的胰腺β细胞（INS-1）有保护作用[5]；还可以降低谷胱甘肽水平和过氧化物歧化酶活性，有效缓解肝脏及结肠组织中的氧化应激反应[6]。

2. 抗肿瘤作用　杨梅提取物能有效抑制二甲肼诱发的雄性大鼠肠隐窝异常病变和结肠癌的发生[6]。其所含主要成分矢车菊素-3-*O*-葡萄糖苷对SGC7901、AGS及BGC823胃腺癌细胞有显著的抗癌作用[7]。

3. 降血糖作用　杨梅果实中的花色苷通过提高胰岛素抗性、保护β蛋白、增加胰岛素的分泌及降低小肠内糖的吸收达到降低血糖的功效[8]。

4. 其他作用　杨梅类黄酮提取物预处理能有效防止酒精导致的肝细胞损伤和脂肪变性[9]。杨梅乙醇提取物对志贺菌、伤寒沙门菌、溶血性链球菌和金黄色葡萄球菌具有一定的抑制作用[10]。

主要参考文献

[1] 彭财英，李强根，王加文，等.杨梅果实黄酮类成分研究[J]. 亚太传统医药，2012, 1(8)：35-37.

[2] Qin CG, Li Y, Niu WN, et al. Composition analysis and structural identification of anthocyanins in fruit of waxberry[J]. Czech Journal of Food Science, 2011, 29(2), 171-180.

[3] 杜琪珍，姜华，徐渊金.杨梅中主要花色苷的组成与结构[J]. 食品与发酵工业，2008, 34(8)：48-51，55.

[4] Fang ZX, Zhang M, Wang LX. hPLC-DAD-ESIMS analysis of phenolic compounds in bayberries(*Myrica rubra* Sieb. et Zucc.)[J]. Food Chemistry, 2007, 100(2): 845-852.

[5] Zhang B, Kang MX, Xie QP, et al.Anthocyanins from Chinese Bayberry extract protect β cells from oxidative stress-mediated injury viahO-1 upregulation [J]. Journal of Agricultural and Food Chemistry, 2011, 59(2): 537-545.

[6] Yang ZF, Cao SF, Zheng YH. Chinese bayberryfruit extract alleviates oxidative stress and prevents1,2-dimethylhydrazine-induced aberrant crypt focidevelopment in rat colon carcinogenesis[J]. FoodChemistry, 2011, 125(2): 701-705.

[7] Sun CD, Zheng YX, Chen QJ, et al. Purification andanti-tumour activity of cyanidin-3-*O*-glucoside fromChinese bayberry fruit[J]. Food Chemistry, 2012, 131(4): 1287-1294.

[8] Renata ASS, Glaucia MP. Evaluation of the effectsof anthocyanins in type 2 diabetes[J]. Food ResearchInternational, 2012, 46(1): 378-386.

[9] LihS, Qi XY, Cao SQ, et al. Protective effect offlavonoid extract from Chinese bayberry(*Myricarubra* Sieb. et Zucc.) fruit on alcoholic liver oxidativeinjury in mice[J]. Journal of Natural Medicines, 2014, 68(3): 521-529.

[10] 耿晓玲，张白曦，徐丽丽，等.杨梅果实提取物抑菌特性的研究[J]. 食品科技，2007(3)：120-125.

（南京中医药大学　单鸣秋）

50. 连钱草

Lianqiancao

GLECHOMAE HERBA

【别名】积雪草、金钱草、活血丹、遍地金钱、团经药。

【来源】为唇形科植物活血丹*Glechoma longituha*（Nakai）Kupr.的干燥地上部分。

【本草考证】本品始载于《神农本草经》，列为中品。《图经本草》载："咸、洛二京亦有，或名胡薄荷"。《植物名实图考》在活血丹条下云："春时极繁，高六七寸，绿茎柔弱，对节生叶，叶似葵菜初生小叶，细齿深纹，酞工而柔。开淡红花，微似丹参花，如蛾下垂。入夏后即枯，不易寻矣"。《本草纲目》载："叶圆大如钱，茎细而劲，蔓生溪涧侧，生处亦稀"。本草记载与现今所用连钱草基本一致。

【原植物】多年生草本，具匍匐茎，逐节生根。茎高10～20（～30）cm，四棱形，幼嫩部分被疏长柔毛；叶草质，叶片心形或近肾形，叶柄长为叶片的1～2倍；上部者较大，长1.8～2.6cm，宽2～3cm，先端急尖或钝三角形，边缘具圆齿或粗锯齿状圆齿，上面被疏粗伏毛或微柔毛，叶脉不明显。轮伞花序通常2花；苞片及小苞片线形，长达4mm。花萼管状，长9～11mm，外面被长柔毛，内面多少被微柔毛，齿5，上唇3齿，下唇2齿，长为萼长1/2。花冠淡蓝、蓝至紫色，下唇具深色斑点，冠筒上部渐膨大成钟形，有长筒与短筒两型，长筒者长1.7～2.2cm，短筒者通常藏于花萼内，长1～1.4cm，冠檐二唇形。雄蕊4，内藏，后对着生于上唇下，前对着生于两侧裂片下方花冠筒中部；花盘杯状，微斜，前方呈指状膨大。成熟小坚果深褐色，长圆状卵形，长约1.5mm，宽约1mm，顶端圆，基部略呈三棱形，无毛，果脐不明显。花期4～5月，果期5～6月。（图50-1）

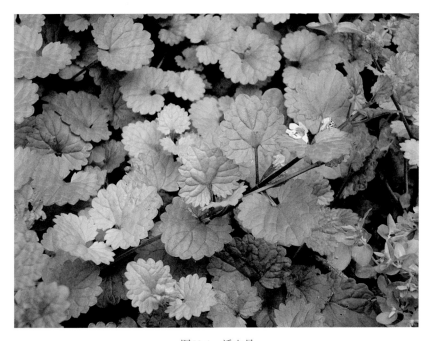

图50-1　活血丹

生于海拔50～2000m的林缘、疏林下、草地中、溪边等阴湿处。主要分布于我国除青海、甘肃、新疆及西藏外的地区。

【主产地】主产于福建、江苏、浙江、江西、广西、湖南、湖北、贵州等省。除青海、甘肃、新疆及西藏外，全国各地均产。

【栽培要点】

1. 生物学特性　喜较阴湿环境，耐寒，北方地区栽培，稍经覆盖可以越冬。土壤以砂质壤土生长较好，不宜黏土栽培。

2. 栽培技术　分株繁殖，4、5月挖起植株，分成小株带土栽培种，行距1尺，株距5寸，栽后将土压实后浇水。生长期间应注意除草浇水，雨季要注意排水。

3. 病虫害　虫害：红蜘蛛、蜗牛等。

【采收与加工】4～5月采收全草，除去杂质，洗净，切段，干燥或鲜用。

【商品规格】统货。

【药材鉴别】

（一）性状特征

茎方柱形，细而扭曲，直径1～2mm，表面黄绿色或紫红色，节上有不定根，质脆；叶对生，灰绿色或绿褐色，多皱缩，边缘具圆齿；叶柄纤细，轮生花序腋生，花冠淡蓝色或紫色。搓之气芳香，味微苦。（图50-2）

（二）显微鉴别

1. 茎横切面　呈方形。表皮细胞1列，有非腺毛及腺毛，角隅处有厚角组织；内皮层凯氏点明显；维管束外韧型；韧皮部外侧有木化纤维；髓部薄壁细胞较大[3]。（图50-3）

2. 粉末特征　粉末灰绿色。非腺毛多细胞，常有一至几个细胞溢缩，另有单细胞锥状非腺毛；腺鳞头部8细胞；小腺毛头部单细胞；柄单细胞；叶下表皮细胞壁波状弯曲，气孔直轴式；上表皮细胞垂周壁波状弯曲，有较细密的角质纹理；螺纹导管、网纹导管直径20～30μm。（图50-4）

（三）理化鉴别

薄层色谱　取本品粉末2.5g，在70%甲醇50ml，加热回流1小时，滤过，滤液蒸干，残渣依次用石油醚（30～60℃）、二氯甲烷各5ml，分别浸渍3分钟，弃去石油醚与二氯甲烷液，挥干，残渣加水5ml使溶解，通

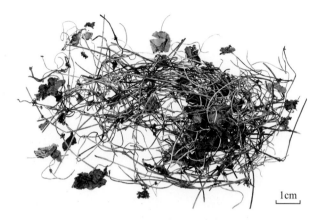

图50-2　连钱草药材图

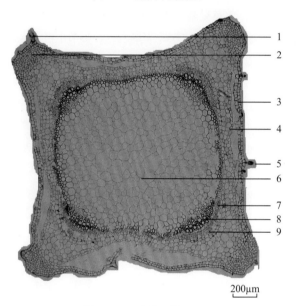

图50-3　连钱草茎横切面图

1. 非腺毛　2. 厚角组织　3. 表皮　4. 皮层　5. 腺毛　6. 髓
7. 韧皮部　8. 木质部　9. 中柱鞘纤维

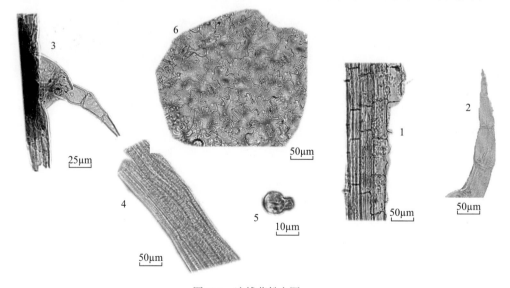

图50-4　连钱草粉末图

1. 表皮细胞　2,3. 非腺毛　4. 导管　5. 腺鳞　6. 叶下表皮（气孔）

过D101型大孔吸附树脂柱（内径为1.5cm，柱高为12cm），用水80ml洗脱，弃去水液；再用35%乙醇150ml洗脱，弃去洗脱液；继用70%乙醇40ml洗脱，收集洗脱液，蒸干，残渣加甲醇2ml使溶解，作为供试品溶液。另取连钱草对照药材2.5g，同法制成对照药材溶液。再取木犀草素对照品，加甲醇制成每1ml含0.1mg的溶液，作为对照品溶液。照薄层色谱法试验，吸取供试品溶液和对照药材溶液各2～6μl、对照品溶液2μl，分别点于同一硅胶G薄层板上，以环己烷–乙酸乙酯–甲酸（8∶9∶0.5）为展开剂，展开，取出，晾干，喷以3%三氯化铝乙醇溶液，在105℃加热数分钟，置紫外光灯（365nm）下检视。供试品色谱中，在与对照药材色谱和对照品色谱相应的位置上，显相同颜色的荧光斑点。

【质量评价】以茎叶完整、气芳香者为佳。采用紫外-可见分光光度法测定，本品按干燥品计算，总黄酮含量应不低于3.0%；采用高效液相色谱法测定，本品按干燥品计算，熊果酸和齐墩果酸含量不低于0.166%[7]。

【化学成分】主要成分为黄酮及其苷类、挥发油、有机酸、萜类等。

1. 黄酮及其苷类　有芹菜素（apigenin）、芹菜素-7-*O*-葡萄糖醛酸乙酯苷（apigenin-7-*O*-glu-curonideethylester）、木犀草素（luteolin）、木犀草素-7-*O*-葡萄糖醛酸乙酯苷（luteolin-7-*O*-glu-curonideethylester）、木犀草素-7-*O*-葡萄糖苷（luteolin-7-*O*-glucoside）、芦丁（rutin）、6-*C*-阿拉伯糖-8-*C*-葡萄糖-芹菜素（6-*C*-arabinose-8-*C*-glucose-apigenin）、6-*C*-葡萄糖-8-*C*-葡萄糖-芹菜素（6-*C*-glucose-8-*C*-glucose-apigenin）、大波斯菊苷（cosmosiin）、山奈酚-3-*O*芸香糖苷（kaempferol-3-*O*-rutinoside）、槲皮素（quercetin）、蒙花苷（buddleoside）、连钱草酮（glecholone）、芫花素（genkwanin）等十余种化合物。

2. 挥发油　有酮类（ketone）、萜烯类（terpene class）、醇类（alcohols）、烷烃类（alkane）及萘类（naphthalene class）。

3. 萜类　齐墩果酸（oleanolic acid）、熊果酸（ursolic acid）、白桦脂醇（birch corticoids）、白桦脂酸（birch fatty acid）、2α,3α,24-二烯三羟基乌苏-12-烯-28-酸、熊果醇（bearberry alcohol）、20-羟基达玛-24-烯酮、3β-羟基-20,24-二烯-达玛烷、豆甾-4-烯-3,6-二酮[1]。

4. 有机酸　咖啡酸（caffeic acid）、介子酸（mesonic acid）、阿魏酸（ferulic acid）、迷迭香酸（rosmarinic acid）、（10*E*,12*Z*）-9-*O*-10,12-十八二烯酸、月桂酸（lauric acid）、二十四烷酸（24 alkanic acid）、丁二酸（succinic acid）、顺丁烯二酸（maleic acid）、三十烷酸（30 alkanic acid）[2]。

5. 其他　6*R*,9*R*-3-氧代-α-紫罗兰醇、*S*（＋）-去氢催吐萝芙叶醇、催吐萝芙叶醇、豆甾烯醇、正三十烷醇；欧活血丹碱A，B具有细胞毒性；β-谷甾醇、胡萝卜苷、豆甾醇-4-烯-3,6-二酮等。

【性味归经】辛、微苦，微寒。归肝、肾、膀胱经。

【功能主治】利湿通淋，清热解毒，散瘀消肿。用于热淋，石淋，湿热黄疸，疮痈肿痛，跌打损伤。

【药理作用】

1. 利尿、利胆作用　连钱草提取物能促进肝细胞胆汁分泌，肝胆管内胆汁增加，内压增高，胆道括约肌松弛，使胆汁排出。有效地促进大鼠胆汁的排出，降低胆汁中总胆红素、直接胆红素的浓度[3]。

2. 降脂、溶石作用　连钱草提取物对人胆固醇有明显的溶解作用。对豚鼠可有效降低血清总胆固醇（TC）、三酰甘油（TG）、低密度脂蛋白胆固醇（LDL-C）及胆汁中胆固醇、蛋白质浓度。提高胆汁中胆汁酸、卵磷脂含量[4]。

3. 降血糖作用　连钱草中的槲皮素、木犀草素等可通过抗氧化作用，保护胰岛B细胞免受损伤和促进胰岛细胞的再生而发挥降血糖作用。芹菜素对链脲佐菌素（STZ）引起的高血糖有较好的降血糖作用[5]。

4. 抗炎、抗菌作用　连钱草提取物对二甲苯致小鼠耳廓肿胀和小鼠腹腔毛细血管通透性增加等炎症模型具有较强的抑制作用，连钱草提取物与连钱草挥发油对大肠埃希菌、变形杆菌、金黄色葡萄球菌和铜绿假单胞菌都具有较好的抑菌作用[6]。

【用药警戒或禁忌】阴黄、血虚患者慎用。孕妇忌用。儿童慎用。

主要参考文献

[1] 张前军，杨小生，朱海燕，等.连钱草中三萜类化学成分[J].中草药，2006，37(12)：1780-1781.

[2] 张前军，杨小生，朱海燕.连钱草中有机酸成分研究[J].天然产物研究与开发，2006，18(S1)：55-56.

[3] 胡万春，郭宇，喻晓洁.连钱草和金钱草利尿利胆活性筛选与比较试验研究[C].中华中医药学会中医药传承创新与发展研讨会，2007：234-237.

[4] 葛少祥，彭代银，刘金旗，等.连钱草治疗胆固醇结石的实验研究[J].中药材，2007，30(7)：842-845.

[5] 袁春玲，王佩琪，郭伟英.连钱草的降血糖作用及其机制研究[J].中药药理与临床，2008，24(3)：57-58.

[6] 陶勇，石米扬.连钱草的抑菌活性研究[J].中国医院药学杂志，2011，31(10)：824-825.

[7] 杨菁.连钱草定性鉴别、含量测定及指纹图谱研究[D].南京：南京中医药大学，2012.

（福建中医药大学　范世明）

51. 谷精草

Gujingcao

ERIOCAULI FLOS

【别名】戴星草、文星草、流星草、珍珠草、佛顶草。

【来源】为谷精草科植物谷精草*Eriocaulon buergerianum* Koern.的干燥带花茎的头状花序[1]。

【本草考证】本品始载于《开宝本草》，载："二月、三月于谷田中采之。一名戴星草，花白而小圆似星"。《本草纲目》载："此草收谷后，荒田中生之，江湖南北多有，一棵丛生，叶似嫩谷秧，抽细茎，高四五寸，茎头有小白花，点点如乱星，九月采花，阴干"。本草记载与现今所用谷精草基本一致[2-3]。

【原植物】一年生草本。须根多数。叶基生，长披针状条形，长6～20cm，基部宽4～6mm。花茎多数，长短不一，高者达30cm。头状花序近球形，直径4～6mm；总苞片倒卵形至近圆形，禾秆色；苞片倒卵形，背面上部及顶端有白短毛；总（花）托常有密柔毛。雄花：外轮花被片合生成倒卵形苞状，外侧3浅裂，背面及顶端多少有毛，内轮花被片合生成倒圆锥状筒形，雄蕊6枚，花药黑色；雌花：外轮花被片合生成椭圆形苞状，内轮花被片3，离生，匙形，顶端有1黑色腺体，有细长毛。蒴果长约1mm。种子长椭圆形，有毛茸。花期、果期7～12月。（图51-1）

生于稻田、水边。主要分布于江苏、安徽、浙江、江西、福建、

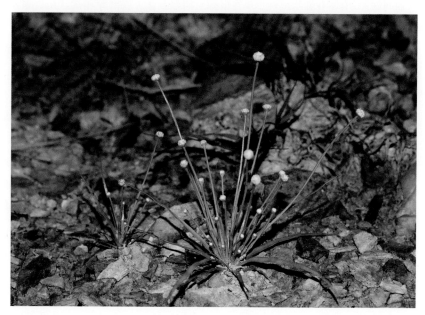

图51-1　谷精草

台湾、湖北、湖南、广东、广西、四川、贵州等省区。

【主产地】主产于江苏、浙江、江西、湖北等地。

【栽培要点】

1. 生物学特性 喜温暖潮湿，不耐严寒。以土壤肥沃（含有机质5%以上）、水源充足、排灌方便、日照时间较长的向阳地块栽培为宜。

2. 栽培技术 种子繁殖为主。苗床日均温11～28℃均可萌发，齐苗后追肥，移栽，定植后多次适量灌水保墒，防止干旱。

3. 病虫害 病害：红褐斑病。虫害：钻心虫[2]。

【采收与加工】秋季将花序连同花茎拔出，除去泥杂，晒干，扎成小把。

【药材鉴别】

（一）性状特征

不规则长段。头状花序半球形，直径4～5mm。底部苞片层层紧密排列，苞片淡黄绿色，有光泽，上部边缘密生白色短毛；花序顶部灰白色。揉碎花序，可见多数黑色花药及细小黄绿色未成熟果实。花茎纤细，淡黄绿色，有数条扭曲的棱线。质柔软。气微，味淡。（图51-2）

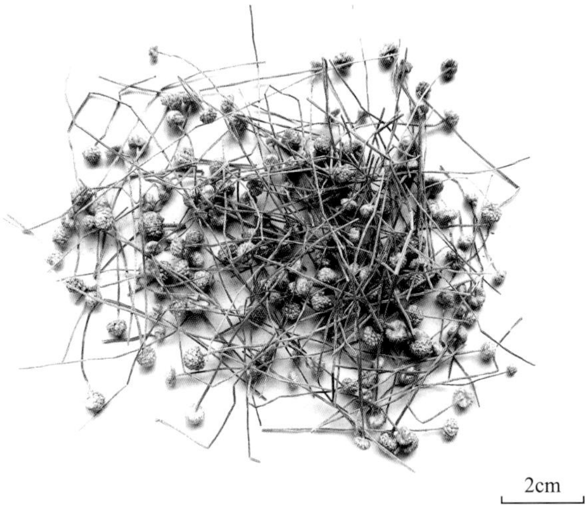

（二）显微鉴别

粉末特征 粉末黄绿色。腺毛头部长椭圆形，1～4细胞，顶端细胞较长，表面有细密网状纹理，柄单细胞；非腺毛甚长，2～4细胞；种皮表皮细胞表面观扁长六角形，壁上衍生伞形支柱；花茎表皮细胞表面观长方形，表面可见纵直角质纹理，气孔类长方形；果皮细胞表面观类多角形，垂周壁念珠状增厚；花粉粒类圆形，具螺旋状萌发孔；海绵状同化组织排列疏松，细胞间隙大。（图51-3）

2cm

图51-2 谷精草药材图

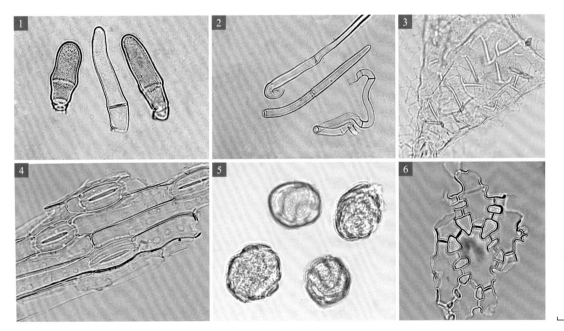

图51-3 谷精草粉末图

1. 腺毛 2. 非腺毛 3. 种皮表皮细胞 4. 花茎表皮细胞 5. 花粉粒 6. 海绵状同化组织

（三）理化鉴别

薄层色谱 取本品粉末1g，加乙醇30ml，超声处理30分钟，滤过，滤液蒸干，残渣加乙醇1ml使溶解，作为供试品溶液。另取谷精草对照药材1g，同法制成对照药材溶液。照薄层色谱法试验，吸取上述两种溶液各50μl，分别点于同一硅胶G薄层板上，以甲苯–丙酮（10∶0.6）为展开剂，展开，取出，晾干，置紫外光灯（365nm）下检视。供试品色谱中，在与对照药材色谱相应的位置上，显相同颜色的荧光主斑点。

【质量评价】 药材以身干，花序大而紧密，色灰白，花茎短，黄绿色，无杂质者为佳。

【化学成分】 主要成分为黄酮类、呫吨酮类及酚酸类等。

1. 黄酮类 高车前素（hispidulin）、高车前素-7-*O*-β-*D*-葡萄糖苷、棕矢车菊素7-*O*-β-*D*-葡萄糖苷、万寿菊素（patuletin）、万寿菊素-3-*O*-β-*D*-葡萄糖苷、gerontoisoflavone A，7,3′-二羟基-5,4′,5′-三甲氧基异黄酮、5,7-二甲氧基-3′,4′-亚甲二氧基黄烷等。

2. 呫吨酮类 1,3,6,8-四羟基-2-甲氧基呫吨酮、1,3,6-三羟基-2,5,7-三甲氧基呫吨酮、1,3,6,8-四羟基-2,7-二甲氧基呫吨酮。

3. 酚酸类 原儿茶酸、香草酸、阿魏酸等[3-4]。

【性味归经】 辛、甘，平。归肝、肺经。

【功能主治】 疏散风热，明目退翳。用于风热目赤，肿痛畏光，眼生翳膜，风热头痛。

【药理作用】

1. 抗菌作用 谷精草水提液对金黄色葡萄球菌、链球菌、巴氏杆菌、沙门菌、大肠埃希菌等病原微生物都有较强的抑菌作用[5]。

2. 抗氧化作用 谷精草水提物和醇提物均具有较强的抗氧化活性，且在相对低浓度下醇提物的抗氧化作用比水提物强[6]。

3. 降糖作用 谷精草的95%乙醇提取物中筛选到4个多酚类化合物决明内酯-9-*O*-β-*D*-葡萄糖苷、万寿菊素、1,3,6,8-四羟基-2-甲氧基呫酮、万寿菊素-3-*O*-β-*D*-葡萄糖苷具有显著的α-葡萄糖苷酶抑制活性[7]。

4. 神经保护作用 谷精草乙醇提取物对6-OHDA诱导的PC12细胞损伤具有保护作用，能抑制6-OHDA引起的细胞凋亡，并能抑制6-OHDA引起的斑马鱼体内多巴胺神经元的减少[8]。

【附注】 除谷精草*Eriocaulon buergerianum* Koern.的干燥带花茎的头状花序作药材谷精草使用外，我国南方地区还习惯将同属植物华南谷精草*Eriocaulon sexangulare* Linn.、毛谷精草*Eriocaulon australe* R. Br.的干燥头状花序入药，同样具有疏散风热、明目退翳功效。两种药材称"谷精珠"。

主要参考文献

[1] 金淑琴.关于中药谷精草始著录的商榷[J].首都医药，2000，7(9)：47.

[2] 刘相根，麻进兴，陈建芳，刘宏勤.中药材谷精草栽培及种子生产技术[J].种子科技，2013，31(11)：59-60.

[3] Ho J C, Chen C M. Flavonoids from the aquatic plant *Eriocaulon buergerianum*[J]. Phytochemistry, 2002, 61(4): 405-408.

[4] Fang J J, Yeg, Chen W L, et al.Antibacterial phenolic components from *Eriocaulon buergerianum*[J]. Phytochemistry, 2008, 69(5): 1279-1286.

[5] 李向勇，粟玉刚，陈小军，等.谷精草有效成分分析及体外抗菌活性测定[J].草业与畜牧，2009，162(5)：10-12.

[6] 黄挺章，郭圣奇，齐梁煜，等.谷精草提取物的抗氧化活性考察[J].中国实验方剂学杂志，2015，21(10)：13-15.

[7] 朱海燕，叶冠.谷精草抑制α-葡萄糖苷酶活性成分研究[J].天然产物研究与开发，2010，22(1)：60-62.

[8] 王美微，张在军，林志秀，等.谷精草提取物对6-OHDA所致PC12细胞及斑马鱼神经损伤模型的保护作用[J].中药新药与临床药理，2010，21(4)：341-346.

（南京中医药大学 乐巍）

52. 灵芝

Lingzhi

GANODERMA

【别名】赤芝、黑芝、丹芝、红芝、血灵芝。

【来源】为多孔菌科真菌赤芝*Ganoderma lucidum*（Leyss. ex Fr.）Karst.或紫芝*Ganoderma sinense* Zhao，Xu et Zhang 的干燥子实体。

【本草考证】芝类药物始载于《神农本草经》，根据芝的颜色不同，将芝类分成"赤芝、黑芝、青芝、白芝、黄芝、紫芝"六种。《本草经集注》载："此六芝皆仙草之类，俗所稀见，族种甚多，形色环异，并载于《芝草图》中。今俗所用紫芝，此是朽树木株上所生，状如木檽"。《本草纲目》载："芝类甚多，亦有花实者，本草惟以六芝标名，然其种属不可不识"。《本草纲目》引《抱朴子》载："芝有石芝、木芝、草芝、菌芝，凡数百种也。"说明我国古代记载的芝，种类比较复杂，不仅是菌类之芝。所说的"六芝"也应是六类真菌而非六种，由于没有详细的形态描述，现已很难判断"六芝"所指的各为哪一类或哪一种真菌。但可以判断，每一类都应有其代表种。据《本草经集注》对灵芝记载的推测，古本草所记载的"紫芝"，其代表种可能就是多孔菌科灵芝属真菌紫芝*Ganoderma sinense*Zhao，Xu et Zhang，而"赤芝"的代表种可能就是同属的灵芝（赤芝）*Ganoderma lucidum*（Leyss. ex Fr.）Karst.，这两种真菌在我国的分布较广，现代所见的中药灵芝标本，其原植物也主要为这两种真菌。

【原植物】

1. 赤芝　腐生真菌。子实体有柄，菌盖（菌帽）半圆形至肾形，罕至圆形，长4～12cm，宽3～20cm，厚0.5～2cm，木栓质，皮壳黄色，渐变为红褐色，表面稍有光泽，但久置则光泽消失，具有环状棱纹和辐射状皱纹，边缘薄或平截，往往稍内卷。菌柄长3～19cm，粗0.5～4cm，菌壳带紫褐色，质坚硬，表面的光泽比菌盖更为显著。菌肉近白色至淡褐色，厚0.2～1cm。菌管长与菌肉厚度相等。孢子褐色，卵形，一端平截，长8.5～11.5μm，宽5～7μm，外孢壁光滑，内孢壁粗糙，中央有个大油滴。（图52-1，图52-2）

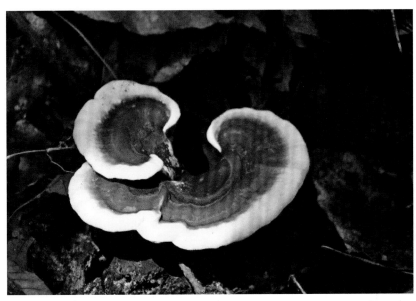

图52-1　野生赤芝

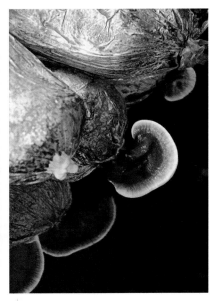

图52-2　栽培赤芝

腐生于栎及其他阔叶林根部或枯干上。主要分布于吉林、河北、山西、陕西、山东、安徽、江苏、浙江、江西、福建、广西、广东、河南、四川、贵州、云南、西藏等省区。

2. 紫芝　腐生真菌。子实体有柄，菌盖（菌帽）半圆形至匙形，长2.5～9.5cm，宽2.2～8cm，木栓质，皮壳质坚硬，表面紫黑色至近黑色，或呈紫褐色，表面具漆样光泽，具同心环沟和纵皱，边缘薄或钝。菌柄常侧生，长7～19cm，粗0.5～1cm，圆柱形或略扁平，皮壳坚硬，与菌盖同色或具更深的色泽和光泽。菌肉褐色至深褐色，厚1～3mm。孢子淡褐色，卵形，长9.5～13.8μm，宽6.9～8.7μm，顶端平截，双层壁，外壁光滑，内壁有小刺。

现我国很多地区已人工培养，腐生于阔叶林的枯干或腐朽的木桩上。主要分布于河北、山东、浙江、江西、福建、台湾、湖南、广东、广西等省区。

【主产地】主产于东北、山东、浙江、安徽、福建等省。道地产区为东北吉林长白山区域；安徽省六安县霍山灵芝、山东省冠县灵芝和西藏林芝灵芝均为地理标志保护产品。

【栽培要点】

1. 生物学特性　灵芝属高温性菌类，在15～35℃之间均能生长，适温为25～30℃。子实体在10～32℃的范围内均能生长，但原基分化和子实体发育的最适温度为25～28℃。低于25℃，子实体生长缓慢，皮壳色泽也差；高于35℃，子实体会死亡。灵芝生长需要较高的湿度。随着昼夜温差的增大，菌丝长满袋的时间延长。

2. 栽培技术　将棉籽壳、杂木屑、麸皮、糖、豆饼、石灰、碳酸钙、硫酸镁等按比例调试，将含水量控制在65%左右，装袋后进行高压灭菌，袋料温度下降至30℃以下即可接种。接种操作要保证无菌，控制好空气湿度和室内温度，做到通风良好，防止污染。

3. 病虫害　病害：霉变病、褐腐病、链孢霉、曲霉、粘菌。虫害：球覃甲、灵芝造桥虫、灵芝谷蛾、灵芝夜蛾、黑腹果蝇、跳虫、螨类、白蚁、蛞蝓。

【采收与加工】全年可采，洗净，晒干。若系人工培养，则于放孢子后菌盖边缘不再生长（没有浅白色边缘）即子实体成熟，宜及时采收，阴干或在40～50℃下干燥。

【药材鉴别】

（一）性状特征

1. 赤芝　外形呈伞状，菌盖肾形、半圆形或近圆形，直径10～18cm，厚1～2cm。皮质坚硬，黄褐色至红褐色，有光泽，具环状棱纹和辐射状皱纹，边缘薄而平截，常稍内卷。菌肉白色至淡棕色。菌柄圆柱形，侧生，少偏生，长7～15cm，直径1～3.5cm，红褐色至紫褐色，光亮。孢子细小，黄褐色。气微香，味苦涩。（图52-3）

2. 紫芝　皮壳紫黑色，有漆样光泽。菌肉锈褐色。菌柄长17～23cm。（图52-4）

3. 栽培赤芝　子实体较粗壮、肥厚，直径12～22cm，厚1.5～4cm。皮壳外常被有大量粉尘样的黄褐色孢子。（图52-5）

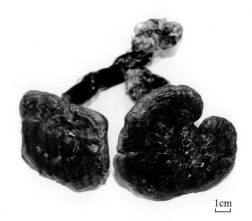

图52-3　赤芝药材图

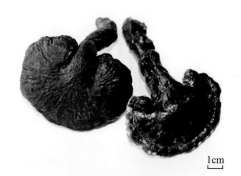

图52-4　紫芝药材图

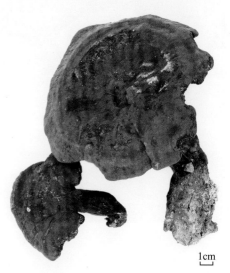

图52-5　栽培赤芝药材图

（二）显微鉴别

1. 横、纵切面 赤芝和紫芝子实体菌盖纵切面从上到下均分为菌皮、菌肉、菌管，菌管内生担子器和担孢子。（图52-6A,B和 图52-7）

赤芝横切面上菌管孔口通常比较规则，类圆形至六角形；每毫米4～5个，直径约210μm。（图52-6C）

2. 粉末特征 粉末浅棕色、棕褐色至紫褐色。菌丝散在或黏结成团，无色或淡棕色，细长，稍弯曲，有分枝，直径2.5～6.5μm。孢子褐色，卵形，顶端平截，外壁无色，内壁有疣状突起，长8～12μm，宽5～8μm。（图52-8）

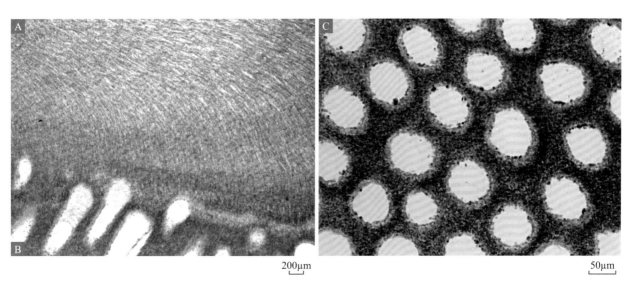

图52-6 赤芝子实体菌盖纵切面（A）（B）、横切面（C）部分图

A.菌肉 B.菌管纵切面 C.菌管横切面

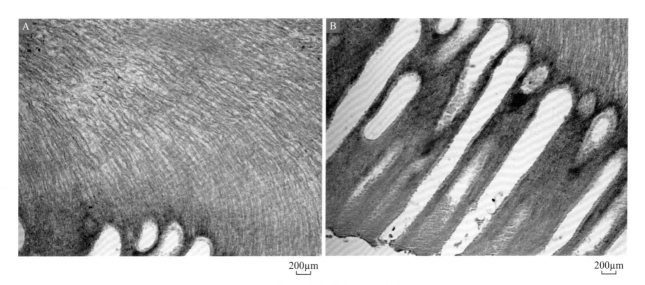

图52-7 紫芝子实体菌盖纵切面部分图

A.菌肉 B.菌管纵切面

（三）理化鉴别

薄层色谱 （1）取本品粉末2g，加乙醇30ml，加热回流30分钟，滤过，滤液蒸干，残渣加甲醇2ml溶解，作为供试品溶液。另取灵芝对照药材2g，同法制成对照药材溶液。照薄层色谱法试验，吸取上述两种溶液各4μl，分别点于同一硅胶G薄层板上，以石油醚（60～90℃）–甲酸乙酯–甲酸（15：5：1）的上层溶液为展开剂，展开，取出，

晾干，置紫外光灯（365nm）下检视。供试品色谱中，在与对照药材色谱相应的位置上，显相同颜色的荧光斑点。

（2）取本品粉末1g，加水50ml，加热回流1小时，趁热滤过，滤液置蒸发皿中，用少量水分次洗涤容器，合并洗液并入蒸发皿中，置水浴上蒸干，残渣用水5ml溶解，置50ml离心管中，缓缓加入乙醇25ml，不断搅拌，静置1小时，离心（转速为每分钟4000转），取沉淀物，用乙醇10ml洗涤，离心，取沉淀物，烘干，放冷，加4mol/L三氟乙酸2ml，置10ml安瓿瓶或顶空瓶中，封口，混匀，在120℃水解3小时，放冷，水解液转移至50ml烧瓶中，用2ml水洗涤容器，洗涤液并入烧瓶中，60℃减压蒸干，用70%乙醇2ml溶解，置离心管中，离

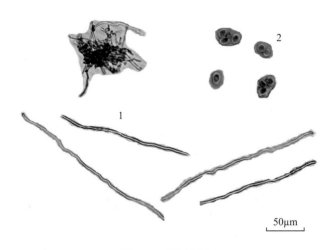

图52-8　灵芝粉末图

1. 菌丝　2. 孢子

心，取上清液作为供试品溶液。另取半乳糖对照品、葡萄糖对照品、甘露糖对照品和木糖对照品适量，精密称定，加70%乙醇制成每1ml各含0.1mg的混合溶液，作为对照品溶液。照薄层色谱法试验，吸取上述两种溶液各3μl，分别于同一高效硅胶G薄层板上，以正丁醇-丙酮-水（5:1:1）为展开剂，展开，取出，晾干，喷以对氨基苯甲酸溶液（取4-氨基甲酸0.5g，溶于冰醋酸9ml中，加水10ml和85%磷酸溶液0.5ml，混匀），在105℃加热约10分钟，在紫外光灯（365nm）下检视。供试品色谱中，在与对照品色谱相应的位置上，显相同颜色的荧光斑点。其中最强荧光斑点为葡萄糖，甘露糖和半乳糖荧光斑点强度相近，位于葡萄糖斑点上、下两侧，木糖斑点在甘露糖上，荧光斑点强度最弱。

【质量评价】以色泽鲜艳，子实体饱满，无虫蛀者为佳。采用紫外-可见分光光度法测定，本品按干燥品计算，含灵芝多糖以无水葡萄糖（$C_6H_{12}O_6$）计，不得少于0.90%，含三萜及甾醇以齐墩果酸（$C_{30}H_{48}O_3$）计，不得少于0.50%。

【化学成分】主要成分为灵芝多糖、三萜类化合物、蛋白质、多肽和氨基酸、核苷类化合物、甾醇类化合物、生物碱类、微量元素[1]。

1. 灵芝多糖　灵芝多糖主要由D-葡萄糖、D-半乳糖、D-甘露糖、D-木糖、L-岩藻糖、L-鼠李糖、L-阿拉伯糖等多种单糖组成[1]。

2. 三萜类化合物　三萜类化合物是灵芝的主要活性成分，其所含三萜类化合物的种类繁多，目前从灵芝中发现的三萜类化合物已达300多种。根据结构、官能团的不同将其分为灵芝酸、灵芝内酯、赤灵酸、赤芝酮、灵芝孢子酸、灵芝醇、灵芝醛等，灵芝酸为最主要的成分[2]。

3. 蛋白质、多肽和氨基酸　灵芝中的氨基酸含量占灵芝质量的10%以上；灵芝中含有的人体必需的氨基酸占其总氨基酸量的30%～40%[2]。

4. 核苷类化合物　灵芝中的核苷类化合物主要包括腺嘌呤、尿嘌呤、灵芝嘌呤、尿嘧啶、尿嘌呤核苷、腺嘌呤核苷、灵芝苷、尿嘧啶核苷等[2]。

5. 甾醇类化合物　甾醇类化合物是灵芝活性成分之一，其含量丰富，种类较多。目前分离发现的甾醇类化合物合计有47种，其中麦角甾醇33种，胆甾醇5种，豆甾醇和其他甾醇9种[2]。

6. 生物碱类　灵芝中生物碱类含量不高，主要包括甜菜碱、胆碱、烟酸、灵芝碱甲、灵芝碱乙等[2]。

7. 微量元素　灵芝中含有多种微量元素，例如镁、钙、铜、锗、硒、锌、铁等，其中有很多人体必需的微量元素。灵芝是有机锗含量最高的天然有机植物[2]。

【性味归经】甘，平。归心、肺、肝、肾经。

【功能主治】补气安神，止咳平喘。用于心神不宁，失眠心悸，肺虚咳喘，虚劳短气，不思饮食。

【药理作用】

1. 抑制肿瘤作用 灵芝多糖、三萜类化合物以及有机锗，能够抑制人体内多种肿瘤细胞的生长，并且加速肿瘤细胞的凋亡。灵芝通过在人体内形成一个综合的免疫系统，提高人体的免疫力发挥抗癌作用[1]。

2. 免疫调节作用 灵芝可以调解免疫力，提高人体免疫力。灵芝多糖可以促进人体的免疫应答反应，刺激嗜中性粒细胞的吞噬作用，加速功能性细胞因子的分泌，达到调节免疫系统的功能。灵芝蛋白则可以调节免疫力。三萜类化合物中的灵芝醇F以及灵芝酮二醇能有效抑制补体激活的经典途径[1]。

3. 治疗心脑血管疾病作用 灵芝可以缓解心绞痛、心前区胀闷、紧压感、心悸、气促等症状。服用灵芝可以促进患者食欲、睡眠、精神好转，血三酰甘油降低。灵芝可用来治疗冠心病，在冠心病改善的同时，伴随的心律失常也随之好转或消失[1]。

4. 抗衰老作用 对于高血脂患者，灵芝可显著降低血胆固醇、脂蛋白和三酰甘油水平，并可对动脉粥样硬化起到一定的预防作用。灵芝还能改善血流动力学，降低全血和血浆黏度，改善局部微循环，抑制血小板的聚集[1]。

【用药警戒或禁忌】灵芝毒性较小，人工培养灵芝经醇提取制成的注射液经豚鼠试验出现不同程度的过敏反应。有报道患者应用后轻者出现荨麻疹、皮肤瘙痒、心慌、胸闷、喉头水肿等；重者出现过敏性休克，危及生命。

【分子生药】

1. 遗传标记 基于ITS序列的聚类分析，β-tubulin基因序列在第3位密码子和内含子部位有高的碱基替换率，这些变异提供了丰富的系统发育信息，提示β-tubulin基因适合于灵芝属菌株的亲缘关系研究。灵芝体上亲缘关系比较近，遗传多样性不丰富。根据ITS序列，设计特异性引物，能够快速对灵芝属一些种的菌株进行快速鉴定[3]。

2. 功能基因 通过电子克隆技术，获得14-3-3基因的cDNA序列全长，cDNA编码蛋白由257个氨基酸组成，相对分子质量为29 014.5，亲水性和疏水性比较平衡，定位于细胞质，不存在信号肽，无跨膜螺旋区，且二级结构由6.23%无规则卷曲，66.54% α-螺旋和27.24%延伸链组成[4]。

【附注】目前文献记载的可栽培或有利用价值的灵芝种类有皱盖假芝、拟鹿角灵芝、树舌灵芝、狭长孢灵芝、布朗灵芝、薄盖灵芝、硬孔灵芝、有柄灵芝、桂南灵芝、层迭灵芝、无柄灵芝、热带灵芝及松杉灵芝等[5]。

主要参考文献

[1] 王朝川. 灵芝成分及功能的研究现状[J]. 中国果菜，2018，38(8)：45-47，53.

[2] 张瑞婷，周涛，宋潇潇，等.灵芝活性成分及其药理作用的研究进展[J]. 安徽农业科学，2018，46(3)：18-19，22.

[3] 苏春丽.中国栽培灵芝菌株的遗传多样性研究及分子鉴定[D]. 南京：南京农业大学，2006.

[4] 章文，蒋咏梅，贺望兴，等.灵芝14-3-3蛋白基因的电子克隆与表达分析[J]. 华北农学报，2013，28(5)：15-22.

[5] 付永明，麻大鹏.我国灵芝种质资源及生产技术研究[J]. 种子科技，2018，36(6)：81.

（山东中医药大学 郭庆梅 王琳）

53. 陈皮

Chenpi

CITRI RETICULATAE PERICARPIUM

【别名】橘皮、黄橘皮、红皮、橘子皮。

【来源】为芸香科植物橘*Citrus reticulata* Blanco及其栽培变种的干燥成熟果皮。

【本草考证】本品原名橘皮，始载于《神农本草经》，为上品"橘柚"项下，载："橘柚，味辛温……名橘皮"。《本草经集注》载："此是说其皮功尔……并以为陈者良"。《汤液本草》载："橘皮以色红日久者为佳，故曰红皮、陈皮"。本草记载与现今所用陈皮基本一致。

【原植物】常绿小乔木或灌木，高3～4m。枝细，多有刺。叶互生；叶柄长0.5～1.5cm，有窄翼，顶端有关节；叶片披针形或椭圆形，长4～11cm，宽1.5～4cm，先端渐尖微凹，基部楔形，全缘或为波状，具不明显的钝锯齿，有半透明油点。花单生或数朵丛生于枝端或叶腋；花萼杯状，5裂；花瓣5，白色或带淡红色，开时向上反卷；雄蕊15～30，长短不一，花丝常3～5个连合成组；雌蕊1，子房圆形，柱头头状。柑果近圆形或扁圆形，横径4～7cm，果皮薄而宽，容易剥离，囊瓣7～12，汁胞柔软多汁。种子卵圆形，白色，一段尖，数粒至数十粒或无。花期3～4月，果期10～12月。（图53-1）

主要栽培于丘陵、低山、江河湖泊沿岸或平原地带，也有野生。主要分布于江苏、浙江、安徽、江西、湖北、湖南、广东、广西、海南、四川、贵州、云南、台湾等地。

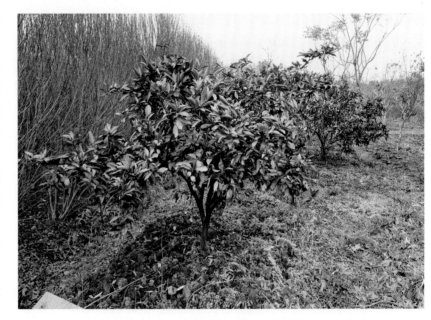

图53-1 橘

【主产地】主产于广东、四川、浙江、福建、江西、湖南等地。陈皮道地产区宋代记载为江浙地区，自明代以后，道地产区为广东新会[1]。

【栽培要点】

1. 生物学特性　喜温暖湿润的气候，怕严霜。宜选向阳肥沃的微酸性土壤栽培。

2. 栽培技术　用空中压条或嫁接法繁殖。嫁接采用红橘、枸橘、柚子等2～3年的实生苗作砧木，秋季接芽。空中压条宜早春进行。压条或嫁接后1～2年，春、秋或雨季移栽。移栽后未结果前，每年松土3次，追肥2次，结果后，每年松土追肥4次。早春应适当修剪，使树冠外圆内空。

3. 病虫害　病害：溃疡病、黑斑病、疮痂病等。虫害：蚜虫、介壳虫、春叶虫、潜叶蛾、天牛等。

【采收与加工】栽后5～6年结果，在10～12月成熟时采收，剥下果皮，晒干。

【商品规格】

1. 陈皮　一等：呈不规则片状，片张较大；二等：片张较小，间有破块。

2. 广陈皮　一等：剖成3～4瓣，裂瓣多向外反卷，片张较厚，断面不齐；二等：剖成3～4瓣和不规则片张，片张较薄；三等：皮薄而片小。

【药材鉴别】

（一）性状特征

1. 陈皮　常剥成数瓣，基部相连，有的成不规则的片状，厚1～4mm。外表面橙红色或红棕色，有细皱纹和凹下的点状油室；内表面浅黄白色，粗糙，附黄白色或黄棕色经络状维管束。质稍硬而脆。气香，味辛、苦。（图53-2）

2. 广陈皮　常3瓣相连，形状整齐，厚度均匀，约1mm。点状油室较大，对光照视，透明清晰。质较柔软。（图53-3）

（二）显微鉴别

粉末特征　粉末黄白色至黄棕色。中果皮薄壁组织众多，细胞形状不规则，壁不均匀增厚，有的成连珠状；果皮表皮细胞表面观多角形、类方形或长方形，垂周壁稍厚，气孔类圆形，直径18～26μm，副卫细胞不清晰；侧面观外被角质层，靠外方的径向壁增厚；草酸钙方晶成片存在于中果皮薄壁细胞中，呈多面体形、菱形或双锥形，直径3～34μm，长5～53μm，有的1个细胞内含有由2个多面体构成的平行双晶或3～5个方晶；橙皮苷结晶大多存在于薄壁细胞中，黄色或无色，呈圆形或无定形团块，有的可见放射状条纹。（图53-4）

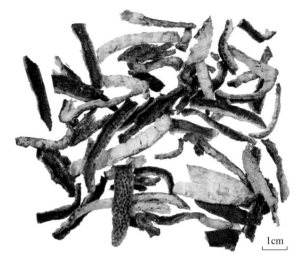

图53-2　陈皮饮片图

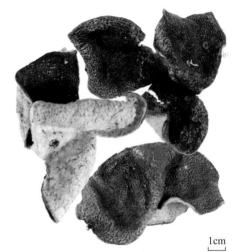

图53-3　广陈皮药材图

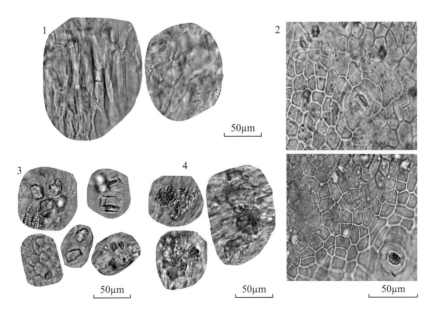

图53-4　陈皮粉末图

1. 中果皮薄壁细胞　2. 果皮表皮细胞　3. 草酸钙方晶　4. 橙皮苷结晶

（三）理化鉴别

薄层色谱 取本品粉末0.3g，加甲醇10ml加热回流20分钟，滤过，取滤液5ml，浓缩至1ml，作为供试品溶液。另取橙皮苷对照品，加甲醇制成饱和溶液，作为对照品溶液。照薄层色谱法试验，吸取上述两种溶液各2μl，分别点于同一用0.5%氢氧化钠溶液制备的硅胶G薄层板上，以乙酸乙酯-甲醇-水（100：17：13）为展开剂，展至约3cm，取出，晾干，再以甲苯-乙酸乙酯-甲酸-水（20：10：1：1）的上层溶液为展开剂，展至约8cm，取出，晾干，喷以三氯化铝试液，置紫外光灯（365nm）下检视。供试品色谱中，在与对照品色谱相应的位置上，显相同颜色的荧光斑点。

【质量评价】以片大、气香浓者为佳。采用高效液相色谱法测定，陈皮按干燥品计算，含橙皮苷（$C_{28}H_{34}O_{15}$）不得少于3.5%。广陈皮按干燥品计算，含橙皮苷（$C_{28}H_{34}O_{15}$）不得少于2.0%；含川陈皮素（$C_{21}H_{22}O_8$）和橘皮素（$C_{20}H_{20}O_7$）的总量，不得少于0.42%。

【化学成分】主要成分为挥发油、黄酮类、生物碱类等。

1. **挥发油** 柠檬烯（limonene）、γ-松油烯（γ-terpinene）、β-月桂烯（β-myrcene）、α-蒎烯（α-pinene）、β-蒎烯（β-pinene）等[2]。

2. **黄酮类** 橙皮苷（hesperidin）、芸香柚皮苷（narirutin）、香蜂草苷（didymin）；多甲氧基黄酮类如川陈皮素（nobiletin）、橘皮素（tangeritin）、3,5,6,7,8,3′,4′-七甲氧基黄酮（3,5,6,7,8,3′,4′-heptamethoxyflavone）[3-5]。

3. **生物碱类** 主要为辛弗林（synephrine）[5]。

【性味归经】苦、辛，温。归肺、脾经。

【功能主治】理气健脾，燥湿化痰。用于脘腹胀满，食少吐泻，咳嗽痰多。

【药理作用】

1. **对消化系统作用** 陈皮水提物对胃肠道运动有促进和抑制双重作用[6]。

2. **对呼吸系统作用** 陈皮中的辛弗林可以抑制毒蕈碱受体和组胺受体，兴奋β-肾上腺素受体，抑制细胞内钙离子的释放，使气管平滑肌放松[7]。陈皮中的挥发油可以预防博来霉素诱导的大鼠肺纤维化[8]。

3. **对心血管系统作用** 陈皮及其黄酮类成分可以降低血液及肝脏中的脂质；橙皮苷可以调节脂联素、脂质水平，同时防止脂肪肝的形成[9]。陈皮中的橙皮素、橙皮苷可以抗血小板和红细胞聚集，抑制血栓形成。陈皮可促进细胞凋亡从而阻止细胞老化导致的动脉粥样硬化。陈皮可用于心肌缺血和心肌梗死，具有抗心肌损伤的作用。

4. **其他作用** 陈皮中的黄酮有保护肝脏、抗癌作用。陈皮中的橙皮苷、橘皮素、柚皮苷、川陈皮素具有抗炎作用。川陈皮素还具有保护神经作用。

【用药警戒或禁忌】阴虚、干咳、内热过多、呕血的患者，应慎用陈皮[3]。

主要参考文献

[1] 魏莹，杨安金，骆利平，等.陈皮本草考证[J].井冈山大学学报(自然科学版)，2013，34(4)：74-77.

[2] Li Duan, Long Guo, Li-Li Dou,et al. Discrimination of *Citrus reticulata* Blanco and *Citrus reticulate* 'Chachi' by gas chromatograph-mass spectrometry based metabolomics approach[J]. Food Chem, 2016, 212: 123-127.

[3] Xin Yu, Shuang Sun, Yuyan Guo, et al. Citri Reticulatae Pericarpium(Chenpi): Botany, ethnopharmacology, phytochemistry, and pharmacology of a frequently used traditional Chinese medicine[J]. Journal of Ethnopharmacol, 2018, 220: 265-282.

[4] Li Duan, Long Guo, Ke Liu,et al. Characterization and classification of seven Citrusherbs by liquid chromatography-quadrupole time-of-flight mass spectrometry and genetic algorithm optimized support vector machines[J]. Journal of Chromatogr A, 2014, 1339: 118-127.

[5] Guo-Dong Zheng, Ping Zhou, Hua Yang, et al. Rapid resolution liquid chromatography-electrospray ionisation tandem mass spectrometry method for identification of chemical constituents in Citri Reticulatae Pericarpium[J]. Food Chem, 2013, 136: 604-611.

[6] 李庆耀，梁生林，陈皮的药用研究进展[J].中成药，2008(2)：246-248.

[7] 魏莹，裴昆，陈海芳，等.辛弗林对豚鼠离体气管平滑肌的作用及机制[J].中国实验方剂学杂志，2015，21(1)：158-162.

[8] Zhou X M, Zhao Y, He C C, et al. Preventive effects of *Citrus reticulata* essential oil on bleomycin-induced pulmonary fibrosis in rats and the mechanism[J]. Jounal of chinese integrative medicine, 2012, 10(2): 200-209.

[9] Assini J M, Mulvihill E E, Huff M W. Citrus flavonoids and lipid metabolism[J]. Current Opinion in Lipidology, 2013, 24(1): 34-40.

（中国药科大学　李萍　刘鄂湖）

54. 忍冬藤

Rendongteng

LONICERAE JAPONICAE CAULIS

【别名】金银藤、二花藤、银花藤、忍冬草、左缠藤。

【来源】为忍冬科植物忍冬*Lonicera japonica* Thunb.的干燥茎枝。

【本草考证】本品始载于《名医别录》，列为上品。《本草经集注》载："今处处皆有，似藤生，凌冬不凋，故名忍冬藤"。《新修本草》《备急千金要方》《外台秘要》等，均以"忍冬"为名收载，多以茎叶为主入药，如《新修本草》载："十二月采，阴干"，根据采摘月份，并非以花入药。《本草纲目》载："四月采花，阴干，藤叶不拘时采，阴干。"《本草正义》载："今人多用其花，实则花性轻扬，力量甚薄，不如枝蔓之气味俱厚。古人只称忍冬，不言为花，则并不用花入药，自可于言外得之"。本草记载与现今所用忍冬藤基本一致。

【原植物】半常绿藤本；幼枝洁红褐色，密被硬直糙毛、腺毛和短柔毛，下部常无毛。叶纸质，卵形至矩圆状卵形，有时卵状披针形，长3～5（～9.5）cm，顶端常尖或渐尖，基部圆或近心形，有糙缘毛；小枝上部叶通常两面均密被短糙毛，下部叶常平滑无毛；叶柄长4～8mm，密被短柔毛。总花梗通常单生于小枝上部叶腋，与叶柄等长或稍短，密被短柔毛；苞片大，叶状，长达2～3cm，两面均有短柔毛或有时近无毛；小苞片长约为萼筒的1/2～4/5；萼筒长约2mm；花冠白色，有时基部向阳面呈微红，后变黄色，长（2～）3～4.5（～6）cm，唇形，筒稍长于唇瓣，外被开展或半开展糙毛和长腺毛，上唇裂片顶端钝形，下唇带状而反曲；雄蕊和花柱均高出花冠。果实圆形，直径6～7mm，熟时蓝黑色，有光泽；种子卵圆形或椭圆形，褐色，长约3mm，中部有1凸起的脊，两侧有浅的横沟纹。花期4～6月（秋季亦常开花），果熟期10～11月。（图54-1）

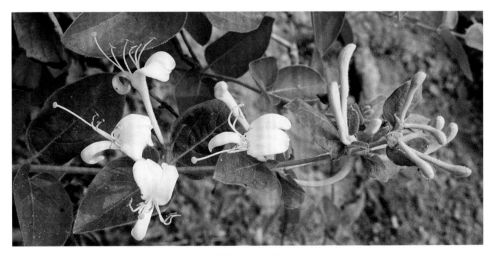

图54-1　忍冬

生于山坡灌丛或疏林中、乱石堆、山脚路旁及村庄篱笆边，海拔最高达1500m，也常栽培。除黑龙江、内蒙古、宁夏、青海、新疆、海南和西藏无自然生长外，全国各省均有分布。

【主产地】主产于浙江、四川、江苏、河南、山东、广西等地。以浙江产量最大，江苏产的质量最佳。销外地。

【栽培要点】

1. 生物学特性　喜温和湿润气候，喜阳光充足，耐寒、耐旱、耐涝，适宜生长的温度为20～30℃，对土壤要求不严，耐盐碱。但以土层深厚疏松的腐殖土栽培为宜。

2. 栽培技术　用种子和扦插繁殖，以扦插繁殖为主。

3. 病虫害　病害：褐斑病。虫害：圆尾蚜、咖啡虎天牛。

【采收与加工】秋、冬两季采割，晒干。

【药材鉴别】

（一）性状特征

茎枝长圆柱形，多分枝，常缠绕成束，直径1.5～6mm。表面棕红色至暗棕色，有的灰绿色，光滑或被茸毛；外皮易剥落。枝上多节，节间长6～9cm，有残叶和叶痕。质脆，易折断，断面黄白色，中空。气微，老枝味微苦，嫩枝味淡。（图54-2）

（二）显微鉴别

1. 茎枝横切面　表皮细胞1列；可见非腺毛；皮层较宽，中柱鞘纤维成环；韧皮部较窄；薄壁细胞有的含草酸钙簇晶；较老的茎在中柱鞘纤维环以内产生木栓层，以致中柱鞘纤维环及其外侧的皮层、表皮均脱落；韧皮部可见纤维；形成层成环；木质部导管散列；木纤维发达；木射线宽1～2列细胞，有纹孔；髓大，髓周细胞壁木化，中央呈空洞。（图54-3）

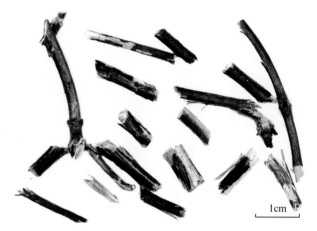

图54-2　忍冬藤药材图

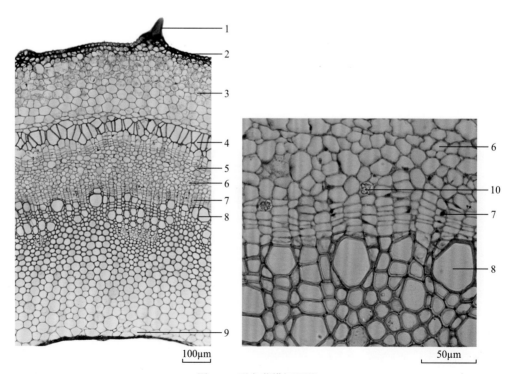

图54-3　忍冬藤横切面图

1. 非腺毛　2. 表皮　3. 皮层　4. 中柱鞘纤维　5. 内生木栓层　6. 韧皮部　7. 形成层　8. 木质部　9. 髓　10. 草酸钙簇晶

2. 粉末特征 粉末浅棕黄色至黄棕色。非腺毛较多，单细胞，多断碎，壁厚，表面有疣状突起；表皮细胞棕黄色至棕红色，表面观类多角形，常有非腺毛脱落后的痕迹，石细胞状。薄壁细胞内含草酸钙簇晶，常排列成行，也有的单个散在，棱角较钝，直径5～15μm。（图54-4）

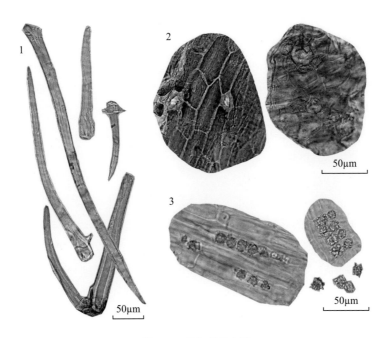

图54-4 忍冬藤粉末图
1. 非腺毛 2. 表皮细胞 3. 草酸钙簇晶

（三）理化鉴别

薄层色谱 取本品粉末1g，加50%甲醇10ml，超声处理30分钟，滤过，取滤液作为供试品溶液。另取忍冬藤对照药材1g，同法制成对照药材溶液。再取马钱苷对照品，加50%甲醇制成每1ml含1mg的溶液，作为对照品溶液。照薄层色谱法试验，吸取供试品溶液10μl，对照药材溶液10μl和对照品溶液5μl，分别点于同一硅胶G薄层板上，以三氯甲烷–甲醇–水（65∶35∶10）10℃以下放置的下层溶液为展开剂，展开，取出，晾干，喷以10%硫酸乙醇溶液，在105℃加热至斑点显色清晰。供试品色谱中，在与对照药材色谱和对照品色谱相应的位置上，显相同颜色的斑点。

【质量评价】 以外皮枣红色、质嫩带叶者为佳。 照高效液相色谱法测定， 本品按干燥品计算， 含绿原酸（$C_{16}H_{18}O_9$）不得少于0.10%，含马钱苷（$C_{17}H_{26}O_{10}$）不得少于0.10%。

【化学成分】主要成分为有机酸类、环烯醚萜苷类、黄酮类、皂苷类、挥发油类等。

1. 有机酸类 绿原酸（chlorogenic acid）、异绿原酸（iso-chlorogenic acid）、咖啡酸（caffeic acid）、原儿茶酸（protocatechuic acid）等。

2. 环烯醚萜苷 马钱苷（loganin）、獐牙菜苷（sweroside）等。

3. 黄酮及其苷类 槲皮素（quercetin）、异槲皮素（isoquercetin）、芦丁（rutin）、木犀草苷（luteolin-7-O-glucoside）等。

4. 皂苷类 忍冬苦苷A（loniceroside A）、忍冬苦苷B（loniceroside B）等。

5. 挥发油类 棕榈酸（palmitic acid）和亚油酸（linoleic acid）等[1]。

【性味归经】甘，寒。归肺、胃经。

【功能主治】清热解毒，疏风通络。用于温病发热，热毒血痢，痈肿疮疡，风湿热痹，关节红肿热痛。

【药理作用】

1. 抗氧化作用　忍冬藤多糖具有较强的体内外抗氧化活性，其体外清除DPPH（1,1-二苯基-2-三硝基苯肼）、总抗氧化活性随多糖浓度的增高而上升；体内则表现为可显著提高肝损伤小鼠血清和肝脏中超氧化物歧化酶、谷胱甘肽过氧化物酶活力，降低丙二醛的含量，抑制脂质过氧化产物的产生[2]。

2. 抗病毒作用　忍冬藤对治疗传染性肝炎、急性化脓性扁桃体炎、流行性腮腺炎等病毒性疾病具有良好作用。慢性乙型肝炎加服忍冬藤能显著降低血浆中内皮素水平[3]。

3. 抗炎作用　忍冬藤对治疗炎症和流行性感冒均有一定疗效。忍冬藤的乙酸乙酯提取物和正丁醇提取物可有效抑制卡拉胶诱导的大鼠爪水肿模型的白细胞介素-1、核因子κB、肿瘤坏死因子-α、前列腺素E2[4]。

4. 抗肿瘤作用　体内抑瘤实验及体外杀瘤细胞实验表明，忍冬藤具有抗肿瘤作用。忍冬藤提取物对艾氏癌性腹水细胞有明显的光动力灭活作用，且对荷S180实体瘤昆明小鼠的瘤重抑制率达63.6%[5-6]。

【用药警戒或禁忌】脾胃虚寒者慎服。

主要参考文献

[1] 文诗泳，谭伟民，龚力民，等.中药忍冬藤资源与质量控制的研究进展[J].中南药学，2017，15(3)：335-338.

[2] 刘蕾，刘富岗，杨云，等.忍冬藤多糖抗氧化活性研究[J].中华中医药杂志，2014，29(6)：1826-1829.

[3] 周虎，俞庆福.忍冬藤对慢性乙型病毒性肝炎血浆内皮素的影响[J].临床军医杂志，2002(6)：25-26.

[4] Tang Y, Yin L, Zhang Y, et al. Study on anti-inflammatory efficacy and correlative ingredients with pharmacodynamics detected in acute inflammation rat model serum from *Caulis Loniceraejaponica*e[J]. Phytomedicine International Journal of Phytotherapy& Phytopharmacology, 2016, 23(6): 597-610.

[5] 李丽萍，王海江，童竞亚.牡丹皮、忍冬藤及泽兰抗肿瘤作用的实验研究[J].中药新药与临床药理，2000(5)：274-276，319.

[6] 姚存姗，伍期专.忍冬藤提取物光敏化作用的初步研究[J].中国激光医学杂志，2006(6)：361-364.

（中国药科大学　李萍　高雯）

55. 青钱柳

Qingqianliu

CYCLOCARYAE PALIURI FOLIUM

【别名】摇钱树、甜茶树、青钱李。

【来源】为胡桃科植物青钱柳*Cyclocarya paliuru*（Batal.）Iljinsk.的叶。

【本草考证】《中国中药资源志要》记载："青钱柳具有清热、消渴、解毒之效"[3]。《全国中草药名鉴》载："青钱柳叶有杀虫止痛、消炎止痛、祛风之功效"[4]。

【原植物】乔木，高10～30m；髓部薄片状。奇数羽状复叶长约20cm；小叶7～9，革质，长5～14cm，宽2～6cm，上面有盾状腺体，下面网脉明显，有灰色细小鳞片及盾状腺体，两面、中、侧脉皆有短柔毛。花单性，雌雄同株；雄蕊荑花序长7～18cm，2～4条成一束集生在短总梗上；雄花苞片小且不显著，2小苞片与2～3花被片的形状无区别；雄蕊24～30枚；雌蕊荑花序单独顶生；雌花苞片与2小苞片合生并贴生至子房中部；花被片4，生子房上端。果序轴长25～30cm；果实有革质水平圆盘状翅，直径2.5～6cm，顶端有4枚宿存花被片及花柱。果实和果翅全部被有腺体。在基部及宿存花柱上，被稀疏短柔毛。花期4～5月，果期7～9月。（图55-1）

生于海拔500～2500m的山谷河岸或湿润的森林中。主要分布于广东、广西、贵州、湖南、湖北、四川、福建、江西、浙江、安徽[5]。

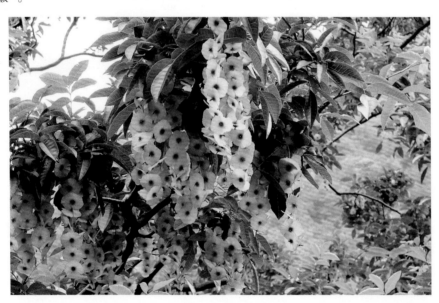

图55-1 青钱柳

【主产地】主产于广东、广西、贵州、湖南、湖北、四川、福建、江西、浙江、安徽等地。自产自销。

【栽培要点】

1. **生物学特性** 青钱柳幼苗幼树稍耐阴，大树喜光，喜生于温暖、湿润肥沃、排水良好的酸性红壤、黄红壤土，对湿度要求较高，适生于湿度较大的环境中。萌芽性强，抗病虫害[6]。

2. **栽培技术** 以种子繁殖为主，青钱柳果实由青转为黄褐色，即可采种。种子经浸泡处理可提高发芽率[2]，扦插繁殖亦多见[7]。

3. **病虫害** 病害：立枯病。虫害：地老虎[2]。

【采收与加工】春、夏季采收，洗净，鲜用或干燥。

【商品规格】统货。

【药材鉴别】

（一）性状特征

小叶片多破碎，完整者宽披针形，长5～14cm，宽2～6cm，先端渐尖，基部偏斜，边缘有锯齿，上面灰绿色，下面黄绿色或褐色，有盾状腺体，革质。气清香，味淡[1-2]。（图55-2）

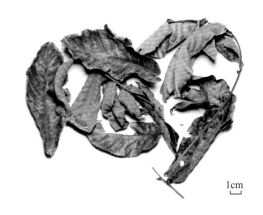

图55-2 青钱柳药材图

（二）显微鉴别

粉末特征 粉末绿褐色。梯纹及网纹导管直径13～52μm；纤维直径7.8～18.2μm，壁厚2.6～5.2μm；单细胞非腺毛，直径约26μm，壁厚5.2～7.8μm；腺鳞顶面观圆形，侧面观类蘑菇型，头部8细胞，直径约80μm，柄短，由2～3细胞组成；草酸钙簇晶较多，单个散在或存在于薄壁细胞中，直径15～60μm，棱角锐尖；下表皮细胞波状弯曲，可见椭圆形气孔，气孔不定式[1-2]。（图55-3）

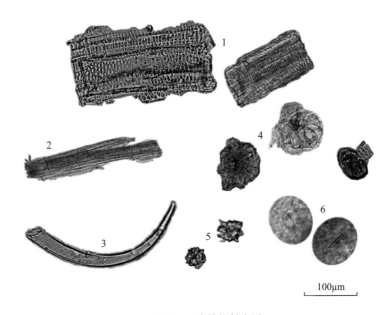

图55-3 青钱柳粉末图

1. 导管 2. 纤维 3. 非腺毛 4. 腺鳞 5. 草酸钙簇晶 6. 气孔

（三）理化鉴别

薄层色谱 取本品粉末1g，80%甲醇50ml加热回流1小时，放冷，滤过，滤液蒸干，残渣加水10ml溶解，乙醚振摇提取2次，每次10ml，弃去乙醚液，水液加盐酸5ml，90℃水浴中回流1小时，取出，迅速冷却，乙酸乙酯振摇提取2次，每次20ml，合并乙酸乙酯液，30ml水洗涤，弃去水液，乙酸乙酯液蒸干，残渣加甲醇1ml溶解，作为供试品溶液。精密称取槲皮素对照品、山柰酚对照品适量，加甲醇制成每1ml含0.2mg的对照品的溶液。吸取供试品、对照品溶液各2μl，分别点于同一硅胶G薄层板上，以二氯甲烷–丙酮–甲醇–甲酸（8：2.5：1：0.5）为展开剂，展开，取出，晾干，喷以3%三氯化铝乙醇溶液，105℃下加热至斑点清晰，置紫外光灯（365nm）下检视。试品色谱中，在与对照品色谱相应的位置上，显相同颜色的荧光斑点[8]。

【质量评价】以叶多、色绿、气清香者为佳。采用高效液相色谱法测定，本品按干燥品计算，含槲皮素（$C_{15}H_{10}O_7$）、山柰酚（$C_{15}H_{10}O_6$）、多糖分别不得低于0.040%、0.070%、0.60%[8]。

【化学成分】主要成分为三萜及其苷类、黄酮及其苷类、有机酸、多糖和甾体等[9-12]。

1. 三萜及其苷类　青钱柳苷A（cyclocarioside A）、青钱柳苷Ⅰ（cyclocarioside Ⅰ）、齐墩果酸（oleanolic acid）、β-香树脂醇（β-amyrin）、青钱柳酸Ⅰ（cyclocaric acid Ⅰ）等。

2. 黄酮及其苷类　槲皮素（quercetin）、异槲皮苷（isoquercitrin）、槲皮素-3-O-β-D-吡喃半乳糖苷（quercetin-3-O-β-D-galactoside）、山奈酚（kaempferol）、槲皮素-3-O-α-L-鼠李糖苷（quercetin-3-O-α-L-rhamnopyranoside）、山奈酚-3-O-α-L-吡喃鼠李糖苷（kaempferol-3-O-α-L-rhamnopyranoside）等。

3. 有机酸　硬脂酸（stearic acid）、棕榈酸（palmitic acid）、山嵛酸（behenic acid）、逆没食子酸（ellagic acid）、香草酸（vanillic acid）、苯甲酸（benzoic acid）、咖啡酸（caffeic acid）、原儿茶酸（protocatechuic acid）等。

4. 多糖　β-L-吡喃阿拉伯糖（β-L-arabopyranose）等。

【性味归经】辛、微苦，平。归肺、肝经。

【功能主治】生津止渴，清热平肝，祛风止痒。用于消渴，眩晕，目赤肿痛，皮肤癣疾及便秘；民间还发现其有清热解毒，降压强心，延年益寿的作用。

【药理作用】

1. 降血糖作用　多糖类、黄酮类、三萜及甾体、内酯等为其降血糖活性成分。研究表明青钱柳醇提取物的降血糖效果更好，能减缓糖尿病家兔模型体质量下降，增强其对葡萄糖的耐受力[13]。

2. 降血脂作用　青钱柳复方茶降低血脂、胆固醇的有效率为66%，冠心病患者症状改善率为75%，心电图改善率为78%。

3. 降血压作用　青钱柳叶水提物能显著降低家兔血压，增强离体豚鼠心脏的冠脉流量和心搏幅度；醇提物也能增加小鼠冠脉流量。

4. 抗氧化作用　青钱柳多糖具有较强的体外抗脂质过氧化作用。

5. 抗菌作用　青钱柳多糖对酵母有明显抑制作用，对假丝酵母的抑制作用尤其强烈，对细菌有明显的抑制作用。

6. 其他作用　青钱柳多糖能抑制人宫颈癌HeLa细胞的生长等。

主要参考文献

[1] 安徽省药品监督管理局.安徽省中药饮片炮制规范[S].安徽：安徽科学技术出版社，2019：165-166.

[2] 贵州省药品监督管理局.贵州省中药、民族药药材标准（第一册）[S].北京：中国医药科技出版社，2019：41.

[3] 中国药材公司.中国中药资源志要[M].北京：科学出版社，1994：160.

[4] 中国中医研究院中药研究所.全国中草药名鉴[M].北京：人民卫生出版社，1996：604.

[5] 浙江植物志编辑委员会.浙江植物志[M].第二卷.杭州：浙江科学技术出版社，1986：28-29.

[6] 凌明中.青钱柳生物学特性及栽培技术[J].安徽农学通报，2017，23(8)：106.

[7] 林桂玉.青钱柳育苗繁殖栽培技术[J].绿色科技，2018，17：40-41.

[8] 吴琳琳，王芳，茅向军，等.青钱柳质量标准的研究[J].中成药，2017，39(4)：745-750.

[9] 马开，田萍，张薇，等.青钱柳叶HPLC指纹图谱研究及9个成分定量分析[J].中药材，2018，41(8)：1904-1909.

[10] 唐梅，赵立春，扈芷怡，等.青钱柳化学成分及药理作用研究进展[J].国际药学研究杂志，2017，44(9)：851-859.

[11] 邹荣灿，吴少锦，张妮，等.青钱柳的分布、化学成分及药理作用研究进展[J].中国药房，2017，28(31)：4449-4451.

[12] 温晓梨，蔡芳燕.青钱柳药理活性研究进展[J].亚太传统医药，2017，13(20)：88-90.

[13] 林彩霞.青钱柳双瓜袋泡茶对2型糖尿病大鼠降糖降脂作用及其机制研究[D].南宁：广西医科大学，2018.

（浙江省衢州市食品药品检验研究院　宋剑锋　余华丽）

56. 茉莉花

Molihua

JASMINI SAMBAC FLOS

【别名】白末利、小南强、奈花、鬘华、末梨花。

【来源】为木犀科植物茉莉*Jasminum sambac*（L.）Ait.的花。

【本草考证】本品始载于《本草纲目》。《本经逢原》载："茉莉花，古方罕用，近世白痢药中用之，取其芳香散陈气也"。《本草正义》载："茉莉，今人多以和入茶茗，取其芳香，功用殆与玫瑰花、代代花相似，然辛热之品，不可恒用"。本草记载与现今所用茉莉基本一致。

【原植物】直立或攀援灌木，高达3m。小枝圆柱形或稍压扁状，有时中空，疏被柔毛。叶对生，单叶；叶柄长2～6mm，被短柔毛：具关节。叶片纸质，圆形、卵状椭圆形或倒卵形，长4～12.5cm，宽2～7.5cm，两端圆或钝，基部有时微心形，除下面脉腋间常具簇毛外，其余无毛。聚伞花序顶生，通常有花3朵，有时单花或多达5朵；花序梗长1～4.5cm，被短柔毛，苞片微小，锥形；花梗长0.3～2cm；花极芳香；花萼无毛或疏被短柔毛，裂片线形；花冠白色，花冠管长0.7～1.5cm，裂片长圆形至近圆形。果球形，径约1cm，呈紫黑色。花期5～8月，果期7～9月。（图56-1）

多栽培于湿润肥沃土壤中。主要分布于江苏、浙江、福建、台湾、广东、四川、云南等地。

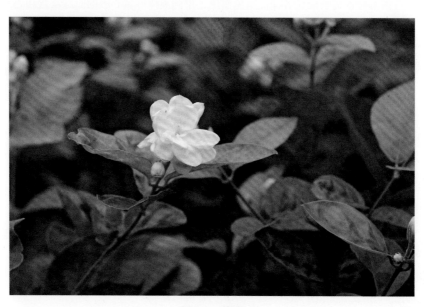

图56-1　茉莉

【主产地】主产于江苏、四川、广东等地。

【栽培要点】

1. 生物学特性　喜温暖、湿润。以富含腐殖质和排水良好的砂质壤上为好。

2. 栽培技术　用扦插繁殖。7～8月栽种，截取长15～20cm，带有2～3个芽的枝条，斜插于苗床，保持苗床湿润，温度在25～35℃，约1个月生根。按株行距1m×1m定植[1]。

3. 病虫害　病害：茎腐病、叶斑病、白绢病、枝枯病、炭疽病、煤烟病、褐斑病、灰霉病、黄化病等[1]。虫害：叶螟、朱砂叶蛾、介壳虫、蚜虫红、蜘蛛、卷叶蛾、蓟马等[1]。

【采收与加工】夏季花初开时采收，立即晒干或烘干。

【药材鉴别】

（一）性状特征

花多呈扁缩团状，长1.5～2cm，直径约1cm。花萼管状，有细长的裂齿8～10个。花瓣展平后呈椭圆形，长约1cm，宽约5mm，黄棕色至棕褐色，表面光滑无毛，基部连合成管状；质脆。气芳香，味涩。（图56-2）

（二）显微鉴别

1. 花冠外表皮　细胞淡黄色，低倍镜下呈乳突状，细胞排列紧密，大小近一致，表面观类圆形或多边形，垂周壁平直而滑，可见气孔。

2. 花萼外表皮　细胞为多边形，垂周壁稍弯；具气孔，多为不等式；有较多腺鳞、腺毛及非腺毛，非腺毛细胞1～5个。

3. 花柱表皮　细胞浅黄色，为多边形，垂周壁较直；具气孔，多为环式；腺鳞多见。

4. 粉末特征　粉末黄色。花粉粒圆球形或类三角形，直径19～46μm，棕黄色，表面密布网纹纹理，部分可见3个萌发孔；非腺毛细胞1～5个，先端渐尖，长90～263μm；腺毛较多，直径22～32μm；花冠上端薄壁细胞类方形，花冠下端细胞薄壁长条形，细胞内均含大量块状物，直径约8μm；花萼薄壁细胞含大量的草酸钙簇晶，直径5～8μm；导管为螺纹、环纹导管，直径约5μm。（图56-3）

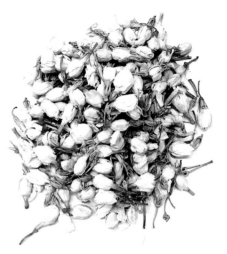

图56-2　茉莉花药材图

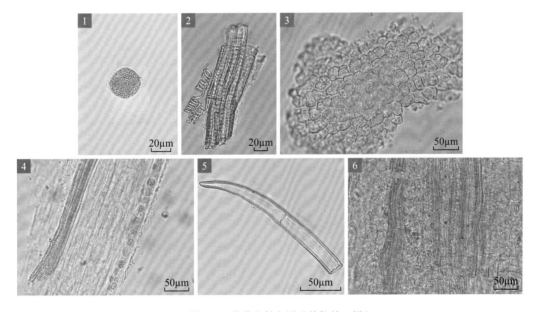

图56-3　茉莉花粉末图（戴仕林　摄）

1. 花粉粒　2. 导管　3. 花冠上端薄壁细胞　4. 花冠下端薄壁细胞　5. 非腺毛
6. 花萼薄壁细胞（含大量草酸钙簇晶）

（三）理化鉴别

薄层色谱　（1）取本品粉末1g，加乙醇40ml，超声处理30分钟，滤过，滤液蒸干，残渣加乙醇1ml使溶解，作为供试品溶液。另取茉莉花对照药材1g，同法制成对照药材溶液。再取槲皮素对照品，加甲醇制成每1ml含0.5mg的溶液，照薄层色谱法试验，吸取供试品溶液、对照药材溶液1μl、对照品溶液1μl，分别点于硅胶G薄层板上，以甲苯-甲酸乙酯-甲酸（6：4：0.5）为展开剂，展开，取出，晾干，喷以三氯化铝溶液，在105℃加热至斑点显色清晰，置紫外光灯

（365nm）下检视。供试品色谱中，在与对照药材色谱和对照品色谱相应的位置上，显相同颜色的荧光斑点[2]。

（2）取本品粉末1g，加乙醇40ml，冷浸1小时，滤过，滤液蒸干，残渣加乙醇1ml使溶解，作为供试品溶液。另取茉莉花对照药材1g，同法制成对照药材溶液；再取齐墩果酸对照品，加甲醇制成每1ml含1.5mg的对照品溶液。照薄层色谱法试验，吸取供试品溶液及对照药材溶液2μl、对照品溶液1μl，分别点于硅胶G薄层板上，以甲苯-乙酸乙酯-冰醋酸（6：1.5：0.5）为展开剂，展开，取出，晾干，喷以10%硫酸乙醇溶液，110℃加热至斑点显色清晰，分别置日光和紫外光灯（365nm）下检视[2]。供试品色谱中，在与对照药材色谱和对照品色谱相应的位置上，显相同颜色的斑点或荧光斑点。

【质量评价】以花冠黄白色至淡黄色，香气浓郁者为佳。采用高效液相色谱法测定，本品按干燥品计算，槲皮素和山柰素的总量不低于0.40%[2]。

【化学成分】茉莉花中化学成分较为复杂，主要含有挥发油类、脂肪类、糖苷类、萜类、木脂素类及生物碱类。

1. 挥发油　主要成分包括芳樟醇（linalool）、乙酸苯甲酯（benzyl acetate）、顺式-丁香烯（cis-caryophyllene）、乙酸3-己烯酯（3-hyexenyl acetate）、苯甲酸甲酯（methyl benzoate）、顺-3-苯甲酸己烯酯（cis-3-hexenyl benzoate）、邻氨基苯甲酸甲酯（methyl anthranilate）数十种[3]。

2. 脂肪酸类　脂肪酸类成分在茉莉花的香气成分中含量较高，包括正二十六烷酸、正三十二烷醇、正三十烷酸、三十二烷酸。

3. 糖类　茉莉花糖类成分包括苄基-O-β-D-葡萄吡喃糖苷、苄基-O-β-吡喃糖基（1→6）-β-D-葡萄吡喃糖苷。

4. 黄酮类　茉莉花中所含黄酮类成分包括槲皮苷、异槲皮苷、芦丁等。

【性味归经】辛、甘，温。归脾、胃、肝经。

【功能主治】理气止痛，辟秽开郁。用于湿阻中阻，胸膈不舒，泻痢腹痛，头晕头痛，目赤，疮毒。

【药理作用】

1. 抗氧化作用　茉莉花根醇提物对羟基自由基、超氧阴离子自由基有抑制作用，并具有一定的抗氧化活性[4]。

2. 对抗戒断反应作用　茉莉花根提取物对吗啡依赖性小鼠有治疗作用，证实其对小鼠催瘾后戒断反应有显著的治疗作用，而水提取物和乙酸乙酯提取物也有一定的治疗作用[5]。

3. 其他作用　茉莉花根提取物具有镇静催眠、抗心律失常等作用[6-7]。

主要参考文献

[1] 陈少萍. 茉莉栽培与病虫害防治[J]. 中国花卉园艺，2019(2)：22-24.

[2] 雷沛霖，黄瑞松，苏青，梁子宁. 壮药茉莉花质量标准研究[J]. 中药材，2013，36(5)：731-736.

[3] 俞轩，刘宴秀，陶劲强，都宏霞. 茉莉花活性成分分析及提取技术研究进展[J]. 化工技术与开发，2018，47(7)：29-31.

[4] 王胜告，王雪原. 茉莉花根醇提物体外抗氧化作用[J]. 中国老年学杂志，2012，32(5)：1001-1002.

[5] 马洪波，姜艳霞，雷钧涛. 茉莉花根提取物对吗啡依赖性小鼠戒断作用的研究[J]. 时珍国医国药，2009，20(5)：1084-1085.

[6] 宁侠，周绍华. 茉莉花根提取液对小鼠中枢神经的抑制作用[J]. 中国中西医结合杂志，2004，24(6)：69-70.

[7] 陈燕萍，黄玉萍，曾靖，等. 茉莉花根提取物抗实验性心律失常的研究[J]. 中国药物与临床，2004，11(4)：844-846.

（南京中医药大学　宿树兰）

57. 苦竹叶

Kuzhuye

PLEIOBLASTI AMARI FOLIUM

【别名】伞柄竹。

【来源】为禾本科植物苦竹*Pleioblastus amarus* (Keng) Keng f.的嫩叶。

【本草考证】本品始载于《名医别录》[1]。《图经本草》载："董竹、淡竹、苦竹,《神农本草经》并不载所出州土, 今处处有之。苦竹有白有紫, 亦有两种, 一种出江西及闽中, 本极粗大, 笋味殊苦, 不可啖; 一种出江、浙, 近地亦时有, 肉厚而叶长阔, 笋微有苦味, 俗称甜苦笋"。本草记载与现在所用苦竹叶基本一致。

【原植物】竿高3～5m, 粗1.5～2cm, 直立, 竿壁厚约6mm, 幼竿淡绿色, 具白粉, 老后渐转绿黄色, 被灰白色粉斑; 节间圆筒形, 在分枝一侧的下部稍扁平, 通常长27～29cm, 节下方粉环明显; 节内长约6mm; 竿环隆起, 高于箨环; 叶舌紫红色, 高约2mm; 叶片椭圆状披针形, 长4～20cm, 宽1.2～2.9cm, 先端短渐尖, 基部楔形或宽楔形, 下表面淡绿色, 生有白色绒毛, 尤以基部为甚, 次脉4～8对, 小横脉清楚, 叶缘两侧有细锯齿; 叶柄长约2mm。总状花序或圆锥花序, 具3～6小穗, 侧生于主枝或小枝的下部各节, 花

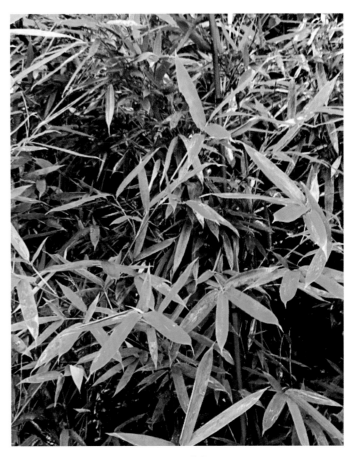

图57-1 苦竹

药淡黄色, 长约5mm; 子房狭窄, 长约2mm, 无毛, 上部略呈三棱形; 花柱短, 柱头3, 羽毛状。成熟果实未见。笋期6月, 花期4～5月。(图57-1)

生于向阳山坡或平原, 多为栽培。主要分布于江苏、安徽、浙江、江西、福建、湖北等省。

【主产地】主产于江苏、安徽、浙江、福建、湖南、湖北、四川、贵州、云南等地区。

【栽培要点】

1. 生物学特性　喜温暖、湿润的气候, 适宜生长在土层深厚肥沃、疏松、湿润、富含有机质的土壤中[2]。

2. 栽培技术　选择造林地并整地、挖穴, 选1～2年生、无病虫害、杆基粗壮、笋芽多的单株或2～3株成丛连鞭母竹, 挖掘移栽, 栽植时应遵循"深挖穴、浅栽竹、下紧土、上松土"的原则。

3. 病虫害　病害: 丛枝病、竹杆锈病等。虫害: 竹象虫、竹介壳虫、苦竹小蜂等。

【采收与加工】夏、秋季采摘, 鲜用或晒干。

【药材鉴别】

(一) 性状特征

干燥叶多呈细长卷筒状。展开后叶片为披针形, 长6～12cm, 宽10～15mm。先端尖锐, 基部圆形, 叶柄长6～10mm, 上面灰绿色, 光滑, 下面糙有毛, 主脉较粗, 两侧脉8～16条。边缘的一侧有细锯齿。质脆而有弹性。气弱,

味微苦。（图57-2）

（二）显微鉴别

1. **叶横切面** 苦竹叶横切面表现为上表皮为整齐排列的长方形表皮细胞，中间可见较大运动细胞，过叶脉处的表皮细胞较小，下表皮未见具体性状的表皮细胞；叶脉维管束均为有限外韧形。

2. **粉末特征** 粉末呈绿色。表皮细胞与自动细胞多见，呈长方形；叶绿素碎片众多；可见长短单细胞非腺毛，长非腺毛较少且细；经水合氯醛处理的粉末可见栅栏细胞碎片及导管[3]。（图57-3）

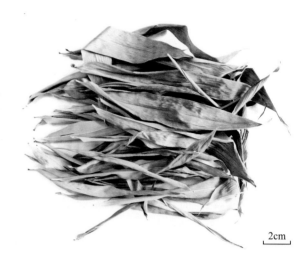

图57-2 苦竹叶药材图

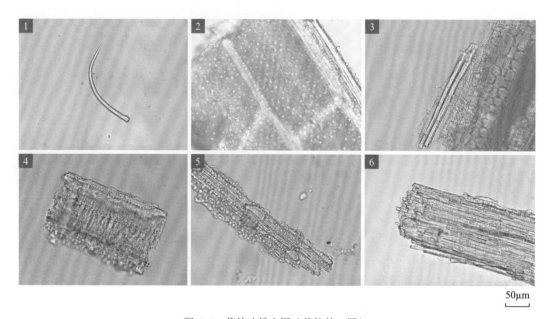

图57-3 苦竹叶粉末图（戴仕林 摄）

1. 长非腺毛 2. 短非腺毛 3. 表皮细胞 4. 导管 5. 气孔 6. 纤维

（三）理化鉴别

薄层色谱 取本品粉末7g，加适量石油醚，回流提取1小时，抽滤，残渣风干后加适量甲醇，回流提取2小时，抽滤，取滤液进行减压蒸发，至剩余约3ml，作为供试品溶液。另取牡荆素对照品，加甲醇制成每1ml含1mg的溶液，作为对照品溶液。照薄层色谱法试验，吸取上述两种溶液各1μl，分别点于同一硅胶G薄层板上，以二甲苯–乙酸乙酯–丙酮–甲酸–水（22∶51∶35∶11∶5）为展开剂，展开，取出，晾干，置紫外光灯（254nm）下检视。供试品色谱中，在与对照品色谱相应的位置上，显相同颜色的荧光斑点[3]。

【质量评价】以叶嫩色绿、卷成筒状者为佳。

【化学成分】主要成分为黄酮类、挥发油类、萜类、香豆素类和酚酸类等。

1. **黄酮类** 有苜蓿素（tricin）、7-甲氧基-苜蓿素（7-methoxytricin）、苜蓿素-7-O-葡萄糖苷（tricin-7-O-glucoside）、木犀草素（luteolin）、芹菜素-6-C-阿拉伯糖苷（apigenin-6-C-arabinoside）、异荭草苷-2″-O-鼠李糖苷（isoorientin-2″-O-rhamnose）、槲皮素（quercetin）、异牡荆苷（isovitexin）、牡荆苷（vitexin）等[4-5]。

2. **挥发油类** 有叶醇（*cis*-3-hexen-1-ol）、2-己烯醛（2-hexenal）、2,3-二氢苯并呋喃（2,3-dihydrobenzofuran）、己酸（hexanoic acid）、4-乙烯基愈创木酚（4-vinylguaiacol）、3-己烯酸（3-hexenoic acid）、2-烯-1-醇（2-hexen-1-ol）等[6-7]。

3. **萜类** 有去氢催吐萝芙木醇［（*E*）-4-hydroxy-3,5,5-trimethyl-4-（3–oxobut-1 -enyl）cyclohex-2-enone］等。

4. **香豆素类** 有7-羟基-香豆素（7-hydroxycoumarin）等。

5. **酚酸类** 有反式香豆酸（*β*-coumaric acid）、对羟基苯甲酸（4-hydroxybenzoic acid）等。

【性味归经】苦，寒。归心、肝经。

【功能主治】清热除烦，解渴，利尿。用于发热烦躁口渴，口舌生疮，尿少色黄。

【药理作用】

1. **抗炎作用** 苦竹叶乙醇提取物对细胞分泌的白介素因子IL-1和肿瘤坏死因子TNF-α具有明显抑制作用。

2. **抗菌作用** 苦竹叶乙酸乙酯部位对枯草芽孢杆菌具有抑制作用，单体化合物对大肠埃希菌和金黄色葡萄球菌具有抑制作用[8]。

3. **抗肿瘤作用** 苦竹叶单体化合物对子宫颈癌HeLa细胞、肝癌HepG2细胞及结肠癌HT-29细胞具有抑制增殖作用。

4. **降血糖作用** 苦竹叶黄酮提取物对2型糖尿病小鼠有显著的降血糖效果[9]。

主要参考文献

[1] 任艳，党艺航，张志丹，等.苗药苦竹叶本草考证[J].中药材，2016，39(6)：1430-1432.

[2] 母小青.黔北苦竹栽培技术[J].现代农业科技，2011(13)：128-131.

[3] 王敏，吕家乐，任艳，等.苗药苦竹叶的生药学鉴别研究[J].时珍国医国药，2018，29(2)：350-352.

[4] 王红兵，姚慧，顾伟峰，等.苦竹叶的化学成分研究[J].中草药，2004，29(7)：24-25.

[5] 魏琦，岳永德，汤锋，等.苦竹叶化学成分研究[J].天然产物研究与开发，2014，26(1)：38-42.

[6] 权美平.不同种属竹叶挥发油化学成分分析研究进展[J].食品工业，2017，38(12)：216-219.

[7] 魏琦，荀航，喻谨，等.苦竹属竹叶挥发油比较研究[J].林产化学与工业，2015，35(2)：122-128.

[8] 魏琦，姚曦，孙昄，等.苦竹叶化学成分对细菌及3种肿瘤细胞的抑制活性[J].林业科学，2015，51(5)：87-94.

[9] 潘静，黄铀新，严金玲，等.苦竹叶黄酮提取物降血糖作用研究[J].今日药学，2018，28(1)：11-13.

（南京中医药大学 徐飞 段慧芳 吴啟南）

58. 枇杷叶

Pipaye

ERIOBOTRYAE FOLIUM

【别名】巴叶、芦桔叶。

【来源】为蔷薇科植物枇杷*Eriobotrya japonica*（Thunb.）Lindl.的干燥叶。

【本草考证】本品入药始载于《名医别录》，列为中品。《图经本草》载："叶大如驴耳，背有黄毛"。《本草衍义》载："其叶形似琵琶，故名"。《本草纲目》载："叶微似栗，冬花春实，其子簇结有毛，四月熟，白者为上，黄者次之，无核者名焦子"。本草记载与现今所用枇杷基本一致。

【原植物】常绿小乔木，高可达10m；小枝粗壮，黄褐色，密生锈色或灰棕色绒毛。叶片革质，披针形、倒披针形、倒卵形或椭圆长圆形，长12～30cm，宽3～9cm，先端急尖或渐尖，基部楔形或渐狭成叶柄，上部边缘有疏锯齿，基部全缘，上面光亮，多皱，下面密生灰棕色绒毛，侧脉11～21对；叶柄短或几无柄，有灰棕色绒毛；托叶钻形，先端急尖，有毛。圆锥花序顶生，具多花；总花梗和花梗密生锈色绒毛；花梗长2～8mm；苞片钻形，密生锈色绒毛；花直径12～20mm；萼筒浅杯状，萼筒及萼片外面有锈色绒毛；花瓣白色，长圆形或卵形，长5～9mm，宽4～6mm，基部具爪，有锈色绒毛；雄蕊20，花丝基部扩展；花柱5，离生，柱头无毛，子房顶端有锈色柔毛，5室，每室有2胚珠。果实球形或长圆形，直径2～5cm，黄色或橘黄色，外有锈色柔毛；种子1～5，球形或扁球形，直径1～1.5cm，褐色，光亮。花期10～12月，果期5～6月。（图58-1）

多栽种于村边、平地或坡地。主要分布于华东、中南、西南等省区。

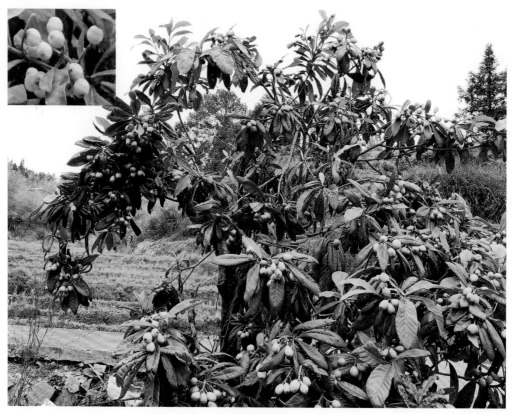

图58-1　枇杷

【主产地】主产于福建、江苏、广东、浙江等地[1]。

【栽培要点】

1. 生物学特性　喜温暖湿润环境，年均温度12～15℃以上，年降水量在1000mm以上地区都能生长。北方不能越冬。对土壤要求不严，但以上层深厚，排水良好、富含腐殖质的砂质土为好。

2. 栽培技术　用种子和嫁接繁殖。播后覆土，盖草，浇水，保持湿润，1个月后发芽。培育1年后，于第2年春季移栽。嫁接繁殖：多采用枝接，小砧木一般用切接或腹接，大砧木采用劈接或皮接，于3～6月嫁接。培育1～2年即可移栽定植。管理：每年施肥4次，第1次在2～3月份春梢抽生前；第2次在3月底至4月上旬果实膨大期；第3次在6月份采果后至夏梢抽生前；第4次在10月份开花前施用。施肥：肥料氮、磷、钾比例是4∶2.5∶3。春、夏季还须注意修剪。

3. 病虫害　病害：灰斑病。虫害：枇杷黄毛虫幼虫。

【采收与加工】全年皆可采收,以夏季采收者为多。秋、冬季采收,去毛,鲜用或阴干。采摘有2种方式:一是直接从树上采摘青叶,另一是拣地上的落叶。叶采下后晒至七八成干,扎成小把,再晒至足干。亦有拾取自然落叶晒干者,其色较紫。

1. 枇杷叶(丝) 刷去绒毛,用水喷润,切丝,干燥。

2. 蜜枇杷叶 取枇杷叶丝,按《中国药典》蜜炙法,炒至不粘手,放凉。

【商品规格】按照采收时间不同,将枇杷叶药材分为"青叶"与"黄叶"两个规格。上表面灰绿色、带黄棕色或黄褐色;下表面密被黄色绒毛为青叶。上表面黄棕色、红棕色或红褐色;下表面密被黄色或棕黄色绒毛为黄叶。

【药材鉴别】

(一)性状特征

叶长圆形或倒卵形,长12～30cm,宽4～9cm。先端尖,基部楔形,边缘有疏锯齿,近基部全缘。上表面灰绿色、黄棕色或红棕色,较光滑;下表面密被黄色绒毛,主脉于下表面显著突起,侧脉羽状;叶柄极短,被棕黄色绒毛。革质而脆,易折断。气微,味微苦。(图58-2)

(二)显微鉴别

1. 枇杷叶(过中脉)横切面 上表皮细胞扁方形,外被厚角质层;下表皮有多数单细胞非腺毛,常弯曲,近主脉处多弯成人字形,可见气孔。栅栏组织为3～4列细胞,海绵组织疏松,均含草酸钙方晶和簇晶;主脉维管束外韧型,近环状;中柱鞘纤维束排列成不连续的环,壁木化,其周围薄壁细胞含草酸钙方晶,形成晶纤维;薄壁组织中散有黏液细胞。(图58-3)

2. 粉末特征 粉末红棕色。单细胞非腺毛大型,多弯曲,有的折合成人字形,基部狭窄,完整者长至1200μm,中部直径17～55μm,壁稍厚,微木化,较粗者壁有网状纹理;纤维细长,完整者长162～360μm,直径7～18μm,壁厚2～8μm,有的纤维束周围细胞含草酸钙方晶,形成晶纤维;含晶细胞的壁不均匀增厚,微本化;草酸钙方晶方形,直径3～27μm,草酸钙簇晶直径10～30μm;上表皮细胞表面观垂周壁略呈珠状增厚,角质层厚约至14μm;下表皮细胞表面观不规则形,气孔不定式,另有黏液细胞、导管。(图58-4)

(三)理化鉴别

薄层色谱 取本品粉末1g,加甲醇20ml,超声处理20分钟,滤过,滤液蒸干,残渣加甲醇5ml使溶解,作为供试品溶液。另取枇杷叶对照药材1g,同法制成对照药材溶液。再取熊果酸对照品,加甲醇制成每1ml含1mg的溶液,作为对照品溶液。照薄层色谱法试验,吸取上述三种溶液各1μl,分别点于同一硅胶G薄层板上,以甲苯-丙酮(5:1)为展开剂,展开,取出,晾干,喷以10%硫酸乙醇溶液,在105℃加热至斑点显色清晰。供试品色谱中,在与对照药材色谱和对照品色谱相应的位置上,显相同颜色的斑点。

【质量评价】以叶大、色绿或红棕、不破碎、无黄叶者为佳。照醇溶性浸出物测定法,用75%乙醇作溶剂,浸

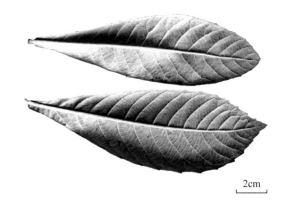

2cm

图58-2 枇杷叶药材图

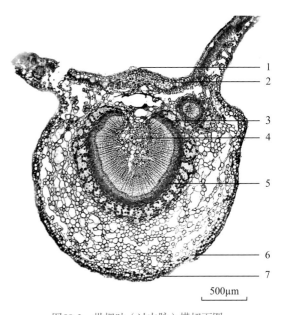

500μm

图58-3 枇杷叶(过中脉)横切面图

1. 上表皮 2. 栅栏组织 3. 中脉维管束 4. 黏液细胞
5. 纤维 6. 厚角组织 7. 下表皮

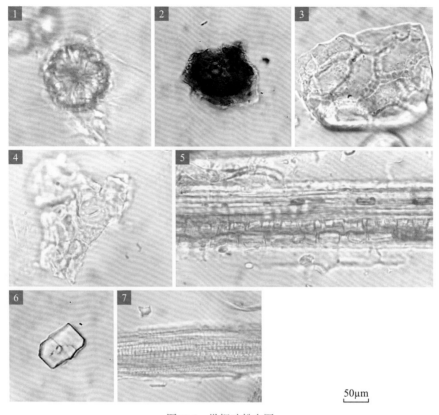

50μm

图58-4　枇杷叶粉末图

1. 草酸钙簇晶　2. 黏液细胞　3. 上表皮碎片　4. 下表皮碎片　5. 晶鞘纤维　6. 草酸钙方晶　7. 导管

出物不得少于18.0%。照高效液相色谱法测定，本品按干燥品计算，含齐墩果酸（$C_{30}H_{48}O_3$）和熊果酸（$C_{30}H_{48}O_3$）的总量不得少于0.70%。

【化学成分】叶含皂苷、糖类（葡萄糖、蔗糖、果糖等）、熊果酸、齐墩果酸、鞣质及维生素B_1等，尚含苦杏仁苷、苯甲醛。鲜叶含挥发油0.045%～0.1%，其中含反式橙花叔醇60.6%～73.8%，反-反式金合欢醇（*trans-trans* farmesol）2.4%～11.1%，含少量α-蒎烯、崁烯、对伞花烃、β-香叶烯、反式氧化芳樟醇、顺式氧化芳樟醇、芳樟醇、樟脑、α-衣兰烯、金合欢烯等[2]；也含山梨醇（sorbitol）。

【性味归经】苦，微寒。归肺、胃经。

【功能主治】清肺止咳，降逆止呕。用于肺热咳嗽，气逆喘急，胃热呕逆，烦热口渴。

【药理作用】

1. 止咳作用　枇杷叶炙品能显著延长小鼠和豚鼠咳嗽潜伏期，减少小鼠咳嗽次数，增加小鼠呼吸道排泌量，延长豚鼠喘息潜伏期。枇杷叶中的枇杷苷、乌索酸和总三萜酸均具止咳作用[3]。

2. 抗炎、抗过敏作用　枇杷叶三萜酸能降低大鼠肺泡巨噬细胞一氧化氮合酶的mRNA及蛋白的表达，并且抑制一氧化氮（NO）的释放，促进对慢性支气管炎的治疗与防治。枇杷叶提取物可以依赖性地降低IgE介导的被动皮肤过敏反应和肥大细胞释放组胺，还可以减少肥大细胞肿瘤坏死因子的产生，表明枇杷叶提取物具有较好的抗过敏作用[4]。

3. 抗肿瘤作用　枇杷叶三萜酸能抑制MMP-2和MMP-9的活性和表达，抑制肺癌等癌细胞转移和扩散。枇杷叶中4种三萜酸成分对人类白血病细胞抗增殖活性和诱导细胞凋亡的影响，发现科罗索酸、齐墩果酸、熊果酸和山楂酸都具有抗增殖活性和诱导细胞凋亡作用[3]。

主要参考文献

[1] 郑丽香，曾德鑫，蔡慧卿，等.三种闽产中药的道地沿革考[J].中医药导报，2017，23(18)：56-58.

[2] Erastomlyuka.亚临界萃取枇杷叶中三萜类化合物以及其动力学研究[D].无锡：江南大学，2016.

[3] 柯仲成，朱志平，徐志远，等.枇杷叶的研究进展[J].内蒙古医科大学学报，2016，38(1)：84-87.

[4] 郭磊，张轩斌.枇杷叶三萜酸对慢性支气管炎大鼠的疗效及其机制[J].中药材，2015，38(10)：2166-2168.

（福建中医药大学　曾德鑫　黄泽豪　冷伶龙）

59. 郁金

Yujin

CURCUMAE RADIX

【别名】玉金。

【来源】为姜科植物温郁金*Curcuma wenyujin* Y. H. Chen et C. Ling、姜黄*Curcuma longa* L.、广西莪术*Curcuma kwangsiensis* S. G. Lee et C. F. Liang或蓬莪术*Curcuma phaeocaulis* Val.的干燥块根。前两者分别习称"温郁金"和"黄丝郁金"，其余按性状不同习称"桂郁金"或"绿丝郁金"。

【本草考证】《新修本草》载："生蜀地及西戎，苗似姜黄，花白质红，末秋出茎心，无实，根黄赤……"。《本草纲目》载："郁金……体圆有横纹如蝉腹状，外黄内赤"。根据《中国植物志》记载，姜黄的植物形态符合以上花序"末秋出茎心"、根"黄赤"；"有节""横纹"等说明药用部位为植物的根茎。《本草备药》载：郁金"市人多以姜黄伪之"；《植物名实图考》载："其生蜀地者今为川郁金，以根如螳螂肚者为真，其用以染黄者则姜黄也"；《本经逢源》载："郁金，蜀产者，体圆尾锐"，可见清代郁金来源已不止一种，而药用部位的特征（螳螂肚、体圆尾锐）也更类似于姜黄属植物的块根。综上，明代及明代以前本草中所载的郁金可能多指姜黄的根茎（即现今的中药姜黄），而清代之后则从姜黄一种变为姜黄属的多种植物，药用部位也逐渐变为现今使用的块根[1]。

【原植物】

1. **温郁金**　参见"片姜黄"。

2. **姜黄**　株高约1m，根茎多分枝，椭圆形或长圆，橙黄色，芳香；根末端膨大形成块根。叶柄长20～45cm，叶片长圆形或椭圆形，无毛，顶端短渐尖，基部渐狭。花序由叶鞘内抽出；穗状花序圆柱状，长12～18cm，直径4～9cm；下部苞片卵形或长圆形，长3～5cm，淡绿色，顶端钝，上部苞片平展，白色或绿色，有时边缘染淡红晕；花萼白色，具不等的钝3齿，被微柔毛；花冠淡黄色，筒部长达3cm，裂片三角形；侧生退化雄蕊比唇瓣短，唇瓣倒卵形，花冠淡黄色，花药基部具距；子房被微毛。花期8月。

多为栽培，植于向阳、土壤肥厚质松的田园中，偶有野生。

3. **广西莪术**　根茎卵球形，鲜时内部白色或微带淡奶黄色。根末端常膨大成近纺锤形块根。叶柄2～11cm；叶片椭圆状披针形，有毛，先端短渐尖至渐尖，尖头边缘向腹面微卷，基部渐狭；叶舌长约1.5mm。穗状花序顶生于假茎或从根茎抽出；花序轴长7～14cm，穗状花序长约15cm，下部苞片阔卵形，淡绿色，上部苞片长圆形，淡红色；花萼白色，长约1cm，花冠筒长2cm，喉部密生柔毛，花冠裂片红色，卵形；侧生退化雄蕊长圆形；唇瓣近圆形，淡黄色；花丝扁阔，花药长约4mm；子房被长柔毛。花期5～7月。

栽培或野生于山坡草丛及灌木丛中。

4. 蓬莪术　多年生草本，高约1m。根茎肉质，芳香，内面黄绿色至绿色，或有时灰蓝色，须根末端膨大成肉质纺锤形块根，内绿或近白色。叶鞘下段常为褐紫色。叶柄长于叶片；叶片长圆状披针形，先端渐尖至短尾尖，基部下延成柄，正面无毛，背面稀疏短柔毛；上面沿中脉两侧有1～2cm宽的紫色晕。穗状花序圆柱状，从根茎中抽出，长10～20cm，上部苞片长椭圆形，先端深红色；下部苞片淡绿色至白色，顶端深红色；侧生退化雄蕊瓣状。唇瓣倒卵形，中心淡黄至深黄色。子房被毛。花期4～6月。

生于山野、村旁半阴湿的肥沃土壤上，亦见于林下。

【主产地】温郁金主产于浙江南部，道地产区为浙江瑞安县。姜黄主产于云南和四川，道地产区为四川犍为、沐川、宜宾。广西莪术主产于广西，道地产区为广西贵港、灵山、横县。蓬莪术主产于四川和广东，道地产区为四川双流[2]。

【栽培要点】

1. 生物学特性　喜温暖湿润气候，阳光充足，雨量充沛的环境，怕严寒霜冻，怕干旱积水。已在土层深厚、上层输送、下层较紧密的砂质土壤栽培。忌连作，栽培多于高秆作物套种。

2. 栽培技术　用根茎繁殖。收货时，选无病虫害、无损伤的根茎作种。种根茎置室内干燥通风处堆放贮藏过冬，春季栽培时取出。

3. 病虫害　病害：黑斑病。虫害：地老虎、蛴螬、姜弄蝶、玉米螟等。

【采收与加工】冬季茎叶枯萎后采挖，除去泥沙和细根，蒸或煮至透心，干燥。

【商品规格】依据郁金原植物的不同，市场上流通的商品有广西莪术一等品和二等品，温郁金一等品和二等品，姜黄一等品和二等品，蓬莪术一等品和二等品[3]。

【药材鉴别】

（一）性状特征

1. 温郁金　呈长圆形或卵圆形，稍扁，有的微弯曲，两端渐尖，长3.5～7cm，直径1.2～2.5cm。表面灰褐色或灰棕色，具不规则的纵皱纹，纵纹隆起处色较浅。质坚实，断面灰棕色，角质样；内皮层环明显。气微香，味微苦。（图59-1）

2. 黄丝郁金　呈纺锤形，有的一端细长，长2.5～4.5cm，直径1～1.5cm。表面棕灰色或灰黄色，具细皱纹。断面橙黄色，外周棕黄色至棕红色。气芳香，味辛辣。

3. 桂郁金　呈长圆锥形或长圆形，长2～6.5cm，直径1～1.8cm。表面具疏浅纵纹或较粗糙网状皱纹。气微，味微辛苦。

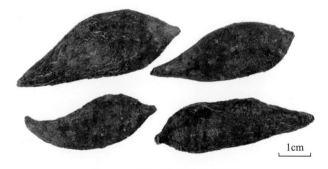

图59-1　郁金（温郁金）药材图

4. 绿丝郁金　呈长椭圆形，较粗壮，长1.5～3.5cm，直径1～1.2cm。气微，味淡。

（二）显微鉴别

根横切面　温郁金：表皮细胞有时残存，外壁稍厚；根被狭窄，为4～8列细胞，壁薄，略呈波状，排列整齐；皮层宽约为根直径的1/2，油细胞难察见，内皮层明显；中柱韧皮部束与木质部束各40～55个，间隔排列；木质部束导管2～4个，并有微木化的纤维，导管多角形，壁薄，直径20～90μm；薄壁细胞中可见糊化淀粉粒。（图59-2）

黄丝郁金：根被最内层细胞壁增厚；中柱韧皮部束与木质部束各22～29个，间隔排列；有的木质部导管与纤维连接成环；油细胞众多；薄壁组织中随处散有色素细胞。

桂郁金：根被细胞偶有增厚，根被内方有1～2列厚壁细胞，成环，层纹明显；中柱韧皮部束与木质部束各42～48个，间隔排列；导管类圆形，直径可达160μm。

绿丝郁金：根被细胞无增厚；中柱外侧的皮层处常有色素细胞；韧皮部皱缩，木质部束64～72个，导管扁圆形。

（三）理化鉴别

薄层色谱　取本品粉末2g，加无水乙醇25ml，超声处理30分钟，滤过，滤液蒸干，残渣加乙醇1ml使溶解，作为供试品溶液。另取郁金对照药材2g，同法制成对照药材溶液。照薄层色谱法试验，吸取上述两种溶液各5μl，分别点于同一硅胶G薄层板上，以正己烷-乙酸乙酯（17∶3）为展开剂，预饱和30分钟，展开，取出，晾干，喷以10%硫酸乙醇溶液，在105℃加热至斑点显色清晰。置日光和紫外光灯（365nm）下检视。供试品色谱中，在与对照药材色谱相应的位置上，显相同颜色的主斑点或荧光斑点。

【质量评价】以质坚实、外皮皱纹细、断面色黄者为佳。

【化学成分】主要含有挥发油类和姜黄素类物质，此外还含有糖类、树脂类、微量元素等成分。

1. 挥发油类　β-榄香烯（β-elemene）、吉马酮（germacrone）、α/β-蒎烯（α/β-pinene）、β-月桂烯（β-myrcene）、莰烯（camphene）、龙脑（borneol）、莪术烯醇（curcumenol）、β-姜烯（β-zingiberene）、姜黄烯（curcumene）、芳姜黄烯（Ar-turmerone）、芳姜黄酮（Ar-turerone）、姜黄酮（tumerone）等。

2. 姜黄素类　姜黄素（curcumin）、去甲氧基双黄素（demethoxycurcumin）、双去甲氧基双黄素（bisdemethoxycurcumin）等。

【性味归经】辛、苦，寒。归肝、心、肺经。

【功能主治】活血止痛，行气解郁，清心凉血，利胆退黄。用于胸胁刺痛，胸痹心痛，经闭痛经，乳房胀痛，热病神昏，癫痫发狂，血热吐衄，黄疸尿赤。

【药理作用】

1. 抗炎作用　郁金提取物可显著抑制炎症因子的表达，减少炎症介质的分泌量，起到抗炎的作用[4]。此外，姜黄水煎液能减轻大鼠的滑膜炎症反应，表现为滑膜组织充血减少、炎性细胞浸润减少[5]。

2. 对心血管系统作用　郁金可降低血液黏稠度、减少血小板聚集，促进血液循环[4]；郁金挥发油显著抑制心肌损伤大鼠的谷胱甘肽过氧化物酶和脂质过氧化水平，有效保护心肌损伤[6]。

3. 其他作用　郁金有抗肿瘤、保肝、抗抑郁的作用[7-8]。

【用药警戒或禁忌】不宜与丁香、母丁香同用。

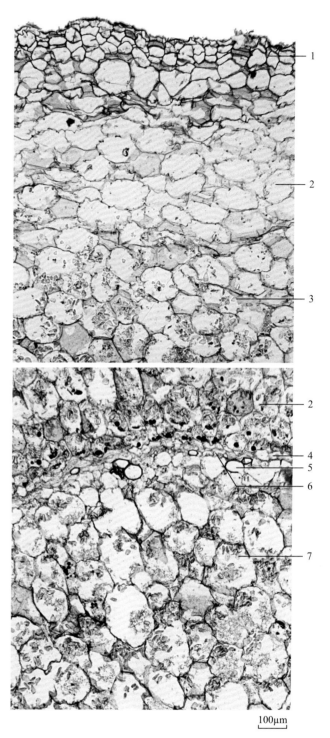

100μm

图59-2　郁金（温郁金）横切面图

1. 根被　2. 皮层　3. 淀粉粒　4. 内皮层　5. 木质部
6. 韧皮部　7. 髓

【分子生药】

1. **遗传标记** 采用叶绿体赖氨酸tRNA基因（trnK）测序与序列变异分析方法、DNA条形码技术等筛选姜黄属药用植物分子鉴定标记，发现trnk的变异位点[9]、atpB-rbcL序列[10]对姜黄属药材不同基原植物的快速准确鉴定具有重要意义。

2. **功能基因** 姜黄素类化合物是郁金中分离出的具有药用价值的化合物，现已成功鉴定两种能够合成姜黄素的Ⅲ型聚酮合酶CURS2和CURS3，其中CURS2合成姜黄素和去甲氧基姜黄素，而CURS3合成姜黄素、双去甲氧基姜黄素及去甲氧基姜黄素。这些酶不同的底物特异性可能影响姜黄及其他不同品种中姜黄素类化合物的组成[11]。

主要参考文献

[1] 徐国钧，徐珞珊.常用中药材品种整理和质量研究（南方协作组）第一册[M].福州：福建科学技术出版社，1994：350-351.

[2] 廖婉，高天慧，林美斯，等.姜黄属中药重金属元素与道地性的相关性研究[J].中草药，2018，49(12)：2833-2839.

[3] T/CACM 1021.96—2018.中药材商品规格等级[S].北京：中华中医药学会，2018.

[4] 王颖，郭兰萍，黄璐琦，等.姜黄、莪术、郁金的化学成分与药理作用研究进展[J].中国药房，2013，24(35)：3338-3341.

[5] 胡晨霞，刘戈，何嘉琪，等.姜黄属常用中药对实验性RA大鼠滑膜炎症的影响[J].中华中医药学刊，2011，29(1)：95-97.

[6] 崔晓兰，张志仁，高光敏，等.温郁金1号注射液对大剂量维生素D3所致大鼠心肌损伤的保护作用[J].中国中西医结合杂志，1995 (S1)：13-14.

[7] 尹国平，张清哲，安月伟，等.温郁金化学成分及药理活性研究进展[J].中国中药杂志，2012，37(22)：3354-3360.

[8] 赵铮蓉，张萍，吴月国，等.温郁金抗抑郁活性部位的筛选[J].中华中医药杂志，2011，26(8)：1868-1869.

[9] Cao H, Komatsu K. Molecular identification of six medicinal Curcuma plants produced in Sichuan: Evidence from plastid trnK gene sequences [J]. Acta Pharmaceutica Sinica, 2003, 38(11): 871-875.

[10] 张玉秀，刘杨，刘培卫，等.莪术基原植物DNA条形码序列的筛选与鉴定[J].广西植物，2020，1：1-6.

[11] Katsuyama Y, Kita T, Horinouchi S. Identification and characterization of multiple curcumin synthases from the herb Curcuma longa [J]. FEBS Letters, 2009, 583(17): 2799-2803.

（中国药科大学　李萍　杨华　　广东药科大学　李书渊　　浙江省食品药品检验研究院　赵维良）

60. 虎耳草

Hu'ercao

SAXIFRAGAE HERBA

【别名】石荷叶、金线吊芙蓉、老虎耳。

【来源】为虎耳草科植物虎耳草 *Saxifraga stolonifera* Curt.的干燥全草。

【本草考证】本品始载于《履巉岩本草》。《本草纲目》载："虎耳，生阴湿处，人亦栽于石山上。茎高五六寸，有细毛。一茎一叶，如荷盖状，人呼为石荷叶，叶大如钱，状似初生小葵叶及虎之耳形。夏开小花，淡红色。"《植物名实图考》记载："栽种者多白纹，自生山石间者淡绿色。有白毛，却少细纹"。本草记载与现今所用虎耳草基本一致。

【原植物】多年生草本，全年常绿。全株被毛。匍匐茎细长，为赤紫色。基生叶长柄，叶片近心形、肾形至扁圆形，基部心形或截形，有浅裂，裂片边缘具不规则齿牙，腹面绿色，背面通常红紫色或有斑点，具掌状达缘脉序；茎生叶披针形。聚伞花序，具2～5花；花梗细弱。花两侧对称；萼片5，卵形，背面被褐色腺毛，有1个疣点；花瓣5，白色，中上部有紫红色斑点，基部具5枚黄色斑点。雄蕊10，子房上位，蒴果卵圆形，花柱宿存。花期、果期4～11月。(图60-1)

生于海拔400～4500m的林下、灌丛、草甸和荫湿岩隙。主要分布于河北（小五台山）、陕西、甘肃东南部、江苏、安徽、浙江、江西、福建、台湾、河南、湖北、湖南、广东、广西、四川东部、贵州、云南东部和西南部。

【主产地】主产于四川、广东、广西、福建、江苏、浙江、江西、上海等地。

【栽培要点】

1. 生物学特性　喜阴凉潮湿，土壤要求肥沃、湿润，以栽培在密茂多湿的林下和阴凉潮湿的环境较好。

2. 栽培技术　多采用播种和分株繁殖。春、夏、秋季均可以播种。播种约15天后即可出苗。分株繁殖四季均可进行，繁殖可随时剪取茎顶已生根的小苗移植[1]。

3. 病虫害　病害：灰霉病和白粉病。虫害：粉蚧和粉虱等[2]。

【采收与加工】春季至秋季采收，洗净，干燥。

【药材鉴别】

（一）性状特征

呈段状。根茎丛生细短须根，棕褐色。叶片多破碎，完整者圆形或肾形，下表面常呈红褐色，两面密被伏毛。叶柄细长，直径约0.1cm，多碎断，被长柔毛。有时可见白色的小花或喙状蒴果。气微，味微苦。（图60-2）

（二）显微鉴别

粉末特征　粉末棕褐色，断裂腺毛多见，腺头扁球形或类球形，1～8细胞构成，含黄棕色分泌物，腺柄细胞由头部至基部排列成1～7列；腺鳞可见，头部短棒状；非腺毛多断裂，1～4细胞组成，表面光滑，胞腔明显；上表皮细胞多角形、类方形或长椭圆形；下表皮气孔不定式或不等式，副卫细胞4～8个，成片分布；草酸钙簇晶较多见，方晶少见；螺纹导管多见；

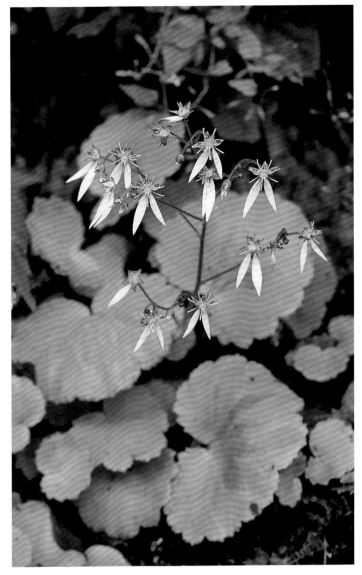

图60-1　虎耳草

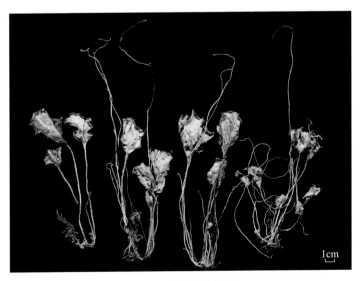

图60-2　虎耳草药材图

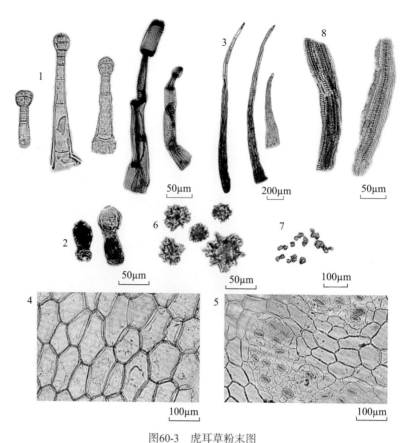

图60-3 虎耳草粉末图

1. 腺毛 2. 腺鳞 3. 非腺毛 4. 上表皮细胞 5. 下表皮细胞 6. 草酸钙簇晶
7. 草酸钙方晶 8. 导管

纤维多成束存在；花粉粒少数，呈类球形，具3条萌发沟，外壁厚，光滑或呈微波状弯曲[3]。（图60-3）

（三）理化鉴别

薄层色谱 取本品粉末2.0g（过60目筛），加甲醇30ml，超声提取30分钟，放冷，滤过，浓缩至约1ml，用甲醇溶解定容至5ml，即得供试品溶液。另取没食子酸对照品，加甲醇制成每1ml含1mg的溶液，作为对照品溶液。照薄层色谱法试验，吸取上述两种溶液各5μl，分别点于同一于聚酰胺薄膜上，以三氯甲烷–甲醇–甲酸（5:1:0.2）为展开剂，展开，取出，晾干，喷以1%三氯化铁溶液，加热至斑点显色清晰。供试品色谱中，在与对照品色谱相应的位置上，显相同的蓝色斑点[4]。

【质量评价】以茎叶肥厚、叶背紫赤色、无杂质者为佳。采用高效液相色谱法测定，本品按干燥品计算，含岩白菜素（$C_{14}H_{16}O_9$）不得少于0.080%。

【化学成分】主要成分为香豆素类、黄酮类、萜类及甾体类。

1. 香豆素类 有岩白菜素（bergenin）、8-甲氧基异虎耳草素（8-methoxy isosaxifragin）、去甲岩白菜素（norbergenin）等。

2. 黄酮类 有槲皮素（quercetin）、槲皮苷（quercitrin）、槲皮素-3-O-α-L-鼠李糖苷（quercetin-3-O-α-L-rhamnoside）、槲皮素-3-O-β-D-葡萄糖苷（quercetin-3-O-β-D-glucoside）、槲皮素-3-O-β-L-鼠李糖苷（quercetin-3-O-β-L-rhamnoside）、槲皮素-5-O-β-D-葡萄糖苷（quercetin-5-O-β-D-glucoside）、山奈酚-3-O-α-L-鼠李糖苷（kaempferol-3-O-α-L-rhamnoside）、槲皮素-3-O-β-D-木糖-（1→2）-β-D-半乳糖苷［quercetin-3-O-β-D-xylose-（1→2）-β-D-galactoside］、槲皮素-3-O-鼠李糖苷（quercetin-3-O-rhamnoside）、槲皮素-3-O-葡萄糖苷（querctin-3-O-glucoside）等。

3. 萜类及甾体类　*β*-谷甾醇（cupreol）等。

4. 其他类　原儿茶酸（3,4-dihydroxy benzoic acid）、没食子酸（gallic acid）、琥珀酸（amber acid）、反甲基丁烯二酸（methyl butene diacid）等[5-6]。

【性味归经】辛、苦、寒；有小毒。归肺、脾、大肠经。

【功能主治】清热解毒，消肿止痛。用于急性中耳炎，风热咳嗽；外治大泡性鼓膜炎、风疹瘙痒。

【药理作用】

1. 抑菌作用　虎耳草乙醇提取物对金黄色葡萄球菌、苏云金芽孢杆菌、大肠埃希菌和枯草杆菌等均有抑制作用，并且对金黄色葡萄球菌的抑制作用最强。其提取液对葡萄霜霉病菌也有抑制作用[6]。

2. 抗炎作用　虎耳草提取物乙酸乙酯部位对二甲苯致小鼠耳肿胀及小鼠琼脂肉芽肿均有抑制作用。不同浓度及不同给药时间虎耳草水煎液对慢性增生性前列腺炎均有一定的治疗作用，并且呈现剂量依赖性和作用时间依赖性[7-8]。

3. 止咳作用　对虎耳草提取物不同有效部位对氨水引小鼠咳的抑制作用，以小鼠咳嗽潜伏期及2分钟内的咳嗽次数为指标来评价，乙酸乙酯部位作用后潜伏期最长，咳嗽次数最少，其他部位与模型组相比差异不明显[9]。

4. 抗氧化作用　虎耳草中的抗氧化活性成分主要是山柰酚、岩白菜素、槲皮素、槲皮苷、没食子酸、原儿茶酸和谷甾醇等物质。对虎耳草中的抗氧化活性物质进行提取工艺优化，并以虎耳草中抗氧化活性物质对DPPH自由基的清除作用研究其抗氧化活性，结果表明虎耳草提取液对DPPH自由基的清除率可达到80.32%[10]。

5. 抗癌作用　虎耳草不同提取物对体外培养的前列腺癌细胞均有明显诱导凋亡的作用，对前列腺癌细胞的生长具有明显的抑制作用。槲皮素-3-*O*-*β*-*L*-鼠李糖苷、槲皮素-5-*O*-*β*-*D*-葡萄糖苷对前列腺癌细胞的生长有一定的抑制作用[6]。

【分子生药】遗传标记　基于DNA条形码序列的分子鉴定：ITS2序列可以有效、快速、准确地鉴定虎耳草及近缘种[11]。利用SSR分子标记技术可用于虎耳草属植物遗传多样性分析[12]。

主要参考文献

[1] 何红梅、戴岳、夏玉凤. 虎耳草的研究概况[J]. 中国野生植物资源，2017，36(2)：75-78.

[2] 孔令亚，欧刚军，王春辉. 虎耳草在园林中的应用[J]. 陕西林业科技，2014(2)：77-78，93.

[3] 张亚梅，孙珉琨，慕泽泾，等.苗药虎耳草生药学鉴别研究[J]. 时珍国医国药，2018，29(3)：614-617.

[4] 先春，龚小见，杨占南. 虎耳草的薄层色谱研究[J]. 贵州师范大学学报（自然科学版），2012，30(3)：7-8.

[5] 罗厚蔚，吴葆金，陈节庵，等. 虎耳草有效成分的研究[J]. 中国药科大学学报，1988，19(1)：1.

[6] 先春，黄志金，周欣，等. 虎耳草的化学成分及生物活性研究[J]. 天然产物研究与开发，2014，26(1)：64-68.

[7] 曾颖. 四川宝兴虎耳草对大鼠慢性增生性前列腺炎的药理作用研究[D]. 雅安：四川农业大学，2010.

[8] 巫兴东. 虎耳草抗前列腺增生作用及HPLC谱效关系研究[D]. 贵州：贵阳中医学院，2016.

[9] 李亨东. 四川宝兴虎耳草活性部位的筛选及其初步药效学研究[D]. 雅安：四川农业大学，2009.

[10] 刘佳，焦士蓉，孙璇，等. 虎耳草中抗氧化活性物质的提取及成分研究[J]. 生物加工过程，2012，10(6)：42-46.

[11] 郑春辉，杨永敏，吴春贵，等. 贵州苗药虎耳草及近缘种基于ITS2序列的鉴定研究[J]. 遵义医学院学报，2018，41(1)：26-32.

[12] 杨雯，蒋伟，钟国跃等. 虎耳草属植物SSR分子标记的开发及应用[J]. 中国中药杂志，2018，43(10)：2057-2066.

（浙江中医药大学　汪红　俞冰）

61. 昆布

Kunbu

LAMINARIAE THALLUS

ECKLONIAE THALLUS

【别名】海带菜、江白菜、纶布、海昆布。

【来源】为海带科植物海带*Laminaria japonica* Aresch.或翅藻科植物昆布*Ecklonia kurome* Okam.的干燥叶状体。

【本草考证】本品入药始载于《吴普本草》。《名医别录》载："昆布生东海"。《本草经集注》载："今惟出高丽，绳把索之如卷麻，作黄黑色，柔韧可食。"《本草纲目》载："出闽、浙者，大叶似菜。"本草记载与现在所用昆布基本一致。

【原植物】

1. **海带**　多年生大型褐藻，藻体分为根状固着器，柄部和片部。片部绿褐色，完整者带状，扁平柔滑，边缘深波状，基部具细短轴柄，柄下端生有树枝状假根，附着于海底岩石上。（图61-1）

生于低潮线下2～3m深的岩石上或人工培植。主要分布于辽宁、山东、浙江等沿海地区。

2. **昆布**　多年生大型褐藻。片部宽大，厚革质，暗褐色，扁平近扁圆形，羽状深裂，裂片条状披针形，有时再羽状深裂，边缘常有疏浅齿；孢子囊群在表面生长，片部之下有细长圆柱形柄，柄基有数轮2叉分支的固着器。藻体幼龄期叶面光滑，小海带期叶片出现凹凸现象。一年生的藻体叶片下部，通常即能见到孢子囊群生长，呈近圆形斑块状；二年生的藻体几乎在全部叶片上都长出孢子囊群。固着器为叉状分枝的假根所组成。孢子成熟期秋季。（图61-2）

生于低潮线附近的岩礁上，主要分布于浙江、福建沿海地区。

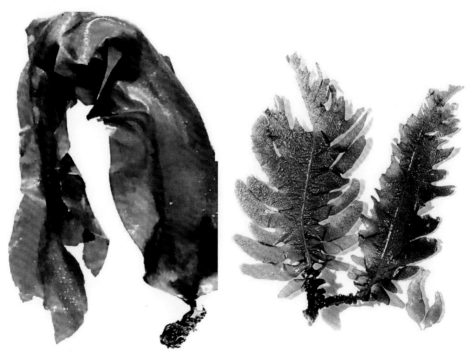

图61-1　海带　　　　　　　　　图61-2　昆布

【主产地】海带主产于辽宁、山东等地。昆布主产于浙江、福建。

【栽培要点】

1. 生物学特性　生长温度为0～13℃，以2～7℃为最适温度；进行光合作用需有足够的光能，并从海水中吸收营养，由于海水混浊或透明度不同，适宜生长的水层也有深浅之别，深者在大于潮线下2～3m，浅者在水面下1m深处（在海水中追施氮、磷肥能提高昆布产量）。流速大的海区生长良好，反之生长很慢且易染病害。一般流速在50～80cm/s较适宜。

2. 养殖技术　昆布苗虽有多种，但6～7月份培育的夏苗，是我国昆布养殖的主要苗源。在养殖海区选择岩礁底、无污染的海区修建有制冷系统、从大海抽水净化的供水系统和能调节光照的玻璃房结构的育苗室。将苗绳挂在筏子上，可采用垂养、平养、斜面养三种形式。

3. 病害　主要有绿烂病、白烂病等。

【采收与加工】夏、秋季采捞，晒干后，扎成小把。

【药材鉴别】

（一）性状特征

1. 海带　干燥叶状体卷曲折叠成团状，或缠结成把。全体呈黑褐色或绿褐色，表面附有白霜。用水浸软则膨胀成扁平长带状，长50～150cm，宽10～40cm，中部较厚，边缘较薄而呈波状。类革质，残存柄部扁圆柱状。气腥，味咸。（图61-3）

2. 昆布　干燥叶状体卷曲皱缩成不规则团状。全体呈黑色，较薄。用水浸软则膨胀呈扁平的叶状，长、宽为16～26cm，厚约1.6mm；两侧呈羽状深裂，裂片呈长舌状，边缘有小齿或全缘。质柔滑。（图61-4）

（二）显微鉴别

海带带片横切面　表皮由1～2层方形细胞组成，排列整齐紧密，外面有胶质层；表皮上有许多呈棒状的单室孢子囊夹生在隔丝中，隔丝顶端有胶质冠，孢子囊内有32个孢子；表皮以内为皮层，细胞较大，长方形或方形，壁薄，皮层内有1～2层黏液腔；中部为髓，由无色短丝构成。（图61-5）

（三）理化鉴别

1. 本品体厚，以水浸泡即膨胀，表面黏滑，附着透明黏液质。手捻不分层者为海带，分层者为昆布。

2. 取本品约10g，剪碎，加水200ml，浸泡数小时，滤过，滤液浓缩至约100ml。取浓缩液2～3ml，加硝酸1滴与硝酸银试液数滴，即生成黄色乳状沉淀，在氨试液中微溶解，在硝酸中不溶解。

【质量评价】采用《中国药典》2015年版碘含量测定方法，本品按干燥品计算，海带含碘不得少于0.35%；昆布含碘不得少于0.20%。

【化学成分】

1. 多糖化合物　褐藻酸盐（alginate），系褐藻酸

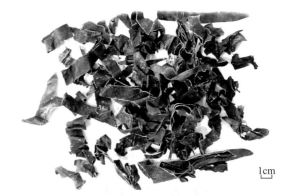

图61-3　海带药材图

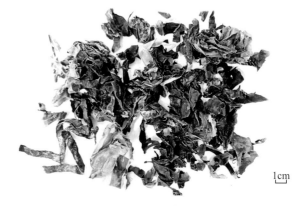

图61-4　昆布药材图

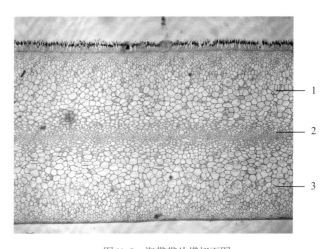

图61-5　海带带片横切面图

1. 表皮　2. 皮层　3. 髓

（alginic acid）及其钠、钾、钙盐等；岩藻依多糖（fucoidan），系含硫酸根、岩藻糖（fucose）和其他组分的多糖化合物；海带淀粉（laminarin）、脂多糖（lipopolysaccharide）和3个水溶性含砷糖。

2. **氨基酸类**　海带氨酸（laminine）、谷氨酸（glutamic acid）、天冬氨酸（aspartic acid）、脯氨酸（proline）、丙氨酸（alanine）、组氨酸（histidine）、色氨酸（tryptophane）、蛋氨酸（methionine）等。

3. **挥发油**　荜澄茄油烯醇（cubenol）等。

4. **其他**　胡萝卜素（carotene）、无机元素及甾醇类等。

【性味归经】咸，寒。归肝、胃、肾经。

【功能主治】消痰软坚散结，利水退肿。用于瘰疬，瘿瘤，睾丸肿痛，痰饮水肿。

【药理作用】

1. **对甲状腺的作用**　碘是人体合成甲状腺激素的主要原料，是维持正常甲状腺功能和形态的重要因素之一，对甲状腺激素的合成和释放起着重要的调节作用，但碘摄入量增加可导致自身免疫性甲状腺病（AITD）和碘致甲状腺功能亢进（IIT），并诱发具有遗传倾向人群的AITD由隐性转为显性。

2. **降压作用**　昆布的降血压成分可能是昆布氨酸和牛磺酸。给自发性高血压大鼠（SHR）喂饲昆布，而对照组不喂，结果动脉收缩压试验前两组无显著性差异，试验第2、3周时，组间比较已有显著差异（$P<0.05$），至第4周时组间差异更显著（$P<0.01$），显示昆布能有效降低SHR大鼠动脉收缩压。

3. **降血糖作用**　昆布多糖是一种溶于水但不能被人体消化吸收的多糖，吸水性强，可在胃肠道内形成凝胶池，调节葡萄糖的吸收，减缓葡萄糖向小肠绒毛膜扩散，有助于调节胃肠内激素的分泌，从而发挥降血糖作用。昆布多糖降血糖、改善糖耐量的作用途径在胃肠道，而不是通过胰岛素产生。

4. **降血脂与抗凝作用**　昆布在肠道中能将食糜中的脂肪带出体外，具有良好的调血脂、降胆固醇的功效。昆布多糖可使血浆中胆固醇含量减少13%～17%，低密度脂蛋白含量降低20%～25%，高密度脂蛋白含量增加16%，还可使动脉粥样硬化指数减少，血浆中脂质过氧化物浓度降低，其调脂作用与洛伐他汀比较无显著性差异。褐藻多糖硫酸酯在一定质量浓度范围内对凝血活酶时间（APTT）、凝血时间（PT）均有明显的延长作用，对凝血酶原时间（PT）的影响不及APTT和TT，说明其对内源性凝血途径的影响比对外源性凝血途径的影响更显著[1]。

5. **其他作用**　昆布多糖可使小鼠免疫器官增重，并可使经免疫抑制剂处理的小鼠外周血白细胞数下降恢复正常，能显著增加小鼠抗体形成细胞数、正常小鼠及经免疫抑制剂处理小鼠血清溶血素的含量，增加小鼠外周血液T淋巴细胞数，增强腹腔巨噬细胞的吞噬功能，并能明显提高小鼠静脉注射炭粒廓清速率。昆布多糖通过细胞免疫和非特异性免疫实现对小鼠的抑瘤作用。另外昆布还有抗放射、抗氧化、抗疲劳等功效[2-4]。

【用药警戒或禁忌】有研究报道，甘草与昆布配伍应用可减弱其保肝作用；增加甘草次酸在血浆中的暴露[5-6]。

主要参考文献

[1] 孙炜，王慧铭.昆布多糖对高脂血症大鼠降胆固醇作用及其机理的研究[J]. 中国中药杂志，2004(10)：90-91.

[2] 钱永昌，朱世臣，丁安伟.昆布多糖的免疫药理学研究[J]. 江苏药学与临床研究，1997(1)：12-15.

[3] 张浩，王丽.昆布多糖生物活性研究进展[J]. 食品安全导刊，2019(9)：142，144.

[4] 李文思，刘陈楠，王安宇，等.海带活性多糖研究进展[J]. 自然科学，2019，7(2)：45-51.

[5] 杨婷婷，王舒婷，刘佩华，等.甘草与昆布配伍对大鼠肝肾功能及血清指标的影响[J]. 中草药，2018，49(8)：1860-1865.

[6] Zhao Wei-Man, Jiang Shu-Wen, Chen Yang, et al. Laminaria japonica increases plasma exposure of glycyrrhetinic acid following oral administration of Liquorice extract in rats [J]. Chinese Journal of Natural Medicines, 2015, 13(7): 540-549.

（南京中医药大学　宿树兰）

62. 明党参

Mingdangshen

CHANGII RADIX

【别名】土人参、粉沙参、百丈光、明党、山萝卜。

【来源】为伞形科植物明党参*Changium smyrnioides* Wolff的干燥根。

【本草考证】本品始载于《本草纲目拾遗》，原名"土人参"，俗名"粉沙参"。其载："土人参，各地皆产，钱塘西湖南山尤多，春二三月发苗，如蒿艾，而叶细小。本长二三寸，作石绿色，映日有光，土人夏月采其根入药，俗名粉沙参，红党即将此参去皮净煮极熟，阴干而成，味淡无用。……准绳：劫瘴消毒散用之，呼为百丈光"。其南沙参条下又载："土人参，形与人参无二，亦有糙熟之分……中有白丝心而味淡，亲见台温处州及新昌嵊县人有货此参者……南沙参误用者甚多。产于浙地者，鲜时如萝卜，土人去皮煮熟，如熟山药。晒干如天花粉，而无粉性，本名粉沙参。功专散毒消肿排脓，非南沙参也"。《本草从新》载："土人参，补气生津，治咳嗽喘逆……出江浙，俗名粉沙参"。而明党参称谓则出自近代《饮片新参》，并沿用至今，其意是指蒸煮干后中实透明，外形和疗效近似人参，列温补之品，载："温脾，化痰湿，平肝风。治头晕泛恶，中风昏仆"。《药物出产辨》载："以苏明党为最好"。《江苏植物药材志》载"明党参根为滋养强壮剂，主要供食品，南方民间一般作补血或防瘴用，主销广东、香港、多作礼品，与肉菜配煮而供食用"[1]。根据上述本草论述，可见明党参用药可上源至明代《证治准绳·疡医》医著，呼为"百丈光"，18世纪中叶本草始有原植物特征、药材出产地及产地加工的记载，20世纪成为江苏道地药材，本草记载与现今所用明党参（粉沙参）基本一致。

【原植物】多年生草本。主根纺锤形或长索形，长5~20cm，表面棕褐色或淡黄色，内部白色。茎直立，高可达100cm，圆柱形，表面被白色粉末，有分枝，基生叶少数至多数，有长柄，叶片三出式的二至三回羽状全裂，茎上部叶缩小呈鳞片状或鞘状。复伞形花序顶生或侧生；总苞片无或1~3；伞辐4~10；小总苞片少数，顶端渐尖；小伞形花序有花8~20，花蕾时略呈淡紫红色，开放后呈白色，顶生的伞形花序几乎全孕，侧生的伞形花序多数不育；花瓣长圆形或卵状披针形，花丝长约3mm，花药卵圆形，花柱基隆起；双悬果圆卵形至卵状长圆形，长3~4mm，宽2.5~3mm，光滑而有纵纹，果棱不明显，胚乳腹面深凹，果棱间有油管3个，合生面有油管2个。花期4~5月，果期5~6月。（图62-1）

野生于山地稀疏灌木林下土壤肥厚的地方、石隙或岩石山坡上，现江苏、安徽、浙江有种植。主要分布于浙江的西北部、江苏的西南部、安徽的东南部，即东经约113°~122°，北

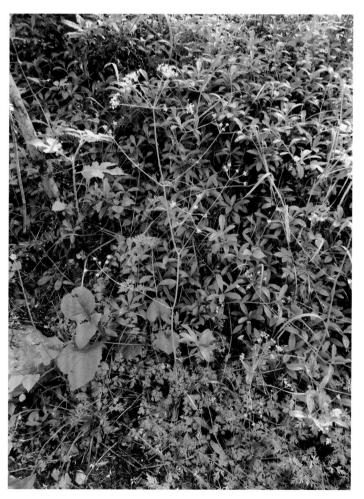

图62-1 明党参

纬28°～32°，为自然分布的中心，向西可延伸到江西北部及湖北的东南部[4]。

【主产地】明党参主产于江苏江宁、江浦、句容、宜兴，浙江长兴、吴兴、萧山、余杭，安徽南陵、铜陵、安庆、滁县等地。粉沙参主产于浙江、江苏等地。明党参道地产区清朝记载为江浙，20世纪以来江苏、浙江、安徽成为道地产区。现今为华东地区著名药材之一，除内销外，尚有出口。

【栽培要点】

1. 生物学特性　喜温湿润气候，耐荫、耐寒、怕强光直射，喜疏光。怕涝。宜选土层深厚，排水良好，疏松肥沃的砂质壤土或腐殖质土栽培。种子有胚后熟特性，种胚分化发育要求温度在5～10℃经30～40天完成胚后熟，种子才能萌发。夏季休眠，冬季至早春（12月至翌年1月）萌发，3～4月抽薹，花期4～6月，果熟期为6月下旬。

2. 栽培技术　用种子繁殖，生产上可直播、条播或也可育苗移栽。直播：从4～5年生留种田的植株上于6月至7月上旬，果实呈褐色时，分批采集种子，湿沙贮藏。将已处理备播的种子当年10月至翌年2月进行播种。条播，行距约30cm，沟深约5cm，播后盖土层以不见种子为度。苗床可采用撒播或条播，种苗按各地物候情况不同，可掌握在须根萌动期前移栽为宜。一般于9月下旬至10月上旬移栽，按行株距20cm×10cm开穴栽种，移栽苗以当年生为好，苗大移栽易断根，要当日挖苗当日移栽，按行株距将参苗斜放沟中，芽头向上，根不弯曲，芽头以上盖土6cm左右。定苗可于第2年出苗后进行，除去病、弱、小和过密株，留足苗数，及时查苗补缺。

3. 病虫害　病害：裂根病、灼热病、猝倒病。虫害：胡萝卜微管蚜、黄凤蝶。

【采收与加工】4～5月采挖，除去茎叶和须根，洗净，置沸水中煮至无白心，取出，用竹刀刮去外皮，漂洗，晒干。商品称"明党参"。在江苏、浙江地区，拣取粗壮者，不经煮沸，直接晒至半干，刮去外皮，再晒干。商品称"粉沙参"。

【商品规格】明党参分银芽、匀条、粗枝、大头4个规格等级。粉沙参不分商品规格。

明党参　银芽：长8～2cm，中段直径0.8～1.3cm。匀条：长10～14cm，中段直径1.5～1.8cm。粗枝：长6～10cm，条粗完整无碎，中段直径为2～4cm。大头：粗条，大头空心或破裂劈枝。

【药材鉴别】

（一）性状特征

1. 明党参　根呈细长圆柱形、长纺锤形或不规则条块，长6～20cm，直径0.5～2cm；表面黄白色或淡棕色，光滑或有纵沟纹和须根痕，有的具红棕色斑点；质硬而脆，断面角质样，皮部较薄，黄白色，有的易与木部剥离，木部类白色；气微，味淡。（图62-2）

2. 粉沙参　形状与明党参相似，表面淡黄色至棕黄色，具细纵皱纹及须根痕，有的可见棕红色斑点；质脆，粉性，断面类白色，具一淡棕色环，皮部有众多散在的淡棕色小点；气微香，味微甘。（图62-3）

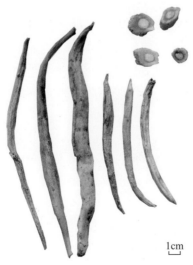

图62-2　明党参药材及饮片图

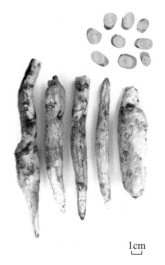

图62-3　粉沙参药材及饮片图

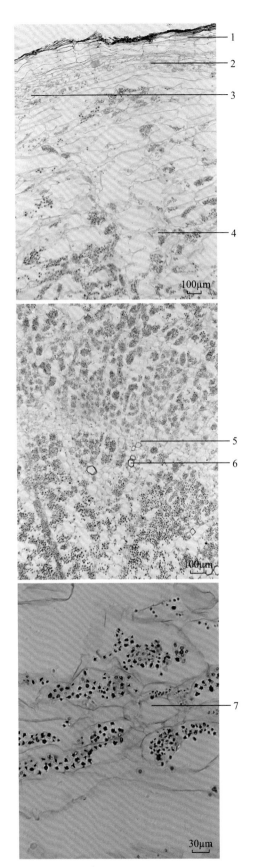

图62-4 明党参根横切面图

1. 残存木栓层　2. 栓内层　3. 分泌道　4. 韧皮部
5. 形成层　6. 木质部　7. 韧皮部分泌道

（二）显微鉴别

1. 根横切面　木栓层有时残存，为多列扁平的木栓细胞；栓内层窄，有少数分泌道散在；韧皮部宽广，分泌道多数，环列，由5～7个分泌细胞围绕而成，内含黄色分泌物；形成层成环；木质部导管单个散在或2～5个相聚，放射状排列；初生木质部二原型；薄壁细胞中含大量糊化淀粉粒团块（粉沙参富含淀粉粒）。（图62-4）

2. 粉末特征　粉末黄白色。糊化淀粉粒团块众多，多存在于薄壁细胞中；分泌道碎片易见，含黄棕色块状分泌物；环纹导管、网纹导管，壁木化。（图62-5）

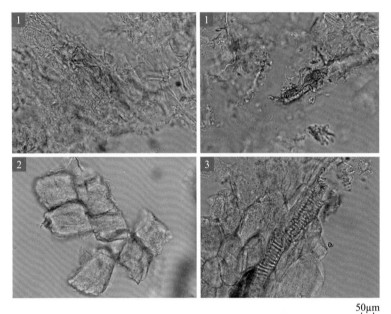

图62-5　明党参粉末图

1. 分泌道碎片　2. 糊化淀粉团块及薄壁细胞　3. 导管

（三）理化鉴别

薄层色谱　取本品粉末1g，加稀乙醇20ml，超声处理20分钟，滤过，滤液蒸干，残渣加酸性稀乙醇（用稀盐酸调节pH值至2～3）1ml使溶解，作为供试品溶液。另取明党参对照药材1g，同法制成对照药材溶液。照薄层色谱法试验，吸取上述两种溶液各5μl，分别点于同一硅胶G薄层板上，以正丁醇-冰醋酸-水（19∶5∶5）为展开剂，两次展开，第一次展至5cm，第二次展至10cm，取出，热风吹干，喷以茚三酮试液，加热至斑点显色清晰。供试品色谱中，在与对照药材色谱相应的位置上，显相同颜色的斑点。

【质量评价】明党参以身干、条匀、质坚实而重、色黄白、断面角质明亮者为佳。粉沙参以身干、色白者为佳。照水溶性浸出物测定法的冷浸法测定，不得少于20.0%。

【化学成分】主要含有氨基酸类、多糖类、呋喃香豆素、酚酸类、挥发油、淀粉等。其中，天门冬酰胺、γ-氨基丁酸、多糖、呋喃香豆素为其主要有效成分[2-4]。

1. 氨基酸类　　L-天门冬酰胺（L-asparagine）、γ-氨基丁酸（γ-aminobutyric acid）、L-焦谷氨酸、天门冬氨酸、精氨酸、谷氨酸等20种氨基酸，其中L-天门冬酰胺是其止咳化痰活性成分之一。

2. 糖类　　果糖、葡萄糖、D-甘露醇、蔗糖、明党参多糖（CSP）等。其中CSP（由鼠李糖、阿拉伯糖、木糖、甘露糖、半乳糖和葡萄糖六种单糖组成）是免疫功能调节活性成分之一。

3. 香豆素类　　珊瑚菜内酯（phellopterin）、花椒毒酚（xanthotoxol）、欧前胡素（imperatorin）、5-羟基-8-甲氧基补骨脂素（5-hydroxy-8-methoxy-psoralen）及其苷、7-羟基香豆素（7-hydroxycoumarin）等。

4. 酚酸类　　琥珀酸（succinic acid）、对甲氧基肉桂酸（4-methoxycinnamic acid）、（S）2-羟基苯丙酸、（R）2-羟基苯丙酸、香草酸-4-O-β-D-葡萄糖苷（vanillic acid-4-O-β-D-glucopyranoside）、香草酸（vanillic acid）。

【性味归经】甘、微苦，微寒。归肺、脾、肝经。

【功能主治】润肺化痰，养阴和胃，平肝，解毒。用于肺热咳嗽，呕吐反胃，食少口干，目赤眩晕，疔毒疮疡。

【药理作用】现代药理研究表明，明党参具有止咳、化痰、平喘、调节免疫、抗凝血、抗血栓形成、降血脂等作用[4-7]。

1. 止咳、化痰、平喘作用　　明党参水提液与结晶Ⅵ（L-天门冬酰胺）对雾化氨水刺激引起小鼠咳嗽有显著抑制作用，并能增加小鼠呼吸道酚红排出量，使气管分泌液增多，又可加速纤毛运动，达到祛痰作用；对乙酰胆碱和组胺引起豚鼠哮喘有显著的抑制作用，表明其能对抗组胺、乙酰胆碱等过敏介质引起的支气管收缩。

2. 免疫调节作用　　明党参水煎液对小鼠脾脏淋巴细胞NK活性具有调节作用。腹腔注射显著增高小鼠脾细胞的NK活性，体外高浓度的明党参显著抑制NK活性，较低浓度时则促进NK活性，且其对小鼠NK活性的促进作用部分依赖于黏附细胞的存在，提示对NK活性的促进作用可能是明党具有滋补强壮作用的机制之一；明党参煎液及多糖均能显著提高正常小鼠腹腔巨噬细胞YG-玫瑰花环形成率；明党参煎液及多糖可显著增加正常小鼠脾和胸腺重量、白细胞总数及淋巴细胞数，增加外周血淋巴酸性α-醋酸萘酯酶（ANAE）阳性百分率和小鼠静脉注射碳粒廓清速率，促进网状内皮系统的吞噬功能；对二硝基氯苯所致的小鼠迟发性变态反应具有显著的抑制作用。明党参多糖在3种情况下给药，均可降低LPS刺激引起的NF-κB结合活性。

3. 抗凝血、抗血栓形成作用　　明党参炮制品提取物能延长家兔血浆凝血酶原时间、凝血酶时间，延长小鼠凝血时间，显著抑制腺苷二磷酸诱导的家兔血小板聚集。明党参醇提物能显著减少大鼠体外颈总动脉-颈外静脉血流旁路法形成的血栓重量，抑制了大鼠血栓的形成。同时体外给药还可明显延长家兔的血浆复钙时间。

4. 降血脂作用　　明党参醇提物（CSM）和水提物（CSD）分别喂养实验性高脂血症大鼠4周，结果CSM和CSD均能显著降低血清胆固醇（TC）的水平，亦能降低血清三酰甘油（TG），不同程度提高高密度脂蛋白胆固醇（HDL-C）的比率。

5. 其他作用　　明党参水煎液及其多糖不仅能显著延长常压下缺氧动物的生存时间，还能显著延长氰化钾所致的化学性缺氧动物的存活时间及小鼠在高温下存活的时间。明党参的醇提物对实验性大鼠高胆固醇血症伴随脂质过氧化物的增加，具有明显的抑制作用。明党参晶ⅩⅥ（肌-肌醇）有扩张小鼠耳郭细动静脉、加速血流速度的作用。明党参的乙酸乙酯、丙酮、甲醇提取物对体外大鼠肝匀浆上清液中过氧化脂质（LPO）生成具有明显的抑制作用，其中以甲醇提取物作用最强。明党参根提取物具有非常明显的抗疲劳作用和比较显著的耐缺氧作用。明党参水煎液对正常小鼠的小肠蠕动也显示出显著的促进作用。

【用药警戒或禁忌】脾虚泄泻、梦遗滑精者以及孕妇禁服。

【分子鉴定】遗传标记　　RAPD和ISSR分析表明，明党参Changium smyrnioides与川明参Chuanminshen violaceum种间在全基因组水平出现明显的遗传分化；ITS序列分析则表明，明党参与川明参种间的ITS序列也出现明显分化[8]。明党参在栽培过程中出现了较强的遗传变异，采用RAPD分子标记方法可以鉴定野生和栽培明党参[9]。

【附注】

1. 明党参根皮含有欧前胡素（imperatorin）、珊瑚菜内酯（phellopterin）、花椒毒酚（xanthotoxol）、5-羟基-8-甲氧基补骨脂素（5-hydroxy-8-methoxy-psoralen）、香草酸（vanillic acid）、别欧前胡素（alloimperatorin）、补骨脂素（psoralen）、佛手柑内酯（bergapten）、5-甲氧基-8-*O-β-D-*葡萄糖基补骨脂素（8-*O-β-D*-glucopyranosyl-5-methoxylpsoralen）、异茴芹内酯（isopimpinellin）、咖啡酸（caffeic acid）、橙黄胡椒酰胺乙酸酯（auran-tiamideacetate）、vaginatin、*β-*谷甾醇、琥珀酸（succinic acid）等[10]。明党参根皮具有降血脂、保护血管内皮细胞、抗肿瘤活性多种作用。

2. 川明参*Chunminshen violaceum* Sheh et Shan的干燥根，有祛风解热，补肺镇咳功能；系我国特有。本种主产于四川金堂、绵阳、内江、达县，多为栽培，很少野生，以金堂和青北江一带所产之川明参药材质量最佳。销省内及广东、广西、湖南、湖北、江西、福建、贵州、云南等省区。其药材呈长圆条形，长7~30cm，粗0.8~12cm，头尾粗细略相等。顶端无芦头或偶有芦头，平截或略细小，有竹条穿孔的痕迹。下端尾部略细瘦，但仍匀正圆满、无尾须，外表无粗皮。全体呈黄色或谈棕色，细致平均，有极稀疏似环带状的环纹，环纹凹下处常附有未去净的粗皮。质极细，体坚实，断面黄白色，呈半透明或微透明状，内心有数圈白色透明的环层，中央略现白心。气微弱，嚼之有浓甜味。历史上四川、湖北西部、湖南及贵州部分地区生产的"明党参"均为此种，应注意甄别。

主要参考文献

[1] 刘守炉，叶锦生，陈重明，等.中国明党参属植物综合研究[J].植物研究，1991，11(2)：75-83.

[2] 任东春，钱士辉，杨念云，等.明党参化学成分研究[J].中药材，2008，31(1)：47-49.

[3] 陈建伟，段志富，李祥，陈勇.明党参药材水溶性活性成分的研究[J].天然产物研究与开发，2010，22(2)：232-234，247.

[4] 李祥，陈建伟，方泰惠，等.中国特有植物明党参化学成分和药理研究进展[J].中国野生植物资源，1998，17(2)：13-16.

[5] 陈建伟，李祥，吴慧平，等.明党参多糖对NF-κB结合活性的影响[J].南京中医药大学学报，1999，15(6)：356-357.

[6] 李祥，陈建伟，黄玉宇.明党参炮制品对凝血时间、血小板聚集的影响[J].中成药，1998，20(7)：17-19.

[7] 黄宝康，郑汉臣，王忠壮.野生与栽培明党参抗疲劳和耐缺氧作用比较[J].海军医高专学报，1996，18(1)：13-15.

[8] 陶晓瑜，桂先群，傅承新，等.明党参和川明参种间遗传分化和系统关系的分子标记和ITS序列分析[J].浙江大学学报(农业与生命科学版)，2008，34(5)：473-481.

[9] 于光，马宇翔，陈建伟.明党参栽培过程中遗传变异的RAPD分析[J].成都中医药大学学报，2009，32(2)：80-82.

[10] 白钢钢，袁斐，毛坤军，等.明党参根皮化学成分研究[J].中草药，2014，45(12)：1673-1676.

（南京中医药大学　陈建伟）

63. 垂盆草

Chuipencao

SEDI HERBA

【别名】鼠牙半支、狗牙瓣、三叶佛甲草。

【来源】为景天科植物垂盆草*Sedum sarmentosum* Bunge的干燥全草。

【本草考证】本品与宋代《履巉岩本草》中记载的山护花为同一植物。《本草释名考订》载："三叶轮生偏于一侧，犹如半枝有叶，以此而有鼠牙半枝、狗牙半枝诸称。"《本草纲目拾遗》之鼠牙半支引《百草镜》载："二月发苗，茎白，其叶三瓣一聚，层积蔓生，花后即枯，四月开花黄色，如瓦松。"所述形态，亦似本种。本草记载与现今所用垂盆草基本一致[1]。

【原植物】多年生草本。不育枝和花枝细弱，匍匐生根，长10～25cm。叶为3叶轮生，倒披针形至矩圆形，长15～25mm，宽3～5mm，顶端近急尖，基部有距，全缘。花序聚伞状。直径5～6cm，有3～5个分枝；花少数，无梗；萼片5，披针形至矩圆形，长3.5～5mm，基部无距，顶端稍顿；花瓣5，淡黄色，披针形至矩圆形，长5～8mm，顶端有长的短尖；雄蕊较花瓣短；鳞片小，楔状四方形；心皮5，略叉开，长5～6mm。（图63-1）

生于低山阴湿石上。主要分布于吉林、辽宁、河北、河南、陕西、四川、湖北、安徽、浙江、江西、福建。

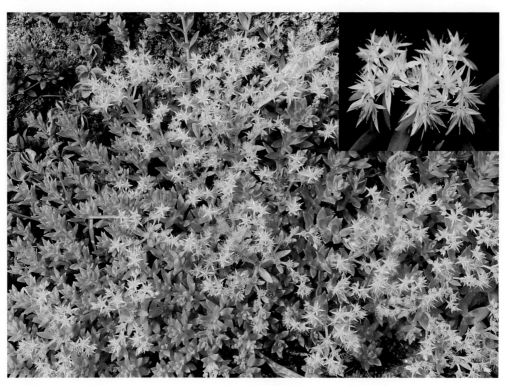

图63-1　垂盆草

【主产地】主产于四川、浙江、安徽、江苏、江西、山东、陕西、广西等地。

【栽培要点】

1. 生物学特性　适应性很强，耐寒、耐旱又能耐水湿，也可耐半阴。根系较细，扎根浅，大部分草根网状交织分布在2cm的种植层内。适生温度15～18℃，喜阳光充足，对土壤要求不高，要求排水良好。

2. 栽培技术　垂盆草可用分株、扦插繁殖。分株繁殖：挖出全株，分株后按行株距30cm×15cm栽种，每穴1～2株。扦插繁殖：截取健壮枝条，扦插与苗床中，经常保持床土湿润，10天左右即可生根。其中枝条扦插法适宜生产上大规模应用[2]。

3. 病虫害　病害：灰霉病、炭疽病、白粉病等。虫害：介壳虫等[2]。

【采收与加工】夏、秋两季采收，除去杂质，干燥或鲜用。

【商品规格】统货。

【药材鉴别】

（一）性状特征

茎纤细，长可达20cm以上，部分节上可见纤细的不定根。3叶轮生，叶片倒披针形至矩圆形，绿色，肉质，长

1.5～2.8cm，宽0.3～0.7cm，先端近急尖，基部急狭，有距。气微，味微苦。（图63-2）

（二）显微鉴别

1. 茎横切面　表皮细胞长方形，外壁增厚，内层约10列薄壁细胞；中柱小，维管束外韧型，导管类圆形；髓部呈三角状，细胞多角形，壁甚厚，非木化；紧靠韧皮部细胞和髓部细胞中含红棕色分泌物。（图63-3）

2. 粉末特征　粉末棕黄色。叶上表皮细胞多角形，壁略呈波状弯曲或较平直，气孔不等式；下表皮细胞壁呈波状弯曲，气孔分布较密，亦为不等式。茎表皮细胞呈长条形或长方形，排列整齐，中间直径略大。导管多为螺纹或环纹导管，直径8～35μm。髓部细胞多呈棒状，中段略粗，两端圆形。纤维细长，直径15～23μm，壁薄，有时纹孔较少而明显。花粉粒多见，不规则圆形，外壁具短刺状突起[3]。（图63-4）

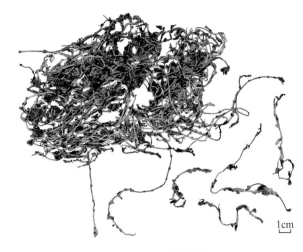

图63-2　垂盆草药材图

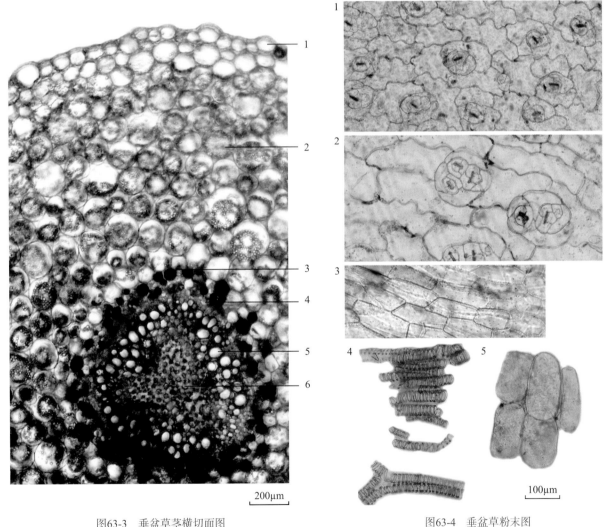

图63-3　垂盆草茎横切面图

1. 表皮　2. 皮层薄壁细胞　3. 红棕色分泌物
4. 韧皮部　5. 木质部　6. 髓部

图63-4　垂盆草粉末图

1. 叶上表皮细胞　2. 叶下表皮细胞　3. 茎表皮细胞
4. 导管　5. 髓部细胞

（三）理化鉴别

薄层色谱　取本品粉末3g，加甲醇20ml，超声处理30分钟，滤过，取滤液作为供试品溶液。另取垂盆草对照药材3g，同法制成对照药材溶液。照薄层色谱法试验，吸取上述两种溶液各3μl，分别点于同一硅胶G薄层板上，以环己烷–乙酸乙酯（10：1）为展开剂，展开，取出，晾干，喷以5%磷钼酸乙醇溶液，在105℃加热至 斑点显色清晰。供试品色谱中，在与对照药材色谱相应的位置上，显相同颜色的斑点。

【质量评价】以茎叶完整、叶色黄绿者为佳。采用高效液相色谱法测定，本品按干燥品计算，含槲皮素（$C_{15}H_{10}O_7$）、山奈素（$C_{15}H_{10}O_6$）和异鼠李素（$C_{16}H_{12}O_7$）的总量不得少于0.10%。

【化学成分】主要成分为生物碱、氰苷、甾体及其苷类、黄酮及其苷类、三萜、挥发油、糖类等[4-5]。

1. 生物碱　消旋甲基异石榴皮碱（methylisopelletierine）、二氢-N-甲基异石榴皮碱（dihydro-N-methyIisopelletierine）、异石榴皮碱（isopelletierine）、norhygrine，hygrine等。

2. 氰苷类　垂盆草苷（sarmentosine）、异垂盆草苷（isosarmentosine）等。

3. 甾体及其苷类　β-谷甾醇（β-sitosterol）、胡萝卜苷（daucosterol）、3β,6β-豆甾-4-烯-3,6-二醇（3β,6β-stigmast-4-en-3,6-diol）等。

4. 黄酮及其苷类　异鼠李素（isorhamnetin）、槲皮素（quercetin）、山奈素（kaempferol）、木犀草素（luteolin）、甘草素（liquiritigenin）、异甘草素（isoliquiritigenin）、苜蓿素（tricin）、柠檬素（limocitrin）、异甘草苷（isoliquiritin）、异鼠李素-7-葡萄糖苷（isorhamnetin-7-glucoside）、小麦黄素-7-O-β-D-葡萄糖苷（tricin-7-O-β-D-glucoside）等。

5. 三萜　δ-香树脂醇（δ-amyrin）、δ-香树脂酮（δ-amyrione）、3 -表-δ-香树脂醇（3-epi-δ-amyrin）、18-β-香树脂酮氢过氧化物［18β-hydroxy-olean-12（13）-en-3-one］等。

【性味归经】甘、淡，凉。归肝、胆、小肠经。

【功能主治】利湿退黄，清热解毒。用于湿热黄疸，小便不利，痈肿疮疡。

【药理作用】

1. 保肝作用　垂盆草水提物可以抑制乙醇所致的ALT和AST活性的升高、抑制肝匀浆丙二醛（MDA）含量的升高，同时可扭转超氧化物歧化酶（SOD）活性的降低，对乙醇致小鼠急性肝损伤具有保护作用[5]。

2. 抗肿瘤作用　垂盆草生物碱粗提取物可呈剂量依赖性地抑制肝癌细胞的增殖且其抑制增殖作用发生在细胞增殖的G_1期。垂盆草乙酸乙酯和正丁醇部位及总黄酮提取物对体外状态下的人肝癌细胞株HepG2、人结肠癌细胞株SW480及人食管癌细胞株EC109的增殖有抑制作用。

3. 免疫调节作用　垂盆草中的黄酮苷类成分具有显著的免疫抑制活性。小麦黄素-7-O-β-D -葡萄糖苷对小鼠细胞免疫及体液免疫功能均有免疫抑制作用。

4. 雌激素样作用　垂盆草提取物对切除卵巢的大鼠具有雌激素样作用，其乙醚和乙酸乙酯部位的治疗活性比17-雌二醇强。

5. 其他作用　垂盆草提取物具有抗炎、抗氧化延缓细胞衰老、增强肌力的作用[5-6]。

【分子生药】应用位点特异性扩增反应在适宜的反应条件下能鉴别垂盆草及其近缘易混淆植物[7]。ITS2序列可有效地鉴别药用植物垂盆草及其混淆品[8]。

主要参考文献

[1] 江涛，李铁.垂盆草本草考证[J].亚太传统医药，2018，14(1)：100-101.

[2] 张素敏，王中生，刘军，等.豫北地区垂盆草引种试验与应用研究[J].中国园艺文摘，2016，32(3)：48-50.

[3] 万定荣，徐燃，汪玉娟.近缘种药材垂盆草与佛甲草的比较鉴定[J].中华中医药杂志，2008，23(3)：201-204.

[4] 魏太明，阎玉凝，关昕璐，等.垂盆草的化学成分研究[J].北京中医药大学学报，2003，26(4)：59-62.

[5] 李慧娟，杜成林，王晓静.垂盆草的研究进展[J].药学研究，2015，34(11)：661-664.

[6] 宋玉华，李春雨，郑艳.垂盆草的研究进展[J].中药材，2010，33(12)：1973-1976.

[7] 谢冬梅，黄璐琦，秦民坚，等.应用位点特异性扩增反应鉴别垂盆草及其近缘植物[J].中药材，2014，37(10)：1768-1772.

[8] 刘美子，罗焜，姚辉，等.应用ITS2序列鉴定垂盆草及其混伪品[J].中国现代中药，2011，13(12)：29-31，38.

（浙江中医药大学　张水利　俞冰）

64. 侧柏叶

Cebaiye

PLATYCLADI CACUMEN

【别名】柏叶、扁柏叶、丛柏叶。

【来源】为柏科植物侧柏*Platycladus orientalis*（L.）Franco的干燥枝梢和叶。

【本草考证】本品始载于《神农本草经》，列为上品。《图经本草》载："其叶皆侧向，三月开花，九月结子成熟，取采蒸暴，春擂取仁用，其叶名侧柏，密州出者尤佳"。《名医别录》载："柏叶尤良，处处有柏，当以太山（今山东泰山）为佳尔"。本草记载与现今所用侧柏基本一致[1]。

【原植物】常绿乔木，高达20m，胸径可达1m。树皮薄，浅灰褐色，纵裂成条片。小枝扁平，直展，排成一平面。叶鳞形，交互对生，长1～3mm，先端微钝，位于小枝上下两面之叶露出部分倒卵状菱形或斜方形，两侧的叶折覆着上下之叶的基部两侧，呈龙骨状。叶背中部均有腺槽。雌雄同株；球花单生于短枝顶端；雄球花黄色，卵圆形，长约2mm。球果当年成熟，卵圆形，长1.5～2cm，熟前肉质，蓝绿色，被白粉；熟后木质，张开，红褐色；种鳞4对，扁平，背部近先端有反曲的尖头，中部种鳞各有种子1～2颗。种子卵圆形或长卵形，长4～6mm，灰褐色或紫褐色，无翅或有棱脊，种脐大而明显。花期3～4月，球果9～11月成熟。（图64-1）

生于湿润肥沃地，石灰岩石地也有生长。主要分布于东北南部，经华北向南过广东、广西北部，西至陕西、甘肃，西南至四川、云南、贵州等地。

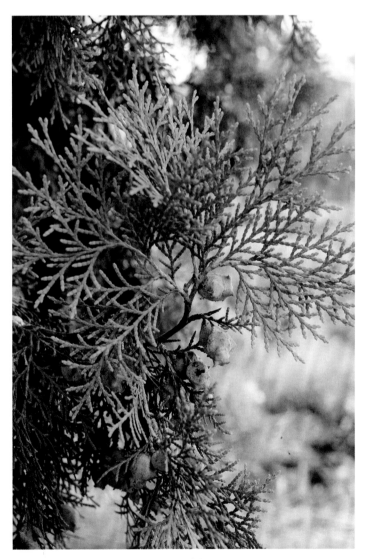

图64-1　侧柏（戴仕林　摄）

【主产地】主产于河南、河北、安徽、山东等地，华北地区有野生。道地产区古代记载有泰山、密州（今山东诸城）。

【栽培要点】

1. 生物学特性　喜光、耐寒、耐旱、耐贫瘠。适应性极强，对干燥或湿润气候均能良好应对。在酸碱性或中性土壤中均能良好生长，最适宜土壤以钙质土为主。

2. 栽培技术　育苗地选择砂壤土或轻壤土，进行深耕，施足底肥。播种前将种子先用水清洗，并用0.3%～0.5%硫酸铜溶液浸种1～2小时进行消毒。3月下旬播种。幼苗生长期：半个月左右浇水一次，需要浇透，并及时去细弱苗、病虫害苗和双株苗；苗木速生期：前期追肥一次，间隔半个月后再追肥一次；苗木生长期：及时除草松土，越冬需要苗木防寒，在土壤封冻前灌封冻水。

3. 病虫害　病害：侧柏叶枯病、侧柏叶凋病等。虫害：侧柏毛虫、大蚜、毒蛾、柏双条杉天牛等。

【采收与加工】全年均可采收，以夏、秋季采收者为佳。剪下大枝。干燥后取其小枝叶，扎成小把，置通风处风干。不宜暴晒。

【药材鉴别】

（一）性状鉴别

多分枝，小枝扁平。叶细小鳞片状，交互对生，贴伏于枝上，深绿色或黄绿色。质脆，易折断。气清香，味苦涩、微辛。（图64-2）

（二）显微鉴别

粉末特征　粉末黄绿色粉末。叶上表皮细胞长方形，壁略厚；下表皮细胞类方形，气孔甚多，凹陷型，保卫细胞较大，侧面观呈哑铃状；薄壁细胞含油滴；纤维细长，直径约18μm；具缘纹孔管胞有时可见。（图64-3）

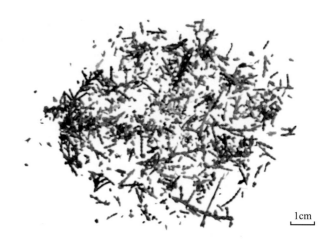

图64-2　侧柏叶药材图

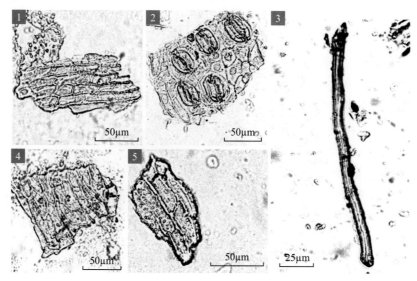

图64-3　侧柏叶粉末图

1. 叶上表皮细胞　2. 叶下表皮细胞　3. 纤维　4. 薄壁细胞　5. 具缘纹孔导管

（三）理化鉴别

薄层色谱　取本品粉末3g，置索氏提取器中，加乙醚适量，加热回流至提取液无色，弃去乙醚液，药渣挥干乙醚，加70%乙醇50ml，加热回流1小时，趁热滤过，滤液蒸干，残渣加水25ml使溶解，加盐酸3ml，加热水解30分钟，立即冷却，用乙酸乙酯振摇提取2次，每次20ml，合并乙酸乙酯液，用水洗涤3次，每次10ml，水浴蒸干，残渣加甲醇5ml溶解，作为供试品溶液。另取槲皮素对照品，加乙醇制成每1ml含0.1mg的溶液，作为对照品溶液。照薄层色谱法试验，吸取上述供试品溶液和对照品溶液各3μl，分别点于同一高效硅胶G薄层板上，以甲苯–乙酸乙酯–甲酸（5∶2∶1）的上层溶液为展开剂，展开，取出，晾干，喷以1%三氯化铝乙醇溶液，置紫外光灯（365nm）下检视。供试品色谱中，在与对照品色谱相应的位置上，显相同颜色的荧光斑点。（图64-4）

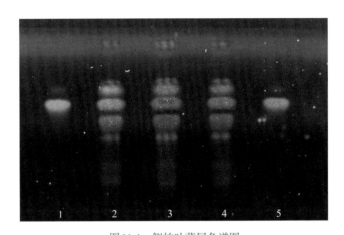

图64-4　侧柏叶薄层色谱图

1. 槲皮素　2,3,4. 侧柏叶　5. 槲皮素

【质量评价】本品以叶嫩、青绿色、无碎末者为佳。采用高效液相色谱法测定，本品按干燥品计算，含槲皮苷（$C_{21}H_{20}O_{11}$）不得少于0.10%。

【化学成分】主要成分为黄酮类、二萜类及挥发油等[2-5]。

1. 黄酮类　槲皮素（quercetin）、棉花黄苷（quercimeritrin）、杨梅素-3-O-葡萄糖苷（myricetin- 3-O-glucopyranoside）、山柰酚-3-O-鼠李糖苷（kaempferol 3-O-rhamnopyranoside）、芹菜素（apigenin）、杨梅苷（myricitrin）、槲皮苷（quercitrin）、异槲皮苷（isoquercitrin）、穗花杉双黄酮（amentoflavone）、扁柏双黄酮（hinokiflavone）等。

2. 二萜类　异海松酸（isopimaric acid）、红松内酯（pinusolide）、山达海松酸（sandaracopimaric acid）、15-甲氧基松柏酸（15-methoxypinusolidic acid）等。

3. 挥发油类　侧柏酮（thujone）、雪松醇（cedrol）、乙酸松油酯（terpinylacetate）、异石竹烯（isocaryophyllene）、α-石竹烯（α-caryophyllene）、α-蒎烯（α-pinene）等。

【性味归经】苦、涩、寒；归肺、肝、脾经。

【功能主治】凉血止血，化痰止咳，生发乌发。用于吐血，衄血，咯血，便血，崩漏下血，肺热咳嗽，血热脱发，须发早白。

【药理作用】

1. 生发作用　侧柏叶挥发油具有促进毛发生长的作用[6]。

2. 抗炎作用　侧柏叶醇提取物中具有较强的体内和体外的抗炎特性，其作用机制与抑制花生四烯酸的代谢有关[7]。

3. 抗肿瘤作用　侧柏叶挥发油及其中主要成分雪松醇对人肺癌细胞有很好的抑制作用[5]。

4. 其他作用　侧柏叶可改善血热复合出血模型大鼠的血液流变学及血小板相关参数，改善肺出血等病理性损伤，主要通过作用于内源性凝血途径改善凝血功能[8]。侧柏叶挥发油对金黄色葡萄球菌、四联球菌、大肠埃希菌和产气杆菌均有明显的抑制作用[9]。侧柏叶水煎液还具有降糖、降脂作用[10]。

【附注】*Thuja orientalis* L.和*Biota orientalis*（L.）Endl.也曾经作为侧柏的拉丁学名。

主要参考文献

[1] 张娟，刘美，李先宽，等.侧柏叶的本草考证[J].中国现代中药，2017，19(9)：1318-1321.

[2] 单鸣秋，钱雯，高静，等.UPLC-MS分析侧柏叶中黄酮类化合物[J].中国中药杂志，2011，36(12)：1626-1629.

[3] Shan MQ, Shang J, Ding AW. *Platycladus orientalis* Leaves A Systemic Review on Botany, Phytochemistry and Pharmacology [J]. American Journal of Chinese Medicine, 2014, 42(3): 523-542.

[4] Sanei-Dehkordi A, Gholami S, Abai MR, et al. Essential Oil Composition and Larvicidal Evaluation of *Platycladus orientalis* against Two Mosquito Vectors, Anopheles stephensi and Culex pipiens [J]. Journal of Arthropod-borne Diseases, 2018, 12(2): 101-107.

[5] 蒋继宏，李晓储，高雪芹，等.侧柏挥发油成分及抗肿瘤活性的研究[J].林业科学研究，2006，19(3)：311-315.

[6] Zhang Y, Chen SS, Qu FZ, et al. In vivo and in vitro evaluation ofhair growth potential of Cacumen Platycladi, and GC-MS analysis of the active constituents of volatile oil [J]. Journal of Ethnopharmacology, 2019, DOI: 238.

[7] Fan SY, ZenghW, Pei YH, et al. The anti-inflammatory activities of an extract and compounds isolated from*Platycladus orientalis* (Linnaeus) Franco in vitro and ex vivo [J]. Journal of Ethnopharmacology, 2011, 141(2): 647-652.

[8] 刘晨，柳佳，张丽，等.侧柏叶炮制前后对血热复合出血模型大鼠的止血作用比较[J].中草药，2014，45(5)：668-672.

[9] 公衍玲，金宏，王宏波.侧柏叶挥发油提取工艺及其抑菌活性研究[J].化学与生物工程，2009，26(2)：36-38.

[10] 李丽，王青，苗文静.侧柏叶水煎液的降糖降脂作用[J].中国病理生理杂志，2017，33(10)：1814-1818.

（南京中医药大学　单鸣秋）

65. 佩兰

Peilan

EUPATORII HERBA

【别名】兰草、八月白、失力白、铁脚升麻、杆升麻。

【来源】为菊科植物佩兰*Eupatorium fortunei* Turcz.的干燥地上部分。

【本草考证】本品以兰草之名始载于《神农本草经》，列为上品，过去常与泽兰相混。《本草拾遗》载："兰草与泽兰二物同名……按兰草本功外主恶气，香泽可作膏涂发，生泽畔。叶光润，阴小紫。"《本草纲目》载："兰草、泽兰一类二种也。俱生水旁下湿处。二月宿根生苗成丛，紫茎素枝，赤节绿叶，叶对节生，有细齿。但以茎圆节长，而叶光有歧者，为兰草；茎微方，节短而叶有毛者，为泽兰。"佩兰之名始见《中国药学大辞典》，载："本品夏月佩之辟秽，气香如兰"。认为与本草之兰草相符，再参考《本草纲目》《植物名实图考》"兰草"之附图，应为菊科植物佩兰。本草记载与现今所用佩兰基本一致。

【原植物】多年生草本，高40～100cm。根茎横走，淡红褐色。茎直立，绿色或红紫色。全部茎枝被稀疏的短柔毛，花序分枝及花序梗上的毛较密。中部茎叶较大，3全裂或3深裂，中裂片较大，长椭圆形或长椭圆状披针形，长5～10cm，宽1.5～2.5cm，顶端渐尖，侧生裂片与中间裂片同形但较小，上部的叶常不分裂；或全部茎叶不裂。全部茎叶两面光滑，无毛无腺点，羽状脉，边缘有粗齿或不规则的细齿。头状花序多数在茎顶及枝端排成复伞房花序，花序径3～6cm；总苞钟状，长6～7mm；总苞片2～3层，覆瓦状排列，外层短，卵状披针形，中内层苞片渐长，全部苞片紫红色，外面无毛无腺点，顶端钝。花白色或带微红色，花冠长约5mm，外面无腺点。瘦果黑褐色，长椭圆形，5棱，长3～4mm，无毛无腺点；冠毛白色，长约5mm。花期、果期7～11月。（图65-1）

野生于溪边或湿洼地带。主要分布于河北、山东、江苏、福建、广西、广东等省。

【主产地】主产于江苏、山东、浙江、河南、江西、湖北、四川、贵州、广东、广西。

【栽培要点】

1. 生物学特性　喜温暖湿润气候，高温高湿生长的快。气温低于19℃生长的慢，最适宜温度20～25℃，怕旱，土壤干旱植株矮小，生长慢，产量低，怕涝，地内有积水停止生长或死亡。对光要求很严，光直接影响茎中挥发油的含量，晴天比阴天高，中午高于早晨和晚上，所以采收在中午采收，土壤要求不严。肥沃、疏松的砂质壤土生长良好，重盐碱地不宜栽种。

2. 栽培技术　用根茎繁殖。春、秋两季将根状茎挖出，选取白色、无病虫害，肥大、节密均匀的粗壮新鲜根茎作种，截成6～10cm，按行距30cm开条沟，沟深3～6cm，栽种两排，首位相隔3cm，覆土，稍镇压，约经15日左右出苗。

3. 病虫害　病害：根腐病。虫害：红蜘蛛、菜青虫、叶跳虫等[5]。

【采收与加工】一年收两次，第1次7月上旬，第2次9月上旬，也有的地方可一年收3次。当植株生长很茂盛，未开花前，晴天中午割取佩兰，收后立刻摊晒，晒到7～8成干时，扎成0.5～1kg 1把，放到室内进行回潮，再继续晒干至全干[1-2]。

【商品规格】统货。

【药材鉴别】

（一）性状特征

茎呈圆柱形，长30～100cm，直径0.2～0.5cm；表面黄棕色或黄绿色，有的带紫色，有明显的节和纵棱线；质脆，断面髓部白色或中空。叶对生，有柄，叶片多皱缩、破碎，绿褐色；完整叶片3裂或不分裂，分裂者中间裂片较大，展平后呈披针形或长圆状披针形，基部狭窄，边缘有锯齿；不分裂者展平后呈卵圆形、卵状披针形或椭圆形。气芳香，味微苦。（图65-2）

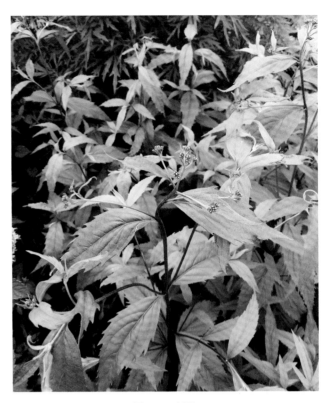

图65-1　佩兰

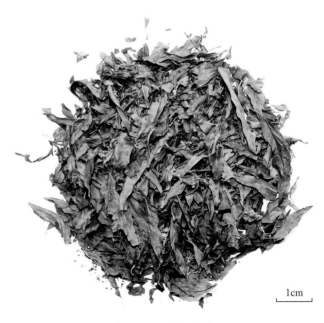

1cm

图65-2　佩兰药材图

（二）显微鉴别

1. **茎横切面**　表皮细胞1列，外被角质层，有的表皮细胞突化为非腺毛；厚角组织由3～5列细胞组成；皮层较小，中柱鞘部位散有维管束；无限外韧型维管束、木纤维、射线细胞及木薄壁细胞均木化，并连接成环；中心为髓部。（图65-3）

2. **叶表面观**　上表皮细胞垂周壁略弯曲；下表皮细胞垂周壁波状弯曲，偶见非腺毛，由3～6细胞组成，长可达105μm；叶脉上非腺毛较长，由7～8细胞组成，长120～160μm。气孔不定式。（图65-4、图65-5、图65-6）

3. **粉末特征**　粉末绿色或绿褐色。水装片淡黄色或黄棕色油状物散在，螺纹导管、具缘纹孔导管多见，非腺毛少见，一般由3～6个细胞组成，非腺毛中可见油状物。（图65-7）

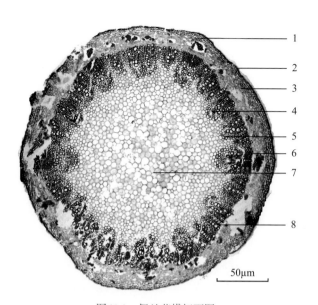

50μm

图65-3　佩兰茎横切面图

1. 厚角组织　2. 表皮　3. 皮层　4. 韧皮部
5. 木质部　6. 中柱鞘　7. 髓　8. 射线

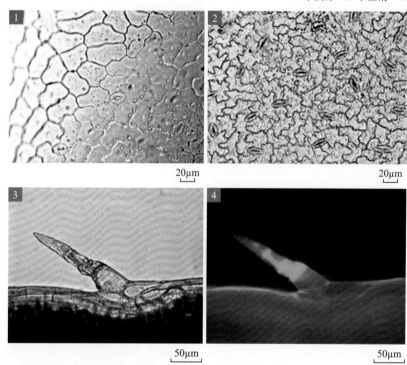

图65-4　佩兰叶表面图

1. 上表皮　2. 下表皮　3. 非腺毛　4. 非腺毛荧光

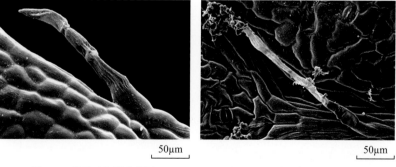

图65-5　非腺毛扫描电镜图　　　　图65-6　叶表面气孔扫描电镜图

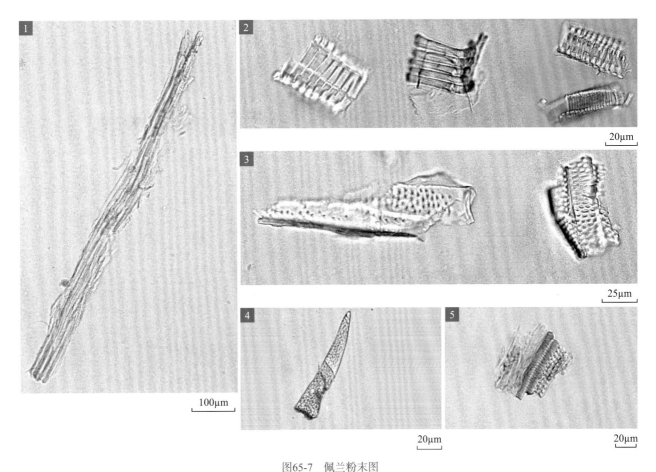

图65-7 佩兰粉末图

1. 纤维 2. 螺纹导管 3. 具缘纹孔导管 4. 非腺毛 5. 棕色物质

（三）理化鉴别

薄层色谱 （1）取本品粉末1g，加石油醚（30～60℃）15ml，超声处理10分钟，滤过，滤液挥干，残渣加石油醚（30～60℃）1ml使溶解，作为供试品溶液。另取佩兰对照药材1g，同法制成对照药材溶液。照薄层色谱法试验，吸取上述两种溶液各5μl，分别点于同一硅胶G薄层板上，以石油醚（30～60℃）–乙酸乙酯（19：1）为展开剂，展开，取出，晾开，喷以香草醛硫酸试液，加热至斑点显色清晰。供试品色谱中，在与对照药材色谱相应的位置上，显相同颜色的斑点。

（2）取本品粉末1g，加甲醇10ml，超声20分钟，滤过，滤液蒸干，残渣加甲醇1ml溶解，作为供试品溶液。另取佩兰对照药材1g，同法制成对照药材溶液。再取芦丁对照品、异鼠李素-3-O-刺槐二糖苷对照品、3,6-二甲基-2,3-二氢苯并呋喃醇对照品，加甲醇制成每1ml含1mg的混合溶液，作为对照品溶液。吸取供试品溶液、对照药材溶液及对照品溶液各2μl，分别点于同一硅胶G薄层板上，以乙酸丁酯–甲酸–水（7：5：5）为展开剂，展开，取出，晾干，喷以3%三氯化铝乙醇溶液，在105℃加热至斑点显色清晰，置紫外光灯（365nm）下检视。供试品色谱中，在与对照药材及对照品色谱相应的位置上，显相同颜色的斑点。（图65-8）

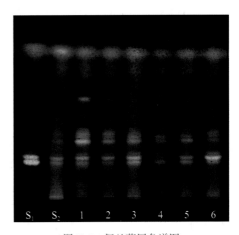

图65-8 佩兰薄层色谱图

S₁. 对照品 S₂. 对照药材 1～6. 药材样品

【质量评价】以质嫩、叶多、色绿、香气浓者为佳。照挥发油测定法测定，本品药材含挥发油不得少于0.30%（ml/g），饮片含挥发油不得少于0.25%（ml/g）。

【化学成分】主要成分为单萜类、倍半萜类、黄酮类。其中，挥发性成分是其特征性成分和有效成分。

1. 挥发性成分　α-水芹烯（α-phellandrene）、p-伞花烃（m-cymene）、2-异丙基-5-甲基茴香醚（2-isopropyl-5-methylanisole）、乙酸橙花酯（neryl acetate）、β-石竹烯［（−）-β-caryophyllene］、麝香草酚（thymol）等。

2. 黄酮类　异鼠李素-3-O-芸香糖苷（isorhamnetin-3-O-rutinoside）、芦丁（rutin）、山奈酚-3-O-刺槐二糖苷（kaempferol-3-O-robinobioside）。

3. 有机酸类　原儿茶酸（protocatechuic acid）、没食子酸（gallic acid）、邻羟基苯丙酸（hydrocoumaric acid）、3,5-二羟基苯甲酸（3,5-dihydroxybenzoic acid）等。

4. 香豆素类　香豆素（coumarin）、苯并呋喃。

5. 甾体类　蒲公英甾醇（taraxasterol）、蒲公英乙酸酯（taraxasterol acetate）、豆甾醇（stigmasterol）、2-O-β-D-吡喃葡萄糖基反式肉桂酸（$trans$-melilotoside）等。

6. 生物碱类　宁德洛菲碱（lindelofine）、仰卧天芥菜碱（supinine）。

【性味归经】辛，平。归脾、胃、肺经。

【功能主治】芳香化湿，醒脾开胃，发表解暑。用于湿浊中阻，脘痞呕恶，口中甜腻，口臭。多涎，暑湿表证，湿温初起，发热倦怠，胸闷不舒。

【药理作用】

1. 祛痰作用　酚红排泌法证明，佩兰挥发油455mg/kg及其有效成分对聚伞花素425mg/kg给小鼠灌胃，具有明显祛痰作用。

2. 抗癌作用　佩兰中的双稠吡咯啶类总生物碱对体外培养的HeLa细胞具有显著杀伤作用，腹腔注射能显著延长腹水型S180肉瘤小鼠的生存期限。佩兰水提液通过抑制血管生成和金属蛋白酶的表达来减少恶性肿瘤的转移[3]。

3. 抑菌作用　佩兰挥发性萃取物对细菌、霉菌、酵母菌均有一定抑制作用，黄酮类成分对枯草杆菌、金黄色葡萄球菌、大肠埃希菌均有一定抑制作用。

4. 抗炎作用　佩兰干品、鲜品挥发油对巴豆油引起的小鼠耳廓肿胀有抗炎作用。

5. 兴奋胃平滑肌作用　佩兰能增加胃底、胃体肌条张力[4]。

【分子生药】基于DNA条形码序列的分子鉴定：ITS2条形码序列能够成功鉴定中药材佩兰与其混伪品[5]。

主要参考文献

[1] 赵渤. 药用植物栽培采收与加工[M]. 北京：中国农业出版社，2000：32.

[2] 陆善旦，黄辉，杨福顺，等. 野生中药材采集加工技术[M]. 南宁：广西科学技术出版社，2000：216.

[3] Kim A. Reduction of metastatic and angiogenic potency of malignant cancer by *Eupatorium fortunei* via suppression ofmmP-9 activity and VEGF production [J]. Scientific Reports, 2014, 4(1): 69-94.

[4] 孙绍美，宋玉梅，刘俭，等. 佩兰挥发油药理作用的研究[J]. 西北药学杂志，1995，10(1)：30-31.

[5] 邬兰，陈科力，孙伟，等. 基于ITS2条形码序列鉴定中药材佩兰及其混伪品[J]. 世界科学技术–中医药现代化，2013(3)：410-414.

（南京中医药大学　吴啟南　薛敏）

66. 金线莲

Jinxianlian

ANOECTOCHILUS HERBA

【别名】金线兰、金线虎头蕉、金石松、鸟人参。

【来源】为兰科植物花叶开唇兰 *Anoectochilus roxburghii*（Wall.）Lindl.的新鲜或干燥全草。

【本草考证】本品始载于《台湾通志》，载："内山有金线莲，草生高山巅荫翳处，长寸许，茎红，叶仅两瓣，面深绿色起茸、有细纹、金色圆晕，背紫色。味淡，性凉，能退大热，并疗下血。此内山妙药也"。《连江县志》载："金线莲生高山林荫。叶底脊有金线者良，治小儿冲病。鸟见其根苗多啄食"。本草记载与现今所用金线莲基本一致[1]。

【原植物】高5～8cm。根状茎匍匐，伸长，肉质，具节，节上生根。茎表面呈淡棕绿色，直径2～2.5mm，具3～6枚叶。叶长1.2～3cm，宽0.8～

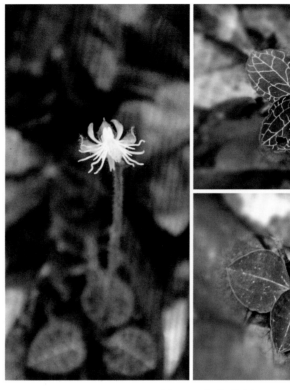

图66-1　花叶开唇兰

1.7cm，正面暗紫色或深绿色，具金黄色或黄色绢丝光泽网脉，背面暗棕绿色，叶缘微波状；叶柄长0.5～1.3cm。总状花序具1～6朵花；花苞片淡棕绿色，长8mm；子房连花梗长1～1.2cm；花不倒置；中萼片长约5.5mm，宽3mm；侧萼片长8mm，宽2～2.5mm；唇瓣前部裂片近长圆形或近楔状长圆形，长约3～5mm，宽1～1.5mm，全缘，先端钝，中部收狭，其两侧或呈长流苏状细裂条，距长6mm，末端2浅裂，上举。（图66-1）

现多为栽培，亦野生于海拔50～1600m的常绿阔叶林下或沟谷阴湿处[4]。主要分布于亚热带地区。

【主产地】主产于福建、台湾、云南、广西等地。

【栽培要点】

1. 生物学特性　喜阴凉、潮湿，野外常见生长于上层乔木郁闭度70%～80%，下层植被覆盖度40%左右的常绿阔叶林中。金线莲适宜光照度为4000lx左右。水分是影响金线莲存活的主要因子，土质疏松、透气、湿润、偏酸性的腐殖土，黄壤、红壤均可见金线莲生长。

2. 栽培技术　繁殖方式有分株、扦插、种子播种，现多为组织培养。主要采用大棚栽培，棚内畦高0.15～0.2m，畦宽1.2m。常年可栽，每亩8000～12 000株，棚内温度保持20～25℃并保湿。切忌高温高湿，适宜光照为正常日光量的1/3。

3. 病虫害　病害：立枯病、猝倒病。虫害：蜗牛和蛞蝓，5～6月尤为严重。

【采收与加工】夏、秋季茎叶茂盛时采收，洗净，除去杂质，晒干或低温烘干。

【药材鉴别】

（一）性状特征

干燥全草常缠结成团，淡红褐色或深褐色。展开后长4～18cm。茎细，直径0.5～1mm，表面具有纵皱纹，质脆易断，断面棕褐色。根茎弯曲，节上生根。根表面被不明显棕色柔毛。叶多皱缩，完整者展开后呈卵圆形，先端急尖及骤尖，基部圆钝，长1.5～4.5cm，宽1～3cm，上表面深褐色，可见金黄色或金红色脉纹，脉纹不明显者少见；下表面红褐色，可见主脉凸起；叶柄长0.5～1cm，基部扩大成抱茎的鞘。质脆，气微香，味淡、微甘。（图66-2）

（二）显微鉴别

1. 根横切面 类圆形。最外层表皮细胞破裂或向外突出形成根毛；表皮细胞1～2层，细胞呈长方形，排列紧密，细胞壁微木质化；皮层宽广，约占根总直径的2/3，细胞8～11层，含有草酸钙针晶；内皮层细胞呈扁长圆形，具明显凯氏带；中柱维管束为辐射型，木质部7～10个，每个木质部脊中有导管2～8个。（图66-3）

2. 根茎横切面 类圆形。最外层为1～2层表皮细胞，细胞类长椭圆形，排列紧密，外被角质层；外皮层为厚角组织，皮层宽度约占总直径的（2/3～）3/4～6/7，随植物生长占比渐小，细胞体积大，类圆形，可见针晶散在或成束；内皮层凯氏带多较明显；中柱维管束散在，外韧型，15～22个，向内维管束较发达。（见图66-4）

3. 茎横切面 类根茎横切面。

4. 叶横切面 上表皮由一列细胞组成，呈乳头状突起，由平滑角质层所覆盖；栅栏组织分化不明显；维管束一个，外韧形；下表皮细胞

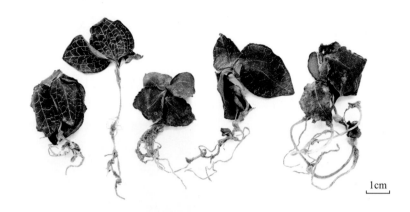

图66-2 金线莲药材图

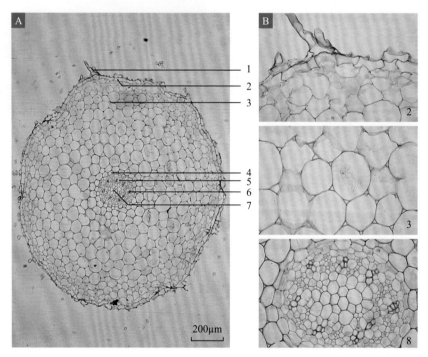

图66-3 金线莲根横切面图

1. 根毛 2. 表皮 3. 皮层 4. 内皮层 5. 韧皮部 6. 木质部 7. 髓部 8. 中柱

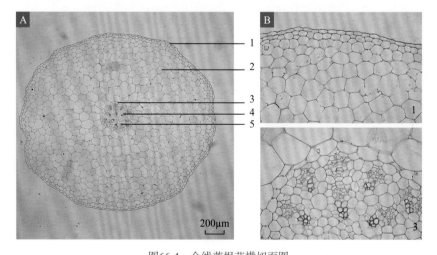

图66-4 金线莲根茎横切面图

1. 表皮 2. 皮层 3. 内皮层 4. 韧皮部 5. 木质部

一列，类圆形，内侧有1～3列厚角组织。（图66-5）

5. **叶表皮** 叶上下表皮细胞呈多边形；叶下表皮有气孔，气孔类型多为不定式，副卫细胞3～4（～6）个，另有不等式气孔，以及直轴式气孔；副卫细胞类肾形或多边形。（图66-6）

6. **粉末特征** 粉末棕褐色；根毛多见，多破碎，平直或扭曲成螺旋状；草酸钙针晶成束或散在；叶上表皮细胞类多角形，外壁呈乳头状突起；叶下表皮细胞类多角形，气孔多不定式；薄壁细胞类圆形，有的可见多糖；导管多为螺纹导管；可见环纹、螺纹管胞。（图66-7）

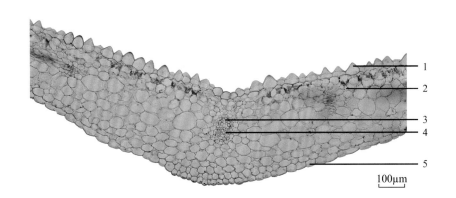

图66-5 金线莲叶横切面图

1. 上表皮　2. 叶肉细胞　3. 木质部　4. 韧皮部　5. 下表皮

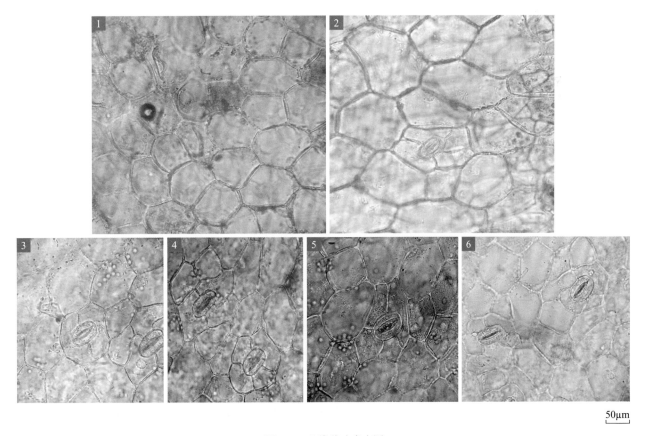

图66-6 金线莲叶表皮图

1. 上表皮　2. 下表皮　3. 直轴式气孔　4,5. 不定式气孔　6. 不等式气孔

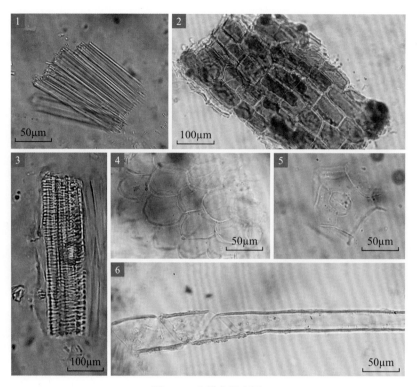

图66-7　金线莲粉末图

1. 针晶　2. 木薄壁细胞　3. 导管　4. 上表皮细胞碎片　5. 叶下表皮（气孔）　6. 根毛

（三）理化鉴别

薄层色谱　取本品粉末0.2g，加甲醇30ml，超声处理20分钟（功率250W，频率50kHz），滤过，取滤液10ml蒸干，残渣加甲醇2ml使溶解，作为供试品溶液。另取金线莲苷对照品，加甲醇制成每1ml含5mg的溶液，作为对照品溶液。照薄层色谱法试验，吸取上述两种溶液各2μl，分别点于同一硅胶G薄层板上，以三氯甲烷–甲醇–水（10∶6∶1）为展开剂，展开，取出，晾干，喷以10%硫酸乙醇，在105℃加热至斑点显色清晰。供试品色谱中，在与对照品色谱相应的位置上，显相同颜色的斑点。

【质量评价】以叶多、叶色暗红、黄红色脉纹明显者为佳。采用紫外–可见分光光度法测定，本品按干燥品计算，含总黄酮以水仙苷（$C_{28}H_{32}O_{16}$）计，不得少于0.30%。

【化学成分】主要成分为黄酮类、多糖类、甾体类、三萜类、挥发油、生物碱类和苷类化合物等[2-3]。其中黄酮类、苷类和多糖被为该药材的主要活性成分。

1. 黄酮类　槲皮素、芦丁、8-对羟基苄基槲皮素、槲皮素-3-O-葡萄糖苷、槲皮素-3′-O-葡萄糖苷、异鼠李素等。

2. 多糖类　主要是由鼠李糖、阿拉伯糖、木糖、甘露糖、半乳糖和葡萄糖等单糖聚合而成的多糖。

3. 苷类　水仙苷、金线莲苷等。

4. 其他　生物碱类、挥发油、甾体类成分有24-异丙烯基胆甾醇、开唇兰甾醇、β-谷甾醇、豆甾醇和菜油甾醇、羊毛甾醇等。

【性味归经】甘，平。归肺、肝、肾、膀胱经。

【功能主治】清热凉血，除湿解毒，生津养颜，调和气血。用于肺热咳嗽，肺结核咯血，尿血，小儿惊风，破伤风，肾炎水肿，风湿痹痛，跌打损伤，毒蛇咬伤，支气管炎，膀胱炎，糖尿病，血尿，急慢性肝炎，风湿性关节炎，肿瘤等。

【药理作用】

1. 降血糖作用　金线莲（300mg/kg）对四氧嘧啶诱导的小鼠高血糖具有抑制作用。金线莲苷（15mg/kg）能够显著降低血糖水平，其机制可能与调节抗氧化酶，清除自由基和降低血清NO水平有关。

2. 抗炎作用　金线莲水提物（15g/kg）对二甲苯诱导的炎症模型小鼠具有显著的抗炎作用，其可能作用机制是通过影响血小板中的TXA2和主动脉内皮细胞中的PGI2产生。

3. 保肝作用　金线莲苷（100mg/kg）对CCl_4导致的急性肝损伤和急性肝损伤小鼠的免疫器官具有保护作用；金线莲苷的完全乙酰化衍生物可显著减少肝细胞脂肪变性和坏死。

4. 免疫调节　在小鼠中，金线莲多糖口服液（100mg/kg）可以增强其免疫功能，从而显著改善脾脏、胸腺和吞噬指数，促进溶血激素的产生和脾淋巴细胞的增殖。金线莲多糖可以提高免疫抑制小鼠的体重和免疫器官指数，从而促进淋巴细胞增殖。

5. 抗肿瘤作用　金线莲多糖（IC_{50}509.24mg/L）能抑制人前列腺癌细胞PC-3的体外生长和增殖，激活凋亡蛋白酶Caspase-3，间接或直接促进Caspase-3的表达，促进肿瘤细胞的细胞凋亡。金线莲挥发油（24小时IC_{50}122.85μg/ml；48小时IC_{50}70.17μg/ml）可迅速激活肿瘤细胞凋亡机制，引发肿瘤细胞凋亡的酶联反应，导致肿瘤细胞结构崩解，最终诱导凋亡细胞形成凋亡小体[4-5]。

【用药警戒或禁忌】脾胃虚寒、久泻者禁用金线莲。

【附注】金线莲作为一种传统珍贵药材，具有重要的药用和保健作用，在民间应用广泛。近年来由于人为的大量掠夺性采集和生态环境的破坏，野生金线莲的数量越来越少，加强对野生金线莲的保护已经刻不容缓。目前国内金线莲的组培快繁技术已经比较成熟，不同外植体的选择、不同的培养条件及目的有不同的培养途径与方法，今后的主要侧重点应把已有的研究结果结合实际有效的方法转化为符合工业化生产的需要，尽快加大金线莲的市场供应。此外金线莲质量标准的缺失已成为金线莲产业升级的瓶颈，所能查到的标准仅见于2006年福建颁布的金线莲相关标准，分别从叶横切面特征及粉末特征进行的规定，但未从有效成分及其含量等方面进行规定，这也与目前金线莲的化学成分和药理作用的研究缺乏一定的广度和深度有关。因此要加强对金线莲的基础研究的投入，可以以企业与高校、科研院所合作等多种模式，利用各方的优势，加快金线莲的研究，制定出金线莲的质量标准，以推动金线莲产业更好、更快的发展。

主要参考文献

[1] 郑丽香. 金线莲的资源调查及生药学研究[D]. 福州：福建中医药大学，2018.

[2] 何春年，王春兰，郭顺星，等. 福建金线莲的化学成分研究[J]. 中国药学杂志，2005(8)：581-583.

[3] 杨秀伟，韩美华，靳彦平. 金线莲化学成分的研究[J]. 中药材，2007(7)：797-800.

[4] 安彦峰，张雅琼，冯德强. 金线莲药理和临床研究进展[J]. 中国现代中药，2014(8)：685-687.

[5] 唐健，邓元荣，卓仪荣. 金线莲的药理活性研究进展[J]. 海峡药学，2008(12)：77-79.

（福建中医药大学　王海阁　薛世燕　黄泽豪）

67. 金银花

Jinyinhua

LONICERAE JAPONICAE FLOS

【别名】银花、双花、二宝花。

【来源】为忍冬科植物忍冬 *Lonicera japonica* Thunb. 的干燥花蕾或带初开的花。

【**本草考证**】忍冬植物入药使用，经历了从单独用茎叶，到茎叶、花均入药，再到花、茎叶分别入药的发展历程。"金银花"始见于《苏沈良方》，载："四月开花，极芬，香闻数步，初开色白，数日则变黄。每黄白相间，故一名金银花"。《履巉岩本草》载："鹭鸶藤，性温无毒，治筋骨疼痛，……一名金银花"，此时虽已有花的描述及名字出现，但此时及之前，仍旧是以茎叶或茎叶、花混合入药为主。以花为主入药见于《外科精要》，载："无花用苗叶嫩茎代之"。至明清时期，花的应用愈加受到重视。《救荒本草》中对花的形态进行了较为详细的描述，载："开花五出，微香，蒂带红色，花初开白色，经一二日则色黄，故名金银花"，并绘有植物形态图。《本草纲目》载："三四月开花，长寸许，一蒂两花二瓣，一大一小，如半边状，长蕊，花除开者，蕊瓣俱色白，经二三日，则色变黄，新旧相参，黄白相映，故呼金银花，气甚芬芳，四月采花，阴干。"明清时期的本草如《本草蒙筌》《本草乘雅半偈》《本草述钩元》等对金银花的描述均与《本草纲目》大同小异，并在《植物名实图考》中记载有金银花植物墨线图，所绘植物具有明显的"藤本、叶卵形、对生；一蒂两花、花冠唇形"等特征，与《本草纲目》描述较一致，说明金银花来源的植物没有太大的种属变化。 通过实地考察、腊叶标本查阅及与《中国植物志》中所记载的忍冬属植物形态、花期等描述比较，认为《本草纲目》与《植物名实图考》中所记载的"忍冬"应为*Lonicera japonica*[1, 2]。本草记载与现今所用金银花基本一致。

【**原植物**】参见"忍冬藤"。

【**主产地**】主产于山东、河南和河北3个省。道地产区是山东平邑、费县；河南新密、封丘，其中河南金银花称"南银花"、山东金银花称之为"东银花"。

【**栽培要点**】参见"忍冬藤"。

【**采收加工**】夏季初花开放前采收，干燥。

【**商品规格**】市面上流通的金银花分"晒货"和"烘货"两种规格，且每种规格又有一等、二等和三等3种等级[3]。

【**药材鉴别**】

（一）性状特征

本品呈棒状，上粗下细，略弯曲，长2~3cm，上部直径约3mm，下部直径约1.5mm。表面黄白色或绿白色（贮久色渐深），密被短柔毛。偶见叶状苞片。花萼绿色，先端5裂，裂片有毛，长约2mm。开放者花冠筒状，先端二唇形；雄蕊5，附于筒壁，黄色；雌蕊1，子房无毛。气清香，味淡、微苦。（图67-1）

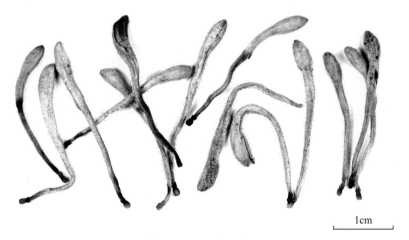

1cm

图67-1　金银花药材图

（二）显微鉴别

粉末特征　粉末浅黄棕色或黄绿色。腺毛较多，头部倒圆锥形、类圆形或略扁圆形，4~33细胞，排成2~4层，直径30~64（~108）μm，柄部1~5细胞，长可达700μm；非腺毛有两种：一种为厚壁非腺毛，单细胞，长可

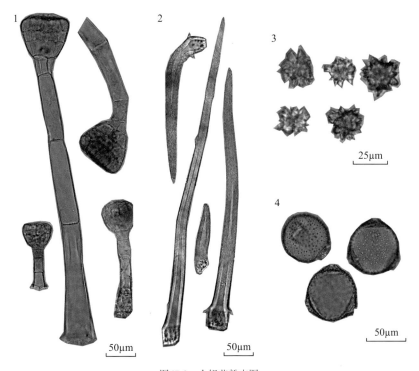

图67-2 金银花粉末图

1. 腺毛 2. 厚壁非腺毛 3. 草酸钙簇晶 4. 花粉粒

达900μm，表面有微细疣状或泡状突起，有的具螺纹；另一种为薄壁非腺毛，单细胞，甚长，弯曲或皱缩，表面有微细疣状突起。草酸钙簇晶直径6～45μm。花粉粒类圆形或三角形，表面具细密短刺及细颗粒状雕纹，具3孔沟。（图67-2）

（三）理化鉴别

薄层色谱 取本品粉末0.2g，加甲醇5ml，放置12小时，滤过，取滤液作为供试品溶液。另取绿原酸对照品，加甲醇制成每1ml含1mg的溶液，作为对照品溶液。照薄层色谱法试验，吸取供试品溶液10～20μl、对照品溶液10μl，分别点于同一硅胶H薄层板上，以乙酸丁酯–甲酸–水（7∶2.5∶2.5）的上层溶液为展开剂，展开，取出，晾干，置紫外光灯（365nm）下检视。供试品色谱中，在与对照品色谱相应的位置上，显相同颜色的荧光斑点。

【质量评价】花蕾以肥大、色青白、握之干净者为佳。采用高效液相色谱法测定，本品按干燥品计算，含绿原酸（$C_{16}H_{18}O_9$）不得少于1.5%；含酚酸类以绿原酸（$C_{16}H_{18}O_9$）、3,5-二-O-咖啡酰奎宁酸（$C_{25}H_{24}O_{12}$）和4,5-二-O-咖啡酰奎宁酸（$C_{25}H_{24}O_{12}$）的总量计，不得少于3.8%；含木犀草苷（$C_{21}H_{20}O_{11}$）不得少0.050%。

【化学成分】金银花中含有多种化学成分，主要包括挥发油类、黄酮类、有机酸类、环烯醚萜苷类、三萜皂苷类及其他类成分。

1. 有机酸类 绿原酸（chlorogenic acid）、3,5-二-O-咖啡酰奎宁酸（3,5-di-O-caffeoylquinic acid）、4,5-二-O-咖啡酰奎宁酸（3,4-di-O-caffeoylquinic acid）、3,4-二-O-咖啡酰奎宁酸（3,4-di-O-caffeoylquinic acid）、1,3-二-O-咖啡酰奎宁酸（1,3- di-O-caffeoylquinic acid）、咖啡酸（coffeic acid）等。

2. 环烯醚萜苷类 马钱苷（loganin）、7-表马钱苷（7-epiloganin）、断氧化马钱苷（secoxyloganin）、獐牙菜苷（sweroside）、断马钱子酸（secologanic acid）、（Z）-二聚断马钱苷烯醛［centauroside,(Z)-aldosecologanin］、断马钱子苷（secologanin）、7α-莫诺苷（7α-morroniside）、7β-莫诺苷（7β-morroniside）、金吉苷（kingiside）、马钱素-7-酮（ketologanin）等。

3. 黄酮及其苷类 木犀草素（luteolin）、槲皮素（quercetin）、槲皮素-7-O-β-D-葡萄糖苷（quercetin-7-O-β-D-

glucoside）、槲皮素-3-O-β-D-葡萄糖苷（quercetin-3-O-β-D-glucoside）、木犀草苷（luteoloside）、芦丁（rutin）、金丝桃苷（hyperposide）、木犀草素-7-O-β-D-葡萄糖苷（luteolin-7-O-β-D-glucoside）等。

4. 挥发油类　主要为脂肪酸类成分、酯类成分和烷烃类成分，含量较高的有芳樟醇(linalool)、双花醇（epoxy linalool）、棕榈酸（palmitic acid）、肉豆蔻酸（myristic acid）、亚油酸（linoleic acid）等。

5. 三萜皂苷类　含常春藤型五环三萜皂苷，如灰毡毛忍冬皂苷甲（macranthoidin A）、灰毡毛忍冬乙（macranthoidin B）、川续断皂苷乙（dipsacoside B）、灰毡毛忍冬次苷甲（macranthoside A）、灰毡毛忍冬次苷乙（macranthoside B）、hederagenin-28-O-[β-D-glucopyranosyl-(1→6)-β-D-glucopyranosyl] ester等，但含量较山银花低[4-5]。

6. 其他　含有人体必需的微量元素和宏量元素[6-7]。

【性味归经】甘，寒。归肺、心、胃经。

【功能主治】清热解毒，疏散风热。用于痈肿疔疮，喉痹，丹毒，热毒血痢，风热感冒，温病发热。

【药理作用】

1. 抗菌作用　金银花对金黄色葡萄球菌、白色葡萄球菌、甲型链球菌、乙型链球型菌均有明显的抑菌作用。尤其对金黄色葡萄球菌抑菌效果更明显[8]。

2. 解热抗炎作用　金银花中酚酸类成分对LPS诱导RAW264.7细胞释放NO、TNF-α和IL-6均具有不同程度的抑制作用。金银花水煎液、口服液和注射液对卡拉胶、三联菌苗致发热有不同程度的退热作用，对蛋清、卡拉胶、二甲苯所致足水肿亦有不同程度的抑制作用，另外还能明显提高小鼠腹腔巨噬细胞吞噬巨红细胞的吞噬百分率和吞噬指数，并显著提高血清凝集毒物的抗体积数水平[9]。

3. 利胆、保肝作用　对CCl4所致的小鼠急性肝损伤，金银花可降低小鼠肝组织TNF-α水平。通过代谢组学法考察金银花醇提物对模型小鼠肝损伤的预防作用，发现预先给予金银花醇提物对DMN诱导的小鼠肝损伤有一定预防作用[10]。

4. 抗病毒作用　采用CVB3病毒腹腔接种常见的小鼠VMC模型为试验对象，金银花可降低小鼠血清中3种心肌酶（磷酸肌酸激酶、天冬氨酸氨基转移酶、乳酸脱氢酶）水平，减小心肌炎症对周围的浸润范围，有效抑制病毒性心肌炎病情的恶化，推测金银花可以抑制机体内VMC病毒的扩散。另据报道，金银花对100TCID50的甲型流感病毒、甲型流感病毒H1N1等有抑制作用[11]。

5. 其他作用　根据现代研究证明，金银花还具有抗氧化、抗肿瘤、抗凝血等作用[7]。

【用药警戒或禁忌】脾胃虚寒及气虚疮疡脓清者忌服。

【分子生药】

1. 分子鉴定　ISSR分子标记能够灵敏地揭示2个亲缘关系十分相近个体之间的差异，可以应用于金银花样品间遗传多样性分析，分析金银花种内不同地域或不同植物来源的材料间存在的遗传差异，为金银花的种质资源鉴定、遗传关系分析及栽培育种提供分子生物学依据。采用RAPD分子标记发现不同金银花种源间具有较高的遗传多样性，不同金银花种源间的遗传关系与地理分布有一定的相关性[12]。

2. 功能基因研究　现已成功克隆金银花丙酮酸激酶基因全长cDNA[13]、肌动蛋白（Actin）基因序列[14]，HCT基因[15]等，为金银花分子育种提供候选基因和理论依据。

【附注】金银花露为金银花的露剂，金银花用水蒸气蒸馏，收集蒸馏液调节pH加入适量矫味剂，混匀，滤过，灌封，灭菌，即得。金银花露清热解毒，用于暑热内犯肺胃所致的中暑、痱疹、疖肿，症见发热口渴、咽喉肿痛、痱疹鲜红、头部疖肿。

主要参考文献

[1] 苟占平，万德光. 金银花名实考证[J]. 中药材，2005，28：517-518.

[2] 苟占平，万德光.《本草纲目》和《植物名实图考》中"忍冬"种的商榷[J]. 时珍国医国药，2012，22(2)：511-512.

[3] T/CACM 1021.10—2018. 中药材商品规格等级[S]. 北京：中华中医药学会，2018.

[4] Ren MT, Chen J, Song Y, et al. Identification and quantification of 32 bioactive compounds in *Lonicera* species by high performance liquid chromatography coupled with time-of-flight mass spectrometry [J]. Journal of Pharmaceutical and Biomedical Analysis, 2008, 48: 1351-1360.

[5] Gao W, Liu K, Wang R, et al. Integration of targeted metabolite profiling and sequential optimization method for discovery of chemical marker combination to identify the closely-related plant species [J]. Phytomedicine, 2019, 61: 152829.

[6] 张重义，李萍，李会军，等. 道地与非道地产区金银花质量的比较[J]. 中国中药杂志，2007，32(9)：786-788.

[7] 夏伟，余永亮，杨红旗，等. 金银花化学成分及药理作用研究进展[J]. 安徽农业科学，2017，45(33)：126-127.

[8] 宋海英，邱世翠，王志强，等. 金银花的体外抑菌作用研究[J]. 时珍国医国药，2003，14(5)：269-269.

[9] 宋亚玲，王红梅，倪付勇，等. 金银花中酚酸类成分及其抗炎活性研究[J]. 中草药，2015，46(4)：490-495.

[10] 陈红莲. 金银花对四氯化碳所致小鼠急性肝损伤的影响[J]. 中国老年学杂志，2011，31(16)：3086-3087.

[11] 路俊仙，梁瑞雪，林慧彬. 金银花抗流感病毒作用研究进展[J]. 现代中药研究与实践，2018，32(05)：81-85.

[12] 蒋超，黄璐琦，袁媛，等. 金银花中几种分子的真伪鉴别方法比较及其研究进展[J]. 世界科学技术：中医药现代化，2014(8)：1831-1839.

[13] 蒋向辉，冯仕彪. 金银花丙酮酸激酶基因的克隆与表达特性分析[J]. 西北植物学报，2015，35(12)：2372-2378.

[14] 亓希武，徐道华，于旰，等. 金银花肌动蛋白基因LjActin的克隆及在花发育过程中的表达分析[J]. 江西农业学报，2017，29(3)：90-94.

[15] 何柳，徐晓兰，王振中，等. 金银花莽草酸/奎宁酸香豆酰转移酶（qH-cT）基因克隆与序列分析[J]. 世界科学技术—中医药现代化，2014，26(2)：263-268.

（中国药科大学　李萍　高雯）

68. 金樱子

Jinyingzi

ROSAE LAEVIGATAE FRUCTUS

【别名】糖罐子、野石榴、糖钵、刺梨、弹棉槌。

【来源】为蔷薇科植物金樱子*Rosa laevigata* Michx.的干燥成熟果实。

【本草考证】本品始载于《雷公炮炙论》。《蜀本草》载："子形似榲桲而小，色黄有刺，方术多用之"。《开宝本草》载："形似温桲而小，色黄，花白"。《图经本草》载："丛生郊野，大类蔷薇，四月开白花，夏秋结实亦有刺，黄赤色，形似小石榴"。其所载"舒州金樱子""泉州金樱子""宜州金樱子"附图形态均与金樱子*Rosa laevigata*相符。《本草纲目》载："金樱当作金罂，谓其子形如黄罂也""其实大如指头，状如石榴而长，其核细碎而有白毛，如营实之核，而味甚涩"。本草记载与现今所用金樱子基本一致。

【原植物】常绿攀援灌木，高可达5m；小枝粗壮，散生扁弯皮刺，无毛，幼时被腺毛，老时逐渐脱落减少。小叶革质，通常3，稀5，连叶柄长5～10cm；小叶片椭圆状卵形、倒卵形或披针状卵形，长2～6cm，宽1.2～3.5cm，先端急尖或圆钝，稀尾状渐尖，边缘有锐锯齿，上面亮绿色，无毛，下面黄绿色，幼时沿中肋有腺毛，老时逐渐脱落无毛；小叶柄和叶轴有皮刺和腺毛；托叶离生或基部与叶柄合生，披针形，边缘有细齿，齿尖有腺体，早落。花单生于叶腋，直径5～7cm；花梗长1.8～2.5cm，偶有3cm者，花梗和萼筒密被腺毛，随果实成长变为针刺；萼片卵状披针形，先端呈叶状，边缘羽状浅裂或全缘，常有刺毛和腺毛，内面密被柔毛，比花瓣稍短；花瓣白色，宽倒卵形，先端微凹；雄蕊多数；心皮多数，花柱离生，有毛，比雄蕊短很多。果梨形、倒卵形，稀近球形，紫褐色，外面密被刺毛，果梗长约3cm，萼片宿存。花期4～6月，果期7～11月（图68-1）。

生于海拔200～1600m的向阳山野、田边、溪畔灌木丛中。主要分布于陕西、浙江、四川、台湾、贵州等地。

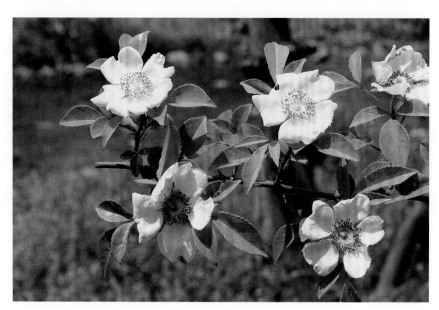

图68-1　金樱子

【主产地】主产于江苏、安徽、浙江、江西、福建、湖南，广东、广西、湖北、河南、四川、贵州亦产。销全国。

【采收与加工】秋季采收成熟果实，晒干后擦去毛刺，或再将其用水润透，纵切为两瓣，去除毛及核，晒干。

【商品规格】统货。

【药材鉴别】

（一）性状特征

果实为花托发育而成的假果，呈倒卵形，长2～3.5cm，直径1～2cm。表面红黄色或红棕色，有突起的棕色小点，系毛刺脱落后的残基。顶端有盘状花萼残基，中央有黄色柱基，下部渐尖。质硬。切开后，花托壁厚1～2mm，内有多数坚硬的小瘦果，内壁及瘦果均有淡黄色绒毛。气微，味甘、微涩。（图68-2）

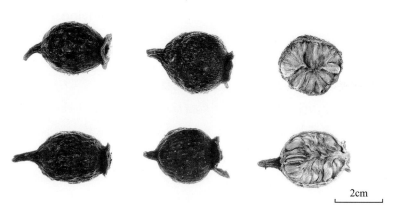

2cm

图68-2　金樱子药材图

（二）显微鉴别

1. 花托壁横切面　外表皮细胞类方形或略径向延长，外壁及侧壁增厚，角质化，表皮上的刺痕纵切面细胞径向延长；皮层薄壁细胞壁较厚，纹孔明显，含有油滴，并含橙黄色物，有的含草酸钙方晶和簇晶；纤维束散生于近皮层外侧；维管束多存在于皮层中部和内侧，外韧型，韧皮部外侧有纤维束，导管散在或呈放射状排列；内表皮细胞长方形，内壁增厚，角质化；有木

化的非腺毛或具残基。(图68-3)

2. 粉末特征　粉末淡肉红色。非腺毛单细胞或多细胞，长505～1836μm，直径16～31μm，壁木化或微木化，表面常有螺旋状条纹，胞腔内含黄棕色物；表皮细胞多角形，壁厚，内含黄棕色物；草酸钙方晶多见，长方形或不规则形，直径16～39μm，簇晶少见，直径27～66μm；螺纹导管、环纹导管及具缘纹孔导管直径8～20μm；薄壁细胞多角形，木化，具纹孔，含黄棕色物；纤维梭形或条形，黄色，长至1071μm，直径16～20μm，壁木化；树脂块不规则形，黄棕色，半透明。(图68-4)

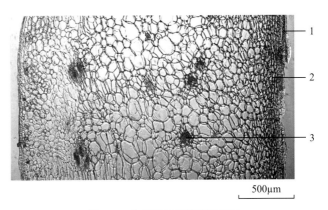

图68-3　金樱子花托壁横切面图

1. 表皮细胞　2. 皮层薄壁细胞　3. 纤维束

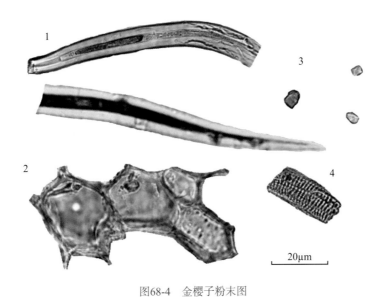

图68-4　金樱子粉末图

1. 非腺毛　2. 薄壁细胞　3. 草酸钙晶体　4. 导管

（三）理化鉴别

薄层色谱　取本品粉末2g，加乙醇30ml，超声处理30分钟，滤过，滤液蒸干，残渣加水20ml使溶解，用乙酸乙酯振摇提取2次，每次30ml，合并乙酸乙酯液，蒸干，残渣加乙醇2ml使溶解，作为供试品溶液。另取金樱子对照药材2g，同法制成对照药材溶液。吸取上述两种溶液各2μl，分别点于同一硅胶G薄层板上，以三氯甲烷–乙酸乙酯–甲醇–甲酸（5:5:1:0.1）为展开剂，展开，取出，晾干，喷以10%硫酸乙醇溶液，在105℃加热至斑点显色清晰。供试品色谱中，在与对照药材色谱相应的位置上，显相同颜色的斑点。

【质量评价】以果大、色红黄、去净毛刺者为佳。采用高效液相色谱法测定，金樱子肉按干燥品计算，所含金樱子多糖以无水葡萄糖计，不得少于25.0%。

【化学成分】含有多糖、黄酮及三萜皂苷、鞣质、萜类、甾体、碳水化合物等。主要成分为三萜类、多酚类。

1. 三萜类　乌苏酸、坡模酸、蔷薇酸、齐墩果酸、山楂酸、胡萝卜苷、山柰酚、19α-羟基亚细亚酸及其28-O-吡喃葡萄糖苷、委陵菜酸-28-O-吡喃葡萄糖苷、2α,3β,19α-三羟基乌苏-12-烯-28-酸、2α-羟基乌苏酸、2α,3α,19α,23-四羟基乌苏-12-烯-28-乌苏酸[1-2]。

2. 多酚类　没食子酸、原儿茶酸、儿茶酸、鞣花酸等[3]。

3. 多糖类　葡萄糖、甘露糖、半乳糖、鼠李糖、阿拉伯糖、木糖[2]等。

4. 黄酮类　淫羊藿苷、山柰苷、6-甲氧基山柰酚-3-*O*-半乳糖苷、芹菜素、橙皮苷、金丝桃苷、芦丁、甘草素、翻白叶苷A、槲皮素[4]。

【性味归经】酸、甘、涩，平。归肾、膀胱、大肠经。

【功能主治】固精缩尿，固崩止带，涩肠止泻。用于遗精滑精，遗尿尿频，崩漏带下，久泻久痢。

【药理作用】

1. 提高免疫力作用　在脾淋巴细胞和腹腔巨噬细胞中分别加入不同浓度的金樱子多糖溶液并进行体外培养，考察金樱子多糖对细胞增殖、免疫因子的影响。其结果显示金樱子多糖能明显促进脾淋巴细胞的体外增殖和IL-2、NO的产生，提高NOS与蛋白激酶G的表达；同时促进腹腔巨噬细胞TNF-α的生成[6]。

2. 抗炎作用　金樱子果实提取物中的总黄酮与多糖成分可以降低小鼠结肠重量/长度比值，改善结肠炎症水肿程度，降低结肠组织中TNF-α和IFN-γ含量，提示其对2,4,6-三硝基苯磺酸诱导的克罗恩病小鼠有一定治疗作用[7]。

3. 降血脂作用　在研究金樱子多糖的降血脂作用实验中，利用金樱子多糖（RPs）为受试物，以高脂血症小鼠和大鼠为模型，观察金樱子多糖及其经纯化分离后所得的3个组分RP1、RP2和RP3的降血脂作用[8]。

4. 其他作用　抑菌、抗肿瘤、抗氧化以及耐缺氧、抗心律失常[5]。

主要参考文献

[1] 高品一. 金樱子的化学成分研究[D]. 长春：沈阳药科大学，2008.

[2] 吴玉兰，曹运长. 中药金樱子的化学成分及其药理作用研究进展[J]. 微量元素与健康研究，2012，29(1)：53-56.

[3] 陈倩，李娜，张雨林，刘赫男，何桂霞. HPLC法同时测定金樱子中7种多酚类成分[J]. 中药材，2018，41(2)：394-396.

[4] 冯阳，陈玉梅，辛华. 金樱子黄酮类成分的UPLC-Q-TOF-MS分析[J]. 中国实验方剂学杂志，2017，23(12)：71-76.

[5] 龙小琴，戴应和. 金樱子根化学成分与药理作用研究进展[J]. 亚太传统医药，2017，13(18)：68-70.

[6] 皮建辉，谭娟，胡朝暾. 金樱子多糖的体外免疫活性研究[J]. 华西药学杂志，2014，29(2)：149-151.

[7] 边晨，刘新，张扬，邢静，阿依古扎丽·热合曼，张坤坤，白杰，代红燕. 金樱子提取物对小鼠结肠炎肠黏膜的保护作用[J]. 新疆医科大学学报，2018，41(5)：597-601.

[8] 陈传平. 金樱子多糖的提取、纯化及其降血脂作用的研究[D]. 芜湖：安徽师范大学，2007.

（安徽中医药大学　韩荣春　吕燕萍　俞年军）

69. 肿节风

Zhongjiefeng

SARCANDRAE HERBA

【别名】草珊瑚、九节茶、九节风、接骨莲（广东）。

【来源】为金粟兰科植物草珊瑚*Sarcandra glabra*（Thunb.）Nakai的干燥全草。

【本草考证】本品在历代本草中无记载，始载于《全国中草药汇编》，主治肢体麻木、跌打损伤[1]。

【原植物】多年生常绿草本或灌亚木，高达2m，根粗大，支根多而细长。茎直立，多分枝，节膨大。叶对生，近革质，长椭圆形或卵状披针形，长6～18cm，宽2～7cm，边缘有粗锯齿，齿尖具腺点；叶柄长约1cm，基部合生成鞘，托叶钻形。穗状花序1～3个聚生茎顶，苞片卵状三角形；花小，无花被，黄绿色，芳香；雄蕊1，白色，棒状，花药2室；子房下位，柱头近头状。核果球形，鲜红色。花期6～7月，果期8～10月。（图69-1）

生于海拔420～1500m的山坡、沟谷林下阴湿处。主要分布于华东、华南、西南等各省区。

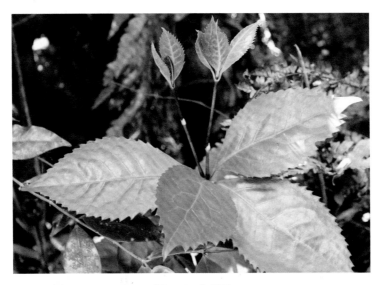

图69-1　草珊瑚

【**主产地**】主产于福建、江西、四川、湖南、广东、广西等地，以江西贵溪、余江、赣州等地产量大，质量好。

【**栽培要点**】

1. 生物学特性　喜爱阴凉的环境，适合生长于温暖湿润的气候，应避免强光直射和高温干燥；喜爱疏松肥沃、腐殖质层深厚、呈微酸性的砂质土壤，忌贫瘠、板结易积水的黏重土壤。因为草珊瑚对生长环境的要求较高，所以进行草珊瑚种植应该对种植地点进行谨慎的选择。

2. 栽培技术　对草珊瑚进行种植，最宜选择水源方便的山坡田、排田或山沟溪流旁和山谷林荫下的砂土壤地段。在秋、冬季节对土地进行翻挖，使其能够自然风化，至春季进行种植前整地。种植基地应该选在阴湿、土层深厚、质地疏松的常绿阔叶林下地块为好。

【**采收与加工**】夏、秋两季采收，晒干。大多数在栽后3年采收，一般在深秋收割。收割时将植株从离地面5～15cm处割下，洗净晒干即可作为药材出售。

【**商品规格**】统货。

【**药材鉴别**】

（一）性状特征

全株长50～120cm。根茎较粗大，密生细根。茎圆柱形，多分枝，直径0.3～1.3cm；表面暗绿色至暗褐色，有明显细纵纹，散有纵向皮孔，节膨大；质脆，易折断。断面有髓或中空。叶对生，叶片卵状披针形至卵状椭圆形，长5～15cm，宽3～6cm；表面绿色、绿褐色至棕褐色或棕红色，光滑；边缘有粗锯齿，齿尖腺体黑褐色，叶柄长约1cm；近革质。穗状花序顶生，常分枝。气微香，味微辛。（图69-2）

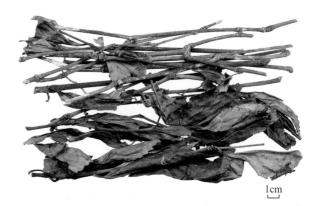

1cm

图69-2　肿节风药材图

（二）显微鉴别

1. **根横切面**　表皮为1层近方形细胞，细胞壁部分角质化，皮层细胞8～9层，内皮层细胞明显，细胞近长方形，凯氏带不显著；皮层中有石细胞存在；中柱鞘细胞1层，细胞与内皮层细胞相似或略小；韧皮部狭窄，细胞排列紧密，与木质部5～6原型，主要由管胞组成，可见到少量导管存在；中央无髓。（图69-3）

2. **茎横切面**　横切面近圆形，表皮细胞长圆形，被较厚的角质层，表皮上可见到气孔分布；皮层外侧紧贴表皮有2～3层不连续分布的厚角细胞，多为板状不均匀增厚，细胞内含少量叶绿体，向内具7～9层多边形或近圆形皮层薄壁细胞，内含叶绿体；皮层中常有大型单个或成群存在的石细胞，石细胞呈不规则多角形或近圆形，胞腔与分枝纹孔道清晰；维管束14～16束，排列成一圆环，韧皮部外侧为新月形韧皮纤维束，纤维细胞2～3层，细胞壁厚，木质化；韧皮部狭窄，约3～4层细胞；形成层不明显，木质部由管胞和导管组成，管胞较小，近方形，大小约相等；导管管径较大，孔口近圆形，数目较少；髓射线3～5列细胞，髓面积大，约占茎横切面的1/2，细胞近圆形，排列疏松，有石细胞散布。（图69-4）

3. **叶横切面**　表皮细胞方形或长方形，外被角质层，角质层锯齿状，上下表皮均可见气孔，主脉向上方略隆起，向下方显著突出；主脉表皮内侧有1～2层厚角组织细胞，细胞呈角隅增厚，向内为数层排列疏松，近圆形的薄壁细

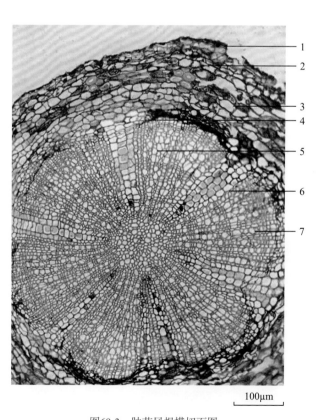

图69-3　肿节风根横切面图

1. 表皮　2. 皮层　3. 内皮层　4. 韧皮部　5. 木质部
6. 木射线　7. 管胞

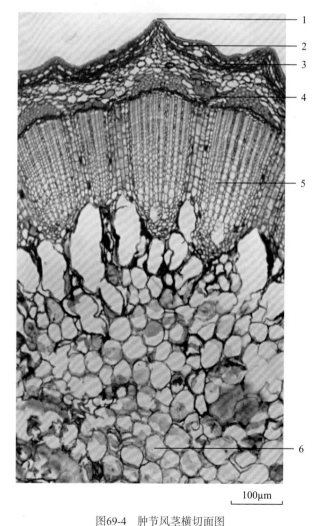

图69-4　肿节风茎横切面图

1. 角质层　2. 表皮　3. 皮层　4. 韧皮部　5. 木质部　6. 髓部

胞，薄壁组织中散布石细胞，石细胞呈不规则多角形或近圆形；维管束分为两束，周围均有发达的纤维群，韧皮部与木质部之间未见到明显的形成层细胞；叶肉部分几无栅栏组织，代之为1～2层排列紧密的近圆形类栅栏组织细胞；海绵组织排列疏松，少数油细胞分布其中。（图69-5）

4. **叶表皮特征** 表皮细胞垂周壁弯曲或稍平直，下表皮细胞较狭窄，呈不规则长方形，气孔稍下陷，不等式或短平列式，表皮下尚有可见棕黄色分泌细胞；上表皮细胞与下表皮细胞相似，但略大，有时呈不规则椭圆形。（图69-6）

5. **粉末特征** 粉末棕黄色。石细胞呈类方形、类圆形或不规则多角形，单个或成群，直径40～60μm，胞腔大，孔沟明显；纤维呈长梭形或长条形，直径6～30μm，壁厚，木化；叶上表皮细胞呈方形或长方

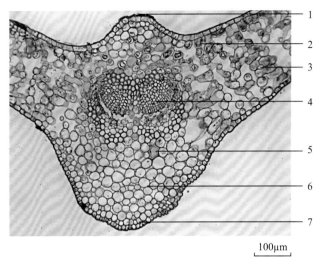

图69-5　肿节风叶（过中脉）横切面图

1. 上表皮　2. 类栅栏组织　3. 海绵组织　4. 叶脉维管束
5. 石细胞　6. 薄壁组织　7. 下表皮

形，垂周壁微波状弯曲或平直，外被厚角质层；叶下表皮呈类多角形，垂周壁微波状弯曲或少平直，气孔稍下陷，不定式，副卫细胞3～5个；油细胞圆形或类圆形，橙黄色，内有黄色油滴或分泌物；导管为网纹导管、螺纹导管及环纹导管易见；茎表皮细胞呈类方形或长方形，内含棕黄色等色素；类栅状细胞呈类长方形排列紧密。（图69-7）

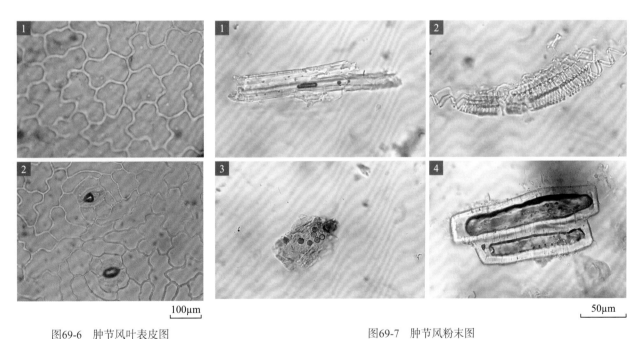

图69-6　肿节风叶表皮图

1. 上表皮　2. 下表皮

图69-7　肿节风粉末图

1. 纤维　2. 导管　3. 油细胞　4. 石细胞

（三）理化鉴别

薄层色谱 取本品粉末2g，加水50ml，超声处理30分钟，滤过，滤液加乙酸乙酯振摇提取2次，每次25ml，合并乙酸乙酯液，蒸干，残渣加甲醇1ml使溶解，作为供试品溶液。另取肿节风对照药材2g，同法制成对照药材溶液。再取异嗪皮啶对照品，加甲醇制成每1ml含0.5mg的溶液，作为对照品溶液。照薄层色谱法试验，吸取上述三种

溶液各4μl，分别点于同一硅胶G薄层板上，以甲苯–乙酸乙酯–甲酸（9∶4∶1）为展开剂，展开，取出，晾干，置紫外光灯（365nm）下检视。供试品色谱中，在与对照药材色谱和对照品色谱相应的位置上，显相同颜色的荧光斑点；置氨蒸气中熏10分钟，与对照品色谱相应的斑点变为黄绿色。

【质量评价】以带根茎及茎、叶色绿、气微香者为佳。照高效液相色谱法测定，本品按干燥品计算，含异嗪皮啶（$C_{11}H_{10}O_5$）不得少于0.020%，含迷迭香酸（$C_{18}H_{16}O_8$）不得少于0.020%。

【化学成分】主要成分为倍半萜类、黄酮类、香豆素类、有机酸类等。

1. 倍半萜类　草珊瑚内酯F、草珊瑚内酯G等[3]。

2. 黄酮类　二氢查尔酮类、二氢黄酮类、花色素苷类等。

3. 香豆素类　秦皮苷、异秦皮啶、4,4′-双异嗪皮啶等。

4. 有机酸类　迷迭香酸、延胡索酸、琥珀酸、棕榈酸等。

【性味归经】苦、辛，平。归心、肝经。

【功能主治】清热凉血，活血化瘀，祛风通络。用于血热发斑发疹，风湿痹痛，跌打损伤。

【药理作用】

1. 抗肿瘤作用　肿节风粗提取物（0.25g/kg）腹腔注射，对小鼠S180的抑瘤率为42%～49.4%。肿节风注射液体外试验，30～140mg/ml可使小鼠腹水型肝癌H22细胞耗氧量下降39%～66%，50mg/kg对肝癌小鼠的肝匀浆耗氧量降低22%；使癌细胞琥珀酸脱氢活力提高40%，使鼠肝过氧化氢酶活力升高39%（荷瘤鼠肝此酶活力下降）[2]。

2. 抗菌消炎作用　肿节风煎剂1g/ml平皿打孔法，对金黄色葡萄球菌、志贺菌、伤寒杆菌、副伤寒杆菌等均有抑制作用[4]。

主要参考文献

[1] 陈超志，李书渊. 九节茶的本草考证[J]. 中药材，2015，38(12)：2628-2631.

[2] 姜伶，李景辉. 中药肿节风的抗肿瘤作用研究进展[J]. 中国执业药师，2014，11(4)：29-31，35.

[3] 黎雄，张玉峰，杨柳，等.肿节风倍半萜类化学成分研究[J]. 药学学报，2011，46(11)：1349-1351.

[4] 梅全喜，胡莹.肿节风的药理作用及临床应用研究进展[J]. 时珍国医国药，2011，22(1)：230-232.

（福建中医药大学　张晓俊　谢思静　黄泽豪）

70. 狗脊

Gouji

CIBOTII RHIZOMA

【别名】金毛狗、金毛狗脊、金毛狗蕨。

【来源】为蚌壳蕨科植物金毛狗*Cibotium barometz*（L.）J. Sm.的干燥根茎。

【本草考证】本品始载于《神农本草经》，列为中品。《本草品汇精要》载："狗脊，苗尖细碎青色，高余尺，无花，其茎叶似贯众，根长尺许而多歧，肉作青绿色，亦有黑色，形似狗脊骨，故以名之，今方亦以金毛者为胜"。《本草纲目》载："狗脊有二种，一种根黑色，如狗脊骨；一种有金黄毛，如狗形，皆可入药。其茎细而叶、花两两对生，正似大叶蕨，比贯众叶有齿，面背皆光。其根大如拇指，有硬黑须簇之"。可见李时珍认为的狗脊来源有两处，一为黑色的菝葜，二为金黄色的狗脊。《本草蒙筌》载："深谷多生，在处俱有，根类金毛狗，故假为名"。清代以后的本草则多记载为金毛狗脊。综上，自明、清以来本草记载与现今所用金毛狗脊基本一致[1]。

【原植物】根状茎卧生，粗大，顶端叶大，丛生，叶柄棕褐色，基部被有一大丛垫状的金黄色茸毛，有光泽，上部光滑；叶片大，三回羽状分裂；羽状深裂几达小羽轴。叶几为革质或厚纸质，干后上面褐色，有光泽，下面为灰白或灰蓝色，两面光滑，或小羽轴上下两面略有短褐毛疏生；孢子囊群生于末回能育裂片下部的小脉顶端，1～5对，囊群盖坚硬，成熟时张开如蚌壳；孢子为三角状的四面形，透明。（图70-1）

野生于山麓沟边或林下阴处酸性土上。主要分布于云南、贵州、四川南部、广东、广西、福建、台湾、海南、浙江、江西和湖南南部等地。

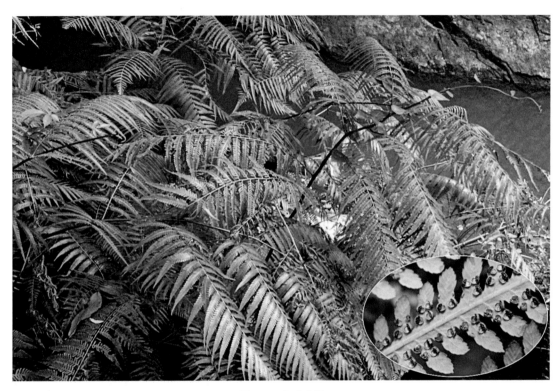

图70-1　金毛狗脊

【主产地】主产于广西（以桂南、桂东北为主）、贵州、福建、云南、广东、四川。目前药材均为野生来源，未见成规模栽培。

【栽培要点】

1. 生物学特性　喜温暖、潮湿、荫蔽的环境；畏严寒。忌直射光照射。空气湿度宜保持在70%～80%。生长适温16～22℃。在肥沃、排水良好的酸性土壤中生长良好。

2. 栽培技术　分株繁殖或孢子繁殖。分株繁殖宜早春进行。分株苗栽植不宜过深，应使带毛的根状茎露出土表。

3. 虫害　粘虫和卷叶蛾。

【采收与加工】秋、冬两季采挖，除去泥沙，干燥；或去硬根、叶柄及金黄色绒毛，切厚片，干燥，为"生狗脊片"；蒸后晒至六七成干，切厚片，干燥，为"熟狗脊片"。取生狗脊片照烫法用砂烫至鼓起，放凉后除去残存绒毛，为"烫狗脊片"。

【商品规格】根据不同加工方法，狗脊药材分为"生狗脊片""熟狗脊片""狗脊个"三个规格。

在狗脊药材各规格下，狗脊药材不分等级。狗脊个主要以个头的大小、完整程度来划分价格。市场上主要以生、熟狗脊片为主，全国各地所产狗脊价格区分不大，基本以统货售卖，部分商家按照薄片与厚片、大小片、去毛的干净程度划分。

【药材鉴别】

（一）性状特征

1. **狗脊**　根茎呈不规则的长块状，长10~30cm，直径2~10cm。表面深棕色，残留金黄色绒毛；上面有数个红棕色的木质叶柄，下面残存黑色细根。质坚硬，不易折断。无臭，味淡、微涩。（图70-2）

2. **生狗脊片**　不规则长条形或圆形，长5~20cm，直径2~10cm，厚1.5~5mm；切面浅棕色，较平滑，近边缘1~4mm处有1条棕黄色隆起的木质部环纹或条纹，边缘不整齐，偶有金黄色绒毛残留；质脆，易折断，有粉性。（图70-3）

3. **熟狗脊片**　呈黑棕色，质坚硬。（图70-4）

4. **烫狗脊片**　形如狗脊片，表面略鼓起。棕褐色。气微，味淡，微涩。（图70-5）

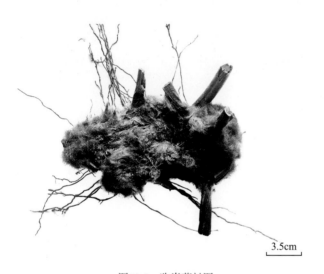

3.5cm

图70-2　狗脊药材图

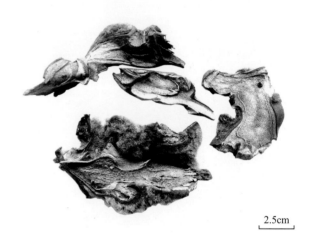

2.5cm

图70-3　生狗脊片药材图

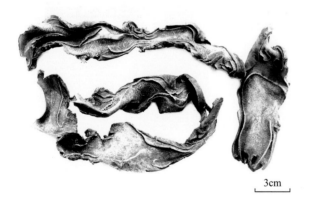

3cm

图70-4　熟狗脊片药材图

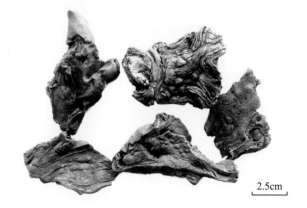

2.5cm

图70-5　烫狗脊片药材图

（二）显微鉴别

1. **根茎横切面**　表皮细胞1列，外残存多数金黄色非腺毛；表皮内为10余列棕黄色厚壁细胞，壁孔明显；木质部环状，由管胞组成，其内外均有韧皮部和内皮层；皮层与髓部均由薄壁细胞组成，类圆形或不规则形，排列疏松，内含淀粉粒。（图70-6）

2. **粉末特征**　粉末深棕褐色。厚壁细胞黄棕色，壁孔明显；非腺毛碎片极多，多细胞组成，末端细胞渐

尖，直径2～50μm；细胞端壁具筛网状壁孔，明显；薄壁细胞类圆形，内可见淀粉粒；管胞直径10～45μm。（图70-7）

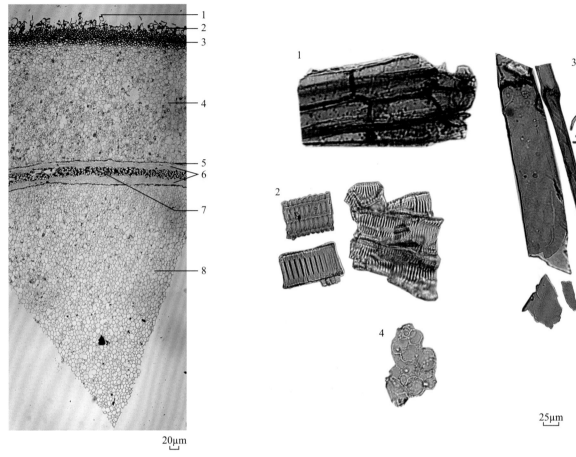

图70-6　狗脊根茎横切面图

1. 非腺毛　2. 表皮　3. 厚壁组织　4. 皮层
5. 内皮层　6. 韧皮部　7. 木质部　8. 髓部

图70-7　狗脊粉末图

1. 厚壁组织　2. 管胞　3. 非腺毛　4. 薄壁组织

（三）理化鉴别

薄层色谱　取本品粉末2g，加甲醇50ml，超声处理30分钟，滤过，滤液蒸干，残渣加甲醇1ml使溶解，作为供试品溶液。另取狗脊对照药材2g，同法制成对照药材溶液。照薄层色谱法试验，吸取供试品溶液各3～6μl、对照药材溶液4μl，分别点于点于同一硅胶G薄层版上，使成条状，以甲苯–三氯甲烷–乙酸乙酯–甲酸（3：5：6：1）为展开剂，展开，取出，晾干，喷以2%三氯化铁试液–1%铁氰化钾溶液（1：1）（临时配制），放置至斑点显色清晰。供试品色谱中，在与对照药材色谱相应的位置上，显相同颜色的斑点。

【质量评价】

生狗脊片　以厚薄均匀、质坚实、无毛，无空心者为佳。采用高效液相色谱法测定，本品按干燥品计算，含原儿茶酸（$C_7H_6O_4$）不得少于0.020%。

【化学成分】主要成分为水溶性酚酸类化合物、蕨素类、皂苷类、挥发油等。其中，水溶性酚酸类化合物原儿茶酸为其特征性成分[2-3]。

1. 水溶性酚酸类化合物　原儿茶酸（protocatechuic acid）、咖啡酸（caffeic acid）。

2. 蕨素类　金粉蕨素、金粉蕨素-2'-O-β-D-葡萄糖苷、金粉蕨素-2'-O-β-D-阿罗糖苷、蕨素R、蕨素Y、异组织蕨素A。

3. 皂苷类　金毛狗脊皂苷（cibotinoside）。

4. 挥发油　油酸、亚油酸、棕榈酸、十五碳酸、十六碳三烯酸甲酯、亚油酸甲酯等。

5. 其他　芳香族化合物、黄酮类、强心苷、蒽醌、三萜、内酯等。

【性味归经】苦、甘，温。归肝、肾经。

【功能主治】祛风湿，补肝肾，强腰膝。用于风湿痹痛，腰膝酸软，下肢无力。

【药理作用】

1. 抗炎、抗风湿作用　狗脊中水溶性酚酸类成分原儿茶酸和咖啡酸，具抗炎、抗风湿的药理活性。

2. 保肝作用　狗脊中含有的金粉蕨素具有保肝作用，治疗由他克林所致人源性肝细胞G_2期毒性的半数有效浓度为（85.8 ± 9.3）μmol/L。

3. 止血、活血作用　经对犬、兔实验证明，狗脊毛茸对疤痕组织、肝脾损伤性出血有止血作用，止血原理是物理作用，狗脊粉的止血效果更好。各样品液均显著延长出血时间或凝血时间，狗脊、砂烫狗脊和狗脊毛内服具有不同程度的活血作用。

4. 镇痛作用　高剂量生狗脊、砂烫狗脊具有显著镇痛作用，砂烫狗脊的镇痛作用强于生狗脊。

5. 抑制血小板聚集作用　狗脊及其炮制品抑制血小板聚集作用显著，抗血小板聚集作用：砂烫品＞盐制品＞酒蒸品＞单蒸品＞生品。

【分子生药】遗传标记　对13份金毛狗脊样本（11份药材样本，1份基原植物样本，1份复核样本）进行DNA提取与序列扩增，得金毛狗脊psbA-trnH序列特征：金毛狗脊共14条序列，包括药材、基原植物、复核样本和GenBank序列（KC795770），比对后长度为400bp，暂未发现变异位点[4]。

主要参考文献

[1] 温子帅，李新蕊，齐兰婷，等.狗脊的品种和产地变迁的本草考证[J].中国药房，2019，30(4)：553-555.

[2] 吴琦，杨秀伟，杨世海，等.金毛狗脊的化学成分研究[J].天然产物研究与开发，2007，19：240-243，302.

[3] 杨慧洁，吴琦，杨世海.金毛狗脊化学成分与药理活性研究进展[J].中国实验方剂学杂志，2010，16(15)：230-234.

[4] 陈士林.中国药典中药材DNA条形码标准序列[M].北京：科学出版社，2015，2：298-299.

（福建中医药大学　刘小芬）

71. 闹羊花

Naoyanghua

RHODODENDRI MOLLIS FLOS

【别名】黄杜鹃、黄花花、黄牯牛花、八厘麻。

【来源】为杜鹃花科植物羊踯躅*Rhododendron molle* G. Don 的干燥花。

【本草考证】本品始载于《神农本草经》，列为下品。《名医别录》载："羊踯躅，生太行山山川谷及淮南山，三月采花阴干。"《新修本草》载："花亦不似鹿葱，正似旋花色黄者也。"《蜀本草》载："数生高二尺，叶似桃花，花黄似瓜花，三月、四月，采花，日干。"《图经本草》载："春生苗似鹿葱，叶似红花叶，高三四尺。夏开花似凌霄、山石榴，而正黄色。羊误食其叶则踯躅而死……今岭南、蜀道山谷遍生。"《本草纲目》载："韩保升所说似桃叶者最的。其花无出，蕊瓣皆黄，气味皆恶"。本草记载与现今所用羊踯躅基本一致。

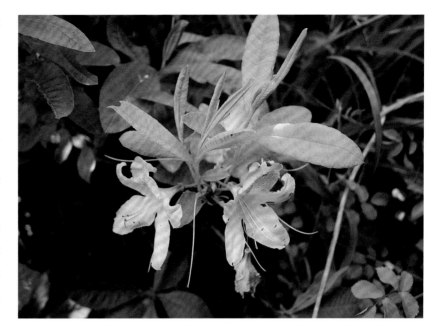

图71-1　羊踯躅

【原植物】落叶灌木，高0.5～2m，枝条直立，多分枝。叶柄长2～6mm，叶纸质，长圆形至长圆状披针形，长5～11cm，宽1.5～3.5cm，先端钝，具短尖头，基部楔形，被柔毛。总状伞形花序顶生，花多数，花梗长1～2.5cm，被微柔毛及疏刚毛。花萼裂片小，圆齿状，被微柔毛和刚毛状睫毛。花冠阔漏斗形，长4.5cm，直径5～6cm，黄色或金黄色，内有深红色斑点。花冠管向基部渐狭，裂片5，圆筒状，长2.6cm，外被微柔毛。雄蕊5，不等长，长不超过花冠，花丝扁平。子房圆锥状，长4mm，密被灰白柔毛及疏刚毛。花柱长6cm，无毛。蒴果圆锥状长圆形，长2.5～3.5cm，具5条纵肋，被微柔毛和疏刚毛。花期3～5月，果期7～8月。（图71-1）

生于海拔1000m的山坡草地，或丘陵地带的灌丛，或山脊杂木林下。主要为布于长江流域各省，南达广东、福建。

【主产地】主产江苏、浙江、湖北、安徽、湖南等地。

【栽培要点】

1. 生物学特性　喜空气湿润而冷凉的环境，中山和低山区都能生长。土壤以排水良好而稍带酸性的黄色夹沙土或腐殖质上较好。

2. 栽培技术　用种子和扦插繁殖。种子繁殖：3～4月播种于盆钵至第2年2～3月，移栽于苗床，培育2～3年移栽。扦插繁殖：在4～5月开花时，摘去花朵，剪下6～10cm长枝梢作为插条。培育2～3年移栽。

3. 病虫害　病虫害少见。

【采收与加工】移栽1～2年后，每年4～5月开花，除留种者外，可在开花盛期采摘。

【药材鉴别】

（一）性状特征

花多皱缩，数朵花簇生于一总柄上，灰黄色至黄褐色。花萼5裂，边缘有较长的细毛。花冠钟状，5裂，筒部较长，约至2.5cm，顶端卷折，表面疏生短柔毛。花瓣宽卵形，先端钝或微凹。雄蕊5，卷曲，等长或略长于花冠，中部以下有茸毛。花药红棕色，顶孔裂，雌蕊1，柱头头状。花梗长1～2.8cm，棕褐色，有短茸毛。气微，味微麻。（图71-2）

（二）显微鉴别

粉末特征　粉末黄棕色。花粉粒四面体形，直径58～97μm，具3个萌发孔。花萼非腺毛由多细胞组成，交叉排成数列，直径29～68μm。花冠非腺毛单细胞，

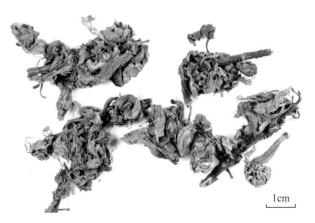

图71-2　闹羊花药材图

1cm

直径10～20μm，长可达400μm以上，壁薄，有的可见壁疣。花粉囊表皮细胞类多角形或类圆形，直径13～31μm，排列整齐而紧密，壁稍增厚，有的纹孔明显，胞内含有黄棕色物质。花冠表皮细胞长方形、类方形或不规则形，直径26～78μm，壁薄，呈波状弯曲。（图71-3）

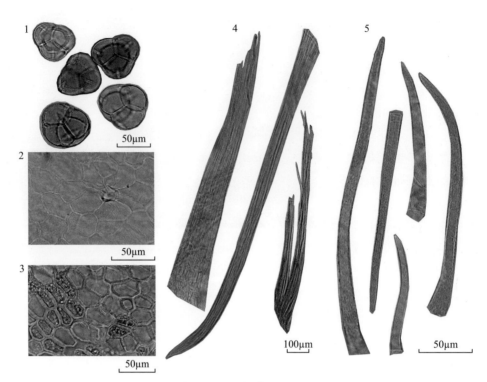

图71-3　闹羊花粉末图

1. 花粉粒　2. 花粉囊表皮细胞　3. 花冠表皮细胞　4. 花萼非腺毛　5. 花冠非腺毛

（三）理化鉴别

薄层色谱　取本品粉末1g，加水饱和的正丁醇50ml，超声30分钟，滤过，滤液蒸干，残渣加无水乙醇2ml使溶解，作为供试品溶液。另取闹羊花对照药材1g，同法制成对照药材溶液。照薄层色谱法试验，吸取上述两种溶液各5μl，分别点于同一硅胶G薄层板上，以甲苯–乙酸乙酯–甲醇（5∶4∶0.5）为展开剂，展开，取出，晾干，喷以10%三氯化锑的三氯甲烷溶液，在105℃加热至斑点显色清晰。供试品色谱中，在与对照药材色谱相应的位置上，显相同颜色的斑点。

【质量评价】以花灰黄色、无霉变、无其他混杂物者为佳。

【化学成分】主要成分为二萜类、黄酮类、二氢查耳酮类。其中，二萜类化合物是闹羊花中的主要成分及活性物质，也是其毒性成分。

1. 二萜类　闹羊花毒素（rhodojaponin）Ⅰ～Ⅳ、木藜芦毒素（grayanotoxin）Ⅰ～Ⅲ、羊踯躅素（rhodomollein）Ⅰ，Ⅲ，Ⅸ，Ⅹ～ⅪⅤ，rhodomolin A，B等。闹羊花毒素具镇痛镇静、明显的降压及减慢心率的作用[1]。

2. 黄酮类　槲皮素（quercetin）、槲皮苷（quercitrin）、槲皮素-3-O-α-L-阿拉伯糖苷（quercetin-3-O-α-L-arabinoside）、槲皮素-3-O-β-D-半乳糖苷（quercetin-3-O-β-D-galactoside）、山柰酚（kaempferol）、山柰酚-7-O-α-L-鼠李糖苷（kaempferol-7-O-α-L-rhamnoside）、山核桃素（caryatin）和异鼠李素（isorhamnetin）等[2]。

3. 二氢查耳酮类　根皮素4′-O-葡萄糖苷（phloretin 4′-O-β-D-glucopyranoside）、根皮素（phloretin）、4′-O-甲基根皮素（4′-O-methylphlphloretin）和6′-O-甲基根皮素（6′-O-methylphlphloretin）等。

【性味归经】辛，温；有大毒。归肝经。

【功能主治】祛风除湿，散瘀定痛。用于风湿痹痛，偏正头痛，跌扑肿痛，顽癣。

【药理作用】

1. 镇痛及镇静作用　闹羊花及闹羊花毒素均有一定镇痛作用，闹羊花的镇痛作用是闹羊花中多种成分共同作用的结果[3]。

2. 对心血管系统和肾脏的影响　八厘麻毒素具抑制心肌收缩性能的作用，能扩张容量血管，减少回心血量，降低心室前负荷，短暂降低外周血管阻力[4]。八厘麻毒素能明显降低血压，减慢心率，减轻了肾小管间质损伤，并不同程度降低Ang II含量，升高eNOS含量[5]。

3. 杀虫作用　闹羊花作为土农药在我国广泛应用，其中二萜类成分有良好的杀虫效果，闹羊花毒素Ⅲ是主要的杀虫成分，木藜芦毒素Ⅲ、闹羊花毒素Ⅱ、闹羊花毒素Ⅴ等均报道有杀虫活性[6]。

【用药警戒或禁忌】闹羊花在发挥镇痛作用的同时，出现动物明显中毒，剂量在高于0.5～1.0g/kg动物中，由于呼吸抑制而死亡，死前有惊厥现象[3]。此外，闹羊花中分离得到的多种单体成分均具有细胞毒性，Rhodomolin A，rhodomolin B，羊踯躅素Ⅰ和闹羊花毒素Ⅲ对草地贪夜蛾细胞系Sf-9的IC_{50}值分别为37.8μg/ml，25.6μg/ml，80.4μg/ml，12.6μg/ml[7]。闹羊花不宜多服、久服，体虚者忌服闹羊花。

【附注】闹羊花的混伪品有洋金花和凌霄花，洋金花为茄科植物白花曼陀罗 *Datura metel* L.的干燥花，凌霄花为紫葳科植物凌霄 *Campsis grandiflora*（Thunb.）Schum.或厚萼（美洲）凌霄 *Campsis radicans*（L.）Seem.的干燥花。区别如下[8]。

1. 洋金花　多皱缩成条状，完整者长9～14cm，花萼呈筒状，长为花冠的2/5，灰绿色或灰黄色，先端5裂，基部具纵脉纹5条，表面微有茸毛，花冠呈喇叭状，淡黄色或黄棕色，先端5浅裂。裂片有短尖，短尖下面有明显的纵脉纹3条。雄蕊5，花丝贴生于花冠筒内，长为花冠的3/4，雌蕊1，柱头棒状。气微温，味辛、苦，有毒。

2. 凌霄花　长条状，长5～7cm，黄棕色，花萼大，钟状，长2～3cm，5裂，裂片披针形，与萼筒近等长，其上纵棱明显，湿润展开后，花冠漏斗状，脉纹明显，先端5裂，裂片约为冠筒的1/3，半圆形，雄蕊4，2强（2长2短）。气微寒。味微苦、酸，无毒。

主要参考文献

[1] Zhou Shuai-Zhen, Yao Sheng, Tang Chun-ping, et al. Diterpenoids from the flowers of *Rhododendron molle* [J]. Journal of Natural Products, 2014, 77(5): 1185-1192.

[2] 刘有强，孔令义.闹羊花中黄酮类成分研究[J].中草药，2009，2(40)：199-201.

[3] 赵国举，张覃沐，吕富华.闹羊花和八里麻的镇痛作用及毒性[J].药学学报，1958，6(6)：337-340.

[4] 方达超，曾繁典，冷大毛，等.八厘麻毒素的血流动力学研究[J].武汉医学院学报，1981，1：82-87.

[5] 程慧珍，丁伯平，黄帧桧.八厘麻毒素的降压与肾脏保护作用[J].临床和实验医学杂志，2011，2(10)：81-84.

[6] 尚稚珍，张庆林，刘准，等.黄杜娟杀虫物质的提取与活性研究[J].化学生态物质，1990，2：6-9.

[7] Zhong Guo-Hua, hu Mei-Ying, Weng Qun-Fang, et al. Grayanane diterpenoids from the flowers of Rhododendron molle with cytotoxic activity against a *Spodoptera frugiperda* cell line [J]. Journal of Natural Products, 2005, 68(6): 924-926.

[8] 彭余开，余跃群.中药凌霄花与洋金花、闹羊花的鉴别[J].江西中医药，1990，4(21)：47.

（中国药科大学　赵祯　李会军　李萍）

72. 卷柏

Juanbai

SELAGINELLAE HERBA

【别名】九死还魂草、见水还阳（浙江）、拳头草（福建）、回生草（湖北、广西）、铁拳头（江苏、浙江）。

【来源】为卷柏科植物卷柏*Selaginella tamariscina*（Beauv.）Spring或垫状卷柏*Selaginella pulvinata*（Hook. et Grev.）Maxim.的干燥全草。

【本草考证】本品始载于《神农本草经》，列为上品，载："一名万岁，生山谷石间"。《名医别录》载："卷柏生常山山谷石间。五月、七月采，阴干。"《本草经集注》载："今出近道，丛生石土上，细叶似柏，卷曲状如鸡足，青黄色。"《新修本草》载："卷柏……宿根紫色多须。春生苗似柏叶而细碎，拳挛如鸡足，青黄色，高三五寸。无花、子，多生石上。"《本草纲目》载："卷柏，豹足，象形也。万岁、长生，言其耐久也。"《植物名实图考》载："卷柏，本经上品，详宋图经。今山石间多之。"《滇南本草图说》载："石莲花，一名不死草。生石岸上，似侧柏叶形。"本草所载与现今所用卷柏、垫状卷柏基本一致。

【原植物】

1. 卷柏　多年生直立草本，高5～15cm。主茎直立，通常单一（少有分枝），顶端丛生小枝，小枝扇形分叉，辐射开展，干时内卷如拳。营养叶二形，背腹各二列，交互着生，腹叶（即中叶）斜向上，不并行，卵状矩圆形，急尖而有长芒，边缘有微齿；背叶（即侧叶）斜展，宽超出腹叶，长卵圆形，急尖而有长芒，外侧边狭膜质，并有微齿，内侧边的膜质宽而全缘。孢子囊穗生于枝顶，四棱形；孢子叶卵状三角形，龙骨状，锐尖头，边缘膜质，有微齿，四列交互排列，孢子囊圆肾形。孢子二形。（图72-1）

生于海拔（60～）500～1500（～2100）m的石灰岩上。主要分布于广东、广西、福建、浙江、江苏、湖南、陕西、河北、山东、辽宁、吉林、黑龙江等地。

2. 垫状卷柏　形态与卷柏相似，主要区别为根散生，不聚生成干，分枝多而密。腹叶并行，指向上方，肉质，全缘。（图72-2）

多生于向阳的干旱岩石缝中。主要分布于全国大部分地区。

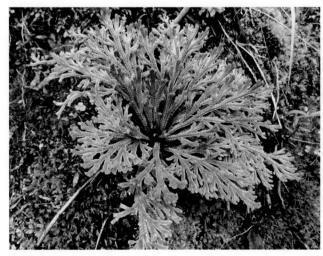

图72-1　卷柏

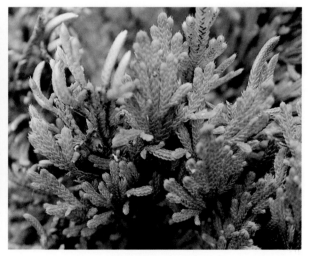

图72-2　垫状卷柏

【**主产地**】卷柏主产于湖南、福建、四川、陕西、江西、浙江等地。垫状卷柏主产于四川、云南、西藏、广西、广东、江西、湖北、河南、河北等地。

【**栽培要点**】

1. **生物学特性** 喜光，具很强的抗旱能力，多生于向阳的山坡岩石上，或干旱的岩石缝中。

2. **栽培技术** 分茎繁殖、叶片繁殖或孢子繁殖。分茎繁殖：将匍匐茎切成3～6cm长的茎段，放在细砂土上，每日浇水3～4次，保持湿润，即可成活。叶片繁殖：将小叶片插到泥土中，浇水保湿，可生根发出新叶。孢子繁殖：选取叶腋中长有成熟孢子囊的茎段，自枝顶切下1.5cm，置于排水良好的洁净土壤表面，土壤为1份泥土加4份细砂混合而成，在茎段切口上洒些过筛的细土，保持切口的湿度，用玻璃加盖，防止失水，常保持潮湿，置于20℃左右温度条件下，约9个月后可长出新株。

3. **病虫害** 病害：叶斑病、炭疽病等。虫害：褐软蚧等。

【**采收与加工**】春、秋季均可采收，以春季采者为佳，采后剪去须根，酌留少许根茎，除去泥沙，晒干。

【**商品规格**】统货。

【**药材鉴别**】

（一）性状特征

1. **卷柏** 干燥全草呈卷缩的段状，枝扁而有分枝，绿色或棕黄色，向内卷曲，枝上密生鳞片状小叶。叶先端具长芒。中叶（腹叶）两行，卵状矩圆形或卵状披针形，斜向或直向上排列，叶缘膜质，有不整齐的细锯齿或全缘；背叶（侧叶）背面的膜质边缘常呈棕黑色。基部残留棕色至棕褐色须根，散生或聚生成短干状。质脆，易折断。气微，味淡。（图72-3）

2. **垫状卷柏** 须根多散生。中叶（腹叶）两行，卵状披针形，直向上排列。叶片左右两侧不等，内缘较平直，外缘常因内折而加厚，呈全缘状。

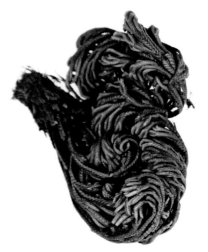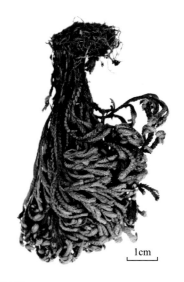

1cm

图72-3　卷柏药材图

（二）显微鉴别

1. **茎横切面** 表皮细胞1列，圆形或椭圆形，外壁稍增厚；其内为厚壁细胞层，占茎横切面的极大部分，近背、腹两侧各有1叶迹维管束，厚壁细胞含有红棕色物质；向内薄壁细胞排列疏松，内含油滴；内皮层不明显；维管束周韧型，3个并列，中央1个较大，星新月形。

2. **叶表面观** 上、下表皮细胞相似，狭长形，垂周壁近平直或略弯曲，平周壁光滑气孔附近表皮细胞近等径形；气孔不定式，分布于上、下表皮沿中脉附近，上表皮分布较少。

3. **粉末特征** 粉末绿色至黄褐色。叶缘细胞狭长，向外突出呈齿状或长毛状；叶表皮细胞类方形或类长方形，垂周壁近平直，气孔不定式，多同向排列；孢子棕黄色或红棕色，类圆形或类三角形，直径17～77μm，表面具不规则瘤状突起；管胞为梯纹。（图72-4）

（三）理化鉴别

薄层色谱 取本品粉末2g，加甲醇50ml，加热回流1小时，滤过，滤液蒸干，残渣加无水乙醇3ml使溶解，

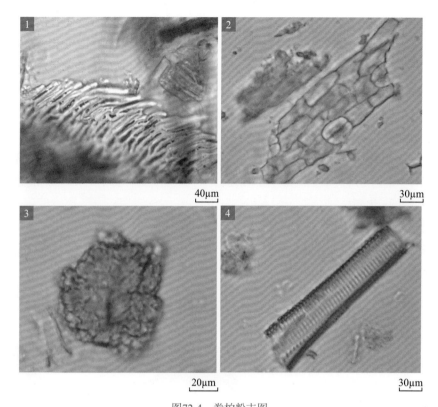

图72-4 卷柏粉末图

1. 叶缘细胞 2. 叶表皮细胞 3. 孢子 4. 管胞

作为供试品溶液。另取卷柏对照药材2g，同法制成对照药材溶液。照薄层色谱法试验，吸取上述两种溶液各3μl，分别点于同一硅胶G薄层板上，以异丙醇浓氨试液水（13：1：1）为展开剂，展开，取出，晾干，喷以2%三氯化铝甲醇溶液，置紫外光灯（365nm）下检视。供试品色谱中，在与对照药材色谱相应的位置上，显相同颜色的荧光斑点。

【质量评价】以色绿、叶多、完整者为佳。采用高效液相色谱法测定，本品按干燥品计算，含穗花杉双黄酮（$C_{30}H_{18}O_{10}$）不得少于0.30%。

【化学成分】主要成分为黄酮类、苯丙素类、炔酚类化合物、甾类化合物等[1-2]。

1. 黄酮及其苷类　有芹菜素、穗花杉双黄酮（amentoflavone，AF）、扁柏双黄酮（hinokiflavone，HF）、异柳素、苏铁双黄酮、5,4'-二羟基-7-甲氧基黄酮、去甲银杏双黄酮、银杏双黄酮（ginkegetin，GG）、异银杏双黄酮、橡胶树双黄酮（heveaflavone，HEF）、罗波斯塔黄酮[2]、新柳杉双黄酮、芫花素、槲皮素、木犀草素、6-（5-羧基-2-羟基苯基）-芹菜素、6-（2-羟基-5-羧基苯基）-芹菜素。

2. 苯丙素及其苷类　有香豆素、咖啡酸、阿魏酸、卷柏苷C等。

3. 炔酚类化合物　有selaginellin D，selaginellin E，selaginellin F，selaginellin G等。

4. 甾类化合物　有β-谷甾醇、胡萝卜苷、3β,16α-二羟基-5α-胆甾-21-酸、3β-乙酰氧基-16α-羟基-5α-胆甾-21-酸、3β-（3-羟基丁酰氧基）-16α-羟基-5α-胆甾-21-酸。

【性味归经】辛，平。归肝、心经。

【功能主治】活血通经。用于经闭痛经，癥瘕痞块，跌扑损伤。

【药理作用】

1. 抗病毒及抗菌作用　研究发现卷柏30%和50%醇沉多糖具有抑制EV71病毒复制的活性[3]。进一步研究发现卷柏50%醇沉多糖抗EV71活性最佳，但对EV71病毒并不具备直接杀伤作用，而是通过减弱EV71病毒对感染细胞的吸附效果进而达到抑制作用[4]。

2. 降血糖作用　在观察卷柏50%、80%和95%醇提物对糖尿病大鼠胰岛组织形态及骨骼肌葡萄糖转运蛋白-4表达影响，发现80%乙醇提取物可明显改善相关实验指标，推测其降糖机制可能与修复受损的胰岛组织，增强骨骼肌葡萄糖转运蛋白-4表达，进而增强机体胰岛素敏感性有关[5]。还有观察穗花杉双黄酮的降糖活性及量效关系，发现在给药2周后观察相关各项指标，发现穗花杉双黄酮最佳有效剂量为60mg/kg[6]。

3. 抗肿瘤作用　卷柏中提取物与阳性对照药LY294002相比能够更强地抑制乳腺癌MDA-MB-231细胞的迁移的抗肿瘤转移活性。腹腔注射途径给药，卷柏水提取物及其各个萃取部位对S180、H22两种瘤株均有不同程度的抑制作用，其中水萃取部位作用最强，且存在着剂量依赖性。

4. 免疫作用　卷柏和环磷酰胺一样都能显著降低小鼠血清IgG、IgM、IgA含量；并且环磷酰胺溶液和卷柏水煎液合用亦可显著降低正常小鼠血清IgG、IgM、IgA含量，两者之间不存在抵制作用。

【分子生药】分子鉴定　应用ITS2条形码技术对34种卷柏科药用植物进行鉴定，卷柏科药用植物ITS2序列的种间和种内遗传距离存在显著差异，根据ITS2二级结构，亦能直观地将卷柏科药用植物进行区分，ITS2条形码序列可以成功鉴定卷柏科药用植物[7]。

主要参考文献

[1] 刘锐，刘建峰，徐康平，等. 卷柏化学成分研究[J]. 中南药学，2011，9(8)：42.

[2] Liu Jian Feng, Xu Kang Ping, Li Fu Shuang, et al. A new flavonoid fro*m Selaginella tamariscina*(Beauv.) Spring [J]. Chem Pharm Bull, 2010, 58(4): 549-551.

[3] 韩明明，杨静，高秀梅，等. 卷柏多糖对肠道病毒71型复制的体外抑制作用[J]. 国际药学研究杂志，2013，40(1)：58.

[4] 夏燕平，马腾，齐向云，等. 卷柏多糖抗肠道病毒71型活性及机制研究[J]. 生物技术通讯，2015，26(4)：454.

[5] 李玉洁，王小兰，孙曙光，等. 卷柏各部位对糖尿病大鼠胰岛组织形态及骨骼肌葡萄糖转运蛋白-4表达的影响[J]. 中华中医药杂志，2015，30(7)：2554.

[6] 郑晓珂，苏成福，张莉，等. 卷柏中穗花杉双黄酮降血糖作用[J]. 中国实验方剂学杂志，2013，19(17)：198.

[7] Gu Wei, Song Jingyuan, Cao Yuan, et al. Application of the ITS2 region for barcoding medicinal plants of Selaginellaceae in Pteridophyta [J]. PloS one, 2013, 8(6): e67818.

（南京中医药大学　谷巍）

73. 泽兰

Zelan

LYCOPI HERBA

【别名】地笋、虎兰、水香、都梁、虎薄。

【来源】为唇形科植物毛叶地瓜儿苗*Lycopus lucidus* Turcz. var. *hirtus* Regel的干燥地上部分。

【本草考证】本品始载于《神农本草经》，列为中品。此后，《名医别录》《吴普本草》《本草经集注》《唐本草》《本草拾遗》《图经本草》《证类本草》《本草纲目》等均有记载。《本草经集注》载："今处处有，多生下湿地……或生泽旁，故名泽兰，亦名都梁香……"。《新修本草》载："泽兰，茎方，节紫色，叶似兰草而不香。今京下用之都是"。《图经本草》亦载："泽兰生汝南诸大泽旁。今荆、徐、随、寿、蜀、梧州、河中府皆有之。二月生苗，茎秆青紫色，作四棱。叶生相对如薄荷，微香。七月开花，带紫白色，萼通紫色，亦似薄荷花……泽兰在水泽中及下湿地，叶尖，微有毛，不泽润，方茎紫节，七月、八月初采，微辛……今妇人方中最急用也"；并附有梧州泽兰图及徐州泽兰图。《证类本草》在"地笋"条下载："地笋……即泽兰根也"。本草记载与现今所用泽兰基本一致。

【原植物】多年生草本，高可达1.7m。具多节的圆柱状地下横走根茎，其节上有鳞片和须根。茎直立，不分枝，四棱形，节上多呈紫红色，无毛或在节上有毛丛。叶交互对生，具极短柄或无柄；茎下部叶多脱落，上部叶椭圆形。狭长圆形或呈披针形，长5～10cm，宽1.5～4cm，先端渐尖，基部渐狭呈枯形，边缘具不整齐的粗锐锯齿，表面暗绿色，无毛，略有光泽，下面具凹陷的腺点，侧脉6～7对，与中脉在上面不显著，下面突出。轮伞花序多花，腋生；小苞片卵状披针形，先端刺尖，较花萼短或近等长，被柔毛；花萼钟形，长约4mm，两面无毛，4～6裂，裂片狭三角形，先端芒刺状；花冠钟形白色，长4.5～5mm，外面无毛，有黄色发亮的腺点，上、下唇近等长，上唇先端微凹，下唇3裂，中裂片较大，近圆形，2侧裂片稍短小；前对能育雄蕊2，超出于花冠，药室略叉开，后对雄蕊退化，仅花丝残存或有时全部消失，有时4枚雄蕊全部退化；子房长圆形，4深裂，着生于花盘上，花柱伸出于花冠外，无毛，柱头2裂不均等，扁平。小坚果扁平，倒卵状三棱形，长1～1.5mm，暗褐色。花期6～9月，果期8～10月。（图73-1）

生于沼泽地、水边等潮湿处，亦见有栽培。主要分布于全国大部分地区。

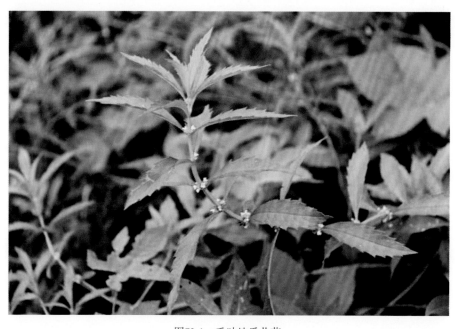

图73-1　毛叶地瓜儿苗

【主产地】全国大部分地区均产，主产于河南唐河县、新野县、确山县、桐柏县。多自产自销。

【栽培要点】

1. 生物学特性　喜温暖湿润气候。在6、7月高温多雨季节生长旺盛。耐寒，不怕水涝，喜肥，在土壤肥沃地区生长茂盛，以选向阳、土层深厚、富含腐殖质的壤土或砂壤土栽培为宜；不宜在干燥、贫瘠和无灌溉条件下栽培。特别不要与豆科植物和易感白粉病的作物连作。前茬作物以玉米为好。

2. 栽培技术　以根茎或种子繁殖，生产上则以根茎繁殖为主。

3. 病虫害　病害：锈病。虫害：尺蠖、紫苏野螟。

【采收与加工】根茎繁殖当年，种子繁殖第2年的夏、秋季节，茎叶生长茂盛时采收，割取地上部分，晒干。

【药材鉴别】

（一）性状特征

茎节及叶面上密被硬毛，茎呈方柱形，四面均有浅纵沟，长50～100cm，直径2～6mm，表面黄绿色或稍带紫色，节明显，节间长2～11cm；质脆，易折断，髓部中空。叶对生，多皱缩，展平后呈披针形或长圆形，边缘有锯齿，上表面黑绿色，下表面灰绿色，有棕色腺点。花簇生于叶腋成轮状，花冠多脱落，苞片及花萼宿存，小苞片披针形，有绿毛，花萼钟形，5齿。气微，味淡。（图73-2）

（二）显微鉴别

1. **叶表面观**　上表皮细胞垂周壁近平直，非腺毛较多，1～5细胞，长45～495μm，基部直径32～50μm，表面有明显的疣状突起，并有腺毛；下表皮细胞壁波状弯曲，腺毛较多，主脉及侧脉上均有众多非腺毛，3～6细胞，长62～600μm；腺鳞头部类圆形，8细胞，直径66～83μm；气孔直轴式。（图73-3）

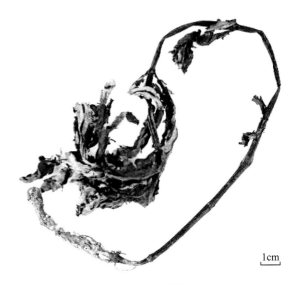

图73-2　泽兰药材图

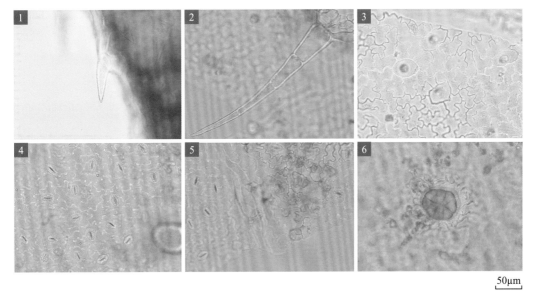

图73-3　泽兰叶表面观图

1. 非腺毛及疣状突起　2. 非腺毛　3. 上表皮细胞　4. 下表皮细胞及直轴式气孔　5. 头状腺毛　6. 腺鳞

2. **茎表面观**　表皮细胞多角形或长方形，角质层隐现纹理；有腺毛及腺鳞；单细胞非腺毛长20～28μm，茎的棱处有少数多细胞非腺毛，长可达750μm，表面亦有疣状突起。

3. **粉末特征**　粉末灰绿色。上表皮细胞垂周壁近平直，非腺毛较多，1～5个细胞，长45～495μm，基部直径32～50μm，表面有明显的疣状突起，并有腺毛。下表皮细胞壁波状弯曲，腺毛较多，主脉及侧脉上均有众多非腺毛，3～6个细胞，长62～600μm。气孔直轴式。螺纹导管及草酸钙方晶可见。（图73-4）

（三）理化鉴别

薄层色谱　取本品粉末1g，加丙酮30ml，加热回流30分钟，滤过，滤液蒸干，残渣加石油醚（30～60℃）10ml，浸泡约2分钟，倾去石油醚液，蒸干，残渣加无水乙醇2ml使溶解，作为供试品溶液。另取熊果酸对照品，加无水乙醇制成每1ml含0.5mg的溶液，作为对照品溶液。照薄层色谱法试验，吸取上述供试品溶液2~4µl、对照品溶液2µl，分别点于同一硅胶G薄层板上，以环己烷-三氯甲烷-乙酸乙酯-甲酸（20∶5∶8∶0.1）为展开剂，展开，取出，晾干，喷以10%硫酸乙醇溶液，在105℃加热至斑点显色清晰。供试品色谱中，在与对照品色谱相应的位置上，显相同颜色的斑点。

【质量评价】以质嫩、叶多、色绿者为佳。照醇溶性浸出物测定法项下的热浸法测定，用乙醇作溶剂，不得少于7.0%。

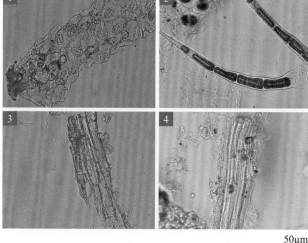

50µm

图73-4　泽兰粉末图

1. 气孔　2. 非腺毛　3. 方晶　4. 导管

【化学成分】主要成分为酚酸类、黄酮类、萜类和甾体类等[2]。

1. 酚酸类　原儿茶醛（protocatechuic aldehyde）、原儿茶酸（protocatechuic acid）、咖啡酸（caffeic acid）、迷迭香酸（rosmarinic acid）等。

2. 黄酮类　芹菜苷（apiin）、木犀草苷（cynaroside）、金圣草黄素（chrysoeriol）、木犀草素（luteolin）、槲皮素（quercetin）、异槲皮苷（isoquercetin）、芦丁（rutin）、芹菜素（apigenin）等。

3. 萜类和甾体类　齐墩果酸（oleanolic acid）、熊果酸（ursolic acid）、桦木酸（betulinic acid）等。

【性味归经】苦、辛，微温。归肝、脾经。

【功能主治】活血调经，祛瘀消痈，利水消肿。用于月经不调，经闭，痛经，产后瘀血腹痛，疮痈肿毒，水肿腹水。

【药理作用】

1. 抗凝血作用　泽兰水煎剂3.9g/kg灌胃给药，可延长小鼠凝血时间，减轻大鼠动静脉血栓质量；15.0g/kg灌胃可延长家兔血浆复钙凝血时间、凝血酶原时间、白陶土凝血酶原时间及凝血酶时间，升高血浆抗凝血酶活性。不同质量浓度的泽兰水煎剂体外均可抑制家兔血小板聚集[2]。

2. 抗动脉粥样硬化　泽兰具有抑制多种细胞增殖的作用，包括SPC-A-1人肺腺癌细胞、人肝癌细胞及人急性早幼粒白血病细胞等[3]。

3. 抗氧化作用　泽兰中含有大量的酚酸类物质，能有效地清除体内自由基，具有一定的抗氧化活性[4]。

4. 改善免疫力　泽兰具有明显抑制小鼠免疫功能的作用[1]。

5. 其他作用　泽兰还有增强子宫平滑肌收缩的作用，镇静、降低血脂以及利胆作用，保护肝功能、抗菌、抗病毒和抗癌活性的作用。

主要参考文献

[1] 任强，王红玲，周学刚，等.泽兰的化学成分、质量分析及药理作用研究进展[J]. 中国药房，2015，26(18)：2588-2592.

[2] 辛卫云，苗明三.泽兰的化学、药理及临床应用[J]. 中医学报，2015，30(3)：418-420.

[3] 张静，彭海燕.泽兰药理作用研究进展[J]. 河北中医，2015，37(3)：460-463.

[4] 刘娜.泽兰中营养成分的测定及其三萜酸的分离纯化的研究[D]. 重庆：西南大学，2016.

（南京中医药大学　严辉　戴仕林　吴启南）

74. 泽泻

Zexie

ALISMATIS RHIZOMA

【别名】水泽、天鹅蛋、一枝花、芸芋、如意花。

【来源】为泽泻科植物泽泻*Alisma orientale*（Sam.）Juzep.的干燥块茎。

【本草考证】本品始载于《神农本草经》，并列为上品。《名医别录》载："水泻也如续断，寸寸有节。其叶如车前大，其叶也亦相似，徐州广陵人食之。"《本草经集注》载："形大而长，尾间必有两歧为好。丛生浅水中，叶狭而长"。似现在的窄叶泽泻。《图经本草》载："今山东、河、陕、江、淮亦有之，以汉中者为佳，春生苗，多在浅水中，叶似牛舌，独茎而长，秋时开白花作丛，似谷精草……今人秋未采，爆干"。并附有泽泻药图。《农政全书》载："水边处处有之，丛生苗叶，其叶似牛舌草叶，纹脉坚直，叶丛中窜葶，对分茎叉，茎有线楞；稍间开三瓣小白花；结实小，青细"。《本草纲目》载："去水曰泻，如泽水之泻也"。本草记载与现今所用泽泻基本一致[1]。

【原植物】多年生水生或沼生草本。块茎直径1～2cm，或较大。叶多数；挺水叶宽披针形、椭圆形，长3.5～11.5cm，宽1.3～6.8cm，先端渐尖，基部近圆形或浅心形，叶脉5～7条，叶柄长3.2～3.4cm，较粗壮，基部渐宽，边缘窄膜质。花葶高35～90cm，或更高。花序长20～70cm，具3～9轮分枝，每轮分枝3～9枚；花两性，直径约6mm；花梗不等长，（0.5～）1～2.5cm；外轮花被片卵形，长2～2.5mm，宽约1.5mm，边缘窄膜质，具5～7脉，内轮花被片近圆形，比外轮大，白色、淡红色，稀黄绿色，边缘波状；心皮排列不整齐，花柱长约0.5mm，直立，柱头长约为花柱1/5；花丝长1～1.2mm，基部宽约0.3mm，向上渐窄，花药黄绿色或黄色，长0.5～0.6mm，宽0.3～0.4mm；花托在果期呈凹凸，高约0.4mm。瘦果椭圆形，长1.5～2mm，宽1～1.2mm，背部具1～2条浅沟，腹部自果喙处凸起，呈膜质翅，两侧果皮纸质，半透明，或否，果喙长约0.5mm，自腹侧中上部伸出。种子紫红色，长约1.1mm，宽约0.8mm。花期、果期5～9月。（图74-1）

生于海拔几十米至2500m左右的湖泊、水塘、沟渠、沼泽中。主要分布于黑龙江、吉林、辽宁、内蒙古、河北、山西、陕西、宁夏、甘肃、青海、新疆、山东、江苏、安徽、浙江、江西、福建、河南、湖北、湖南、广东、广西、四川、贵州、云南等省区。

【主产地】主产于福建建瓯、建阳、龙海等地。江西广昌、四川等地也产。福建建瓯为道地产区。

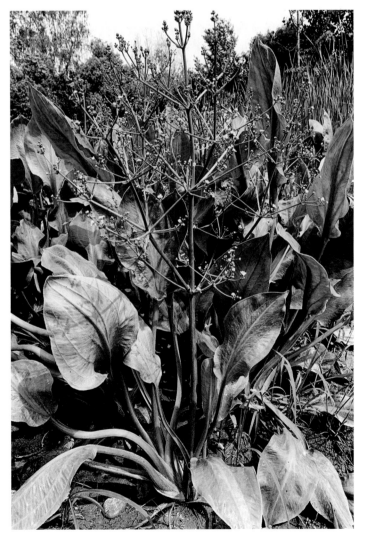

图74-1 泽泻

【栽培要点】

1. 生物学特性 生于沼泽地，喜温暖湿润和阳光充足的气候环境，幼苗喜荫蔽，成株喜阳光、怕寒冷。宜选择靠近水源、腐殖质丰富、保水性良好、稍带黏性的土壤进行种植，持水性差或土温低的冷浸土壤不宜栽培。

2. 栽培技术 以种子播种为主，播前选用成熟饱满的种子浸泡后，捞出控干，拌上草木灰均匀撒播。播种后架设遮阳网防止阳光暴晒灼伤幼苗，确保沟内始终有浅水。雨季及时排涝使沟内水面低于苗心[2]。

3. 病虫害 病害：白斑病（炭枯病）、霜霉病、疫病等。虫害：福寿螺、莲缢管蚜、斜纹夜蛾、银纹夜蛾、红线虫等。

【采收与加工】 在冬至到大寒之间，大部分植株枯黄时即可采挖，洗净，干燥，除去须根和粗皮。

泽泻收获时，先用刀在球茎周围划一圈，将部分根划断，再拔起植株，然后削去泥土，除留中心叶外（因为剥除心叶，伤口流出汁液，加工干后呈黑色，顶部凹入，影响品质）其余叶片剥除干净。

采回的泽泻球茎，摊在晒场上暴晒2～3天，使部分水分散失后，放入烘炉内摊开烘烤，火力先大后小，每隔24小时翻动1次，并清除炉上掉落的泥土杂质；第2天火力可适当减少，每12小时翻动1次，再次清除炉上的泥土杂质，并在泽泻面上加盖保温；烘烤至第3天，待泽泻球茎有5～6成干时，须根和粗皮已干脆，便取出放入撞笼或去毛机内撞去须根和粗皮，这时炉温保持50～60℃。撞去须根粗皮的泽泻球茎，放入硫黄炉内熏硫24小时，使其色白，取出堆放，用麻袋盖上，使其发汗3～5天，再继续上炉烘烤，炉温保持45～50℃，并常翻动，直至干透。最后再放入撞笼或去毛机内撞去残留的须根和粗皮，即成为商品。

【商品规格】 泽泻分建泽泻、川泽泻2个规格，根据性状分为不同等级。

1. 建泽泻 分四等。特等：干货，每千克25个以内；一等：干货，每千克33个以内；二等：干货，每千克75个以内；统货：干货，每千克75个以内，间有双花，轻微焦枯，但不超过5%。

2. 川泽泻 分三等。一等：干货，每千克33个以内；二等：干货，每千克75个以内；统货：干货，每千克100个以内，间有小量焦枯、碎块，但不超过5%。

【药材鉴别】

（一）性状特征

块茎类球形、椭圆形或卵圆形，长2～7cm，直径2～6cm。表面黄白色或淡黄棕色，有不规则的横向环状浅沟纹及多数细小突起的须根痕，底部有的有瘤状芽痕。质坚实，断面黄白色，粉性，有多数细孔。气微，味微苦。（图74-2）

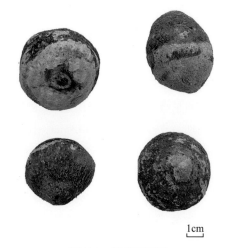

1cm

图74-2 泽泻药材图

（二）显微鉴别

1. 块茎横切面 外皮大多已除去，有残留的皮层通气组织，细胞间隙甚大，内侧可见1列内皮层细胞，壁增厚，木化，有纹孔；中柱通气组织中散有周木型维管束和淡黄色的油室；薄壁细胞含有淀粉粒。（图74-3）

2. 粉末特征 粉末淡黄棕色。淀粉粒甚多，单粒长卵形、类球形或椭圆形，直径3～14μm，脐点人字状、短缝状或三叉状，复粒由2～3分粒组成；薄壁细胞类圆形，具多数椭圆形纹孔，集成纹孔群；内皮层细胞垂周壁波状弯曲，较厚，木化，有稀疏细孔沟；油室大多破碎，完整者类圆形，直径54～110μm，分泌细胞中有时可见油滴。（图74-4）

（三）理化鉴别

薄层色谱 取本品粉末2g，加乙酸乙酯20ml，超声处理30分钟，滤过，滤液加于氧化铝柱（200～300目，5g，内径为1cm，干法装柱）上，用乙酸乙酯10ml洗脱，收集洗脱液，蒸干，残渣加乙酸乙酯1ml使溶解，作为供试品溶液。另取23-乙酰泽泻醇B对照品，加乙酸乙酯制成每1ml含2mg的溶液，作为对照品溶液。照薄层色谱法试

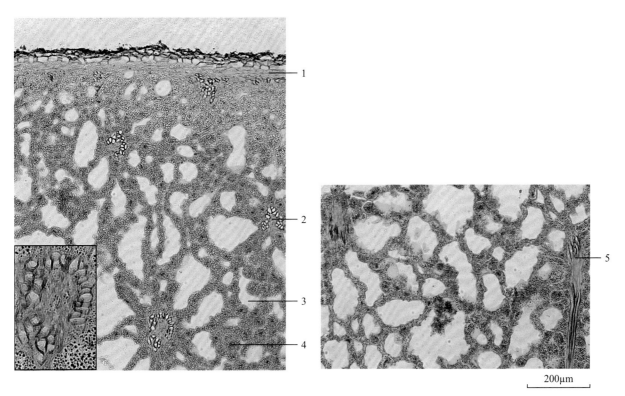

图74-3　泽泻横切面图

1. 内皮层　2. 维管束　3. 通气组织　4. 油室　5. 叶迹维管束

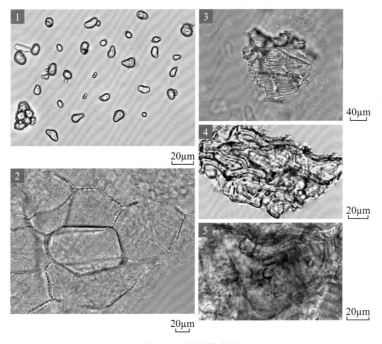

图74-4　泽泻粉末图

1. 淀粉粒　2. 薄壁细胞　3. 导管　4. 内皮层细胞　5. 油室

验，吸取上述两种溶液各5μl，分别点于同一硅胶H薄层板上，以环己烷-乙酸乙酯（1∶1）为展开剂，展开，取出，晾干，喷以5%硅钨酸乙醇溶液，在105℃加热至斑点显色清晰。供试品色谱中，在与对照品色谱相应的位置上，显相同颜色的斑点。

【质量评价】以块大、黄白色、光滑、质充实、粉性足者为佳。采用高效液相色谱法测定，本品按干燥品计算，含23-乙酰泽泻醇B（$C_{32}H_{50}O_5$）和23-乙酰泽泻醇C（$C_{32}H_{48}O_6$）的总量不得少于0.10%。

【化学成分】主要成分为三萜类、倍半萜类、二萜类等。其中，三萜类是其特征性成分和有效成分[3]。

1. 三萜类　泽泻醇A（alisol A）及其乙酸酯、泽泻醇B（alisol B）及其乙酸酯、泽泻醇C-23-醋酸酯（alisol C-23-acetate）、24-乙酰泽泻醇A（alisol A 24-acetate）及其衍生物、23-乙酰泽泻醇B（alisol B 23-acetate）及其衍生物、24-去乙酰泽泻醇A、乙酰泽泻醇E、24-乙酰泽泻醇F（alisol F 24-actetate）、泽泻醇H（alisol H）、泽泻醇G（alisol G）、泽泻醇O（alisol O）等。

2. 倍半萜类　泽泻醇（alisol）、环氧泽泻烯、泽泻萜醇A，B，C，D，E（orientalol A，B，C，D，E）、磺酰泽泻醇A，B，C，D（sulfoorientalol A，B，C，D）。

3. 二萜类　泽泻二萜醇（oriediterpenol）、泽泻二萜醇苷（oriediter-penoside）。

【性味归经】甘、淡，寒。归肾、膀胱经。

【功能主治】利水渗湿，泄热，化浊降脂。用于小便不利，水肿胀满，泄泻尿少，痰饮眩晕，热淋涩痛，高脂血症。

【药理作用】

1. 降血脂作用　泽泻的脂溶性部分对实验性高胆固醇血症家兔有明显的降胆固醇作用和抗动脉粥样硬化作用，由其中分离得到的泽泻醇A及泽泻醇A，B，C的乙酸酯，都有显著的降胆固醇作用。

2. 对肝脏的保护作用　泽泻醇A，B，C乙酸酯可保护因四氯化碳中毒的小鼠肝脏，其中以泽泻醇C乙酸酯效果最好。

3. 对心血管系统的作用　泽泻浸膏给犬和家兔静脉注射，有轻度降压作用，并持续约30分钟。泽泻醇对各种实验动物有轻度降压作用，其降压作用并不明显影响血浆肾素和ACE活性或醛固酮水平。

4. 利尿作用　用盐水负载的小鼠或大鼠做利尿实验，小鼠皮下注射泽泻醇A乙酸酯能增加尿液中K^+的分泌量，但口服同样剂量则无效。大鼠口服泽泻醇A乙酸酯或泽泻醇B 30mg/kg剂量时，明显增加Na^+的分泌量。

【分子生药】

1. 功能基因　泽泻原萜烷型三萜类化合物生物合成关键酶羟甲基戊二酰CoA还原酶（3-hydroxy-3-methylglutaryl-CoA reductase，HMGR）、法呢基焦磷酸合酶（Farnesyl pyrophosphate synthase，FPPS）、鲨烯合酶（Squalene synthetase，SS）、鲨烯环氧化酶（Squalene epoxidase，SE）、氧鲨烯环化酶（Oxidosqualene cyclase，OSC）等基因全长已被成功克隆并进行了功能验证，研究结果为后续原萜烷三萜类化合物生物合成的调控研究提供基础，也为该类资源性成分生物合成途径的阐明和生物工程应用提供科学依据[4-9]。

主要参考文献

[1] 李丽霞，王书林，王砚，等.泽泻品种的本草考证[J].时珍国医国药，2013，24(2)：433-434.

[2] 何长流，郭延荣，王晓静，等.泽泻的特征特性及培育技术[J].现代农业科技，2017，18：122，126.

[3] Zhaoming, Godecke Tanja, Gunn Jordan, et al. Protostane and fusidane triterpenes: amini-review [J]. Molecules, 2013, 18(4): 4054-4080.

[4] 谷巍，吴启南，巢建国，等.建泽泻法呢基焦磷酸合酶分子克隆、分布表达及生物信息学研究[J].药学学报，2011，46(5)：605-612.

[5] 申修源，谷巍，周娟娟，等.建泽泻鲨烯合酶基因克隆及其生物信息学分析[J].中草药，2013，44(5)：604-609.

[6] Gu Wei, Geng Chao, Xue Wenda, et al. Characterization and function of the 3-hydroxy-3-methylglutaryl-CoA reductase gene in *Alisma orientale*(Sam.) Juz. and its relationship with protostane triterpene production[J]. Plant Physiology and Biochemistry, 2015(97): 378-389.

[7] 刘青芝，谷巍，吴启南，等.建泽泻鲨烯合酶原核表达、功能验证及其免疫检测研究[J].中国中药杂志，2017，42(19)：3733-3738.

[8] 周晨，田荣，谷巍，等.泽泻法呢基焦磷酸合酶原核表达、功能验证及其免疫检测研究[J].药学学报，2018，53(9)：1571-1577.

[9] Gu Wei, Zhang Aqin, Jiang Ling, et al. Identification of genes associated with the biosynthesis of protostane triterpenes based on the transcriptome analysis of *Alisma oriental* (Sam.) Juz [J]. Journal of Plant Biochemistry and Biotechnology, 2019,28(2):158-168.

（南京中医药大学　谷巍）

75. 荠菜

Jicai

CAPSELLAE HERBA

【别名】地菜、护生草、上巳菜、净肠草、阿布嘎（蒙药名）[1-2]。

【来源】为十字花科植物荠 *Capsella bursa-pastoris*（L.）Medic.的全草。

【本草考证】本品始载于《名医别录》，列为上品。《本草经集注》载："荠类又多，此是今人可食者"。《本草纲目》载："荠有大小数种。小荠叶花，茎扁，味美，其最细小者，名沙荠也。大荠科，叶皆大而味不及。其茎硬有毛者，名菥蓂，味不甚佳。并以冬至后生苗，二三月起茎五六寸，开细白花，整整如一，结荚如小萍而有三角，荚内细小如葶苈子"。《植物名实图考》描述荠，载："冬初生苗，春初结实。肉食者可以涤肠胃，俗亦谓之净肠草"，并附植物图。虽然历代有的本草中将荠菜、菥蓂、葶苈都列入荠类，但本草记载有"细白花、果实为倒三角形"等形态特征并附图的，与现今所用荠基本一致。

【原植物】一年或二年生草本，高10～50cm，无毛或被毛；茎直立，单一或基部开始分枝。基生叶丛生呈莲座状，大头羽状分裂，叶柄有翼；茎生叶窄披针形或披针形，长5～6.5mm，宽2～15mm，基部箭形，抱茎，边缘有缺刻或锯齿。总状花序顶生及腋生，花序轴较长；十字花冠，花瓣白色，长2～3mm，有短爪；四强雄蕊，子房上位，2心皮。短角果倒三角形或倒心状三角形，扁平。种子长椭圆形，长约1mm，浅褐色。花期、果期4～6月。（图75-1）

多栽培，亦野生于山坡、田边及路旁。全国分布。

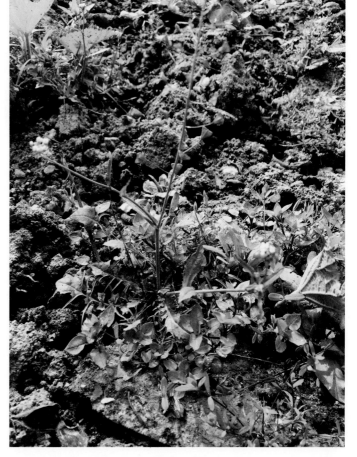

图75-1 荠

【主产地】全国大部分地区均产。

【栽培要点】

1. 生物学特性 喜光照充足、冷凉气候，耐寒、耐旱，以湿润肥沃疏松的黏质土壤为佳。避免重茬。

2. 栽培技术 种子繁殖，春、秋两季均可栽培。春播收获前追肥2次，秋播追肥约4次，可每采收1次追肥1次。

3. 病虫害 病害：霜霉病，白斑病。虫害：蚜虫。

【采收与加工】春播的可结合疏苗陆续采收，秋播的播种至采收为30～35天。采收时一般用小刀挑采，先密后稀、拔大留小，带根挖出。

【药材鉴别】

（一）性状特征

主根圆柱形或圆锥形，有的有分枝。表面类白色或淡褐色，有须状侧根。茎纤细易断。基生叶大头羽状分裂，披针形，多卷缩；茎生叶长圆形、线状披针形，基部耳状抱茎。果实倒三角形，扁平，顶端微凹。搓之有清香气，味淡。（图75-2）

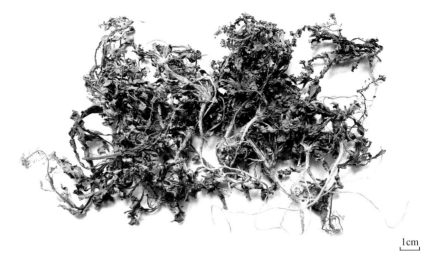

图75-2 荠菜药材图

（二）显微鉴别

1. 根横切面 木栓层排列紧密；皮层较宽，薄壁细胞类圆形；韧皮部较窄，细胞较小，形成层不明显，木质部较宽，导管单个或数个相邻，呈放射状排列。（图75-3）

2. 茎横切面 表皮1层细胞，排列紧密；皮层有3～7层薄壁细胞；无限外韧型维管束与纤维束连成一环；髓部较大，由类圆形薄壁细胞组成。（图75-4）

3. 叶横切面 表皮为1层细胞，排列紧密；栅栏组织细胞1层，细胞短圆柱形，排列紧密，海绵组织细胞小，排列疏松；叶主脉维管束3束，无限外韧型。（图75-5）

4. 粉末特征 粉末黄绿色，气香。木栓层细胞类方形；多为网纹和螺纹导管，亦有孔纹；石细胞类方形或不规则形，散在或成群；气孔多为不等式，少数不定式；非腺毛多数，有分枝和不分枝状；薄壁细胞多为长形。（图75-6）

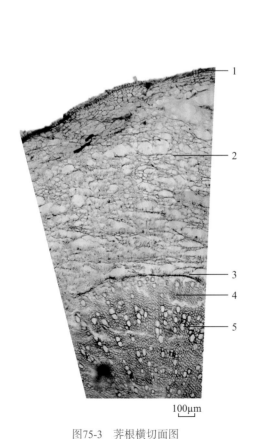

图75-3 荠根横切面图

1. 木栓层 2. 皮层 3. 韧皮部 4. 木质部 5. 导管

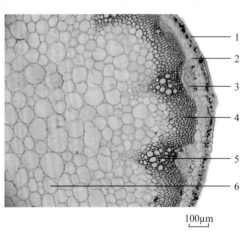

100μm

图75-4 荠茎横切面图

1. 表皮 2. 皮层 3. 韧皮部 4. 纤维束 5. 木质部 6. 髓

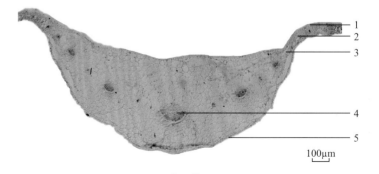

图75-5 荠叶横切面图

1. 上表皮 2. 栅栏组织 3. 海绵组织 4. 主脉维管束 5. 下表皮

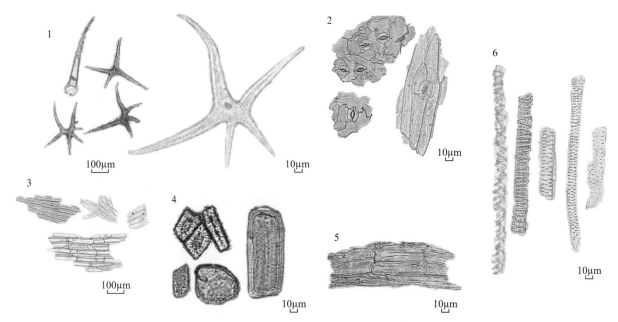

图75-6　荠菜粉末图

1. 非腺毛　2. 不等式和不定式气孔轴式　3. 薄壁细胞　4. 石细胞　5. 木栓层　6. 螺纹、网纹和孔纹导管

（三）理化鉴别

薄层色谱　取本品干燥细粉2g，加入70%甲醇30ml，回流30分钟后冷滤过，滤液回收溶剂至近干，加温水20ml溶解后滤过，加于聚酰胺柱（直径1.2cm，2g），用水30ml洗脱，再用20%的乙醇30ml洗脱，弃去2种洗脱液，继续用80%的乙醇30ml洗脱，收集80%乙醇洗脱液，水浴回收溶剂至干，用5ml甲醇溶解残渣即得供试品溶液。另取异荭草苷对照品，加甲醇制成每1ml含0.5mg的溶液，作为对照品溶液。吸取供试品溶液8μl，对照品溶液3μl，分别点于聚酰胺薄膜上，甲醇–水–冰醋酸（12∶3∶3）展开。置紫外光灯（365nm）下观察，在与对照品色谱相应位置处，显相同的褐色斑点。喷以2%三氯化铝的乙醇溶液，置紫外光灯（365nm）下观察，斑点变为黄绿色荧光[3]。

【质量评价】以干燥、茎近绿色、无杂草者为佳。

【化学成分】全草主要成分为含黄酮类如布枯苷、贝索林苷、2″-O-α-L-阿拉伯糖异荭草苷；有机酸如荠菜酸甲、原儿茶酸、苹果酸、枸橼酸、甘露醇、山梨醇、肌醇、乙酰胆碱等。果实含荠菜酸、布枯苷、乙酰胆碱、芥子油、苦杏仁酶、反丁烯二酸等[4]。

【性味归经】甘、淡，凉。归肝、脾、膀胱经。

【功能主治】凉血止血，清热利尿。用于肾结核尿血，产后子宫出血，月经过多，肺痨咯血，高血压病，感冒发热，肾炎水肿，泌尿系结石，乳糜尿，腹泻。

【药理作用】

1. 止血作用　荠菜流浸膏挥发液能缩短家兔的凝血时间；荠菜酸有止血作用。

2. 降压作用　干荠菜浸液能引起短暂的血压下降，并有轻微的兴奋呼吸作用。

3. 抗炎作用　荠菜水煎液能减轻二甲苯所致小鼠耳肿胀、冰醋酸所致小鼠腹腔毛细血管通透性增加，卡拉胶、酵母多糖A所致大鼠足趾肿胀。

4. 抗胃溃疡作用　荠菜浸膏对因结扎胃幽门而形成大白鼠胃溃疡有抑制作用。

5. 对心血管系统的影响　荠菜浸膏对于豚鼠和狗的冠状血管有舒张作用；对离体蛙心脏具有负性肌力作用和负性频率的作用，能抑制由毒毛花苷对离体猫心脏所致的心肌的纤维颤动；能增加狗的后肢周围血流；能使小肠、气管平滑肌、主动脉和子宫平滑肌收缩[5]。

主要参考文献

[1] 柳白乙拉.蒙药正典[M].北京：民族出版社，2006.

[2] 朱亚民.内蒙古植物药志[M].呼和浩特：内蒙古人民出版社，2000.

[3] 张幸福，骆桂法，周燕雪.荠菜的粉末显微和薄层色谱鉴定研究[J].安徽医药，2014，18(6)：1042.

[4] 王荣荣，宋宁，刘晓秋.荠菜中黄酮类成分的积累变化研究[J].中国民族民间医药，2013，9：14-15.

[5] 岳兴如，田敏，徐持华，等.荠菜的抗炎药理作用研究[J].时珍国医国药，2006，17(5)：897-898.

（江西中医药大学　葛菲　黄秋连　徐艳琴）

76. 茺蔚子

Chongweizi

LEONURI FRUCTUS

【别名】益母草子、苦草子、小胡麻。

【来源】为唇形科植物益母草*Leonurus japonicus* Houtt.的干燥成熟果实。

【本草考证】本品始载于《神农本草经》，列为上品。《名医别录》载："茺蔚生海滨池泽，五月采"。《本草经集注》载："叶如荏，方茎，子形细长，有三棱"。《本草正义》有"茺蔚古人止用其子"一说，明、清及以后的本草著作中，则多是记载了益母草，将茺蔚子附于其下。本草记载与现今所用益母草基本一致。

【原植物】为一年生或二年生草本，株高30～120cm。主根密生须根。茎有倒生的糙伏毛。茎下部叶片纸质，卵形，掌状3全裂，中裂片有3小裂，两侧裂片有1或2小裂；花序上的叶片线形或线状披针形，全缘或有少数牙齿，最小裂片宽3mm以上。轮伞花序腋生；苞片阵形，等于或短于花萼，有细毛。花萼钟状，长7～10mm，外有毛，齿5，前2齿靠合；花冠淡红色或紫红色，长12～13mm，筒内有毛环，上唇外面有毛、全缘，下唇3裂，中裂片倒心形。小坚果长圆形三棱状，长2.5mm，顶端截平而略宽大，基部楔形，淡褐色，光滑。花期通常在6～9月，果期9～10月。（图76-1）

生于海拔可高达3400m的多种环境，尤以阳处为多。分布于全国各地。

【主产地】主产于河南、四川、江苏、安徽、湖北、浙江、山东、河北等地。

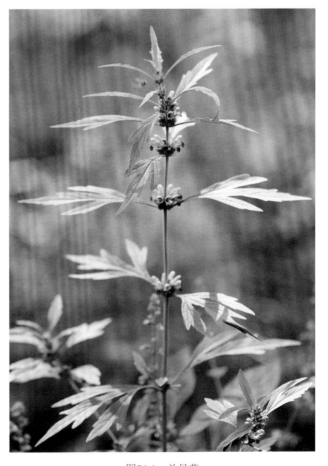

图76-1　益母草

【栽培要点】

1. **生物学特性** 年日照时数在2600~2700小时，日照百分率在56%~70%；适宜年平均降雨量30~300mm，环境相对湿度15%~35%；宜选用富含有机质的沙壤土，呈弱酸性至中性；宜靠近河谷分布。

2. **栽培技术** 选择向阳、土层深厚、富含腐殖质的土壤及排水良好的砂质土壤，板结红黄壤和砂性强的土壤不利于益母草的生长。播前用锄头削除田间杂草，待杂草晒干后，火烧作草木灰使用。播种方法为条播，种子每亩播种量1kg。

3. **病虫害** 病害：根腐病、白粉病等。虫害：蚜虫等[1]。

【采收与加工】 3月中下旬播种的于8月中上旬收获；8月下旬或9月上旬播种的，来年1月下旬至2月上旬收获。

将益母草地上部分放于帆布上晾晒，待充分干燥后，进行拍打、翻打脱粒。脱粒后用分样筛清选或簸箕风选，去除杂物、空瘪粒及尘土。益母草种子脱粒净种后放于帆布上，摊开成3~5cm薄层，置于通风处晾干，或装入棉布袋中挂在干燥通风的凉棚下晾干。

【商品规格】 多以统货入药。

【药材鉴别】

（一）性状特征

果实三棱形，长2~3mm，宽约1.5mm。表面灰棕色至灰褐色，有深色斑点，一端稍宽，平截状，另一端渐窄而钝尖。果皮薄，子叶类白色，富油性。气微，味苦。（图76-2）

（二）显微鉴别

粉末特征 粉末黄棕色至深棕色。外果皮细胞横断面观略径向延长，长度不一，形成多数隆起的脊，脊中央为黄色网纹细胞，壁非木化；表面观类多角形，有条状角质纹理，网纹细胞具条状增厚壁；内果皮厚壁细胞断面观略切向延长，内壁极厚，外壁薄，胞腔偏靠外侧，内含草酸钙方晶；表面观呈星状或细胞界限不明显，方晶明显；中果皮细胞表面观类多角形，壁薄，细波状弯曲；种皮表皮细胞类方形，壁稍厚，略波状弯曲，胞腔内含淡黄棕色物；内胚乳细胞含脂肪油滴和糊粉粒。（图76-3）

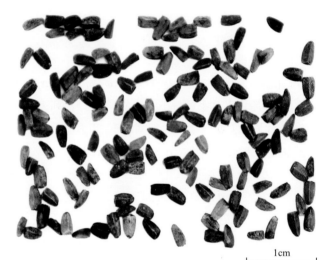

1cm

图76-2 茺蔚子药材图

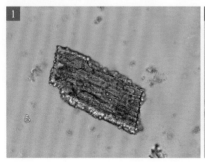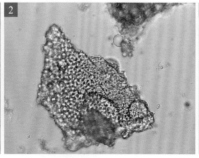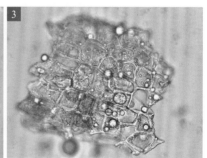

50μm

图76-3 茺蔚子粉末图

1. 外果皮细胞　2. 内果皮细胞　3. 内胚乳细胞

（三）理化鉴别

薄层色谱　取本品粉末3g，加乙醇30ml，加热回流1小时，放冷，滤过，滤液浓缩至约5ml，加在活性炭-氧化铝柱（活性炭0.5g；中性氧化铝100～120目，2g；内径为10mm）上，用乙醇30ml洗脱，收集洗脱液，蒸干，残渣加乙醇0.5ml使溶解，作为供试品溶液。另取盐酸水苏碱对照品，加乙醇制成每1ml含5mg的溶液，作为对照品溶液。照薄层色谱法试验，吸取上述两种溶液各10μl，分别点于同一硅胶G薄层板上，以正丁醇–盐酸–水（4∶1∶0.5）为展开剂，展开，取出，晾干，喷以稀碘化铋钾试液。供试品色谱中，在与对照品色谱相应的位置上，显相同颜色的斑点。

【质量评价】 以黄棕色至深棕色者为佳。采用高效液相色谱法测定，本品按干燥品计算，含盐酸水苏碱（$C_7H_{13}NO_2 \cdot HCl$）不得少于0.05%。

【化学成分】 主要成分为生物碱类、黄酮类、脂肪油等化合物[1]。

1. 生物碱类　茺蔚子中总生物碱含量约为0.27%，含有益母草宁（leonurinine）、水苏碱（stachydrine），环型多肽益母草宁（cycloleonurinin）等。

2. 黄酮类　槲皮素、芦丁、大豆素、芫花素、汉黄芩素等，以及相应的黄酮苷类成分。

3. 脂肪油　茺蔚子脂肪油中含有大量的不饱和脂肪酸，含量达91.14%。其中亚油酸含量达51.48%，明显高于常见植物油，γ-亚麻酸的含量（11.31%）也高于一般的种子油，另外还含有油酸、棕榈酸、硬脂酸、软脂酸等。

【性味归经】 辛、苦，微寒。归心包、肝经。

【功能主治】 活血调经，清肝明目。用于月经不调，经闭痛经，目赤翳障，头晕胀痛。

【药理作用】

1. 抗氧化作用　60mg茺蔚子油脂提取物添加于50g花生油中的抗氧化活性优于维生素C、维生素E、BHT、BHA，低于茶多酚[2]。

2. 收缩子宫作用　茺蔚子总碱与水苏碱作用的比较研究表明，茺蔚子总碱对离体小鼠子宫具有兴奋作用，表现为张力增加、收缩力增强、频率加快，高浓度时其作用减弱[3]。

3. 降血压作用　茺蔚子醇提液的乙醚、乙酸乙酯、正丁醇和水萃取物中，水层对正常大鼠有明显降压作用，正丁醇层、乙酸乙酯层、乙醚层均可使正常大鼠收缩压降低，对舒张压无明显影响[4]。

4. 其他作用　茺蔚子可用于面部肌肉痉挛、偏头痛、眩晕、鼻渊、突发性耳聋等[5]。

主要参考文献

[1] 邓仙梅.茺蔚子及炒茺蔚子质量标准的研究[D].广州：广东药科大学，2016.

[2] 宋宇，孙立伟，姜锐，等.茺蔚子油脂提取条件优化及其抗氧化的作用[J].中国老年学杂志，2010，30(24)：3741-3742.

[3] 潘思源，常英，魏路雪.茺蔚子总碱和水苏碱收缩离体小鼠子宫的比较[J].中草药，1998，29(10)：687-688.

[4] 高文义，李银清，蔡广知，等.茺蔚子降血压活性成分筛选的实验研究[J].长春中医药大学学报，2008，24(2)：142.

[5] 柯增华.茺蔚子的临证妙用[J].陕西中医，2002，27(2)：160-161.

（南京中医药大学　严辉　戴仕林　吴啟南）

77. 胡芦巴

Huluba

TRIGONELLAE SEMEN

【别名】香豆子、季豆。

【来源】为豆科植物胡芦巴 *Trigonella foenum-graecum* L. 的干燥成熟种子。

【本草考证】本品始载于《嘉祐补注本草》，列为草部下品之末，载："出广州并黔州。春生苗，夏结子，子作细荚，至秋采。今人多用岭南者"。本草记载与现今所用胡芦巴基本一致。

【原植物】一年生草本，高30～80cm。茎直立，圆柱形，多分枝，微被柔毛。羽状三出复叶；托叶全缘，膜质，基部与叶柄相连，先端渐尖，被毛；小叶长倒卵形、卵形至长圆状披针形，近等大，长15～40mm，宽4～15mm，先端钝，基部楔形，边缘上半部具三角形尖齿，上面无毛，下面疏被柔毛，侧脉5～6对，不明显；顶生小叶具较长的小叶柄。花无梗，1～2朵着生叶腋，长13～18mm；萼筒长7～8mm，被长柔毛，萼齿披针形，锥尖，与萼等长；花冠黄白色或淡黄色，旗瓣长倒卵形，先端深凹，明显地比冀瓣和龙骨瓣长；子房线形，微被柔毛，花柱短，胚珠多数。荚果圆筒状，长7～12cm，径4～5mm，直或稍弯曲，无毛或微被柔毛，先端具细长喙，喙长约2cm（包括子房上部不育部分），背缝增厚，表面有明显的纵长网纹，有种子10～20粒。种子长圆状卵形，长3～5mm，宽2～3mm，棕褐色，表面凹凸不平。花期4～7月，果期7～9月。（图77-1）

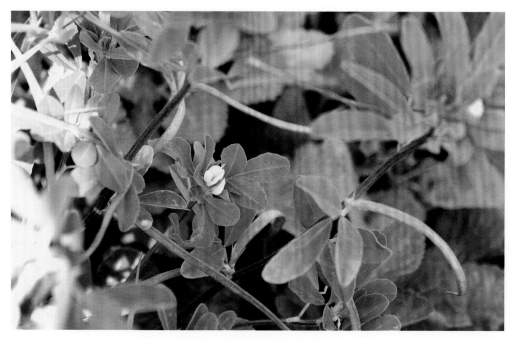

图77-1　胡芦巴（王峰祥　摄）

多栽培，亦野生于田间、路旁。在西南、西北各地呈半野生状态。主要分布于我国西南、西北各地。

【主产地】主产于安徽、四川以及内蒙古黄河河套地区[1]。

【栽培要点】

1. 生物学特性　喜温暖气候，耐旱性较强。地势宜高、向阳、排水性良好。对土壤要求不高，南北方均宜栽培，一般以肥沃疏松的砂质壤土为佳。

2. 栽培技术　种子繁殖：南方多采用秋播（10～11月），北方以春播（4～5月上旬）为宜。穴播，穴行距30cm，穴深6～9cm，每穴下种6～10粒。条播，于畦面上横向开沟，行距20～25cm，沟深10～15cm。

3. 病虫害　病害：白粉病、菌核病等。虫害：地老虎、蚜虫等。

【采收与加工】夏季果实成熟时采割植株，晒干，打下种子，去除杂质。

【商品规格】统货。

【药材鉴别】

（一）性状特征

种子略成斜方形或矩形，长3～4mm，宽2～3mm，厚约2mm。表面黄绿色或黄棕色，平滑，两侧各具一深斜沟，相交处有点状种脐。质坚硬，不易破碎。种皮薄，胚乳呈半透明状，具黏性；子叶2，淡黄色，胚根弯曲，肥大而长。气香，味微苦。（图77-2）

（二）显微鉴别

粉末特征　粉末棕黄色。表皮栅状细胞1列，外壁和侧壁上部较厚，有细密纵沟纹，下部胞腔较大，具光辉带；表面观类多角形，壁较厚，胞腔较小；支持细胞1列，略成哑铃型，上端稍窄，下端较宽，垂周壁显条状纹理；底面观呈类圆形或六角形，有密集的放射状条状增厚，似菊花纹状，胞腔明显；子叶细胞含糊粉粒和脂肪油滴。（图77-3）

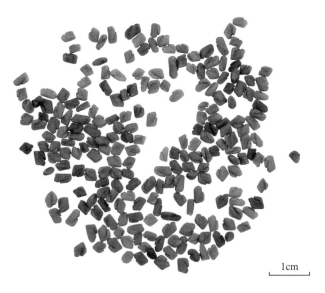

1cm

图77-2　胡芦巴药材图

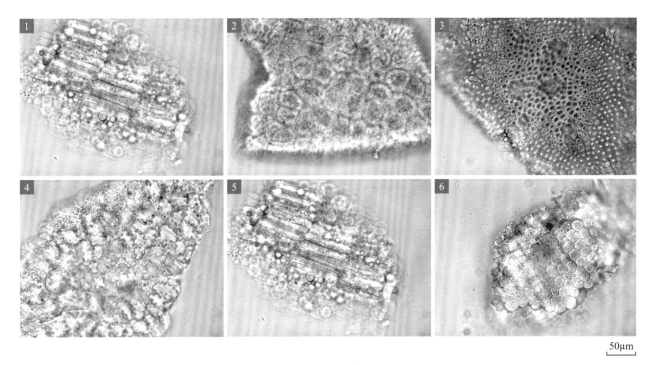

50μm

图77-3　胡芦巴粉末图

1. 栅状细胞断面观　2. 栅状细胞表面观　3. 栅状细胞底面观　4. 支持细胞　5. 子叶细胞　6. 内胚乳细胞

（三）理化鉴别

薄层色谱 （1）取本品粉末1g，加石油醚（30～60℃）30ml，超声处理30分钟，静置，弃去上清液，残渣挥干，加甲醇30ml，超声处理30分钟，滤过，滤液蒸干，残渣加甲醇1ml使溶解，作为供试品溶液。另取胡芦巴碱对照品，加甲醇制成每1ml含2mg的溶液，作为对照品溶液。照薄层色谱法试验，吸取上述两种溶液各1μl，分别点于同一硅胶G薄层板上，以正丁醇–盐酸–乙酸乙酯（8∶3∶1）为展开剂，展开，取出，晾干，在105℃加热1小时，放冷，喷以稀碘化铋钾试液–三氯化铁试液（2∶1）混合溶液，供试品色谱中，在与对照品色谱相应的位置上，显相同颜色的斑点。

（2）取（1）项下的供试品溶液，加甲醇稀释至10ml，作为供试品溶液。另取胡芦巴对照药材0.1g，按（1）供试品溶液制备方法，制成对照药材溶液。照薄层色谱法试验，吸取上述两种溶液各1μl，分别点于同一聚酰胺薄膜上，以乙醇–丁酮–乙酰丙酮–水（3∶3∶1∶13）为展开剂，展开，取出，晾干，喷以三氯化铝试液，热风加热5分钟，置紫外光灯（365nm）下检视，供试品色谱中，在与对照药材色谱相应的位置上，显相同颜色的荧光斑点。

【质量评价】以色黄棕、质坚硬、气香、味微苦者为佳。照高效液相色谱法测定，本品按干燥品计算，含胡芦巴碱（$C_7H_7NO_2$）不得少于0.45%。

【化学成分】主要成分为甾体皂苷类、黄酮类、萜类、生物碱类、油脂类、香豆素类等。

1. 甾体皂苷类 呋甾皂苷、薯蓣皂苷芫、脱皂苷、替告皂苷等。

2. 黄酮类 牡荆素、异牡荆素、牡荆素-7-葡萄糖苷、荭草素、异荭草素、胡芦巴苷Ⅰ、胡芦巴苷Ⅱ、高黄草素、小麦黄素、柚皮素、槲皮素、肥皂黄素、小麦黄素-7-O-$β$-D-葡萄糖苷、芹菜素黄酮苷、山奈酚和槲皮素。

3. 萜类 白桦醇、大豆皂苷Ⅰ、大豆皂苷Ⅰ甲酯、羽扇豆醇、白桦酸、31-去甲环阿尔廷醇。

4. 生物碱类 龙胆碱、番木瓜碱、胆碱、胡芦巴碱等。

5. 油脂类 硬脂酸、棕榈酸、亚麻酸、亚油酸、月桂酸和油酸、棕榈酸等。

6. 香豆素及木质素类 东莨菪内酯、莨菪内酯、胡芦巴素、$γ$-五味子素、$β$-谷甾醇等。

【性味归经】苦，温。归肾经。

【功能主治】温肾助阳，祛寒止痛。用于肾阳不足，下元虚冷，小腹冷痛，寒疝腹痛，寒湿脚气。

【药理作用】

1. 增强免疫作用 胡芦巴提取物可明显降低由辐射引起的T细胞凋亡和细胞毒性。癌症晚期患者在接受化疗时，T细胞数量急速减少，免疫能力下降，而胡芦巴提取物能够很好地保护T细胞，有免疫调节作用[2]。

2. 降低血脂作用 胡芦巴种子粉末可明显降低总胆固醇和LDL，而对HDL、VLDL和三酰甘油没有影响[3]。

3. 保护心肌细胞作用 胡芦巴对异丙肾上腺素诱导的心肌梗死模型大鼠的病理性心脏组织和血脂异常都有不同的改善作用[4]。

主要参考文献

[1] 张广伦，张卫明. 胡芦巴及其综合利用 [J]，中国林副特产，2011(4)：96-98.

[2] TavakoliMB, Kiani A,Roayaei M. The Effects of FenugreekonRadiation Induced Toxicity for Human Blood T-Cells in Radiotherapy [J]. Med Signals Sens, 2015, 5(3): 176-181.

[3] Sowmya P, Rajyalakshmi P. Hypocholesterolemic effectof germina ted fenureek seeds in human subjects [J]. Plant Foods Hum Nutr, 1999, 53(4): 359-365.

[4] Mukthamba P, Srinivasan K. Hypolipidemic influence of dietary fenugreek (Trigonellafoenum-graecum) seeds and garlic (Allium sativum) in experimental myocardial infarction [J]. Food and Function, 2015, 6(9): 3117-3125.

（南京中医药大学 戴仕林 吴启南）

78. 荔枝核

Lizhihe

LITCHI SEMEN

【别名】荔仁、枝核、大荔核。

【来源】为无患子科植物荔枝*Litchi chinensis* Sonn.的干燥成熟种子。

【本草考证】本品始载于《唐本草》。《本草纲目》载："荔枝核治疝气痛，妇人血气刺痛。"《本草备要》载："荔枝核入肝肾，散滞气，辟寒邪，治胃脘痛，妇人血气痛。"本草记载与现今所用荔枝核基本一致。

【原植物】常绿乔木，高通常不超过10m，有时可达15m或更高，树皮灰黑色；小枝圆柱状，褐红色，密生白色皮孔。叶连柄长10～25cm或过之；小叶2或3对，较少4对，薄革质或革质，披针形或卵状披针形，有时长椭圆状披针形，长6～15cm，宽2～4cm，顶端骤尖或尾状短渐尖，全缘，腹面深绿色，有光泽，背面粉绿色，两面无毛；侧脉常纤细，在腹面不很明显，在背面明显或稍凸起；小叶柄长7～8mm。花序顶生，阔大，多分枝；花梗纤细，长2～4mm，有时粗而短；萼被金黄色短绒毛；雄蕊6～7，有时8，花丝长约4mm；子房密覆小瘤体和硬毛。果卵圆形至近球形，长2～3.5cm，成熟时通常暗红色至鲜红色；种子全部被肉质假种皮包裹。花期春季，果期夏季。（图78-1）

多生于酸性土壤的坡地、丘陵。主要分布于我国西南部、南部和东南部。

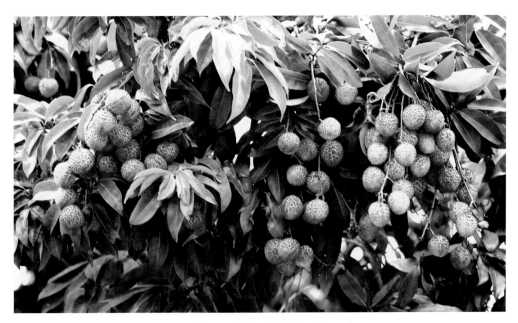

图78-1 荔枝（杨成梓 摄）

【主产地】主产于广东从化、增城，福建莆田，广西桂平、灵山以及四川南部。

【栽培要点】

1. 生物学特性 荔枝属于亚热带果树，喜阳、喜温暖湿润气候。多生长于坡地、丘陵，喜偏酸性土壤；开花期天气晴朗温暖而不干热最有利，湿度过低、阴雨连绵、天气干热或强劲北风均不利开花授粉。树冠下的土壤要及时松土，多施有机肥，地面覆盖，防止板结，有利于荔枝特有的菌根生长[1]。

2. 栽培技术 荔枝以实生、空中压条（广东俗称圈枝）、嫁接、扦插和组织培养等方式繁殖。生产上以空中压条为主。

3. **病虫害**　病害：荔枝霜疫霉病、荔枝炭疽病、地衣（苔藓）。虫害：荔枝瘿螨、荔枝蒂蛀虫、荔枝蝽蟓。

【采收与加工】夏季采摘成熟果实，除去果皮和肉质假种皮，洗净，晒干。

【商品规格】根据加工方法，分为荔枝核（规格有统货、无硫选货）和盐荔枝核。

【药材鉴别】

（一）性状特征

种子长圆形或卵圆形，略扁，长1.5～2.2cm，直径1～1.5cm。表面棕红色或紫棕色，平滑，有光泽，略有凹陷及细波纹，一端有类圆形黄棕色的种脐，直径约7mm。质硬。子叶2，棕黄色。气微，味微甘、苦、涩。（图78-2）

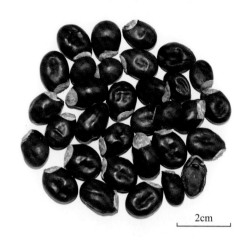

图78-2　荔枝核药材图

（二）显微鉴别

粉末特征　粉末棕黄色。镶嵌层细胞黄棕色，呈长条形，由数个细胞为一组，作不规则方向嵌列；星状细胞淡棕色，呈不规则星状分枝，分枝先端平截或稍钝圆，细胞间隙大，壁薄；石细胞成群或单个散在，呈类圆形、类方形、类多角形、长方形或长圆形，多有突起或分枝；子叶细胞呈类圆形或类圆多角形，充满淀粉粒，并可见棕色油细胞。（图78-3）

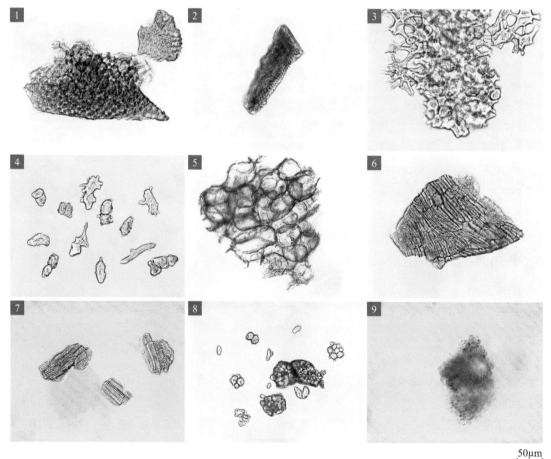

图78-3　荔枝核粉末图

1. 种皮外表皮细胞（表面观）　2. 种皮外表皮细胞（侧面观）　3. 星状细胞　4. 石细胞
5. 种皮薄壁细胞　6. 镶嵌层细胞　7. 导管　8. 子叶细胞及淀粉粒　9. 油细胞

（三）理化鉴别

（1）取本品粉末0.5g，加水4ml，微热，滤过，取滤液1ml，加三氯化铁试液1滴，呈蓝绿色反应。（检查鞣质）

（2）取本品粉末进行泡沫试验及溶血试验，均呈阴性。

【质量评价】以粒大、饱满者为佳。水溶性、乙醇浸出物含量分别不低于10.0%和5.0%[2]。

【化学成分】主要成分有黄酮类、甾体类、萜类、挥发油及鞣质等[3]。

1. 黄酮类　包括黄酮醇类、二氢黄酮类、黄烷醇类，具体成分有山柰酚-3-O-β-D-吡喃葡萄糖苷、槲皮素、金粉蕨素、乔松素-7-新橙皮糖苷、左旋表儿茶素等。

2. 甾体类　包括（24R）-5α-豆甾烷-3,6-二酮、豆甾烷-22-烯-3,6-二酮、豆甾醇和β-谷甾醇、胡萝卜苷等。

3. 萜类　包括litchiosides A，litchiosides B，pumilaside A，funingensin A和3-羰基甘遂烷-7,24-二烯-21-酸等。

4. 挥发油　β-绿叶烯、5-氧-对-香豆酰基奎尼酸甲酯、2-辛基-环丙烷辛酸、油酸、亚油酸、棕榈酸、石竹烯内酯、β-蒎烯等。

5. 鞣质类　包括litchitannin A1，litchitannin A2，aesculitannin A，epicatechin（2β→O→7,4β→8）-epiafzelechin-（4α→8）-epicatechin，原花青素A6、原花青素A1、原花青素A2和epicatechin-（7,8-bc）-4β-（4-hydroxyphenyl）-dihydro-2（3H）-pyranone等。

6. 其他　原儿茶酸、原儿茶醛、对羟基苯甲醛以及多种氨基酸和色素。

【性味归经】甘、微苦，温。归肝、肾经。

【功能主治】行气散结，祛寒止痛。用于寒疝腹痛，睾丸肿痛。

【药理作用】

1. 抗肝损伤及纤维化作用　荔枝核总黄酮高、低剂量均能使肝纤维化病理分期提前，高剂量（200mg/kg）时能显著减轻肝纤维化程度，并可促进Bcl-2基因表达，抑制Bax基因的表达，减少肝细胞的凋亡；降低小鼠血清中ALT和AST活性水平。表明荔枝核总黄酮在缓解肝纤维化和肝硬化、减轻肝细胞凋亡和损伤方面的作用显著[4]。

2. 抗炎作用　荔枝核总黄酮可通过上调Ach、下调NF-kB来抑制炎症因子的释放，同时提高ChAT和AChE酶的活性加快Ach合成与水解，从而减轻炎症反应，发挥较好的抗炎活性[5]。荔枝核提取物可对化脓性链球菌、金黄色葡萄球菌等细菌具有抑制作用。

3. 抗氧化作用　荔枝核中乙酸乙酯部位具有较强的抗氧化活性，总酚含量测定和HPLC分析提示其抗氧化活性与总酚的含量有关。荔枝核70%乙醇提取物超氧阴离子清除率较高，总黄酮和总皂苷可能为荔枝核抗氧化的活性成分[6]。

4. 抗肿瘤作用　荔枝核提取物对肾上腺嗜铬细胞瘤、前列腺癌、肺癌、乳腺癌和大肠癌等均有一定的抑制作用，且它们的抗肿瘤作用机制皆为较强的体外细胞毒活性。

5. 抗糖尿病及其并发症　荔枝核多糖给药后血清Glu、TG、CHOL Urea含量显著减少，血清ALT水平也降低明显[7]。鞣质可降低α-糖苷酶的活性，可用于2型糖尿病的防治[8]；荔枝核皂苷是通过降低TGF-β1、FN和SOCS-1水平来抑制肾小管细胞凋亡和纤维化，对糖尿病引起的肾小球硬化具有防治的作用[5]。

【用药警戒或禁忌】无寒湿滞气者勿服生。

主要参考文献

[1] 张启明.荔枝高产栽培技术要点[J].农业科技通讯，2018(10)：270-272.

[2] 刘光明.荔枝核药材质量标准研究[J].山西中医学院学报，2013，14(3)：12-14.

[3] 于培良，赵立春，廖夏云，等.荔枝核化学成分和药理活性研究进展[J].中国民族民间医药，2018，27(15)：41-46.

[4] 陈建清，林穗金，郑妮.荔枝核总黄酮对急性肺损伤大鼠胆碱能抗炎通路的影响[J].中国医院药学杂志，2016，36(23)：2051-2054.

[5] Nie HY, Chen R, Zhang HN, et al. Effects of saponin from the seed of Litchi chinensisSonn on TGF-β1, FN and SOCS-1 in renal tubular epithelial cells under high glucose [J]. Traditional Medicine Research, 2017, 2(3):144-148.

[6] 陆志科，黎深. 荔枝核活性成分分析及其提取物抗氧化性能研究[J]. 食品科学，2009，30(23)：110-113.

[7] 袁红. 荔枝核多糖提取物对四氧嘧啶致糖尿病小鼠降糖作用[J]. 健康研究，2010，30(04)：252-255+261.

[8] 钟世顺，邓志军，李常青，等. 荔枝核有效部位群对α-葡萄糖苷酶的抑制作用[J]. 今日药学，2015，25(9)：617-619.

（南京中医药大学　吴啟南　王前）

79. 南蛇藤根

Nanshetenggen

CELASTRI ORBICULATI RADIX

【别名】过山枫、挂郭鞭、香龙草、过山龙、黄果藤。

【来源】为卫矛科植物南蛇藤*Celastrus orbiculatus* Thunb.的根。

【本草考证】本品始载于《植物名实图考》，载："黑茎长韧，参差生叶，叶如南藤，面浓绿，背清白，光润有齿。根茎一色，根圆长，微似蛇，故名"。本草记载与现今所用南蛇藤基本一致。

【原植物】落叶攀援灌木，高达3～8m。小枝圆柱形，灰褐色或暗褐色，有多数皮孔。单叶互生；叶柄长1～2cm；叶片近圆形、宽倒卵形或长椭圆状倒卵形，长5～10cm，宽

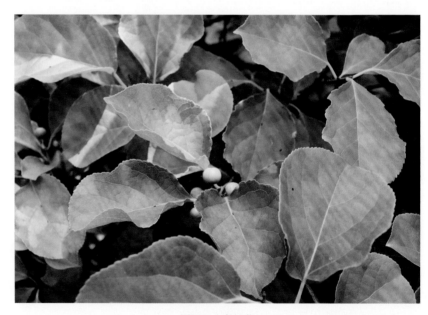

图79-1　南蛇藤

3～7cm，先端渐尖或短尖，基部楔形，偶为截形，边缘具钝锯齿。腋生短聚伞花序，有花5～7朵，花淡黄绿色，雌雄异株；花萼裂片5，卵形；花瓣5，卵状长椭圆形，长4～5mm；雌花具有5雄蕊；雌蕊1，子房上位，近球形，柱头3裂；雄花的雄蕊稍长，雌蕊退化。蒴果球形，直径7～8mm。种子卵形至椭圆形，有红色肉质假种皮。花期4～5月，果熟期9～10月。（图79-1）

生于丘陵、山沟及山坡灌丛中。主要分布于东北、华北及湖北、湖南、四川、贵州、云南。

【主产地】主产于江西、福建、湖南等地。多自产自销。

【采收与加工】8～10月采收，洗净鲜用或晒干。

【药材鉴别】

（一）性状特征

根圆柱形，细长而弯曲，有少数须根，外表棕褐色，具不规则的纵皱。主根坚韧，不易折断，断面黄白色，纤维性；

须根较细，亦呈圆柱形，质较脆，有香气。（图79-2）

（二）显微鉴别

1. **根横切面** 木栓层由多列切向延长的扁平细胞组成，内含橙红色物；皮层较宽，可见大量的淀粉粒及草酸钙簇晶，也有多数成群的纤维束及单个的散在，偶见草酸钙方晶；韧皮部较窄，偶见草酸钙簇晶；形成层环呈波浪环连续成环；木质部发达，导管较多，多为具缘纹孔导管；木射线明显，含有淀粉粒和色素块，偶见草酸钙方晶[1]。（图79-3）。

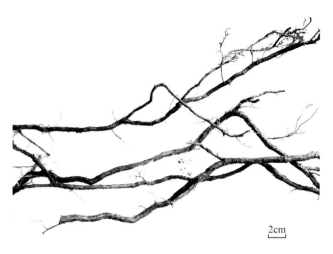

图79-2 南蛇藤根药材图

2cm

2. **粉末特征** 粉末灰褐色。导管多断碎，以具缘纹孔导管为主，均为单穿孔；纤维众多，多成束存在或散在，分为厚壁纤维和薄壁纤维两种，均具纹孔；薄壁纤维为长梭形，厚壁纤维腔成缝隙状，可见晶鞘纤维，偶见分隔纤维；石细胞形状多为不规则，有分枝状，细胞壁四面增厚，有时可见层纹；木栓细胞黄色，一种有纹孔，另一种无纹孔，壁增厚；木薄壁细胞细胞壁增厚；淀粉粒层纹不清楚，单粒淀粉圆形或椭圆形，脐点点状或裂缝状；复粒淀粉常由2~3分粒组成，脐点点状、裂缝状、星状；有较多草酸钙簇晶散在，偶见草酸钙方晶；棕色块可见。（图79-4）

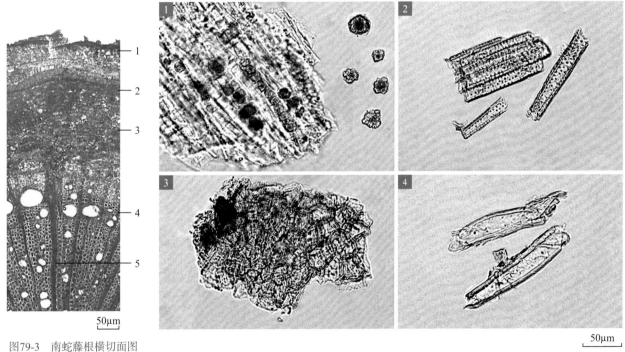

50μm

图79-3 南蛇藤根横切面图

1. 木栓层 2. 皮层 3. 韧皮部
4. 木质部 5. 木射线

50μm

图79-4 南蛇藤根粉末图

1. 草酸钙簇晶 2. 导管 3. 薄壁细胞 4. 纤维

（三）理化鉴别

薄层色谱 取南蛇藤粉末2g，加70%乙醇30ml，加热回流1小时，滤过，滤液蒸至无醇味，放冷，离心3分钟。取离心后的上清液，加水饱和正丁醇振摇提取两次，每次10ml，分取水层，蒸干，残渣加70%甲醇10ml溶解，作为供试品溶液，取卫矛醇对照品适量，加70%甲醇制成每1ml含1mg的溶液，作为对照品溶液。照薄层色谱法试验，分别吸取供试品溶液和对照品溶液各2μl，点于同一硅胶G薄层板上，以水饱和正丁醇-乙醇-水（4:2:1）为展开剂，展开，取出，晾干，喷10%硫酸乙醇溶液，在115℃加热至斑点显色清晰，置日光下检视，供试品色谱中，在与对照品色谱相应的位置上，显相同的黑色斑点[1]。

【质量评价】 以质干、栓皮厚者为佳。

【化学成分】 主要成分有南蛇藤素、木栓酮、29-咖啡酰氧基木栓酮、南蛇藤醇（celastrol）、卫矛醇（dulcitol）、扁蒴藤素、雷公藤红素等[2-5]。

【性味归经】 辛、苦、平。归肝、脾经。

【功能主治】 祛风除湿，活血通经，消肿解毒。用于风湿痹痛，跌打肿痛，闭经，头痛，腰痛，疝气痛，痢疾，肠风下血，痈疽肿毒，水火烫伤，毒蛇咬伤。

【药理作用】

1. 抗炎作用 研究表明卫矛醇对风湿性关节炎模型的炎症反应有抑制作用，南蛇藤素、celaphanol A，orbiculin A，orbiculin D，orbiculin E，orbiculin F，对NF-κB转染大鼠巨噬细胞RAW264.7和NO产物有抑制作用，其中南蛇藤素的已知活性最强[6-7]。

2. 抗肿瘤作用 从南蛇藤根中分离出倍半萜烯酯类和新的沉香呋喃类化合物，在逆转阿霉素和长春新碱耐药细胞株KB-V1、MCF7/ADR的耐药性时具有明显作用[8-9]。

3. 抗生育作用 从南蛇藤根中提取出的南蛇藤素对豚鼠精子的向前运动、获能、顶体反应和穿透去透明带的仓鼠卵均有明显的抑制作用，且抑制程度与剂量成正相关。南蛇藤素对精子向前运动、获能的抑制作用显著超过乙酸棉酚，可以被开发成新一代的避孕药物[10]。

【用药警戒或禁忌】 孕妇禁服。

【附注】 南蛇藤在贵州等地作为雷公藤使用，也曾作为雷公藤的伪品或替代品。近年来国内外对南蛇藤根化学成分的提取分离鉴定研究较多，药理研究结果表明，南蛇藤根在抗炎、抗肿瘤、抗氧化、抗多药耐药性以及在抗生育方面都有着广阔的研究和应用前景，在抗炎和免疫抑制及抗肿瘤方面的显著作用尤其值得关注。可以从传统中医药学对南蛇藤根的认识入手，结合现代科学技术手段进一步阐明其活性成分及作用机制，为新药的开发奠定基础。

南蛇藤的茎、叶、果实也入药，《中华本草》记载南蛇藤即为南蛇藤茎藤。

主要参考文献

[1] 梁碧燕. 南蛇藤生药学及指纹图谱研究[D]. 广州：广州广东药学院，2008.

[2] 李泽华，刘林生，徐祖疆，等. 超声提取南蛇藤根中扁蒴藤素的工艺研究[J]. 中药材，2015，38(5)：1076-1077.

[3] 张立，徐祖疆，冯玉静，等. 南蛇藤根的化学成分研究[J]. 中药材，2013，36(4)：569-572.

[4] 刘惠玲，冯玉静，陈定双，等. 南蛇藤根皮的化学成分研究[J]. 中成药，2010，32(7)：1169-1172.

[5] 冯玉静. 南蛇藤化学成分研究及其主要活性成分扁蒴藤素的提取工艺[D]. 广州：广东药学院，2009.

[6] 陶虚谷. 南蛇藤根皮提取液对金黄色葡萄球菌的抑菌作用研究[D]. 长沙：湖南农业大学，2012.

[7] Kim S E, Kim Y H, Lee J J, et al. A new sesquiterpene ester from Celastrusorbiculatus reversing multidrug resistance in Cance cells[J] J Nat Prod, 1998, 61(1): 108-110.

[8] 张舰. 南蛇藤提取物抗肿瘤作用的实验研究[D]. 扬州：扬州大学，2006.

[9] Hwang B Y, Kim H S, Lee J H, et al. Antioxidant benzoylated flavan-3-olglycoside from Celastrusorbiculatus[J]. J Nat Prod, 2001, 64(1): 82-84.

[10] 袁玉英，顾芝萍，石其贤，等. 南蛇藤素抑制豚鼠体外精子的受精能力[J]. 药学学报，1995，30(5)：331-335.

（南京中医药大学 吴启南 单鑫）

80. 枳壳

Zhiqiao

AURANTII FRUCTUS

【别名】臭橙、酸橙、衢枳壳。

【来源】为芸香科植物酸橙*Citrus aurantium* L.及其栽培变种的干燥未成熟果实。

【本草考证】本品始载于《雷公炮炙论》。《图经本草》载："今洛西、江湖州郡皆有之，以商州者为佳。木如橘而小，高五七尺。叶如橙，多刺。春生白花，至秋成实。七月、八月采者为实，九月、十月采者为壳。今医家以皮厚而小者为枳实，完大者为枳壳，皆以翻肚如盘口、唇状，须陈久者为胜。近道所出者俗呼臭橘，不堪用。"《本草纲目》将枳实、枳壳合并于"枳"条下，载："枳实、枳壳气味功用俱同，上世亦无分别。魏晋以来，始分实、壳之用。"综上所述，历代本草均认为枳壳、枳实为同一来源，以果实大小及成熟程度来区分。宋代以后，本草记载与现今所用枳壳基本一致[1-2]。

【原植物】

1. **酸橙** 常绿小乔木，枝有刺。叶互生，叶柄有狭长形或狭长倒卵形叶翼，长5～22mm，宽2～6mm；叶片倒卵状椭圆形或卵状长圆形，长3.5～10cm，宽1.5～5cm，先端短而钝，渐尖，或有微凹头，基部阔楔形或圆形，全缘或有不明显的波状锯齿，无毛，有半透明油点，背面叶脉明显。花单生或数朵簇生于叶腋，白色；花萼杯状、5裂，裂片阔三角形，有疏短毛；花瓣5，长椭圆形，质厚，长1.5～2cm，宽5～7mm，略向外反卷；雄蕊20或更多，花丝基部分合生，花药细长；雌蕊1，比雄蕊略短，子房球形，9～13室，每室含胚珠多数，花柱圆柱形，柱头头状。果圆球形或扁圆形，果皮稍厚至甚厚，难剥离，橙黄至朱红色，油胞大小不均匀，凹凸不平，果心实或半充实，瓤囊10～13瓣，果肉味酸，有时有苦味或兼有特异气味；种子多且大，常有肋状棱，子叶乳白色，单或多胚。花期4～5月，果实成熟期11月。（图80-1）

栽培于丘陵、低山地带、江河湖泊沿岸或平原。主要分布于我国长江流域及南方各省区柑橘产地[1]。

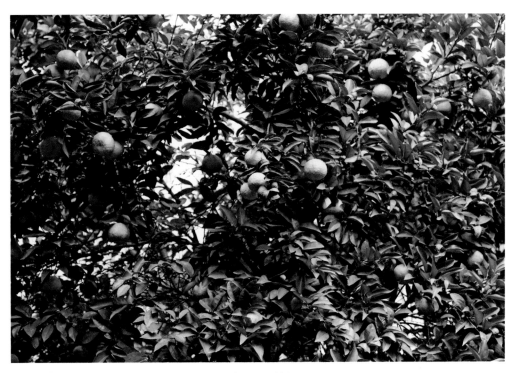

图80-1 酸橙

2. **黄皮酸橙**　树冠高大丰满，生长旺盛，枝条密，枝刺较多。叶片长圆形，长4.5～8.0cm，宽1.2～3.5cm，先端圆钝，顶端凹下，基部宽楔形，质地较厚，边缘具浅波状钝齿，味片上面油点较密。果实扁圆形，成熟时果皮黄色，粗糙，果面多具不规则皱纹及较密且分布均匀的凹点，油胞凹生，果皮较难剥离。种子长卵形，有短尖嘴。果实成熟期11月下旬。（图80-2）

多栽培，在山地偶有半野生的。主要分布于长江以南、五岭以北[2]。

3. **代代花**　常绿小乔木，枝有刺。叶片椭圆形至卵状长圆形，先端渐尖，钝头；柑果冬季深橙色，至次年夏季又变为污绿色，扁球形，果皮稍粗糙，果料成熟后不易落果，能长期留存在树上，在同一植株上能见到三代的果实，可与原种相区别。（图80-3）

多栽培或盆栽。主要分布于浙江省余杭、金华、衢州、黄岩、温州[2]。

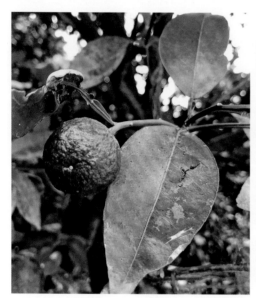

图80-2　黄皮酸橙

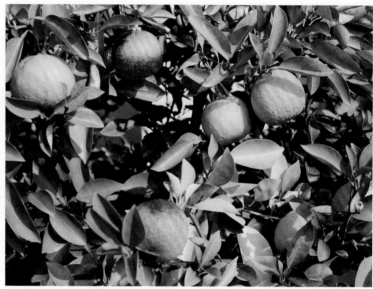

图80-3　代代花

4. **朱栾**　与原变种的主要区别点：叶片椭圆形，两端钝，边缘微波状；柑果橙红色，扁球形，果皮光滑，无香气。（图80-4）

栽培于低山地带、江河湖泊沿岸。主要分布于我国长江流域及南方各省区柑橘产地[2]。

5. **常山柚橙**　与原变种的主要区别点：叶片椭圆形，长5～9cm，宽2.3～5.8cm，先端钝尖，微凹头，全缘或有不明显微浅钝齿。雄蕊18～24（～30）枚。柑果近球形至梨形，直径6～13cm，果皮较易剥离，果心中空。种子有棱。（图80-5）

栽培于低丘、缓坡的红壤地带，

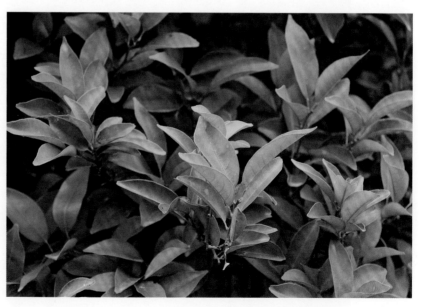

图80-4　朱栾

中亚热带季风湿润气候区。主要分布于浙江常山、江山、龙游等地[3-5]。

【主产地】主产于江西、浙江、四川、湖南等长江流域。酸橙枳壳道地产区为江西樟树清江、江西吉安新干，代代花枳壳道地产区为浙江金华兰溪，黄皮酸橙枳壳道地产区为湖南沅江团山，朱栾枳壳道地产区为浙江温州洞头，常山柚橙枳壳道地产区为浙江衢州常山[3]。

【采收与加工】7月果皮尚绿时采收，自中部横切为两半，晒干或低温干燥。

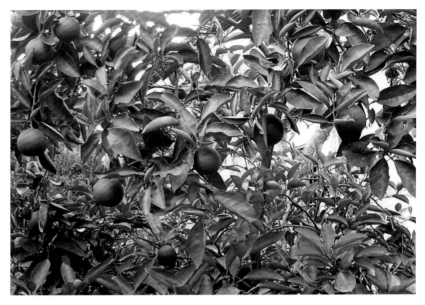

图80-5 常山柚橙

【商品规格】江枳壳、川枳壳、衢枳壳和湘枳壳选货。一等：0.6cm≤中果皮厚≤1.3cm，气香浓郁。二等：0.4cm≤中果皮厚<0.6cm，气香淡。其他产区枳壳统货，切面中果皮厚0.4～1.3cm，气清香。

【药材鉴别】

（一）性状特征

果实半球形，直径3～5cm。外果皮棕褐色至褐色，有颗粒状突起，突起的顶端有凹点状油室；有明显的花柱残迹或果梗痕。切面中果皮黄白色，光滑而稍隆起，厚0.4～1.3cm，边缘散有1～2列油室，瓤囊7～12瓣，

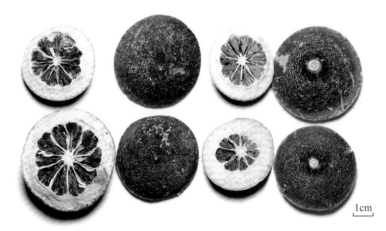

图80-6 枳壳药材图

少数至15瓣，汁囊干缩呈棕色至棕褐色，内藏种子。质坚硬，不易折断。气清香，味苦、微酸。（图80-6）

（二）显微鉴别

粉末特征 粉末黄白色或棕黄色。中果皮细胞类圆形或形状不规则，壁大多呈不均匀增厚；果皮表皮细胞表面观多角形、类方形或长方形，气孔环式，直径16～34μm，副卫细胞5～9个，侧面观外被角质层；汁囊组织淡黄色或无色，细胞多皱缩，并与下层细胞交错排列；草酸钙方晶存在于果皮和汁囊细胞中，呈斜方形、多面体形或双锥形，直径3～30μm；螺纹导管、网纹导管及管胞细小。（图80-7）

（三）理化鉴别

薄层色谱 取本品粉末0.2g，加甲醇10ml，超声处理30分钟，滤过，滤液蒸干，残渣加甲醇5ml使溶解，作为供试品溶液。另取柚皮苷对照品、新橙皮苷对照品，加甲醇制成每1ml各含0.5mg的混合溶液，作为对照品溶液。照薄层色谱法试验，吸取上述供试品溶液10μl、对照品溶液20μl，分别点于同一硅胶G薄层板上，以三氯甲烷–甲醇–水（13∶6∶2）下层溶液为展开剂，展开，取出，晾干，喷以3%三氯化铝乙醇溶液，在105℃加热约5分钟，置紫外光灯（365nm）下检视。供试品色谱中，在与对照品色谱相应的位置上，呈相同颜色的荧光斑点。

【质量评价】以个大、外皮青绿色、肉厚、香气浓者为佳[3]。采用高效液相色谱法测定，本品按干燥品计算，含

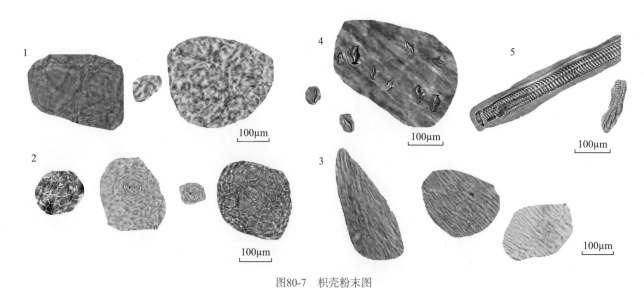

图80-7　枳壳粉末图

1. 中果皮细胞　2. 果皮细胞　3. 汁囊组织　4. 草酸钙方晶　5. 导管

柚皮苷（$C_{27}H_{32}O_{14}$）不得少于4.0%，新橙皮苷（$C_{28}H_{34}O_{15}$）不得少于3.0%。

【化学成分】主要成分为挥发油类、黄酮类、生物碱类、香豆素类、酚苷类、酚酸类、柠檬苦素类、甾体类、核苷类、氨基酸类等，其中黄酮类是其特征成分和有效成分[7-8]。

1. 挥发油类　D-柠檬烯、芳樟醇、罗勒烯、γ-松油烯、大根叶烯B，D、β-月桂烯、α-蒎烯（α-pinene）、β-蒎烯（β-pinene）等[9]。

2. 黄酮类　新圣草苷、异柚皮苷、柚皮苷、橙皮苷、新橙皮苷、新枸橘苷、异樱花素-7-O-β-D-新橙皮糖苷、红橘素、柚皮素、橙皮素-7-O-β-D-吡喃葡萄糖苷、橙皮素、4',5,7,8-四甲氧基黄酮、（2R）-6''-O-乙酸基洋李苷、（2S）-6''-O-乙酸基洋李苷、柚皮素-7-O-β-D-葡萄糖苷、5,7,4'-三羟基-8,3'-二甲氧基黄酮-3-O-6''-（3-羟基-3-甲基戊二酰基）-β-D-葡萄糖苷、4'-羟基-5,6,7-三甲氧基黄酮、柚皮黄素、川陈皮素、甜橙素、5,6,7,4'-四甲氧基黄酮、5,7,8,4'-四甲氧基黄酮、3,5,6,7,8,3',4'-七甲氧基黄酮、橘皮素、5-去甲川陈皮素、5-羟基-6,7,3',4'-四甲氧基黄酮[10-11]。

3. 生物碱类　辛弗林、大麦芽碱[12]。

4. 酚酸类　阿魏酸[13]。

5. 柠檬苦素类　7'-二羟基香柠檬素、柠檬苦素[13]。

【性味归经】苦、辛、酸，微寒。归脾、胃经。

【功能主治】理气宽中，行滞消胀。用于胸胁气滞，胀满疼痛，食积不化，痰饮内停，脏器下垂。

【药理作用】

1. 抗菌作用　果皮挥发油对革兰阳性菌（单核细胞增多性李司忒菌和金黄色葡萄球菌）及革兰阴性菌（大肠埃希菌和柠檬酸杆菌）均有较好的抑制作用；另对酵母菌生长速率也具有较明显的抑制作用[14]。

2. 抗氧化作用　果总黄酮有效部位对1,1-二苯基-2-三硝基苯肼自由基（DPPH）、羟自由基（OH·）均具有良好的清除作用，同时对小鼠肝脂质过氧化具有显著的抑制作用，并呈良好的量效相关性[15]。

3. 降血脂作用　果皮果渣95%乙醇提取物具有较强的胰脂肪酶抑制作用[16]。

4. 止咳祛痰作用　果皮的水提物可减少氨水所致小鼠的咳嗽次数，延长咳嗽潜伏期，可促进小鼠气管的酚红排泄[17]。

5. 理气作用　未成熟果实的芳香成分及水提物可显著增加小鼠的酚红排泄量，显著抑制豚鼠离体气管平滑肌的自主收缩，显著提高正常小鼠的小肠炭末推进率，显著抑制豚鼠离体回肠的自主收缩[18]。

主要参考文献

[1] 新编中药志委会. 新编中药志：第二卷[M]. 北京：化学工业出版社，2002：443-453.

[2] 常用中药材品种整理和质量研究：南方协作组第四册[M]. 福建：福建科学技术出版社，2001：507-532.

[3] 赵维良. 法定药用植物志（华东篇第三册）[M]. 北京：科学出版社，2019：1353.

[4] 赵维良，黄琴伟，张文婷，等. 中药材衢枳壳的基原植物研究[J]. 中国现代应用药学，2019，36(13)：1652-1655.

[5] 赵维良，郭增喜，张文婷，等. 药材枳壳基原植物种类及地理分布研究[J]. 中国中药杂志，2018，43(21)：4361-4364.

[6] 胡世林. 中国道地药材[M]. 哈尔滨：黑龙江科学技术出版社，1989：552.

[7] 岳超，马临科，宋剑锋，等. 衢枳壳HPLC指纹图谱的建立及特征成分分析[J]. 中国现代应用药学，2018，35(8)：1217-1220.

[8] 黄文康，岳超，宋剑锋，等. HPLC同时测定衢枳壳中7种指标成分的含量[J]. 中国现代应用药学，2018，35(3)：404-407.

[9] 黄爱华，吴波，曾元儿，等. 酸橙幼果中挥发油的GC-MS分析[J]. 中药材，2010，33(11)：1748-1750.

[10] 周大勇，徐青，薛兴亚，等. 高效液相色谱-电喷雾质谱法测定枳壳中黄酮苷类化合物[J]. 分析化学，2006，34(S1)：31-35.

[11] 丁邑强，熊英，周斌，等. 枳壳中黄酮类成分的分离与鉴定[J]. 中国中药杂志，2015，40(12)：2352-2356.

[12] Arbo M D, Larentis E R, Linck V M, et al. Concentrations of p-synephrine in fruits and leaves of Citrus species (Rutaceae) and the acute toxicity testing of Citrus aurantium extract and p-synephrine[J]. Food Chem Toxicol, 2008, 6(8): 2770-2775.

[13] 邓可众，丁邑强，周斌，等. 枳壳化学成分的分离与鉴定[J]. 中国实验方剂学杂志，2015，21(14)：36-38.

[14] Bendaha H, Bouchal B, Mounsi I E, et al. Chemical composition, antioxidant, antibacterial and antifungal activities of peel essential oils of citrus aurantium grown in Eastern Morocco[J]. Der Pharmacia Lettre, 2016, 8(4): 239-245.

[15] 刘永静，陈丹，邱红鑫，等. 玳玳果总黄酮体外抗氧化作用的研究（英文）[J]. 中国现代应用药学，2012，29(2)：97-101.

[16] 林敏，任思婕，张真真，等. 常山胡柚降血脂成分提取工艺及其功能研究[J]. 核农学报，2015，29(12)：2343-2348.

[17] 徐雪梅. 常山胡柚皮水提取物止咳祛痰作用考察[J]. 中国药师，2011，14(2)：227-228.

[18] 徐礼萍，宋剑锋，赵四清，等. 常山胡柚与不同来源枳壳对理气宽中功能的药效差异比较[J]. 中国实验方剂学杂志，2016，22(7)：156-160.

（浙江省衢州市食品药品检验研究院　徐礼萍　宋剑锋）

81. 枳实

Zhishi

AURANTII FRUCTUS IMMATURUS

【别名】酸橙、香橙、臭橘子[1]。

【来源】为芸香科植物酸橙 *Citrus aurantium* L.及其栽培变种或甜橙 *Citrus sinensis* Osbeck 的干燥幼果。

【本草考证】本品始载于《神农本草经》。《新修本草》载："枳实生河内川泽，九月十月采阴干。"河内即今河南泌阳县。《本草拾遗》载："旧云江南为橘，江北为枳。今江南俱有枳、橘，江北有枳无橘。"据以上本草所述考证，与芸香科植物枳*Poncirus trifoliata*（L.）Raf.相似。《图经本草》载："旧说七月、八月采者为实，九月、十月采者为壳。

今医家多以皮厚而小者为枳实，完大者为壳。皆以翻肚如盆口唇状、须陈久者为胜。近道所出者，俗呼臭橘，不堪用。"并附有"成州枳实"图。成州，在今甘肃成县。据以上本草图文考证，其中"翻肚如盆口唇状、须陈久者"，与现今药用枳实的原植物酸橙相符；而其中"臭橘"和"成州枳实"，均为枳。综上所述，唐代以前本草所载枳实，多为枳；而宋代以后本草所载的枳实与现今所用酸橙基本一致。甜橙的幼果作枳实使用是近代才出现的。

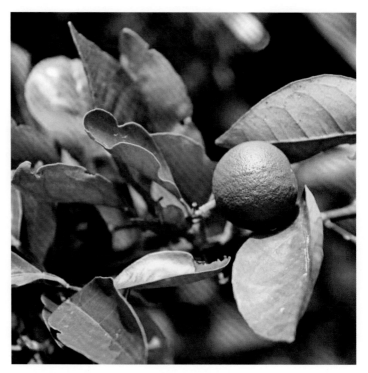

图81-1　甜橙

【原植物】

1. 甜橙　常绿小乔木，高3～5m，分枝多，无毛，有刺或无刺。叶互生，单生复叶，质较厚，叶柄长0.6～2cm，叶翼狭窄，宽2～3mm，顶端有关节；叶片椭圆形或卵圆形，长6～12cm，宽2.3～5.5cm，先端短尖或渐尖，微凹，基部阔楔形或圆形，波状全缘或有不明显的波状锯齿，有半透明油点。花1至数朵簇生叶腋，白色，有柄；花萼3～5裂，裂片三角形；花瓣5，舌形，长约1.5cm，宽约7mm，向外反卷；雄蕊19～28，花丝下部连合成5～12组；雌蕊1，子房近球形，柱头头状。柑果扁圆形或近球形，直径6～9cm，橙黄色或橙红色，果皮较厚，不易剥离，囊瓣8～13，果汁黄色，味甜。花期4月，果实成熟期11～12月。（图81-1）

栽培于丘陵、低山地带和江河湖泊沿岸。主要分布于江苏、浙江、江西、福建、台湾、湖南、湖北、广东、广西、云南和贵州等省区[1-2]。

2. 酸橙、黄皮酸橙、代代花、朱栾、常山柚橙　参见"枳壳"。

【主产地】主产于江西、浙江、四川、湖南、贵州等省。酸橙枳实道地产区为江西樟树清江、江西吉安新干，代代花枳实道地产区为浙江金华兰溪，黄皮酸橙枳实道地产区为湖南沅江团山，朱栾枳实道地产区为浙江温州洞头，常山柚橙枳实道地产区为浙江衢州常山[3-4]。

【栽培要点】

1. 生物学特性　喜温暖湿润气候。耐阴性强。年平均气温在15℃以上，生长适宜温度在20～25℃。年降雨量1000～2000mm，相对湿度75%。以选阳光充足，土层深厚，疏松肥沃，富含腐殖质，排水良好的微酸性冲击土或酸性黄壤、红壤栽培为宜。

2. 栽培技术　用种子、嫁接繁殖。种子繁殖：11月果实充分成熟时采摘，堆放；或用湿河沙混合贮藏，以待春播。条播育苗，盖肥土，再覆草。出苗前要保持床上湿润，出苗后及时揭去盖草。苗高10cm进行间苗、补苗、松土除草、追施人粪尿或尿素等，夏秋季再追肥1次，冬季需防霜盖草。苗高1m即可移栽。嫁接繁殖：用种子繁殖的幼苗作砧木，接穗选自优良母树的内膛春梢。一般可在2月、5～6月、9～11月进行嫁接。可用单芽切接法或丁字形芽接法。成活后在早春萌芽前于芽的上方10～15cm处剪断，移栽。

3. 病虫害　病害：溃疡病、疮痂病、立枯病等。虫害：星天牛、锈壁虱、介壳虫、桔细潜蛾等。

【采收与加工】5～6月拾取自然落地的幼小果实，除去杂质，晒干；略大者，自中部横切为两半，晒干。

【商品规格】枳实药材分为"酸橙枳实""甜橙枳实"两个规格。"酸橙枳实"选货规格分为"一等""二等"和"三等"三个等级。

【药材鉴别】

（一）性状特征

幼果半球形，少数为球形，直径0.5～2.5cm。外果皮黑绿色或棕褐色，具颗粒状突起和皱纹，有明显的花柱残迹或果梗痕。切面中果皮略隆起，厚0.3～1.2cm，黄白色或黄褐色，边缘有1～2列油室，瓤囊棕褐色。质坚硬。气清香，味苦、微酸。（图81-2）

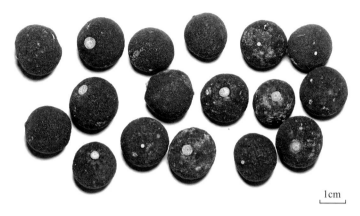

1cm

图81-2　枳实药材图

（二）显微鉴别

粉末特征　粉末淡黄色或棕黄色。中果皮细胞类圆形或形状不规则，壁大多呈不均匀增厚；果皮表皮细胞表面观多角形、类方形或长方形，气孔环式，直径18～26μm，副卫细胞5～9个；侧面观外被角质层；草酸钙方晶存在于果皮和汁囊细胞中，呈斜方形、多面体形或双锥形，直径2～24μm；橙皮苷结晶存在于薄壁细胞中，黄色或无色，呈圆形或无定形团块，有的显放射状纹理；油室碎片多见，分泌细胞狭长而弯曲；螺纹导管、网纹导管及管胞细小。（图81-3）

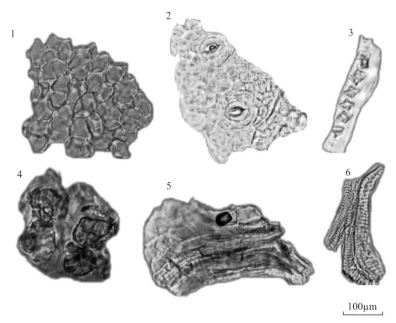

100μm

图81-3　枳实粉末图

1. 中果皮细胞　2. 果皮表皮细胞　3. 草酸钙方晶　4. 橙皮苷结晶　5. 油室碎片　6. 导管

（三）理化鉴别

薄层色谱　取本品粉末0.5g，加甲醇10ml，超声处理20分钟，滤过，滤液蒸干，残渣加甲醇0.5ml使溶解，作为供试品溶液。另取辛弗林对照品，加甲醇制成每1ml含0.5mg的溶液，作为对照品溶液。照薄层色谱法试验，吸取上述两种溶液各2μl，分别点于同一硅胶G薄层板上，以正丁醇-冰醋酸-水（4：1：5）的上层溶液为展开剂，展开，取出，晾干，喷以0.5%茚三酮乙醇溶液，在105℃加热至斑点显色清晰。供试品色谱中，在与对照品色谱相应的位置上，显相同颜色的斑点。

【质量评价】 以个大、外皮青绿色、肉厚、香气浓者为佳[3]。采用高效液相色谱法测定，本品按干燥品计算，含辛弗林（$C_9H_{13}NO_2$）不得少于0.30%。

【化学成分】 主要成分为挥发油类、黄酮类、生物碱类、香豆素类、酚苷类、酚酸类、柠檬苦素类、甾体类、核苷类、氨基酸类等。其中，黄酮类是其特征性成分和有效成分。

1. **挥发油类** D-柠檬烯、芳樟醇、罗勒烯、γ-松油烯、大根叶烯B，D、β-月桂烯、α-蒎烯（α-pinene）、β-蒎烯（β-pinene）、（+）-香桧烯〔（+）-sabinene〕、β-香叶烯（β-myrcene）等[5-6]。

2. **黄酮类** 新圣草苷、异柚皮苷、柚皮苷、橙皮苷、新橙皮苷、新枸橘苷、异樱花素-7-O-β-D-新橙皮糖苷、红橘素、柚皮素、橙皮素-7-O-β-D-吡喃葡萄糖苷、橙皮素、4′,5,7,8-四甲氧基黄酮、（2R）-6″-O-乙酸基洋李苷、（2S）-6″-O-乙酸基洋李苷、柚皮素-7-O-β-D-葡萄糖苷、5,7,4′-三羟基-8,3′-二甲氧基黄酮-3-O-6″-（3-羟基-3-甲基戊二酰基）-β-D-葡萄糖苷、4′-羟基-5,6,7-三甲氧基黄酮、柚皮黄素、川陈皮素、甜橙素、5,6,7,4′-四甲氧基黄酮、5,7,8,4′-四甲氧基黄酮、3,5,6,7,8,3′,4′-七甲氧基黄酮、橘皮素、5-去甲川陈皮素、5-羟基-6,7,3′,4′-四甲氧基黄酮[7-8]。

3. **生物碱类** 辛弗林、大麦芽碱[9]。

4. **酚酸类** 阿魏酸[10]。

5. **柠檬苦素类** 7′-二羟基香柠檬素、柠檬苦素[10]。

【性味归经】 苦、辛、酸，微寒。归脾、胃经。

【功能主治】 破气消积，化痰散痞。用于积滞内停，痞满胀痛，泻痢后重，大便不通，痰滞气阻，胸痹，结胸，脏器下垂。

【药理作用】

1. **抗菌作用** 果皮挥发油对革兰阳性菌（单核细胞增多性李司忒菌和金黄色葡萄球菌）及革兰阴性菌（大肠埃希菌和柠檬酸杆菌）均有较好的抑制作用；另对酵母菌生长速率也具有较明显的抑制作用[11]。

2. **抗氧化作用** 果总黄酮有效部位对1,1-二苯基-2-三硝基苯肼自由基（DPPH）、羟自由基（OH·）均具有良好的清除作用，同时对小鼠肝脂质过氧化具有显著的抑制作用，并呈良好的量效相关性[12]。

3. **抗炎作用** 叶的甲醇提取物可抑制蛋清所致关节炎模型大鼠的炎症反应[13]。

4. **调节平滑肌** 干燥幼果的70%乙醇提取物对呼吸道平滑肌具有一过性的兴奋作用[14]。

5. **改善肠道功能** 果实水煎液对正常小鼠小肠推进有明显促进作用；黄酮苷类新橙皮苷（neohesperidoside）、柚皮苷（naringin）单独给药对正常小鼠小肠推进无明显促进作用，两者联用对正常小鼠小肠推进具有明显的促进作用[15]。

6. **改善肺功能** 果皮醇提物可有效改善铬引起的大鼠氧化应激性肺功能障碍[16]。

主要参考文献

[1] 肖培根. 新编中药志（第二卷）[M]. 北京：化学工业出版社，2002：453.

[2] 徐国钧，徐珞珊，王峥涛. 常用中药材品种整理和质量研究：南方协作组第四册[M]. 福建：福建科学技术出版社，2001：507-532.

[3] 中国医学科学院药物研究所等. 中药志：第三册[M]. 北京：人民卫生出版社，1961：48-51.

[4] 胡世林. 中国道地药材[M]. 哈尔滨：黑龙江科学技术出版社，1989：552.

[5] 黄爱华，吴波，曾元儿，等. 酸橙幼果中挥发油的GC-MS分析[J]. 中药材，2010，33(11)：1748-1750.

[6] 刘元艳，王淳，宋志前，等. 重庆产酸橙与甜橙枳实中挥发油成分的对比分析[J]. 中国实验方剂学杂志，2011，17(11)：45-48.

[7] 周大勇，徐青，薛兴亚，等. 高效液相色谱-电喷雾质谱法测定枳壳中黄酮苷类化合物[J]. 分析化学，2006，34(S1)：31-35.

[8] 丁邑强，熊英，周斌，等.枳壳中黄酮类成分的分离与鉴定[J].中国中药杂志，2015，40(12)：2352-2356.

[9] Arbo M D, Larentis E R, Linck V M, et al. Concentrations of p-synephrine in fruits and leaves of Citrus species (Rutaceae) and the acute toxicity testing of Citrus aurantium extract and p-synephrine [J]. Food Chem Toxicol, 2008, 6(8): 2770-2775.

[10] 邓可众，丁邑强，周斌，等.枳壳化学成分的分离与鉴定[J].中国实验方剂学杂志，2015，21(14)：36-38.

[11] Bendaha H, Bouchal B, Mounsi I E, et al. Chemical composition, antioxidant, antibacterial and antifungal activities of peel essential oils of citrus aurantium grown in Eastern Morocco [J]. Der Pharmacia Lettre, 2016, 8(4):239-245.

[12] 刘永静，陈丹，邱红鑫，等.玳玳果总黄酮体外抗氧化作用的研究（英文）[J].中国现代应用药学，2012，29(2)：97-101.

[13] Omodamiro O D, Umekwe C J. Evaluation of anti-inflammatory, antibacterial and antioxidant properties of ethanolic extracts of Citrus sinensis peel and leaves [J]. Journal of Chemical & Pharmaceutical Research, 2013, 5(5):56-66.

[14] 崔海峰，周艳华，吕署一，等.不同品种枳实对大鼠心血管及呼吸系统的影响[J].中国中医药信息杂志，2010，17(6)：41-43.

[15] 易徐航，夏放高，陈海芳，等.枳壳中黄酮苷类成分对正常小鼠小肠推进的影响[J].时珍国医国药，2015，26(2)：278-280.

[16] Soudani N, Rafrafi M, Ben A I, et al. Oxidative stress-related lung dysfunction by chromium (Ⅵ): alleviation by *Citrus aurantium* L.[J]. Journal of Physiology & Biochemistry, 2013, 69(2): 239-253.

（浙江省衢州市食品药品检验研究院　郑明　宋剑锋）

82. 柏子仁

Baiziren

PLATYCLADI SEMEN

【别名】柏子、柏实、柏仁、侧柏子。

【来源】为柏科植物侧柏*Platycladus orientalis*（L.）Franco的干燥成熟种仁。

【本草考证】本品始载于《神农本草经》，名柏实，列为上品。早期文献所称的"柏"，包括柏科的多种植物，主要是指柏木属的柏木*Cupressus funebris*，唐五代之际开始用侧柏，为同科植物，《日华子本草》载："柏子仁是侧柏子"。《本草纲目》载："柏有数种，入药唯取叶扁而侧生者，故曰侧柏"。本草记载与现今所用侧柏基本一致[1]。

【原植物】【主产地】【栽培要点】参见"侧柏叶"。

【采收与加工】栽种后5～7年结果，9月下旬侧柏球果成熟未裂时采摘，采摘后晒干至果壳开裂，碾去种鳞及种皮，筛取种仁。加工后不宜烘晒，避免泛油。

【商品规格】由于加工方式不同，柏子仁商品分为柏子仁、炒柏子仁、柏子仁霜等。柏子仁按杂质含量分为2个规格。统货：杂质3%以内；选货：杂质1%以内。其他为统货。

【药材鉴别】

（一）性状特征

种仁长卵形或长椭圆形，长4～7mm，直径1.5～3mm。表面黄白色或淡黄棕色，外包膜质内种皮，顶端略尖，有深褐色的小点，基部钝圆。质软，富油性。气微香，味淡。（图82-1）

（二）显微鉴别

1. 横切面　内种皮细胞1列，扁长形，外壁稍厚。胚乳较发达，胚乳和子叶薄壁细胞充满脂肪粒和糊粉粒。（图

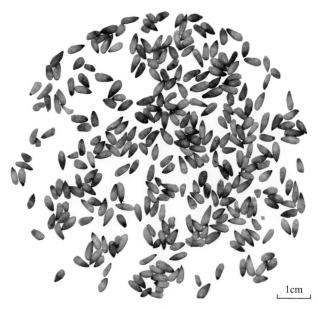

图82-1 柏子仁药材图（戴仕林 摄）

82-2）

2. **粉末特征** 粉末深黄色至棕色。种皮表皮细胞长条形，常与含棕色色素的下皮细胞相连；内胚乳细胞类多角形或类圆形，胞腔内充满较大的糊粉粒和脂肪油滴，糊粉粒溶化后留有网格样痕迹；子叶细胞呈长方形，胞腔内充满较小的糊粉粒和脂肪油滴。（图82-3）

【质量评价】以粒充实、饱满、黄白色、油性大而不泛油、无皮壳杂质者为佳[2]。

【化学成分】主要成分为柏木醇、谷甾醇及双萜类、脂肪油，并含少量挥发油、皂苷、维生素A及蛋白质等。

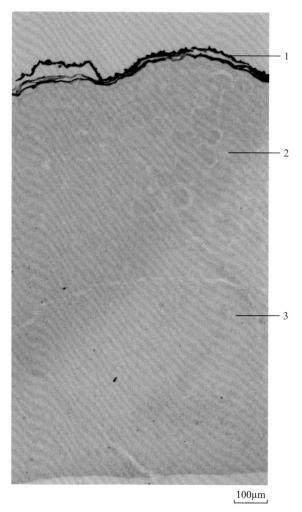

图82-2 柏子仁横切图

1. 内种皮细胞 2. 胚乳 3. 子叶

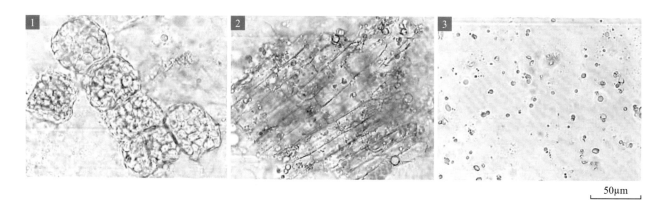

图82-3 柏子仁粉末图

1. 内胚乳细胞 2. 子叶细胞 3. 糊粉粒

脂肪油 约含14%，主要成分为不饱和脂肪酸，含量为总脂肪酸的62.39%，有软脂酸、棕榈酸、碳十七酸、亚油酸、亚麻酸、油酸、硬脂酸、碳十九酸、花生四烯酸、二十碳三烯酸、二十碳二烯酸、二十碳烯酸、二十碳酸、二十二烷酸、木蜡酸[3]。

【性味归经】甘，平。归心、肾、大肠经。

【功能主治】养心安神，润肠通便，止汗。用于阴血不足，虚烦失眠，心悸怔忡，肠燥便秘，阴虚盗汗。

【药理作用】

1. 对学习记忆的影响　柏子仁水、乙醇提取物对东莨菪碱所致记忆存储障碍、乙醇或扁桃体损伤所致的记忆获得障碍及电惊厥休克所致的记忆巩固障碍均有改善作用。

2. 镇静催眠作用　柏子仁单方腹腔注射可使猫的慢波睡眠时间延长，并使深睡时间明显延长，对体力恢复作用很显著。柏子仁脂肪油可缩短小鼠睡眠时间。柏子仁皂苷能明显增多小鼠入睡只数，明显延长小鼠睡眠时间[4]。

3. 其他作用　柏子仁石油醚提取物对鸡胚背根神经节突起的生长有轻度促生长作用，柏子仁还具有缓和的泻下作用[5]。

主要参考文献

[1] 彭成. 中华道地药材[M]. 北京：中国中医药出版社，2011：309-310.

[2] 李峰，蒋桂华. 中药商品学[M]. 北京：中国医药科技出版社，2015：294.

[3] 孙立靖. 柏子仁脂溶性化学成分研究[J]. 河北师范大学学报（自然科学版），2001，25(2)：217-218

[4] 韩淑芬，金仲品. 柏子仁的传统认识与现代药理研究概况[J]. 辽宁中医药大学学报，2008，10(3)：141-142.

[5] 卢军，芦霜. 柏子仁研究进展[J]. 辽宁中医药大学学报，2013，15(3)：247-250.

（山东中医药大学　张永清　张喆）

83. 栀子

Zhizi

GARDENIAE FRUCTUS

【别名】木丹、鲜支、越桃、山栀子、黄栀子。

【来源】为茜草科植物栀子 *Gardenia jasminoides* Ellis. 的干燥成熟果实。

【本草考证】本品始载于《神农本草经》，列为中品。《名医别录》载："栀子生南阳川谷，九月采实，暴干。"《本草纲目》载："叶如兔耳，厚而深绿。春荣秋瘁，入夏开花，大如酒杯，白瓣黄蕊，随即结实，薄皮细子有须，霜后收之，蜀中有红栀子，花烂红色，其实染物则赭红色。"本草记载与现今所用栀子基本一致。

【原植物】常绿灌木，通常高1m余。叶对生或3轮生，有短柄；叶片革质，通常椭圆状倒卵形或矩圆状倒卵形，长5～14cm，宽2～7cm，顶端渐尖，稍钝头，上面光亮，仅下面脉腋内簇生短毛；托叶鞘状。花大，白色，芳香，有短梗，单生枝顶；萼全长2～3cm，裂片5～7，条状披针形，通常比筒稍长；花冠白色或乳黄色，高脚碟状；筒长通常3～4cm，裂片倒卵形至倒披针形，伸展，花药露出。蒴果卵形、近球形、椭圆形，具翅状纵棱；种子多数，近圆形而稍有棱角。（图83-1）

全国大部分地区有栽培，喜生于低山坡温暖阴湿处。

【主产地】主产于江西、四川、重庆、湖北、浙江、贵州、福建、湖南等省。

【栽培要点】

1. 生物学特性　喜温暖湿润气候，较耐旱，忌积水。幼苗期需要遮荫，荫蔽度以30%生长良好，但进入结果期，则喜充足光照。以土层深厚、疏松肥沃、排水透气良好的冲积土、砾质土等酸性土壤为好，盐碱地不宜栽培。

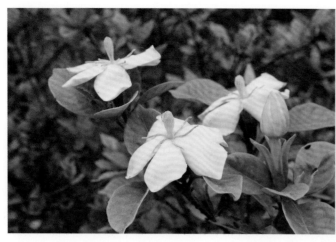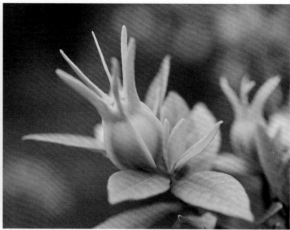

图83-1　栀子（戴仕林　摄）

2. 栽培技术　用种子、扦插、分株繁殖，但生产上以种子繁殖为主，采用育苗移栽法。

3. 病虫害　病害：褐斑病。虫害：大透翅天蛾、龟蜡蚧、三纹螟。

【采收与加工】9～11月果实成熟呈红黄色时采收，除去果梗和杂质，蒸至上气或置沸水中略烫，取出，干燥。

【商品规格】根据市场流通情况，将栀子分为"选货"和"统货"两个规格。其中选货又有一等和二等两个级别[1]。

1. 选货　一等品饱满，表面呈红色、棕红色、橙红色、橙色、红黄色。种子团与果壳空隙小，种子团紧密充实，呈深红色、紫红色、淡红色、棕黄色。青黄个重量占比≤5%，果梗重量占比≤1%；二等品较瘦小，表面呈深褐色、褐色、棕黄色、棕色、浅棕色、枯黄色。种子团与果壳空隙较大，种子团稀疏，呈棕红色、红黄色、暗棕色、棕褐色。青黄个重量占比≤10%，果梗重量占比≤2%。

2. 统货　表面呈红色、橙色、褐色、青色，颜色大小不一。青黄个重量占比≤10%，果梗重量占比≤2%。

【药材鉴别】

（一）性状特征

果实长卵圆形或椭圆形，长1.5～3.5cm，直径1～1.5cm。表面红黄色或棕红色，具6条翅状纵棱，棱间常有1条明显的纵脉纹，并有分枝。顶端残存萼片，基部稍尖，有残留果梗。果皮薄而脆，略有光泽；内表面色较浅，有光泽，具2～3条隆起的假隔膜。种子多数，扁卵圆形，集结成团，深红色或红黄色，表面密具细小疣状突起。气微，味微酸而苦。（图83-2）

（二）显微鉴别

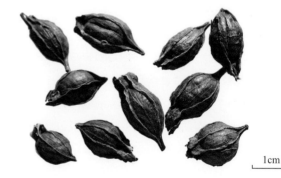

1cm

图83-2　栀子药材图

粉末特征　粉末红棕色。内果皮石细胞类长方形、类圆形或类三角形，常上下层交错排列或与纤维连结，直径14～34μm，长约至75μm，壁厚4～13μm；胞腔内常含草酸钙方晶；内果皮纤维细长，棱形，直径约10μm，长约至110μm，常交错、斜向镶嵌状排列；种皮石细胞黄色或淡棕色，长多角形、长方形或形状不规则，直径60～112μm，长至230μm，壁厚，纹孔甚大，胞腔棕红色；草酸钙簇晶直径19～34μm。（图83-3）

（三）理化鉴别

薄层色谱　取本品粉末1g，加50%甲醇10ml，超声处理40分钟，滤过，取滤液作为供试品溶液。另取栀子对照药材1g，同法制成对照药材溶液。再取栀子苷对照品，加乙醇制成每1ml含4mg的溶液，作为对照品溶液。照薄层色

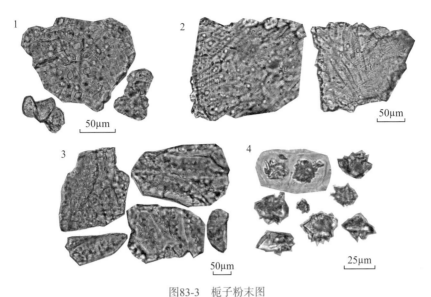

图83-3　栀子粉末图

1. 内果皮石细胞　2. 内果皮纤维　3. 种皮石细胞　4. 草酸钙簇晶

谱法试验，吸取上述三种溶液各2μl，分别点于同一硅胶G薄层板上，以乙酸乙酯–丙酮–甲酸–水（5：5：1：1）为展开剂，取出，晾干。供试品色谱中，在与对照药材色谱相应的位置上，显相同颜色的黄色斑点；再喷以10%硫酸乙醇溶液，110℃加热至斑点清晰。供试品色谱中，在与对照药材色谱和对照品色谱相应的位置上，显相同颜色的斑点。

【质量评价】以皮薄、完整、饱满、色红者为佳。采用高效液相色谱法测定，本品按干燥品计算，含栀子苷（$C_{17}H_{24}O_{10}$）不得少于1.8%。

【化学成分】主要成分为环烯醚萜类、二萜类、有机酸类、黄酮类、挥发油等，其中环烯醚萜类是其主要成分[2]。

1. 环烯醚萜及其苷类　栀子苷（geniposide）、山栀子苷B（gardenoside）、京尼平-1β-龙胆双糖苷（genipin-1β-gentiobioside）、去乙酰车叶草苷酸甲酯（methyl deacetyl aspsrulosidate）、去乙酰基车叶草酸（deacetylasperulosidic acid）、10-乙酰基京尼平苷（10-acetyl geniposide）、京尼平苷酸（geniposidic acid）等。栀子苷具有抗氧化及促进黑色素生成的生物活性[3]。

2. 二萜及其苷类　藏红花酸（croceic acid）、藏红花素-二-β-D-龙胆二糖苷（Crocin I）、藏红花素-β-D-龙胆二糖-β-D-葡萄糖苷（Crocin II）等。西红花苷有降血脂及显著抗炎作用[4-5]。

3. 有机酸类　绿原酸（chlorogenic acid）、3,4-二-O-咖啡酰基奎宁酸（3,4-di-O-caffeoylquinic acid）、3-O-咖啡酰基-4-O-芥子酰基奎宁酸（3-O-caffeoyi-4-O-sinapoylquinic acid）、3,5-二-O-咖啡酰基-4-O-（3-羟基-3-甲基）戊二酰基奎宁酸[3,5-di-D-caffeoyl-4-O-（3-hydroxy-3-methyl）glutaroylquinic acid]等。

4. 黄酮类　芦丁（rutin）、栀子素A（gadenin A）等。

5. 挥发油类　2-乙基-2-己烯醛、反,反-2,4-癸二烯醛、11-十八碳烯酸甲酯、6,10,14-三甲基-2-十五酮、12-乙酰氧基-9-十八碳酸甲酯等。

【性味归经】苦，寒。归心、肺、三焦经。

【功能主治】泻火除烦，清热利湿，凉血解毒；外用消肿止痛。用于热病心烦，湿热黄疸，淋证涩痛，血热吐衄，目赤肿痛，火毒疮疡；外治扭挫伤痛。

【药理作用】

1. 保肝利胆作用　栀子提取物可促进胆汁的分泌和排泄，调节脂肪细胞因子释放、过氧化物酶表达，下调抗炎因子水平发挥保肝利胆作用[6]。

2. 降压作用　栀子煎剂和醇提物有降压作用，目前研究结果表明栀子降压作用部位在中枢，主要是加强延脑副交感中枢兴奋性所致[7]。

3.其他作用 此外，尚有降脂、抗炎、抗氧化等作用[2]。

【用药警戒或禁忌】

1.外用生品适量，研末调敷。

2.大鼠灌胃栀子水提物、醇提物、栀子苷3天结果显示，服用栀子剂量过高对肝脏形态及功能具有一定影响，其中栀子苷是栀子肝毒性的主要物质[8]。

【分子生药】

1.遗传标记 应用RAPD标记技术对栀子种群遗传多样性和遗传分化进行研究，发现栀子遗传多样性较丰富，且种群内大于种群间，种群间存在较少的遗传分化[9]。

2.功能基因 从栀子果实中扩增出藏红花素生物合成途径的两个关键酶：玉米黄素剪切加双氧酶（zeaxanthin cleavage dioxygenase，ZCD）和糖基转移酶（glucosyltransferase，GTase）基因的保守区段。对栀子叶片、绿色果实和红色果实进行差异转录组分析，筛选到了和藏红花中藏红花素合成途径类胡萝卜素切割双加氧酶（carotenoid cleavage dioxygenase 2，CCD2）基因高度相似的CCD4a基因[10]。

【附注】水栀子，又名大栀子，为茜草科植物大花栀子*Gardenia jasminoides* Ellis var. *grandiflora* Nakai的干燥果实。果大，外表较黄，棱高，为栀子混淆品，仅外敷作伤科药或作染料。

主要参考文献

[1] 黄璐琦，詹志来，郭兰萍.中药材商品规格等级标准汇编（第一辑）[M].北京：中国中医药出版社，2019：244-245.

[2] 杨全军，范明松，孙兆林，等.栀子化学成分、药理作用及体内过程研究进展[J].中国现代中药，2010，12(9)：7-12.

[3] 游伟良，平其能，孙敏捷，等.栀子苷的药理学研究新进展[J].药学进展，2012，36(4)：158-162.

[4] 彭开锋.栀子化学成分及生物活性研究[D].长春：沈阳药科大学，2012.

[5] Lee IA, Lee JH, Baek NI, et al. Antihyperlipidemic effect of crocin isolated from the fructus of *Gardenia jasminoides* and its metabolite crocetin[J]. Biological and Pharmaceutical Bulletin, 2005, 28(11): 2106-2110.

[6] 史永平，孔浩天，李昊楠，等.栀子的化学成分、药理作用研究进展及质量标志物预测分析[J].中草药，2019，50(2)：281-289.

[7] 倪慧艳，张朝晖，傅海珍.中药栀子的研究与开发概述[J].中国中药杂志，2006(7)：538-541.

[8] 杨洪军，付梅红，吴子伦，等.栀子对大鼠肝毒性的实验研究[J].中国中药杂志，2006，31(13)：1091-1093.

[9] 韩建萍，陈士林，张文生，等.栀子遗传多样性及遗传分化的RAPD分析[J].中国药学杂志，2007(23)：1774-1778.

[10] Ji AJ, Jia J, Xu ZC, et al. Transcriptome-guided mining of genes involved in crocin biosynthesis[J]. Friontiers in Plant Science, 2017, 8: 518.

（中国药科大学 李萍 杨华）

84. 钩藤

Gouteng

UNCARIAE RAMULUS CUM UNCIS

【别名】双钩藤、鹰爪风、倒挂刺。

【**来源**】为茜草科植物钩藤*Uncaria rhynchophylla*（Miq.）Miq. ex Havil.、大叶钩藤*Uncaria macrophylla* Wall.、毛钩藤*Uncaria hirsuta* Havil.、华钩藤*Uncaria sinensis*（Oliv.）Havil.或无柄果钩藤*Uncaria sessilifructus* Roxb.的干燥带钩茎枝。

【**本草考证**】本品始载于《名医别录》，原名钓藤。《本草经集注》载："出建平。"《新修本草》载："出梁州（今陕西汉中一带），叶细长，茎间有刺若约钩者是。"《本草衍义》载："钩藤中空，二经不言之。长八九尺或一二丈者，湖南、（湖）北、江南、江西山中皆有。"《本草纲目》载："状如葡萄藤，面有钩，紫色。古方多用皮，后世多用钩，取其力锐尔。"本草记载与现今所用钩藤基本一致。

【**原植物**】

1. 钩藤　常绿木质藤本，长可达10m。根肥厚，淡黄色，质软，味微苦有刺喉感。枝条四棱形，褐色，光滑；叶腋有对生的两钩，钩尖向下弯曲，形似属爪，钩长1.2～2cm。叶对生；具短柄；叶片椭圆形或卵状披针形，长6～10cm，宽3～6.5cm，先端渐尖，基部渐窄或呈圆形，全缘，下面灰绿色，有粉白色短毛；托叶2深裂，裂片条状锥形。夏秋间开花，绒球状头状花序单生于叶腹或枝顶；花黄色，花冠合生，上部5裂，喉部内具短柔毛；雄蕊5；子房下位。蒴果倒卵形或椭

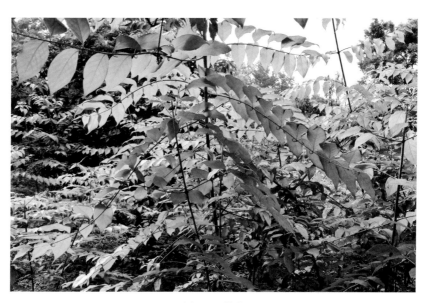

图84-1　钩藤

圆形，有宿存萼。种子两端有翅。花期、果期5～12月。（图84-1）

常生于山谷溪边的疏林或灌丛中。主要分布于陕西、甘肃、四川、云南及长江以南至福建、广西、广东。

2. 大叶钩藤　小枝扁压有褐色粗毛，钩幼时也被粗毛。叶柄较长；叶片宽椭圆形或长方椭圆形；托叶2裂，裂片较宽。蒴果有长梗。本种与钩藤、华钩藤的区别在于：叶片大，革质；花萼裂片线状长圆形；花和小蒴果具柄，花间小苞片无。花期夏季（图84-2）。

生于山地次生林中。主要分布于广东、广西、云南等地。

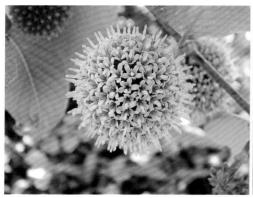
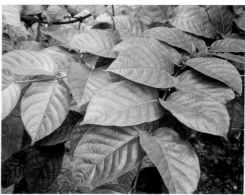
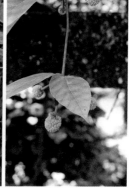

图84-2　大叶钩藤（徐晔春　摄）

3. 毛钩藤　嫩枝纤细，圆柱形或略具4棱角，被硬毛。叶革质，卵形或椭圆形，长8～12cm，宽5～7cm，顶端渐尖，基部钝，上面稍粗糙，被稀疏硬毛，下面被稀疏或稠密糙伏毛。侧脉7～10对，下面具糙伏毛，脉腋窝陷有黏腺毛；叶柄长3～10mm，有毛；托叶阔卵形，深2裂至少达2/3，外面被疏散长毛，内面无毛，基部有黏液毛，裂片卵形，有时具长渐尖的顶部。头状花序不计花冠直径20～25mm，单生叶腋；小蒴果纺锤形，长10～13mm，有短柔毛。花期、果期1～12月。（图84-3）

生于山谷林下溪畔成灌丛中。我国特有，主要分布于广东、广西、贵州、福建及台湾。

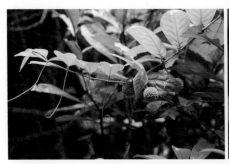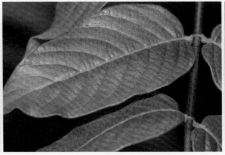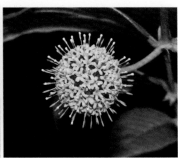

图84-3　毛钩藤（徐晔春　摄）

4. 华钩藤　形态与钩藤相似，主要区别为托叶较大，圆形不裂，反卷，叶较大，长10～17cm。花期、果期6～10月。（图84-4）

生于中等海拔的山地疏林中或湿润次生林下。主要分布于湖北、四川、贵州、云南等省。

5. 无柄果钩藤　大藤本；嫩枝较纤细，略有4棱角或方柱形，微被短柔毛。叶近革质，卵形、椭圆形或椭圆状长圆形，头状花序不计花冠直径5～10mm，单生叶腋，总花梗具一节，或成单聚伞状排列，总花梗腋生，长达15cm；小蒴果纺锤形，长10～14mm，微被短柔毛，宿存萼裂片舌状，长约1mm，略呈星状展开。花期、果期3～12月。（图84-5）

生于密林下或林谷灌丛中。主要分布于广西和云南。

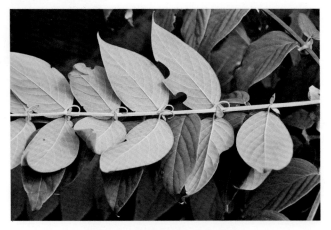

图84-4　华钩藤（徐永福　摄）

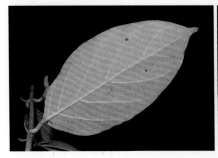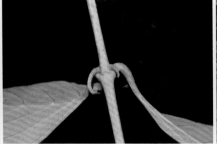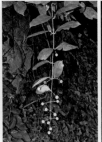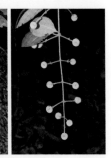

图84-5　无柄果钩藤（刘冰　摄）

【主产地】钩藤主产于广西桂林、苍梧，江西武宁，湖南湘潭、黔阳，浙江水嘉、兰溪、福建宁化、福安，以及安徽、广东等地；销全国，并出口。大叶钩藤主产于云南、广西、海南等地；销全国，并出口。华钩藤主产于四川昭化、宜宾，贵州、云南、湖北等地亦产；销全国，并出口。毛钩藤主产于福建、广东、广西、台湾等省区。无柄果钩藤主产于广东、广西、云南等省区。

【栽培要点】

1. **生物学特性** 喜温暖湿润气候，不耐严寒。以上层深厚、疏松、肥沃、富含腐殖质的煤土栽培为宜。

2. **栽培技术** 用种子和分株繁殖。种子繁殖；秋季种子成熟后，随采随播，条播，行距5寸，覆土3～5分，第2年春出苗。培育1年后春季移栽。分株繁殖，适宜春季进行，移栽后应设棚架或攀援于其他乔木上。

3. **病虫害** 病害：根腐病。虫害：蚜虫、蛀心虫等[1]。

【采收与加工】栽后3～4年采收，在春季发芽前，或在秋后嫩枝已长老时，把带有钩的枝茎剪下，再用剪刀在着生钩的两头平齐或稍长剪下，每段长3cm左右，晒干，或蒸后晒干。从钩藤总生物碱含量的结果变化来看，每年10月份至次年1月份是钩藤的最佳采收期。

【商品规格】统货。

【药材鉴别】

（一）性状特征

茎枝圆柱形或类方柱形，长2～3cm，直径0.2～0.5cm。表面红棕色至紫红色者具细纵纹，光滑无毛；黄绿色至灰褐色者有的可见白色点状皮孔，被黄褐色柔毛。多数枝节上对生两个向下弯曲的钩（不育花序梗），或仅一侧有钩，另一侧为突起的疤痕；钩略扁或稍圆，先端细尖，基部较阔；钩基部的枝上可见叶柄脱落后的窝点状痕迹和环状的托叶痕。质坚韧，断面黄棕色，皮部纤维性，髓部黄白色或中空。气微，味淡。（图84-6）

（二）显微鉴别

1. **茎枝横切面** 钩藤：表皮细胞1列，外侧角质增厚；皮层薄壁细胞内含棕色物，中柱鞘纤维排成断续的环带；韧皮部纤维有厚壁性细胞及薄壁性细胞，常单个或成束；韧皮射线细胞宽1列；木质部导管类圆形，多单个散在，偶有2～4个并列；髓部较宽，四周可见环髓厚壁细胞1～2列，具明显的单纹孔；薄壁细胞中含草酸钙砂晶及少数簇晶，并含淀粉粒。（图84-7）

大叶钩藤：角质层表面观呈条纹状，单细胞或多细胞非腺毛；皮层细胞有的含色素；木质部两侧向内呈弧状突起；薄壁细胞中含砂晶或簇晶。

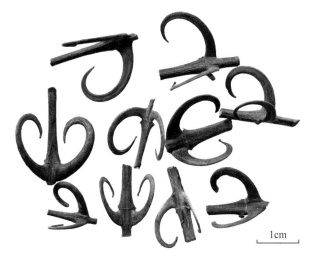

图84-6　钩藤药材图

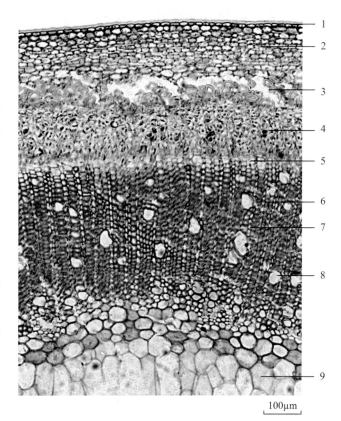

图84-7　钩藤茎横切面图

1. 表皮　2. 皮层　3. 中柱鞘纤维　4. 韧皮部
5. 形成层　6. 木质部　7. 射线　8. 导管　9. 髓

毛钩藤：角质层表面观呈内凹的方格形；复表皮2～5层细胞，单细胞非腺毛钩状弯曲，多细胞非腺毛由2～15个细胞组成；薄壁细胞仅含草酸钙砂晶。

华钩藤：角质层表面观呈类长方形突起，复表皮，薄壁细胞仅含草酸钙砂晶。

无柄果钩藤：角质层呈不规则的波状纹理，表皮细胞外壁向外突出，具多数单细胞短角状毛，表面有疣状突起；皮层细胞不含色素，有断续成环的石细胞层；木质部向内呈弧状突起；薄壁细胞中含砂晶或簇晶。

2. 粉末特征　钩藤：粉末淡黄棕色至红棕色。韧皮薄壁细胞成片，细胞延长，界限不明显，次生壁常与初生壁脱离，呈螺旋状或不规则扭曲状；纤维成束或单个散在，多断裂，直径10～26μm，壁厚3～11μm；具缘纹孔导管多破碎，直径可达56μm，纹孔排列较密；表皮细胞棕黄色，表面观呈多角形或稍延长，直径11～34μm；草酸钙砂晶存在于长圆形的薄壁细胞中，密集，有的含砂晶细胞连接成行。（图84-8）

华钩藤与钩藤相似；大叶钩藤单细胞非腺毛多见，多细胞非腺毛2～15细胞；毛钩藤非腺毛1～5细胞；无柄果钩藤少见非腺毛，1～7细胞。可见厚壁细胞、类长方形，长41～121μm，直径17～32μm。

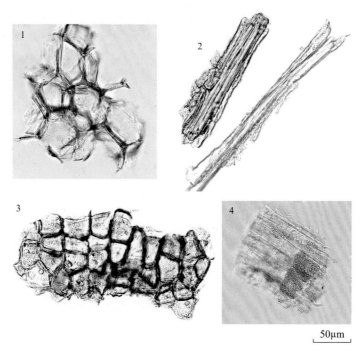

图84-8　钩藤粉末图

1. 薄壁细胞　2. 纤维　3. 表皮细胞　4. 草酸钙砂晶

（三）理化鉴别

薄层色谱　取本品粉末2g，加入浓氨试液2ml，浸泡30分钟，加入三氯甲烷50ml，加热回流2小时，放冷，滤过，取滤液10ml，挥干，残渣加甲醇1ml使溶解，作为供试品溶液。另取异钩藤碱对照品，加甲醇制成每1ml含0.5mg的溶液，作为对照品溶液。照薄层色谱法试验，吸取供试品溶液10～20μl、对照品溶5μl，分别点于同一硅胶G薄层板上，以石油醚（60～90℃）-丙酮（6：4）为展开剂，展开，取出，晾干，喷以改良碘化铋钾试液。供试品色谱中，在与对照品色谱相应的位置上，显相同颜色的斑点。

【质量评价】以双钩、茎细、钩结实、光滑、色紫红、无枯枝者为佳。按醇溶性浸出物热浸法测定，乙醇浸出物不得少于6.0%。

【化学成分】主要成分为生物碱类、黄酮类、三萜类和苷类等。其中，以生物碱的含量尤为丰富，是其特征性成分和有效成分。

1. 生物碱类　有钩藤碱、异钩藤碱、毛钩藤碱、柯诺辛碱、柯诺辛碱B、东莨菪素、翅果定碱、大叶帽柱木碱等。

2. 黄酮类　有金丝桃苷、三叶豆苷、槲皮素、芦丁、afzelin，neohesperidin 4，山柰酚、槲皮苷等。

3. 萜类　有熊果酸、钩藤苷元 A，B，C、3β,6β,23-三羟基齐墩果酸-12-en-28-oic acid、乌索酸、齐墩果酸等。

【性味归经】甘，凉。归肝，心包经。

【功能主治】息风定惊，清热平肝。用于肝风内动，惊痫抽搐，高热惊厥，感冒夹惊，小儿惊啼，妊娠子痫，头痛眩晕。

【药理作用】

1. 降压作用　钩藤中的生物碱为其降压作用的主要成分，动物实验表明，钩藤生物碱能明显降低高血压动物的平均血压和心肌收缩率，其中以异钩藤碱的降压作用为最强，其次是钩藤碱，钩藤总碱最弱[2-3]。

2. 镇静、抗惊厥、抗癫痫作用　钩藤生物碱对中枢多巴胺（DA）系统具有调节作用，且能明显抑制小鼠运动反应；能显著抑制中枢神经系统的突触传递，表现出明显的镇静和抗癫痫的作用。钩藤碱能够降低大脑皮层中的过氧化脂质水平，提示其具有抗惊厥的作用。

3. 抗癌作用　钩藤中的三萜酯类和钩藤酸类对结肠癌、肺癌、膀胱癌及乳腺癌等肿瘤细胞的增殖有抑制作用。

4. 其他作用　增强免疫力，增强 DNA 修复，抗疟疾，抗菌，抗氧化，抗突变，利尿等作用。

主要参考文献

[1] 刘玉德，王桃银，李世玉，等.钩藤的规范化栽培研究[J].中国现代中药，2012，14(7)：31-34.

[2] 田丽娜，高华武，龙子江，等. 钩藤碱对自发性高血压大鼠的降压作用及其对血管的调节机制探讨[J]. 中草药，2014，45(15)：2210-2213.

[3] 高晓宇，丁茹，王道平，等.钩藤化学成分及药理作用研究进展[J].天津医科大学学报，2017，23(4)：380-382.

（南京中医药大学　吴启南　景宗慧）

85. 香加皮

Xiangjiapi

PERIPLOCAE CORTEX

【别名】五加皮、北五加皮、杠柳皮。

【来源】为萝藦科植物杠柳*Periploca sepium* Bge.的干燥根皮。

【本草考证】香加皮多年来一直被当作五加皮药用，称北五加皮。五加皮始载于《神农本草经》。《救荒本草》载："木羊角科又名羊桃科，一名小桃花。生荒野中。茎紫，叶似初生桃叶，光俊，色微带黄，枝间开红白花。结角似豇豆角，甚细而尖，每两角并生一处，味微苦酸"。根据对木羊角科的原植物描述、图形、植物分布地区、性质及别名等方面考证，《救荒本草》中的木羊角科，即今日香加皮的原植物杠柳，本草记载与现今所用杠柳基本一致。杠柳皮含有毒成分，为避免与五加皮混淆，《中国药典》1977年版一部以"香加皮"名之，单列一条。

【原植物】落叶蔓性灌木，高达1.5m，具乳汁，除花外全株无毛。茎深紫色或灰棕色，小枝多对生。叶对生，叶柄长约3mm；叶片膜质，卵状长圆形，长5～9cm，宽1.5～2.5cm，先端渐尖，基部楔形，全缘，侧脉多数。聚伞花序腋生，花1～5朵，花径1.5～2cm；花萼5深裂，裂片卵形；花冠黄绿色，5深裂，裂片内面中部有一小块白色毡毛，外围紫褐色斑，近边缘密被白色细长毛，花开放后裂片向外卷；副花冠5枚，线形，具细柔毛；雄花5，联合成圆锥状，具毛；雌蕊包于其中。蓇葖果对生，细长圆柱状，长7～12cm，具纵条纹。种子多数，长圆形，黑褐色，丛生白色细长毛。花期5～6月，果期6～10月。（图85-1）

生于平原及低山丘的林缘、沟坡、河边砂质地或地埂等处。主要分布于吉林、辽宁、内蒙古、河北、山西、陕西、甘肃、山东、江苏、江西、河南、四川、贵州等地。

【主产地】主产于山西、河北、河南、山东等地。

【栽培要点】

1. 生物学特性　杠柳对气候选择不严，宜在山坡或河边向阳处栽种。土壤以深厚、肥沃、排水良好的黄色夹沙土较好。

2. 栽培技术　用种子、分株和根插繁殖，以分株和根插繁殖为主。

3. 病虫害　蚜虫等。

【采收与加工】栽后4～5年采收，10年以上的产量质量较好，春、秋两季挖取全根，除去须根，洗净，用木棒轻轻敲打，剥取根皮，晒干或炕干。

【药材鉴别】

（一）性状特征

根皮卷筒状或槽状，少数呈不规则的块片状，长3～10cm，直径1～2cm，厚0.2～0.4cm。外表面灰棕色或黄棕色，栓皮松软常呈鳞片状，易剥落。内表面淡黄色或淡黄棕色，较平滑，有细纵纹。体轻，质脆，易折断，断面不整齐，黄白色。有特异香气，味苦。（图85-2）

（二）显微鉴别

1. 根皮横切面　木栓层为15～30列木栓细胞。栓内层细胞切向延长，有石细胞及乳汁管存在；韧皮部有多数乳汁管，椭圆形，切向延长，韧皮射线1～5细胞；薄壁细胞中含草酸钙方晶和众多淀粉粒。（图85-3）

2. 粉末特征　粉末淡棕色。石细胞长方形或类多角形，直径24～70μm；乳管含无色油滴状颗粒；木栓细胞棕黄色，多角形；草酸钙方晶直径9～20μm；淀粉粒甚多，单粒类圆形或长圆形，直径3～11μm；复粒由2～6分粒组成。（图85-4）

（三）理化鉴别

1. 取本品粉末10g，置250ml烧瓶中，加水150ml，

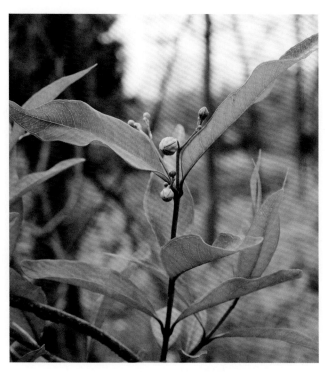

图85-1　杠柳（戴仕林　摄）

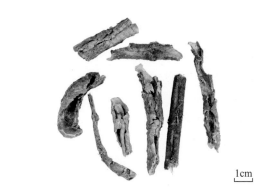

1cm

图85-2　香加皮药材图

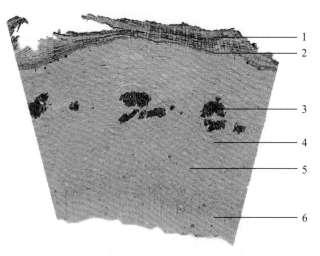

图85-3　香加皮横切面图

1. 木栓层　2. 栓内层　3. 石细胞　4. 韧皮部　5. 乳汁管　6. 韧皮射线

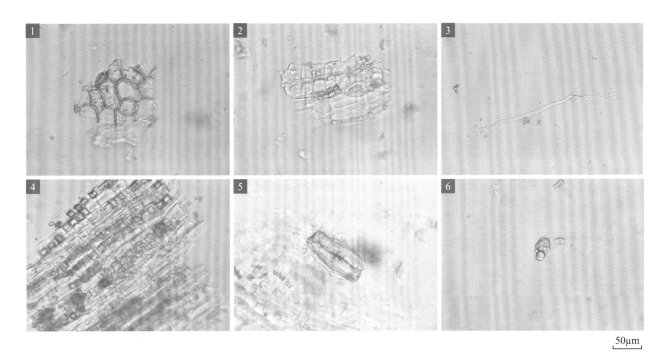

50μm

图85-4　香加皮粉末图（戴仕林　摄）

1. 木栓细胞　2. 乳汁管　3. 韧皮纤维　4. 草酸钙方晶　5. 石细胞　6. 淀粉粒

加热蒸馏，馏出液具特异香气，收集馏出液10ml，分置2支试管中，一管中加1%三氯化铁溶液1滴，即显红棕色；另一管中加硫酸肼饱和溶液5ml与醋酸钠结晶少量，稍加热，放冷，生成淡黄绿色沉淀，置紫外光灯（365nm）下观察，显强烈的黄色荧光。

2. 取本品粉末1g，加乙醇10ml，加热回流1小时，滤过，滤液置25ml量瓶中，加乙醇至刻度，摇匀，精密量取1ml，置20ml量瓶中，加乙醇至刻度，摇匀，照紫外-可见分光光度法测定，在278nm的波长处有最大吸收。

3. 薄层色谱　取本品粉末2g，加甲醇30ml，加热回流1小时，滤过，滤液蒸干，残渣加甲醇2ml使溶解，作为供试品溶液。另取4-甲氧基水杨醛对照品，加甲醇制成每1ml含1mg的溶液，作为对照品溶液。按薄层色谱法试验，吸取上述两种溶液各2μl，分别点于同一硅胶G薄层板上，以石油醚（60～90℃）-乙酸乙酯-冰醋酸（20∶3∶0.5）为展开剂，展开，取出，晾干，喷以二硝基苯肼试液。供试品色谱中，在与对照品色谱相应的位置上，显相同颜色的斑点。

【质量评价】以条粗、皮厚、呈卷筒状、香气浓、味苦者为佳。采用高效液相色谱法测定，本品于60℃干燥4小时，含4-甲氧基水杨醛（$C_8H_8O_3$）不得少于0.20%。

【化学成分】主要成分为C_{21}甾类、强心苷类、萜类、醛类等。其中，C_{21}甾类是其特征性成分。

1. C_{21}甾类　有杠柳苷A，B，C，D，E，F，H1，H2，J，K，L，M，N，O，glycoside E，glycoside K，20α-diol，plocoside B等[1]。

2. 强心苷类　有杠柳毒苷（periplocin）、杠柳次苷（peripocymarin）、杠柳苷元（periplogenin）、xysmalogenin等[1]。

3. 萜类　有α-香树脂醇（α-amyrin）、β-香树脂醇乙酸酯（β-amyrin acetate）、熊果酸（ursolic acid）、羽扇豆醇（lupeol）、羽扇豆醇乙酸酯（lupeol acetate）、齐墩果酸（oleanolic acid）等[2-3]。

4. 其他　4-甲氧基水杨醛（4-methoxysacylaldehyde）、异香草醛（isovanillin）、香草醛（vanillin）、tortoside B，东莨菪内酯（scopoletin）、咖啡酸乙酯（ethyl caffeate）等。

【性味归经】辛、苦，温；有毒。归肝、肾、心经。

【功能主治】利水消肿，祛风湿，强筋骨。用于下肢浮肿，心悸气短，风寒湿痹，腰膝酸软。

【药理作用】

1. 强心作用　香加皮提取物能显著升高离体心脏的左心室收缩压，改善大鼠心功能，具有强心作用[4]。香加皮中所含杠柳毒苷对慢性心力衰竭（CHF）大鼠左心室结构和功能具有改善作用。

2. 抗肿瘤作用　香加皮水提物（CPE）可诱导人胃癌细胞BGC-823的凋亡，杠柳毒苷具有抑制人乳腺癌细胞株BT-549细胞增殖及明显抑制人肝癌SMMC-7721细胞的增殖的作用[5-7]。

3. 免疫调节作用　香加皮水提物可以提高小鼠淋巴细胞的免疫功能。杠柳毒苷可保护荷瘤小鼠的免疫器官不受损害，具有显著的免疫增强作用[8-9]。

4. 抗炎作用　香加皮杠柳苷元对体外培养的肥大细胞致敏大鼠肥大细胞的组胺释放有显著的抑制作用[10]。

【用药警戒或禁忌】不能久服，不能超剂量服用，凡阴虚火旺者忌用。浸酒饮用尤其不可过量和长期服用，否则容易中毒[11]。

主要参考文献

[1] 徐硕，金鹏飞，徐文峰，等.中药香加皮的研究进展[J]. 西北药学杂志，2017，32(1)：118-120.

[2] 王磊，殷志琦，张雷红，等.杠柳根皮化学成分研究[J]. 中国中药杂志，2007，32(13)：1300-1302.

[3] 李金楠，赵丽迎，于静，等.香加皮化学成分的研究[J]. 中成药，2010，32(9)：1552-1556.

[4] 李玉红，高秀梅，张柏礼，等.香加皮提取物对离体心脏心功能的影响[J]. 辽宁中医学院学报，2005，7(4)：396-397.

[5] 单保恩，李俊新，张静.香加皮水提取物诱导人胃癌细胞BGC-823凋亡及其作用机制[J]. 中草药，2005，36(8)：1184-1186.

[6] 张引娟，鹿刚，张丽杰，等.杠柳苷对BT-549细胞增殖的抑制作用与p16、p17表达关系的研究[J]. 癌变·畸变·突变，2008，20(3)：216-219.

[7] 赵振军，左连富，单保恩，等.香加皮杠柳苷抑制Stat5信号通路诱导SMMC-7721细胞凋亡的实验研究[J]. 临床检验杂志，2008，26(1)：46-48.

[8] 李俊新，蒋玉红，单保恩.香加皮水提物对小鼠淋巴细胞免疫调节作用的初步研究[J]. 癌变·畸变·突变，2010，22(4)：292-294.

[9] 张静，单保恩，李巧敏，等.香加皮杠柳苷对荷瘤小鼠的免疫调节作用[J]. 细胞与分子免疫学杂志，2009，25(10)：887-890.

[10] 顾卫，赵力建，赵爱国.杠柳苷元对肥大细胞脱颗粒及释放组胺影响的研究[J]. 中国药房，2008，19(3)：166-168.

[11] 刘洋，刘虹，金华.香加皮的化学成分和药理研究进展[C]. 中华中医药学会，2012：247-251.

（南京中医药大学　刘训红）

86. 香附

Xiangfu

CYPERI RHIZOMA

【别名】香附子、莎草根、三棱草根。

【来源】为莎草科植物莎草*Cyperus rotundus* L.的干燥根茎。

【本草考证】本品始载于《名医别录》，列为中品。《新修本草》载："此草根名香附子，一名雀头香。"《图经本草》载："苗名香棱，根名莎结，亦名草附子"。《本草纲目》列入草部芳草类，名"莎草香附子"，并载："莎叶如老韭叶而硬，光泽有剑脊棱，五六月中抽一茎，三棱中空，茎端复出数叶，开青花成穗如黍，中有细子，其根有须，须下结子一二枚，转相延生，子上有细黑毛，大者如羊枣而两头尖，采得燎去毛，暴干货之"。《本草衍义》载："香附子亦入印香中，亦能走气，今人多用。虽生于莎草根，然根上或有或无，有薄鞭，皮紫黑色，非多毛也，刮去皮则色白，若便以根为之，则误矣"。本草记载与现今所用香附基本一致。

【原植物】多年生草本。匍匐根状茎长，具椭圆形块茎。秆细弱，直立，高15～95cm，锐三棱形、平滑。叶基生，短于秆，宽2～5mm；鞘棕色，常裂成纤维状。叶状苞片2～3枚，常长于花序；长侧枝聚伞花序简单或复出，有3～10个开展的辐射枝，最长达12cm；小穗线形，3～10个排成穗状花序，长1～3cm，宽1.5mm；小穗轴具白色透明的翅；鳞片紧密地复瓦状排列，膜质，卵形或长圆状卵形，长约3mm，顶端急尖或钝无短尖，中间绿色，两侧紫红色或红棕色，具5～7条脉；雄蕊3；柱头3。小坚果长圆状倒卵形，三棱形，表面具细点。花期、果期5～11月。（图86-1）

主要为栽培，亦野生于山坡荒地草丛中或水边潮湿处。主要分布于陕西、甘肃、山西、河北、河南、华东、西南、华南等地。

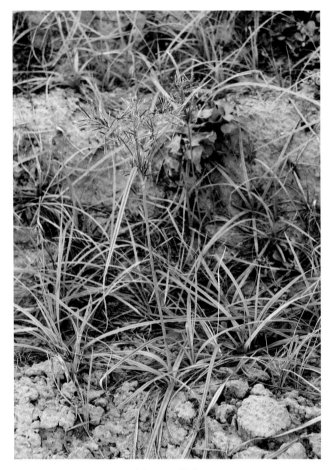

图86-1 莎草

【主产地】主产于山东、浙江、湖南、河南。其他地区亦多有生产。其中山东产者称东香附，浙江产者称南香附，品质较佳。香附道地产区古代记载有涪都（今重庆涪陵、南川、武隆等地）、高州（今广东阳江市）、澧州（今湖南境地）、交州（今广东红河三角州一带）等地。

【栽培要点】

1. 生物学特性　喜潮湿环境，耐严寒，适宜疏松的砂性土壤。

2. 栽培技术　种子或分株法繁殖。种子繁殖：每年4月育苗，条播，苗出齐后，可移至大田，栽后及时浇水。分株繁殖：每年早春（清明谷雨期间）将植株挖出穴栽。

3. 病虫害　病害：炭疽病。虫害：卷叶蛾。

【采收与加工】春、夏、秋三季均可采，一般在秋季挖取根茎，燎去毛须，置沸水中略煮或蒸透后晒干，或燎后直接晒干。

【药材鉴别】

（一）性状特征

根茎纺锤形，有的略弯曲，长2～3.5cm，直径0.5～1cm。表面棕褐色或黑褐色，有纵皱纹，并有6～10个略隆起的环节，节上有未除净的棕色毛须和须根断痕；去净毛须者较光滑，环节不明显。质硬，经蒸煮者断面黄棕色或红棕色，角质样；生晒者断面色白而显粉性，内皮层环纹明显，中柱色较深，点状维管束散在。气香，味微苦。（图86-2）

（二）显微鉴别

1. 根茎横切面　表皮细胞1列，棕黄色，其下为2～3层下皮细胞，壁稍厚；下皮纤维束多数，紧靠表皮排列成环；皮层与中柱间内皮层明显，皮层散有叶迹维管束，外韧型，其外围也有内皮层；中柱维管束周木型，多数，散列；

薄壁组织中散有多数类圆形分泌细胞，内含黄棕色分泌物；此外，薄壁细胞含淀粉粒。（图86-3）

2. 粉末特征　粉末浅棕色。未糊化淀粉粒类圆形、类三角形、类方形或圆齿轮形，直径3～27μm；分泌细胞类圆形，直径35～72μm，内含淡黄棕色至红棕色分泌物，其周围5～8个细胞作放射状环列；表皮细胞多角形，常带有下皮纤维和厚壁细胞；下皮纤维成束，深棕色或红棕色，纤维较细长，直径7～22μm，壁厚；厚壁细胞类方形、类圆形或形状不规则，壁稍厚，纹孔明显；石细胞少数，类方形、类圆形或类多角形，壁较厚，直径17～48μm，壁厚5～8μm；此外，有梯纹、螺纹、网纹导管等。（图86-4）

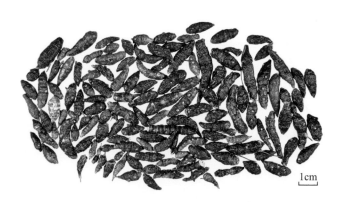

图86-2　香附药材图

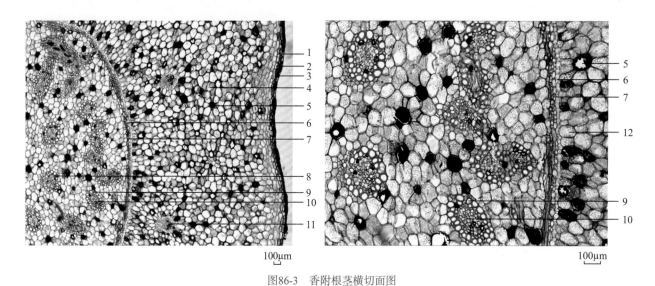

图86-3　香附根茎横切面图

1. 表皮　2. 下皮　3. 下皮纤维束　4. 薄壁细胞　5. 分泌细胞　6. 内皮层
7. 中柱鞘　8. 维管束　9. 木质部　10. 韧皮部　11. 叶迹维管束　12. 淀粉粒

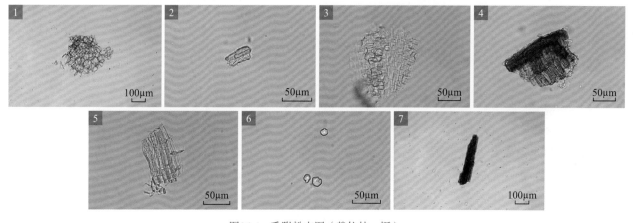

图86-4　香附粉末图（戴仕林　摄）

1. 分泌细胞　2. 石细胞　3. 下表皮细胞　4. 下皮纤维　5. 导管　6. 淀粉粒　7. 纤维

（三）理化鉴别

薄层色谱　取本品粉末1g，加乙醚5ml，放置1小时，时时振摇，滤过，滤液挥干，残渣加乙酸乙酯0.5ml使溶解，作为供试品溶液。另取α-香附酮对照品，加乙酸乙酯制成每1ml含1mg的溶液，作为对照品溶液。照薄层色谱法试验，吸取上述两种溶液各2μl，分别点于同一硅胶GF$_{254}$薄层板上，以二氯甲烷-乙酸乙酯-冰醋酸（80∶1∶1）为展开剂，展开，取出，晾干，置紫外光灯（254nm）下检视。供试品色谱中，在与对照品色谱相应的位置上，显相同的深蓝色斑点；喷以二硝基苯肼试液，放置片刻，斑点渐变为橙红色。

【质量评价】以个大、质坚实、色棕褐、香气浓者为佳。采用挥发油测定法测定，本品含挥发油不得少于1.0%（ml/g）。

【化学成分】主要成分为挥发油类，是香附的主要药理活性成分。除此之外，还含有黄酮类、三萜类、糖类等化学成分[1-4]。

1. 挥发油类　主要为单萜类和倍半萜类。单萜类化合物有α-蒎烯（α-pinene）、β-蒎烯（β-pinene）、桉叶素（1,8-cineole）、柠檬烯（limonene）、γ-聚伞花素（γ-cymene）和α-紫罗兰酮（α-ionone）等；倍半萜类有α-香附子烯（α-cyperene）、α-莎草醇（α-rotunol）、β-莎草醇（β-rotunol）、α-香附酮（α-cyperone）、β-香附酮（β-cyperone）、香附醇（cyperol）、异香附醇（isocyperol）、香附醇酮（cyperolone）、广香附烯醇乙醇酯（patchoulenyla cetate）、广藿香烯酮（patchoulenone）、异广藿香烯酮（isopatchoulenone）、异莪术醇（isocurcumenol）环氧莎草奠、古巴二烯、α-葎草烯、β-榄香烯、芹子三烯（selinatriene）、β-芹子烯（β-selinene）等。

2. 黄酮类　鼠李素-3-O-鼠李糖基（1→4）-吡喃鼠李糖苷［rhamnetin -3-O-rhamnosyl -（1→4）-rhamnopyranoside］、西黄松黄酮（pinoquercetin）、金松双黄酮（sciadopitysin）、山奈酚（kaempferol）、木犀草素（luteolin）、槲皮素（quercetin）、槲皮素 -3-β-D-芸香糖苷（quercetin -3-O-β-D-rutinoside）、穗花杉双黄酮（amentoflavone）、去甲基银杏双黄酮（bilobetin）、银杏双黄酮（ginkgetin）、金圣草黄素（chrysoeriol）等。

3. 三萜类及甾体类　齐墩果酸（oleanolic acid）、β-谷甾醇（β-sitosterol）、豆甾醇（stigmasterol）、5α,8α-表二氧 -（20S,22E,24R）-麦角甾 -6,22 -二烯 -3β-醇（ergosterol peroxide）等。

4. 糖类　蔗糖（sucrose）、D-果糖（D-fructose）及D-葡萄糖（D-glucose）等。

【性味归经】辛、微苦、微甘、平。归肝、脾、三焦经。

【功能主治】疏肝解郁，理气宽中，调经止痛。用于肝郁气滞，胸胁胀痛，疝气疼痛，乳房胀痛，脾胃气滞，脘腹痞闷，胀满疼痛，月经不调，经闭痛经。

【药理作用】

1. 对中枢神经系统的作用　一定剂量的香附挥发油可以对家兔产生麻醉作用。香附乙酸乙酯提取部位分离出的异莪术醇可以作为苯并二氮䓬类受体激动药，通过增强与内源性受体配基结合，调节GABA的神经传递，从而发挥镇静作用。香附乙酸乙酯萃取部位和正丁醇萃取部位通过提高脑内单胺类神经递质5-羟色胺和多巴胺的含量，发挥抗抑郁作用。香附挥发油能明显协同戊巴比妥钠对小鼠的催眠作用；还可明显地延长东莨菪碱对家兔产生的麻醉作用时间，这些结果表明一定剂量的香附挥发油具有中枢抑制作用。醋香附可通过减少大鼠脊髓c-fos蛋白表达，阻止痛信号在脊髓神经内传导而增强镇痛作用[3-4]。

2. 对心血管系统的作用　香附的醇提物及其单体化合物圆柚酮（nootkatone）能有效抑制胶原蛋白、凝血酶或花生四烯酸诱导的血小板凝聚，且能显著延长小鼠尾出血时间。较低浓度的香附水提醇沉物对离体蛙心以及在体蛙心、猫心以及兔心均具有强心和减慢心率的作用；而高浓度的香附水提醇沉物可使蛙心停止于收缩期。香附的苷类、黄酮类、总生物碱以及酚类化合物的水溶液也具有强心和减慢心率作用，还能降低血压，且不影响肾上腺素和乙酰胆碱对血压的作用。20mg/kg香附乙醇提取物会缓慢降低麻醉犬的血压[4]。

3. 对平滑肌的作用　香附挥发油对小肠平滑肌细胞具有较好的促增殖作用。香附挥发油可抑制离体家兔肠管的收缩，降低肠管收缩幅度。香附对胃肠运动有促进作用。香附汤剂可明显降低大鼠胃排空，促进大鼠肠运输，减少胃溃疡的发生。香附水煎醇沉液能减弱未孕大鼠离体子宫平滑肌的收缩运动。四制香附及其石油醚部位各提取液对由缩宫素引起的大鼠离体子宫平滑肌收缩具有一定的抑制作用。α-香附酮能有效地抑制未孕大鼠离体子宫肌的自发性收缩，同时抑制缩宫素引起的离体子宫肌的收缩[3-4]。

4. **雌激素样的作用**　香附挥发油、香附烯及香附酮均能导致雌性小鼠上皮细胞角质化，表明香附有雌激素样活性。香附四物汤能促进卵巢颗粒细胞增殖[4]。

5. **其他作用**　香附总黄酮具有抗肿瘤、抗菌的作用和较强的抗氧化活性，香附挥发油对急性炎症具有明显的抑制作用。香附还具有降血糖、降血脂的作用[3-4]。

【**用药警戒或禁忌**】香附毒性较小，香附醇提取物小鼠腹腔注射的急性半数致死量约为1500mg/kg。三萜类化合物小鼠腹腔注射的半数致死量为50mg/kg。香附挥发油腹腔注射的半数致死量为（0.297±0.019）ml/kg。

主要参考文献

[1] 胡栋宝，陆卓东，伍贤学.中药香附子化学成分及药理活性研究进展[J].时珍国医国药，2017，28(2)：180-182.

[2] 陈志坚，胡璇，刘国道.香附的化学成分及药理作用研究进展[J].安徽农业科学，2017，45(36)：113-115.

[3] 徐燕，李大祥，凌铁军，等.香附化学成分研究进展[J].中国实验方剂学杂志，2010，16(11)：214-218.

[4] 曹玫，张洪，张晓燕，等.香附的药理活性作用研究进展[J].药物流行病学杂志，2010，19(2)：111-113.

（山东中医药大学　郭庆梅）

87. 香薷

Xiangru

MOSLAE HERBA

【**别名**】香柔、石香薷、香戎、香茸、香茹草。

【**来源**】为唇形科植物石香薷*Mosla chinensis* Maxim.或江香薷*Mosla chinensis* 'Jiangxiangru' 的干燥地上部分。前者习称"青香薷"，后者习称"江香薷"。

【**本草考证**】本品始载于《名医别录》，载："味辛、微温，主霍乱腹痛，吐下散水肿。"《本草纲目》载："香薷有野生、有家莳……惟取大叶者为良，而细叶者香烈更甚，今人多用之……方茎，尖叶有刻缺，颇似黄荆叶而小，九月开紫花成穗。有细子细叶者，仅高数寸，叶如落帚叶，即石香薷也。"与今之唇形科石荠苧属植物石香薷非常近似。《本草衍义》载："香薷生山野间，荆湖南北、二川皆有之，汴、洛作圃种之，暑月亦作菜蔬。叶如茵陈，花茸紫，连边成穗，凡四五十房为一穗，如荆芥穗，别是一种香气"。《植物名实图考》载："香薷江西亦种以为蔬"，而所附图为石香薷。明代《本草品汇精要》则进一步明确其"道地"，"江西新定、新安者佳"。古新安在今江西吉安县东南，盛产江香薷的分宜县正处于该地理位置，说明历史上江西就是香薷的主产区，亦即现在的江香薷道地产区所在地。

清同治十年（1871）《分宜县志》第三册卷一物产项下有香薷的记载，1940年重修《分宜县志》卷二物产项下有较详细的描述，载："香薷产地南乡铜岭，产量每年约五十担，有出口。"1988年分宜县志编写委员会编写的《分宜县志》对江香薷作了进一步的修订，载："江香薷的栽培时经几百年，历经由采集到种植，由野生变家种的发展过程。"本草记载与现今江西道地药材江香薷基本一致。

【**原植物**】

1. **石香薷**　为一年生草本，高9～50cm，茎纤细，自基部多分枝，或植株矮小不分枝，被白色疏柔毛。叶线状长圆形至线状披针形，长1.3~2.8cm，宽2~4mm，先端渐尖或急尖，基部渐狭或楔形，边缘具疏而不明显的浅锯齿，上面橄绿色，下面较淡；叶柄长3~5mm，被疏短柔毛。总状花序头状，长1~3mm；苞片覆瓦状排列，偶见稀疏排列，圆倒卵形，长4~7mm，宽3~5mm。花萼钟形，长约3mm，宽约1.6mm，外面被白色绵毛及腺体，内面在喉部以上被白色绵毛，下部无毛。小坚果球形，直径约1.2mm，具深雕纹，无毛。花期6~9月，果期7~11月[1]。（图87-1）

生于草坡或林下。主要分布于广西、湖南、湖北、江西、福建、贵州、四川、浙江、山东、安徽等地。

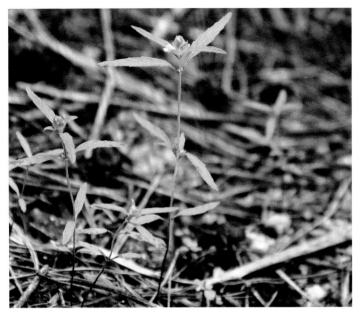

图87-1　石香薷

2. 江香薷　高40~65cm，茎方形，直径2~4mm，基部茎类圆形，中上部茎具细浅纵槽数条，黄绿色或淡黄色，四棱上疏生长柔毛，槽内为卷曲柔毛。节明显，节间长4~7cm；质脆，易折断，茎髓部白色。叶对生，多皱缩或脱落，叶片展开后呈长卵形或披针形，暗绿色或黄绿色，长3~6cm，宽0.6~1cm，边缘具5~9个疏浅锯齿，两面被疏柔毛及凹陷腺点。总状花序顶生或腋生，密集成穗状，长2~3.5cm，苞片宽卵形或圆倒卵形，长5~6mm，宽4~4.5mm，脱落或残存，先端短尾尖，全缘，两面被白色长柔毛，下面密被凹陷腺点，边缘具长睫毛，6~9条脉自基部掌状分出；花萼宿存，钟状，淡红紫红色或绿色，先端5裂，长约4mm，宽2~2.5mm，

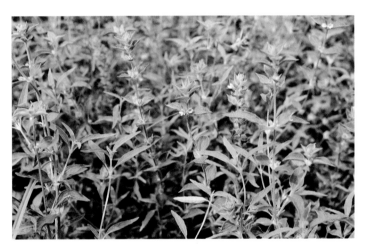

图87-2　江香薷

密被柔毛及凹陷腺点。小坚果4枚，近圆形，直径0.9~1.4mm，表面具疏网纹，网纹内平坦，网间隙下凹呈浅凹状。花期6月，果期7月。（图87-2）

主要分布于江西省。

【主产地】石香薷主产于广西、广东。江香薷主产于江西分宜、宜春等地。分宜县的昌田镇栽培香薷的历史悠久，为江香薷的道地产区。

【栽培要点】

1. 生物学特性　喜温暖湿润、阳光充足、雨量充沛的环境，以选择质地疏松，避风向阳，排水良好的砂壤土或红壤土种植为宜。怕旱，不宜重茬。气温在15~18℃左右，香薷种子播种后10~15天出苗，最适生长温度在25~28℃，生长旺盛期为7~8月[1]。

2. 栽培技术　香薷以种子繁殖田间直播为主，每667m²播种量1.5~2kg。播种时间以3月下旬至4月中上旬为宜，行距20~25cm，开浅沟深2cm进行条播。出苗后，间苗2~3次，苗高10cm时进行定苗。生长期中耕除草2~3次，及时追肥2次，以有机肥为主，适量配施氮肥[2]。

3. 病虫害　病害：根腐病、茎基腐病、黑斑病等。虫害：小地老虎、非洲蝼蛄等。

【采收与加工】采收期为8月中下旬至9月上旬开花盛期时采收，其挥发油含量最高。割取地上部分，置于干净场地或通风干燥处阴干，捆扎成小捆。

【商品规格】均为统货。

【药材鉴别】

（一）性状特征

1. 石香薷　长30~50cm，基部紫红色，上部黄绿色或淡黄色，全体密被白色茸毛。茎方柱形，基部类圆形，直径1~2mm，节明显，节间长4~7cm；质脆，易折断。叶对生，多皱缩或脱落，叶片展平后呈长卵形或披针形，暗绿色或黄绿色，边缘有3~5疏浅锯齿。穗状花序顶生及腋生，苞片圆卵形或圆倒卵形，脱落或残存；花萼宿存，钟状，淡紫红色或灰绿色，先端5裂，密被茸毛。小坚果4，直径0.7~1.1mm，近圆球形，具网纹，气清香而浓，味微辛而凉。（图87-3）

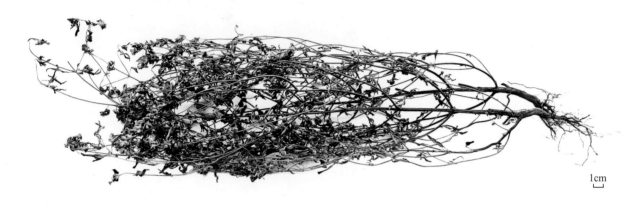

图87-3　石香薷药材图

2. 江香薷　长55~66cm。表面黄绿色。叶片展开后呈披针形，长3~6cm，宽0.6~1cm，边缘具5~9个疏浅锯齿。果实直径0.9~1.4mm，表面具疏网纹。（图87-4）

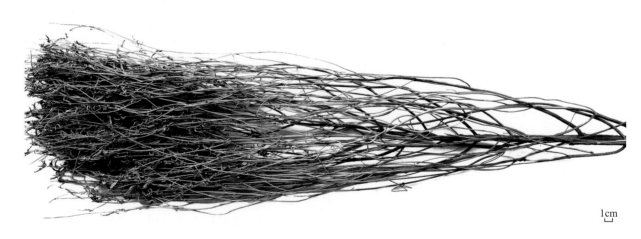

图87-4　江香薷药材图

（二）显微鉴别

1. 叶的表面观　石香薷：上表皮细胞多角形，垂周壁波状弯曲，略增厚；下表皮细胞壁不增厚，气孔直轴式，以下表皮为多；腺鳞头部8细胞，直径36~80μm，柄单细胞；上、下表皮具非腺毛，多碎断，完整者1~6细胞，上部细胞多弯曲呈钩状，疣状突起较明显；小腺毛少见，头部圆形或长圆形，1～2细胞，柄甚短，1～2细胞。

江香薷：上表皮腺鳞直径约90μm，柄单细胞；非腺毛多由2～3个细胞组成，下部细胞长于上部细胞，疣状突起不明显，非腺毛基足细胞5～6，垂周壁连珠增厚[4]。（图87-5）

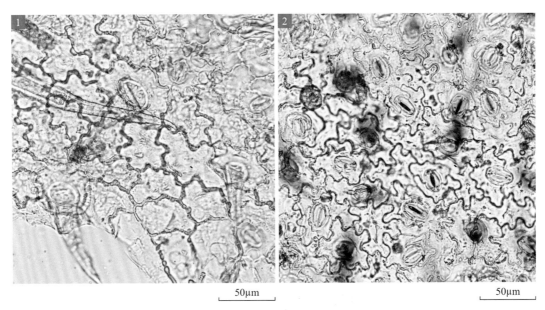

50μm　　　　　　　　　　　　　　50μm

图87-5　江香薷叶表皮图

1. 叶上表皮　2. 叶下表皮

2. 茎的表面观　石香薷：表皮细胞方形或长方形；非腺毛细胞2～5个，长约140～160μm，基部直径18～28μm，偶有多细胞 。

江香薷：同石香薷。

3. 茎横切面　石香薷：厚角组织四角处3～4列细胞；中柱鞘部位纤维2～4个成束散在[3]。

江香薷：茎四棱，凹槽处有非腺毛；表皮细胞1列，四棱处表皮细胞下有5～7层厚角细胞；皮层窄，皮层具纤维束断续成环；韧皮部窄；木质部导管单列或单个径向排列，髓部宽广，由大型薄壁细胞组成。（图87-6）

4. 叶横切面　江香薷：上、下表皮细胞均为1层，两面均具腺鳞；栅栏组织和海绵组织分化明显；主脉维管束外韧型，半月形；木质部导管3～4列并列，少单列；韧皮部较小；主脉上、下表皮内方有厚角组织。（图87-7）

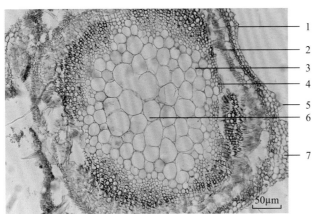

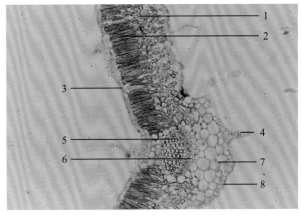

图87-6　江香薷茎横切面图

1. 表皮　2. 皮层（纤维束）　3. 木质部　4. 韧皮部
5. 非腺毛　6. 髓　7. 厚角细胞

图87-7　江香薷叶横切面图

1. 海绵组织　2. 栅栏组织　3. 上表皮　4. 非腺毛
5. 木质部　6. 韧皮部　7. 厚角组织　8. 下表皮

5. 粉末特征 江香薷：粉末黄棕色。非腺毛较多，多碎断；多细胞非腺毛由2～7个细胞组成；具分枝状非腺毛，单细胞非腺毛少见；腺鳞着生于叶片或单个散离，头部扁球形，8细胞，腺柄单细胞，直径60～70μm；木纤维长条形，壁均匀增厚，直径5～25μm；螺纹导管直径15～25μm；可见油细胞、薄壁组织和木栓组织；偶见导管和花粉粒，花粉粒较小，椭圆形，直径为15～20μm。（图87-8）

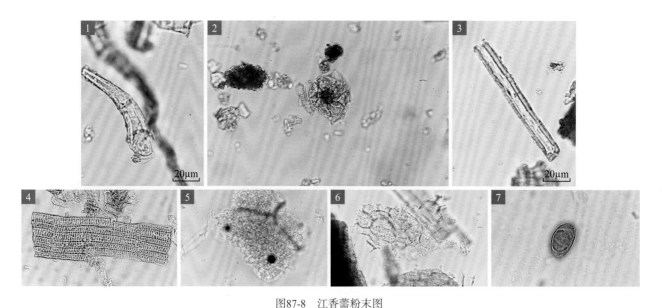

图87-8　江香薷粉末图

1. 非腺毛　2. 腺鳞　3. 木纤维　4. 导管　5. 油细胞　6. 薄壁细胞　7. 花粉粒

（三）理化鉴别

薄层色谱　取不少于0.6%（ml/mg）的挥发油，加乙醚制成每1ml含3μl的溶液，作为供试品溶液。另取麝香草酚对照品、香荆芥酚对照品，加乙醚分别制成每1ml含1mg的溶液，作为对照品溶液。照薄层色谱法试验，吸取上述三种溶液各5μl，分别点于同一硅胶G薄层板上，以甲苯为展开剂，展开，展距15cm以上，取出，晾干，喷以5%香草醛硫酸溶液，在105℃加热至斑点显色清晰。供试品色谱中，在与对照品色谱相应的位置上，显相同颜色的斑点。

【质量评价】药材以叶片肥厚、香气浓郁、色绿质嫩、花穗多者为佳。采用挥发油测定法测定，本品含挥发油不得少于0.60%（ml/g）。采用气相色谱法测定，本品按干燥品计算，含麝香草酚（$C_{10}H_{14}O$）与香荆芥酚（$C_{10}H_{14}O$）的总量不得少于0.16%。

【化学成分】主要有效成分为挥发油，以香荆芥酚、百里香酚、麝香草酚为主，其他成分有对-聚伞花素、a-反式-香柠檬烯、邻-伞花烃、苯甲醛、辛烯-7-醇-4β-月桂烯、柠檬烯、桉叶油素、罗勒烯、芳樟醇、甲基丁香油酚、对-聚伞花素、α-金合欢烯、柏木脑、香橙烯、柏木烷、a-杜松醇、β-香柠檬烯、金合欢醇等[5-7]。

【性味归经】辛，微温。归肺、胃经。

【功能主治】发汗解表，和中利湿。用于暑湿感冒，恶寒发热，头痛无汗，腹痛吐泻，小便不利。

【药理作用】

1. **镇痛作用**　江香薷挥发油剂量在0.3ml/kg，0.15ml/kg对乙酸所致小鼠扭体有明显的抑制作用，并呈量效关系。

2. **镇静作用**　江香薷挥发油0.3ml/kg，0.15ml/kg剂量，可显著增强阈下剂量戊巴比妥钠对小鼠催眠作用，提示江香薷挥发油有明显的镇静作用。

3. **解痉作用**　江香薷挥发油对大鼠肠主动收缩无明显影响，但对乙酰胆碱和氯化钡所致引起的收缩，有明显对抗作用。

4. **抗菌作用** 江香薷挥发油具有较强的广谱抗菌作用，其有效抗菌成分为百里香酚、香荆芥酚和对-聚伞花素等。

5. **增强免疫作用** 香薷油可促进 T 淋巴细胞和 B 淋巴细胞的增殖，能使小鼠脾脏抗体形成细胞合成和分泌抗体的活力增强，能使血清溶菌酶的含量增加，具有增强特异性和非特异性免疫应答、提高机体防御机制的作用[7-9]。

【用药禁忌】表虚者忌服。《本草从新》："无表邪者戒之。"《得配本草》："火盛气虚，阴虚有热者禁用。"

【附注】江香薷为药食两用品种，栽培历史悠久，其疗效历史上就得到中医名家的认可，由于药材市场价格低下，药农种植积极性不高，在道地产区缺乏规范化、规模化、标准化种植基地，大多为小面积零散种植，质量稳定性差，严重制约了江香薷的产业发展，建议加大其作为食品和保健产品的开发力度，带动市场原料需求，促进产业持续健康发展[10]。

主要参考文献

[1] 胡珊梅，范崔生.江香薷的形态组织学研究[J].中草药，1997，28(8)：487-492.

[2] 张寿文，刘贤旺，胡生福，等.江香薷生长发育特性及其栽培技术研究[J].江西农业大学学报，2004，26(3)：468-470.

[3] 普春霞，游春.香薷属茎横切面的显微特征比较[J].时珍国医国药，2013，24(1)：157-160.

[4] 张洁，沈蕊，普春霞.唇形科香薷属植物的叶表皮细胞特征研究[J].时珍国医国药，2014，25(2)：362-367.

[5] 江岁.石香薷生长分析与挥发油提取纯化工艺研究[D].长沙：湖南农业大学，2015.

[6] 丁晨旭，纪兰菊.香薷化学成分及药理作用研究进展[J].上海中医药杂志，2005(5)：63-65.

[7] 苗琦，方文娟，张晓毅，等.江香薷化学成分及药理作用研究进展[J].江西中医药大学学报，2015，27(2)：117-120.

[8] 江岁，唐华，肖深根.香薷的临床应用研究[J].中医药导报，2015，21(9)：95-97.

[9] 李敏，苗明三.香薷的化学、药理与临床应用特点分析[J].中医学报，2015，30(4)：578-579.

[10] 张宝峰，刘宁，张桂芹.浅谈小兴安岭野生香薷的开发利用[J].中国林副特产，2018，(3)：91-92.

（江西中医药大学　张寿文　张亚梅）

88. 前胡

Qianhu

PEUCEDANI RADIX

【别名】水前胡、官前胡。

【来源】为伞形科植物白花前胡*Peucedanum praeruptorum* Dunn的干燥根。

【本草考证】本品始载于《名医别录》，列为中品。《图经本草》首次记载了前胡的植物形态，载："春生苗，青白色，似斜蒿。初出时有白芽，长三四寸，味甚香美，又似芸蒿。七月内开白花，与葱花相类。八月结实。根细，青紫色……一说，今诸方所用前胡皆不同。京师北地者，色黄白，枯脆，绝无气味。江东乃有三四种，一种类当归，皮斑黑，肌黄而脂润，气味浓烈。一种色理黄白，似人参而细短，香味都微。又有如草乌头，肤黑而坚……然皆非前胡也。"文中附有淄州前胡（今山东淄博市淄川）、江宁府前胡（今江苏南京市）、成州前胡（今甘肃礼县西南）、绛州前胡（今山西新绛县）、建州前胡（今福建福州市）5幅图。图文结合，正品前胡应具有以下特征：多年生草本植物；主根粗壮，近圆锥形，根头部有细密的环纹，顶部有叶柄残基；茎直立，上部多分枝；叶深裂或全裂；复伞形花序。《图经本草》所附前胡图中，淄州、成州、绛州前胡都有可能是伞形科前胡属的植物。而建州前胡据谢宗万考证，是伞形科植物隔山香*Angelica citriodora* Hance。说明宋代前胡的来源不止一种，但主要是白花前胡。

《救荒本草》载："苗高一二尺，青白色，似斜蒿，味甚香美，叶似野菊叶而细瘦，颇似山萝卜叶亦细瘦，又似芸蒿，开黪白花，类蛇床子花，秋间结实，根细青紫色，一云外黑里白。"《本草纲目》载："前胡有数种，惟以苗高一二尺，色似斜蒿，叶如野菊而细瘦，嫩时可食，秋月开黪白花，类蛇床子花，其根皮黑肉白，有香气为真。"《植物名实图考》载："前胡与芎䓖、当归，气味大体相类。"按本草著作的记载，历代前胡应具有以下特点：多年生草本植物；肉质直根；根皮黑；叶为复叶，深裂；花白色，复伞形花序；果实八月成熟；有伞形科植物的气味。因此，本草记载与现今所用白花前胡基本一致[1-2]。

【原植物】为多年生草本植物，高60～100cm。根圆锥形，常分叉。茎圆柱形，下部无毛，上部分枝多有短毛，基部有多数残留叶鞘纤维。基生叶和下部叶纸质，圆形至宽卵形，二至三回三出式羽状分裂，第一回羽片具柄，柄长3.5～6cm，末回裂片菱状倒卵形，不规则羽状分裂，边缘有圆锯齿；基生叶具长柄，叶柄长6～20cm，基部有卵状披针形叶鞘；茎下部叶具短柄，叶片形状与茎生叶相似；茎上部叶无柄，叶鞘稍宽，叶片三出分裂。复伞形花序多数，顶生或侧生，伞形花序直径3.5～9cm；总苞片无或1至数片，线形；伞辐6～15，不等长；小总苞片8～12，卵状披针形；小伞形花序有花15～20；花瓣卵形，小舌片内曲，白色。双悬果椭圆形或卵形，背部扁压，长4～5mm，宽约3mm，棕色，背棱和中

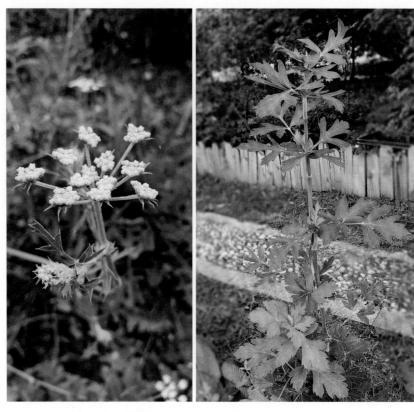

图88-1　白花前胡（戴仕林　摄）

棱线形稍突起，侧棱呈翅状，棱槽内油管3～5。花期8～9月，果期10～11月。（图88-1）

多栽培，亦野生于海拔250～2000m的山坡、林缘、路旁或半阴山坡草丛中。主要分布于安徽、浙江、湖北、贵州、四川、甘肃、河南、广西、湖南、江西、江苏、福建等地。

【主产地】主产于浙江、安徽、四川、湖北、湖南、江西等省。前胡道地产区为安徽、浙江等地的天目山脉一带，主要以浙江淳安县和安徽宁国市为主[2-3]。

【栽培要点】

1. 生物学特性　喜湿润凉爽的多荫环境，适应性较强，耐寒、耐旱、怕涝。土壤以土层深厚、疏松富含腐殖质的肥沃沙壤土或壤土为宜。种植时选定略有一定荫蔽度的地块为好，平畈地、荫蔽过度、排水不良的地块生长不良，且易烂根，干燥瘠薄的沙土、质地黏重的黏土和低洼易涝地不宜种植。

2. 栽培技术　可用种子繁殖和分根繁殖，种子繁殖可分为种子直播和种子育苗移栽，由于种子直播比较方便，一般生产上都采用种子直播，宜选用新采的种子，分根繁殖多在新品种快繁时应用。种子播种宜早，最迟不超过清明，播种后忌盖土或稻草。前期不施肥或少施肥，以免抽薹开花多。除留种外，后期拔去抽薹开花的"公前胡"。前胡生长期220天左右，田间管理尤为重要，粗放管理必定造成草荒，因此，要做到有草就除，以人工除草为主，不使用化学除草剂。生态种植宜在幼林疏林间（板栗、山核桃、山茱萸、果园等幼林）套种较为适宜，平地种植时

应套种玉米等高秆作物或在幼龄茶园、桑园及宽窄行茶园、桑园中间作，以确保前胡生长在荫蔽度30%～50%的环境中，控制植株少开花，防止根部木质化，提高商品率。

3.病虫害 病害：白粉病、根腐病等。虫害：蚜虫、金凤蝶幼虫和蛴螬等。

【采收与加工】前胡最佳采收期在冬季至次年春季茎叶枯萎或未抽花茎时，12月下旬至次年1月中旬采收产量和折干率较高，商品品质较佳。

除去须根，洗净，晒干或低温干燥，干燥后搓去细须和泥土即可出售，也可剪除细尾和侧根作出口高档条胡销售。

【商品规格】选货：直径≥1.0cm，占比不少于80%，下部分枝较少或去除；统货：大小不分，下部多有分枝。

【药材鉴别】

（一）性状特征

根不规则的圆柱形、圆锥形或纺锤形，稍扭曲，下部常有分枝，长3～15cm，直径1～2cm。表面黑褐色或灰黄色，根头部多有茎痕和纤维状叶鞘残基，上端有密集的细环纹，下部有纵沟、纵皱纹及横向皮孔样突起。质较柔软，干者质硬，可折断，断面不整齐，淡黄白色，皮部散有多数棕黄色油点，形成层环纹棕色，射线放射状。气芳香，味微苦、辛。

野生前胡：根头部具有细密横环纹，有些生长年限长的前胡横环纹可以达到根的中部，木栓层明显增厚，根皮偏向于黑色，药材气味比较浓郁。（图88-2）

栽培前胡：根头部的横环纹较少，木栓层较薄，皮呈现黄白色，药材气味比较淡[2]。（图88-3）

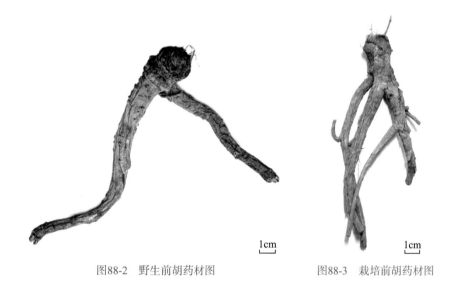

图88-2 野生前胡药材图　　　　图88-3 栽培前胡药材图

（二）显微鉴别

1.根横切面 木栓层为10～20余列扁平细胞。近栓内层处油管稀疏排列成1轮。韧皮部宽广，外侧可见多数大小不等的裂隙；油管较多，类圆形，散在，韧皮射线近皮层处多弯曲。形成层环状。木质部大导管与小导管相间排列；木射线宽2～10列细胞，有油管零星散在；木纤维少见。薄壁细胞含淀粉粒。（图88-4）

2.粉末特征 粉末淡黄棕色，气芳香，味微苦、辛。石细胞少数，单个散在或两个相聚，偶见于导管旁，橙黄色或淡黄色，呈类方形、类长方形、长卵形、类三角形或长条形，有的一端斜尖，直径22～97μm，长66～103（～206）μm，壁厚3～17（～40）μm，层纹大多明显；木栓细胞淡棕黄色，常数十层重叠，断面观细胞极扁平，排列整齐，表面观呈长方形、类三角形或狭长，壁微弯曲，木栓组织碎片边缘的细胞大多完整；油管碎片常可见，含淡黄色油滴状分泌物；导管主要是具缘纹孔导管，也有网纹导管，直径9～80μm；木纤维成束或单个散离，淡黄色或鲜黄色，呈梭形，末端尖、纯圆或平截，长83～312μm，直径15～26μm，壁厚3～8μm，纹孔较稀，细点状，孔沟隐约可见，有的胞腔内含黄棕色物；淀粉粒单粒类圆形、广卵圆形、贝壳形或矩圆形，直径2～15μm，脐点点状或裂缝状，

层纹不明显，复粒由2～4分粒组成。（图88-5）

（三）理化鉴别

薄层色谱　取本品粉末0.5g，加三氯甲烷10ml，超声处理10分钟，滤过，滤液蒸干，残渣加甲醇5ml使溶解，作为供试品溶液。另取白花前胡甲素对照品、白花前胡乙素对照品，加甲醇制成每1ml各含0.5mg的混合溶液，作为对照品溶液。照薄层色谱法试验，吸取上述两种溶液各5μl，分别点于同一硅胶G薄层板上，以石油醚（60～90℃）–乙酸乙酯（3∶1）为展开剂，展开，取出，晾干，置紫外光灯（365nm）下检视。供试品色谱中，在与对照品色谱相应的位置上，显相同颜色的荧光斑点。

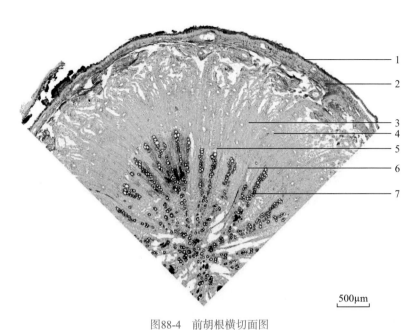

图88-4　前胡根横切面图

1. 木栓层　2. 皮层　3. 韧皮部　4. 油管　5. 形成层　6. 射线　7. 木质部

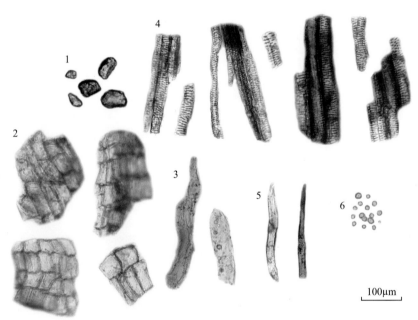

图88-5　前胡粉末图

1. 石细胞　2. 木栓细胞　3. 油管碎片　4. 导管　5. 木纤维　6. 淀粉粒

【质量评价】以根头部具有细密的横环纹，外黑里白，断面白色，质软糯，气香浓为佳。采用高效液相色谱法测定，本品按干燥品计算，含白花前胡甲素（$C_{21}H_{22}O_7$）不得少于0.90%，含白花前胡乙素（$C_{24}H_{26}O_7$）不得少于0.24%[2]。

【化学成分】主要成分为香豆素类、挥发油类、菲醌类、有机酸类、甾醇类化合物。其中，香豆素类是其特征性成分和有效成分。

1. 香豆素类　白花前胡中的香豆素类成分较多，大体上可以分为3种结构母核，简单香豆素（simple coumarin）：

伞形花内酯（umbelliferone）、东莨菪内酯（scopoletin）、（－）-前胡醇、scopolin，isoscopoletin，skimmin等。呋喃香豆素（furano coumarin）：补骨脂素型（psoralen type），如补骨脂素（psoralen）、佛手苷内酯（bargapten）、欧前胡素（imperatorin）、5-甲氧基补骨脂素（5-methoxy psoralen）、8-甲氧基补骨脂素（8-methoxy psoralen）、5,8-dimethoxy psoralen；二氢补骨脂素型（dihydropso ralen type），如白花前胡苷 I（praeroside I）、isorutarin，rutarin，marmesinin；异补骨脂素型（angelicin type），如异补骨脂素（angelicin）等。吡喃香豆素（pyranocoumarin）：二氢花椒内酯型，如 Pd-C- I、前胡香豆素F;二氢邪蒿内酯型，如白花前胡甲素〔Pd- I a，（±）praeruptorin A〕、白花前胡丙素〔Pra-C，（＋）praeruptorin C〕、白花前胡乙素〔（±）praeruptorin B〕、peucedanumarin I，peucedanumarin II，白花前胡丁素〔Pd- II，（＋）praeruptorin D〕、d-白花前胡素E、Pd- I b，前胡香豆素A（qianhucoumarin A）、前胡香豆素B（qianhucoumarin B）、前胡香豆素C（qianhucoumarin C）、前胡香豆素D（qianhucoumarin D）、前胡香豆素H（qianhucoumarin H）、白花前胡苷 II（praeroside II）、白花前胡苷 III（praeroside III）、白花前胡苷 IV（praeroside IV）、白花前胡苷 VI（praeroside VI）、白花前胡苷 VII（praeroside VII）、顺式-3',4'-二千里光酰基-3',4'-二氢邪蒿内酯、北美芹素（ptery xin）、（－）-trans-khellactone，Isobocco nin，3'-当白花前胡苷归酰氧基凯琳内酯（3'-angeloyloxykhellactone）等。

2. **挥发油类** 白花前胡中的挥发油成分较多，其中含有烷烃、酯、酮、倍半萜、芳香化合物和萘醌类等成分，已鉴定的成分有40多种，主要为香木兰烯、β-榄香烯、α-蒎烯、桧醇、萜品油烯、α-金合欢烯和长叶烯等。

3. **其他** 主要为丹参酮 II A（tanshinone II A）和丹参酮（tanshinone I）等菲醌类化合物；胡萝卜苷、白花前胡苷、紫花前胡苷等苷类成分；棕榈酸（palmitic acid）、二十四烷酸等脂肪酸类；香草酸、没食子酸等苯甲酸类；以及β-谷甾醇等甾醇类成分[4]。

【**性味归经**】苦、辛，微寒。归肺经。

【**功能主治**】降气化痰，散风清热。用于痰热喘满，咳痰黄稠，风热咳嗽痰多。

【**药理作用**】

1. **抗心肌缺血作用** 白花前胡提取液可调节因腹主动脉缩窄所致的心肌细胞凋亡相关基因的表达，从而抑制心肌重塑，对心力衰竭发挥生物学治疗作用。白花前胡丙素（Pra-C）可以在一定程度上提高动物心肌组织耐缺氧的能力，而且可以保护$Na_2S_2O_4$和H_2O_2损伤的心肌细胞。对急性缺血以及缺血再灌注模型有保护作用。Pra-C对于冠脉结扎引起的大鼠心肌细胞缺血有明显的保护作用。

2. **改善心脏作用** 白花前胡提取液可有效地改善患者左室舒缩功能，改善机体血液供应，减轻心力衰竭症状。Pra-C可明显保护高血压模型大鼠心脏的收缩及舒张功能。Pra-C在预防与逆转左室肥厚的同时，抑制KCl引起的细胞内钙增加，从而阻滞钙通道，解除冠脉痉挛，降低后负荷而减少心肌耗氧，同时限制了胞内及线粒体内钙聚集，保护线粒体功能。

3. **扩张血管、降低血压作用** Pra-C可以抑制血管紧张素 II（Ang II）致平滑肌细胞肥厚增殖，降低血管平滑肌细胞内〔Ca^{2+}〕i以及恢复血管对电压依赖性及受体操纵性钙通道激动剂的异常反应。从减少平滑肌细胞面积、降低胶原蛋白含量、减少〔Ca^{2+}〕i及增加NO释放量等方面改善血管增生肥大，从而治疗自发性高血压。

4. **抗氧化作用** 白花前胡中的香豆素类（TCP），能显著抑制小鼠肝匀浆丙二醛（MDA）的产生，能清除氧自由基，还可抑制脂质过氧化。

5. **抗癌作用** 从白花前胡中分离的（±）-4'-O-acetyl-3'-O-angeloyl-ciskhellactone（角型吡喃骈香豆素 APC）可以诱导人急性髓样白血病HL-60细胞分化。推测APC可以作为分化治疗白血病的潜在药物[5]。

【**分子生药**】对浙江、安徽、湖北、河南、贵州、江西等地的31份野生白花前胡种质进行ISSR遗传多样性分析，5条引物共扩增出41条带，其中多样性条带39条，多态位点百分率为95.1%。各产地白花前胡样品间的相似系数为0.201～0.822，所有样本聚为四个大枝，其中浙江省6个样本全部聚在第 I 支，河南省3个样本全部在第 III 枝，湖北省9个样本全部聚在第 IV 枝。说明采用ISSR标记技术可进行白花前胡遗传多样性研究，从分子水平证实白花前胡种质资源存在丰富的遗传变异，ISSR还能有效检测白花前胡种质资源的遗传变异，为白花前胡育种提供帮助[6]。

【附注】前胡除了作为传统的中药饮片外，众多知名化痰止咳类的中成药，如急支糖浆、羚羊清肺丸、京制咳嗽痰喘丸、小儿清肺化痰颗粒等中成药处方中都有前胡，其年需求量不断增加，野生前胡已经远远不能满足市场需求，前胡人工栽培势在必行。人工栽培前胡易发生当年"早薹"，"早薹前胡"只能做留种用，其地下根木质化不能作为药材使用，从而影响品质和产量，目前市场部分人工栽培的前胡药材含量都达不到《中国药典》标准要求，急需加强品种选育、生态种植模式研究等，提高前胡药材质量，保障市场供应。

主要参考文献

[1] 谢宗万. 中药材品种论述[M]. 上海：上海科学技术出版社，1990：331-335.

[2] 陈灵丽，张玲，彭华胜，等. 前胡品质的影响因素及"辨状论质"[J]. 中华医史杂志，2018，48(1)：10-16.

[3] 中国药学会上海分会，上海市药材公司. 药材资料汇编：上集[M]. 上海：上海科技卫生出版社，1959：236-237.

[4] 薛俊超. 白花前胡化学成分及相关药理作用的研究进展[J]. 海峡药学，2012，24(2)：34-38.

[5] 吴霞，毕赢，王一涛. 前胡化学成分及药理作用的研究进展[J]. 食品与药品，2010，12(11)：442-445.

[6] 刘义梅，朱毅，熊永兴，等. 基于ISSR标记的白花前胡种质资源遗传多样性分析. 时珍国医国药，2014，25(8)：1982-1984.

（浙江省中药研究所有限公司　王志安　沈晓霞　任江剑）

89. 夏天无

Xiatianwu

CORYDALIS DECUMBENTIS RHIZOMA

【别名】夏无踪、土玄胡、落水珠。

【来源】为罂粟科植物伏生紫堇 *Corydalis decumbens*（Thunb.）Pers.的干燥块茎。

【本草考证】一粒金丹名称最早见于《百草镜》：取一粒金丹根上子一两，捣汁，陈酒和服，并治瘰疬初起。"《本草纲目拾遗》载："一粒金丹，一名洞里神仙，又名野延胡。江南人呼飞来牡丹，处处有之。叶似牡丹而小，根长二三寸，春开小紫花成穗，似柳穿鱼，结子在枝节间，生青老黄，落地复生小枝，子如豆大，其根下有结粒，年深者大如指，小者如豆。"本草记载与现今所用夏天无基本一致。

【原植物】多年生草本植物，全体无毛，株高约30cm。块茎黑色，近球形，直径为5～25mm，向上抽出细弱稀疏的茎，茎绿色，不分枝，茎上具有2～3片叶。叶二回三出，小叶全裂或深裂。顶生总状花序，具卵圆形全缘苞片，萼片几乎不可见；花瓣淡紫或淡蓝色，上部花瓣长14～17mm，底部有微微凹陷，有圆筒形距；雄蕊6，分2束；柱头2裂。蒴果线形，种子细小具突起。（图89-1）

生于丘陵地带或者山底潮湿处。主要分布于浙江、江苏、江西、福建、台湾等地。

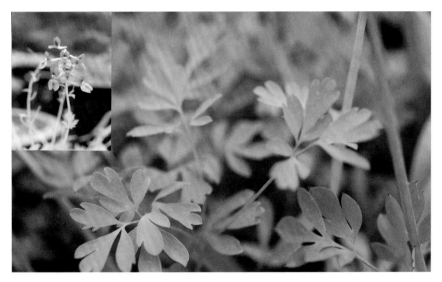

图89-1 伏生紫堇（戴仕林 摄）

【主产地】主产于江西、浙江、江苏、福建等地。道地产区有江西余江。

【栽培要点】

1. 生物学特性 喜凉爽气候，怕高温，忌干燥，以阳光充足、排水良好、肥沃疏松的砂质壤土栽培为宜。不能在夏季种植。种植前宜将土壤深翻，有条件的可以对土壤进行消毒灭菌。

2. 栽培技术 块茎繁殖为主，宜选用色泽光鲜、无伤痕、无病虫害的当年生块茎。

3. 病虫害 病害：菌核病和霜霉病。

【采收与加工】夏天无一般在春季或初夏出苗后采挖。采挖后除去茎、叶及须根，洗净后干燥即可。

【药材鉴别】

（一）性状特征

块茎较小，呈类球形、长圆形或不规则块状，长0.5～3cm，直径0.5～2.5cm。表面灰黄色、暗绿色或黑褐色，有瘤状突起和不明显的细皱纹，顶端钝圆，可见茎痕，四周有淡黄色点状叶痕及须根痕。质硬，断面黄白色或黄色，颗粒状或角质样，有的略带粉性。气微，味苦。（图89-2）

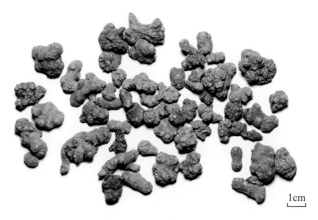

图89-2　夏天无药材图

（二）显微鉴别

1. **块茎横切面**　皮层为3至数列淡黄色、扁平的细胞，常具纹孔。维管束外韧型，4～7束，呈放射状排列。韧皮部广。木质部导管细小。中央有髓。薄壁细胞中淀粉粒已糊化。

2. **粉末特征**　粉末呈浅黄棕色。淀粉粒单粒类圆形或长圆形，直径5～16μm，脐点点状或飞鸟状，复粒由2～6分粒组成；经水合氯醛透化可见糊化淀粉粒痕迹；螺纹导管或网纹导管细小；薄壁细胞淡黄色或几无色，呈类方形或类圆形。（图89-3）

（三）理化鉴别

薄层色谱　取本品粉末4g，加入三氯甲烷–甲醇–浓氨试液（5∶1∶0.1）混合溶液40ml，超声处理30分钟，滤过，滤液浓缩至干，残渣中加入2ml甲醇使其溶解，作为供试品溶液。此外，取原阿片碱对照品，加入三氯甲烷制成每1ml含2mg的溶液，作为对照品溶液。照薄层色谱法试验，用毛细管吸取上述两种溶液各5μl，分别点于同一硅胶G薄层板上，用环己烷–乙酸乙酯–二乙胺（16∶3∶1）作为展开剂，预饱和15分钟，展开，取出，晾干，用稀碘化铋钾试液均匀喷雾于其上，供试的色谱中，在与对照品色谱相应的位置上，呈相同颜色的点。

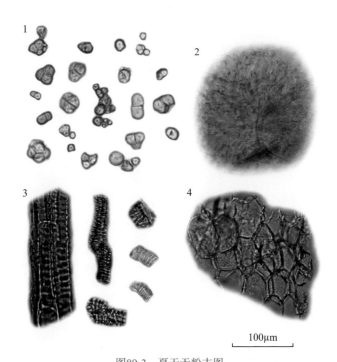

100μm

图89-3　夏天无粉末图

1. 淀粉粒　2. 糊化淀粉粒块　3. 导管　4. 薄壁细胞

【质量评价】以块大、质硬、断面黄白者为佳。采用高效液相色谱法测定，本品按干燥品计算，含原阿片碱（$C_{20}H_{19}NO_5$）不得少于0.30%，盐酸巴马汀（$C_{21}H_{21}NO_4 \cdot HCl$）不得少于0.080%。

【化学成分】主要成分为总生物碱类，大多属于苄基异喹啉类。其中含量较多的有原阿片碱（protopine）、比枯枯灵碱（bicuculline）、盐酸巴马汀（palmatine chloride）和延胡索乙素（tetrahydropalmatine）。

【性味归经】苦、微辛，温。归肝经。

【功能主治】活血止痛，舒筋活络，祛风除湿。用于中风偏瘫，头痛，跌扑损伤，风湿痹痛，腰腿疼痛。

【药理作用】

1. **对坐骨神经影响**　夏天无可通过减少胶原纤维生成和炎症细胞浸润，增加LN、Rac1、S-100表达，改善坐骨神经损伤小鼠损伤区微环境来促进轴突再生和神经功能恢复[1]。

2. **对学习记忆障碍的作用**　夏天无对血管性痴呆学习记忆障碍有一定改善作用，其机制可能是通过增强VEGF表达，一方面对海马CA1区神经元直接起保护作用，另一方面诱导缺血区侧枝新血管形成，改善血液循环，对神经元起间接保护作用[2]。

3. 保肝作用　延胡索乙素保肝作用与抗氧化有关，能明显降低肝损伤小鼠的血清ALT、AST和肝匀浆肝脏丙二醛含量，肝匀浆SOD活性提高，肝组织变性明显减轻，肝组织结构完好[3]。

主要参考文献

[1] 钱长晖，郑雪花，何才姑，等. 夏天无对坐骨神经损伤小鼠损伤区微环境的影响[J]. 中成药，2018，40(8)：1687-1691.

[2] 张慧灵，顾振纶，曹奕. 夏天无总生物碱对痴呆大鼠学习记忆障碍及中枢胆碱能神经系统功能的影响[J]. 中国药理学通报，2004，20(10)：1158-1160.

[3] 徐丽华，顾振纶，蒋小岗，等. 夏天无总碱中抗胆碱酯酶活性成分的研究[J]. 药学学报，2002(11)：902-903.

（浙江省衢州职业技术学院　冯敬骞）

90. 鸭跖草

Yazhicao

COMMELINAE HERBA

【**别名**】淡竹叶、竹叶菜、兰花草。

【**来源**】为鸭跖草科植物鸭跖草*Commelina communis* L.的干燥地上部分。

【**本草考证**】本品始载于《本草拾遗》。《嘉祐本草》载："生江东、淮南平地，叶如竹，高一二尺，花深碧，有角如鸟嘴……花好为色。"鸭跖草又名竹叶菜。《本草纲目》载："竹叶菜，处处平地有之。三四月出苗，紫茎竹叶，嫩时可食，四五月开花，如蛾形，两叶如翅，碧色可爱，结角尖曲如鸟喙，实在角中，大如小豆，豆中有细子，灰黑而皱，状如蚕屎。巧匠采其花，取汁作画色及彩羊皮灯，青碧如黛也。"本草记载与现今所用鸭跖草基本一致。

【**原植物**】一年生披散草本，仅叶鞘及茎上部被短毛。茎下部匍匐生根，长可达1m。总苞片佛焰苞状，有1.5～4cm长的柄，与叶对生，心形，稍镰刀状弯曲，顶端短急尖，长近2cm，边缘常有硬毛；聚伞花序，下面一枝仅有花1朵，具长8mm的梗，不孕；上面一枝具花3～4朵，具短梗，几乎不伸出佛焰苞。萼片膜质，长约5mm，内面2枚常靠近或合生；花瓣深蓝色；内面2枚具爪，长近1cm。蒴果椭圆形，长5～7mm，2室，2瓣裂，有种子4枚。种子长2～3mm，棕黄色，一端平截、腹面平，有不规则窝孔。（图90-1）

多生于湿地。主要分布于云南、

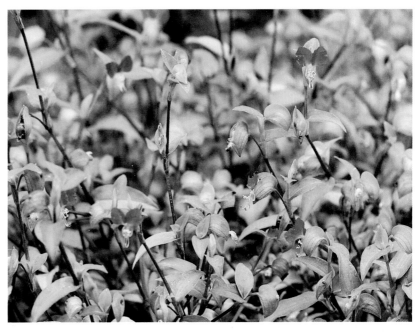

图90-1　鸭跖草

甘肃以东的南北各省区。

【主产地】 主产于云南、四川、甘肃以东的南北各省区。自产自销。

【栽培要点】

1. 生物学特性　喜温暖、湿润的环境，能耐寒，生长的适宜温度为25～30℃，对土壤适应性很强，以湿润、靠近水源的地块为最好。

2. 栽培技术　种子繁殖，鸭跖草用种子繁殖可在2月下旬至3月上旬在温室育苗。插条繁殖，鸭跖草的每个节都可以产生新根。分株繁殖，春季在地上部分萌发前，将根挖出，分根定植[1]。

3. 病虫害　病害：灰霉病、叶枯病。虫害：介壳虫、红蜘蛛和蚜虫。可用农药毒杀[2]。

【采收与加工】 夏、秋两季采收，晒干。

【商品规格】 统货。

【药材鉴别】

（一）性状特征

干燥地上部分长可达60cm，黄绿色或黄白色，较光滑。茎有纵棱，直径约0.2cm，多有分枝或须根，节稍膨大，节间长3～9cm；质柔软，断面中心有髓。叶互生，多皱缩、破碎，完整叶片展平后呈卵状披针形或披针形，长3～9cm，宽1～2.5cm；先端尖，全缘，基部下延成膜质叶鞘，抱茎，叶脉平行。花多脱落，总苞佛焰苞状，心形，两边不相连；花瓣皱缩，蓝色。气微，味淡。（图90-2）

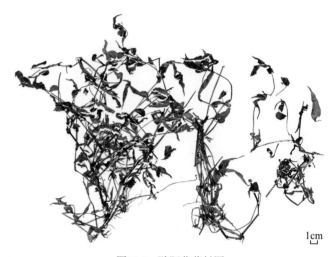

图90-2　鸭跖草药材图

（二）显微鉴别

粉末特征　粉末黄棕色。锥形非腺毛有两种形态，一种3细胞，上部2个极细长，底部细胞圆台状，另一种2细胞，顶部细胞或钩状，或短尖，基部细胞圆台形；棒状非腺毛，2细胞，基部细胞较短，顶部细胞较膨大；导管有螺纹导管和网纹导管，网纹导管不仅有横向增厚，还有纵向增厚，螺纹导管呈精密螺旋状；叶上表皮细胞长方形，排列整齐，下表皮细胞略长方形，气孔不定式；针晶束常存在与导管附近的狭长表皮细胞中，长38～134μm；花粉粒，侧面观半圆形，顶面观椭圆形，总体肾形；种皮表皮细胞呈多边形蜂窝状，棕黄色，常成块存在；表皮细胞长方形，长94～164μm，宽34～30μm。（图90-3）

（三）理化鉴别

薄层色谱　取本品粉末0.5g，加乙醇25ml，加热回流30分钟，滤过，滤液蒸干，残渣加乙醇2ml使溶解，作为供试品溶液。另取鸭跖草对照药材0.5g，同法制成对照药材溶液。照

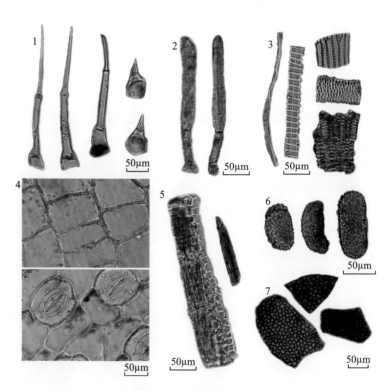

图90-3　鸭跖草粉末图

1. 锥形非腺毛　2. 棒状非腺毛　3. 导管　4. 上、下表皮细胞　5. 草酸钙针晶　6. 花粉粒　7. 种皮表皮细胞

薄层色谱法试验，吸取上述两种溶液各5μl，分别点于同一硅胶G薄层板上，以三氯甲烷–甲醇–水（5：1：0.05）为展开剂，薄层板置展开缸中预平衡30分钟，展开，取出，晾干，置紫外光灯（365nm）下检视。供试品色谱中，在与对照药材色谱相应的位置上，显相同颜色的荧光斑点；再置碘蒸气中熏至斑点显色清晰，供试品色谱中，在与对照药材色谱相应的位置上，显相同颜色的斑点。

【质量评价】以身干、色黄绿、无杂质者为佳。照水溶性浸出物热浸法测定，不得少于16.0%。

【化学成分】主要成分为黄酮及黄酮苷类、生物碱类、甾醇类、酚酸类、尿嘧啶衍生物类、脂肪酸类等。黄酮及黄酮苷类为种类最多，也是最为普遍的成分类型。生物碱类化合物可以抑制血糖升高[3-7]。

1. 黄酮及其苷类　芹菜素（apigenin）、荭草素（orientin）、牡荆素（vitexin）、异荭草素（isoorientin）、异牡荆素（isovitexin）、异槲皮素（isovitexin）、木犀草素（luteolin）、木犀草素-6-C-β-D-葡萄糖苷（luteolin-6-C-β-D-glucoside）、异鼠李素-3-O-β-D-葡萄糖苷（isorhamnetin-3-O-β-D-glucoside）、异鼠李素-3-O-芸香糖苷（isorhamnetin-3-O-rutinoside）、芸香苷（rutin）、flavocommelin，当药黄素（swertism）、木犀草素-7-葡萄糖苷（glucoluteolin）、chrysoriol-7-O-β-D-glucoside等。

2. 生物碱类　哈尔满（harman）、去甲哈尔满（norharman）、1-甲酯基-β-咔啉（1-carbomethoxy-β-carboline）、脱氧野尻霉素（DNJ）等。

3. 甾醇类　β-谷甾醇（β-sitosterol）、β-胡萝卜苷（β-daucosterol）、豆甾醇（stigmasterol）等。

4. 酚酸类　丁香酸（syringic acid）、香草酸（vanillic acid）、苯甲酸（benzoic acid）、原儿茶酸（protocatechuic acid）、香豆酸（coumaric acid）、对羟基桂皮酸（p-hydroxycinnamic acid）等[3-5]。

【性味归经】甘、淡，寒。归肺、胃、小肠经。

【功能主治】清热泻火，解毒，利水消肿。用于感冒发热，热病烦渴，咽喉肿痛，水肿尿少，热淋涩痛，痈肿疔毒。

【药理作用】

1. 抑菌作用　鸭跖草对志贺菌、枯草杆菌、大肠埃希菌等均有较强的抑制作用。与常用的化学防腐剂相比，其抑菌作用更好，且性味甘、淡而寒，用于食品防腐可改善食品的风味，扩大食品的使用范围。

2. 抗炎作用　鸭跖草煎液小鼠灌服，对二甲苯致耳廓炎症的肿胀有明显抑制作用。

3. 镇痛作用　鸭跖草煎液小鼠灌服，热板法试验发现给药后1小时有明显镇痛效果。

4. 抗高血糖作用　鸭跖草的甲醇提取物有抑制 α-葡萄糖苷酶的作用。1-脱氧野尻霉素、α-同源野尻霉素具有很强的抑制 α-葡萄糖苷酶活性的作用，均能显著抑制血糖升高[6-9]。

【用药警戒或禁忌】脾胃虚寒者慎服。鸭跖草水煎液小鼠灌胃的最大耐受量大于80g/kg。

主要参考文献

[1] 马成亮.鸭跖草的栽培[J].特种经济动植物，2005，8(10)：23.

[2] 中草药栽培技术讲座编写小组.知母、望江南、天南星、鸭跖草的栽培[J].赤脚医生杂志，1976，5(9)：42-44.

[3] 南海函，林函，蔡诗庆.鸭跖草化学成分的研究[J].中成药，2010，32(9)：1556-1558.

[4] 王兴业，李剑勇，李冰，等.中药鸭跖草的研究进展[J].湖北农业科学，2011，50(4)：653-655.

[5] 袁红娥，周兴栋，孟令杰，等.鸭跖草的化学成分研究[J].中国中药杂志，2013，38(19)：3304-3307.

[6] 吕燕宁.鸭跖草中的 α-葡萄糖苷酶抑制剂[J].国外医学中医中药分册，2000，22(6)：338-339.

[7] 张贵峰.鸭跖草变种中的成分及其抗高血糖活性[J].国外医学中医中药分册，2003，25(2)：124.

[8] 万京华.鸭跖草的抑菌作用研究[J].公共卫生与预防医学，2005，16(1)：25-27.

[9] 吕贻胜.鸭跖草药理学研究[J].安徽医科大学学报，1995，30(3)：244-245.

（浙江中医药大学　张水利　俞冰）

91. 铁皮石斛

Tiepishihu

DENDROBII OFFICINALIS CAULIS

【别名】耳环石斛、黑节草、铁皮兰。

【来源】为兰科植物铁皮石斛*Dendrobium officinale* Kimura et Migo的干燥茎。

【本草考证】石斛一名始载于《神农本草经》，载："石斛，味甘平，主伤中，除痹下气，补五脏虚劳羸瘦，强阴。久服厚肠胃，轻身延年，一名林兰"。石斛的形态特征描写首见于《图经本草》，载："多在山谷中。五月生苗，茎似竹节，节节间出碎叶。七月开花，十月结实，其根细长，黄色"。《本草纲目》对金钗石斛描述详细，而《植物名实图考》记载了3种石斛并绘图，经鉴定分别为细茎石斛、金钗石斛、叠鞘石斛。由此可见，从《神农本草经》至清代诸家本草认为石斛的正品当为石斛属植物。"铁皮"首见于《本草正义》，载："必以皮色深绿，质地坚实，生嚼之脂膏黏舌，味厚味甘者为上品，名铁皮鲜斛，价亦较贵"。民国名医张山雷首次将铁皮石斛从石斛中区分开来，所述铁皮鲜斛与现今所用铁皮石斛基本一致。

【原植物】茎直立，圆柱形稍扁，不分枝，具多节，节上有槽纹，略粗。叶互生，2列，纸质或近革质，长圆状披针形，基部下延为抱茎的鞘，边缘和中肋常带淡紫色；叶鞘常具紫斑，老时其上缘与茎松离而张开，并且与节留下1个环状铁青的间隙。总状花序，具2～3朵花；花序柄长5～10mm，基部被鞘状苞片；花苞片干膜质，浅白色，卵形；花点垂，白色，顶端淡紫色；萼片矩圆形，顶端略钝；萼囊短、钝，长约5mm；花瓣椭圆形，与萼片等大，顶端钝；唇瓣宽卵状矩圆形，比萼片略短，宽达2.8cm，具短爪，两面被毛，唇盘上面具1个紫斑。花期3～6月。（图91-1）

生于海拔达1600m的山地半阴湿的岩石上。主要分布于安徽西南部、浙江东部、福建西部、广西西北部、四川、云南东南部等。

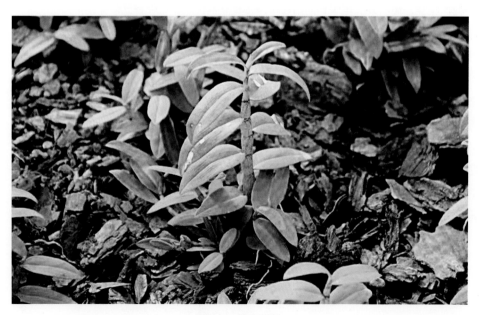

图91-1　铁皮石斛

【主产地】主产于安徽、浙江、广西、云南等地。道地产区有浙江乐清、天台、武义等地。

【栽培要点】

1. 生物学特性　适合种植在湿润、荫蔽、温暖的环境中。10～35℃是其最适宜的生长范围，由于耐低温性能差，因此在气温低于0℃的低温地区，应在大棚中种植[1]。

2. 栽培技术　一般以直接栽种组培瓶苗的方式繁殖。适宜栽培的最佳季节为春季，其次为秋季。如有种植条件可先炼苗再种植，也就是瓶苗在盘穴中集中种植3～12个月后再进行移栽。

3. 病虫害　病害：炭疽病、黑斑病、石斛兰镰孢菌茎腐病等。虫害：蛞蝓、蜗牛、蝼蛄、金龟子幼虫等。

【采收与加工】11月至翌年3月采收，除去杂质，剪去部分须根，边加热边扭成螺旋形或弹簧状，烘干；或切成段，干燥或低温烘干，前者习称"铁皮枫斗"（耳环石斛）；后者习称"铁皮石斛"。

【商品规格】根据不同加工方式，将铁皮石斛药材分为"铁皮枫斗"和"铁皮石斛"两个规格。在铁皮枫斗规格下，根据形状、旋纹、单重、表面特征等，将铁皮枫斗选货规格分为"特级""优级""一级"和"二级"四个等级；在铁皮石斛规格下，根据形状等，将铁皮石斛选货规格分为"一级"和"二级"两个等级。

【药材鉴别】

（一）性状特征

1. 铁皮枫斗　茎螺旋形或弹簧状，通常为2～6个旋纹，茎拉直后长3.5～8cm，直径0.2～0.4cm。表面黄绿色或略带金黄色，有细纵皱纹，节明显，节上有时可见残留的灰白色叶鞘；一端可见茎基部留下的短须根。质坚实，易折断，断面平坦，灰白色至灰绿色，略角质状。气微，味淡，嚼之有黏性。（图91-2）

2. 铁皮石斛　茎圆柱形的段，长短不等。（图91-3）

（二）显微鉴别

1. 茎横切面　表皮细胞1列，扁平，外壁及侧壁稍增厚、微木化，外被黄色角质层，有的外层可见无色的薄壁细胞组成的叶鞘层。基本薄壁组织细胞多角形，大小相似，其间散在多数维管束，略排成4～5圈，维管束外韧型，外围排列有厚壁的纤维束，有的外侧小型薄壁细胞中含有硅质块。含草酸钙针晶束的黏液细胞多见于近表皮处。（图91-4）

2. 粉末特征　粉末灰黄绿色。表皮细胞呈长多角形或类多角形，直径17～56μm，垂周壁连珠状增厚；维管束鞘纤维多成束或散离，几无色或淡黄色，长梭形或细长，微木化，纹孔稀少；纤维束周围细胞中，含类圆形硅质块，直径3～15μm，含硅质块细胞较小，壁稍厚，排成纵行；草酸钙针晶较粗大，完整者长约至170μm，多成束存在于薄壁细胞中；导管以网纹、梯纹导管为主。（图91-5）

（三）理化鉴别

薄层色谱　取本品粉末1g，加三氯甲烷–甲醇（9∶1）混合溶液

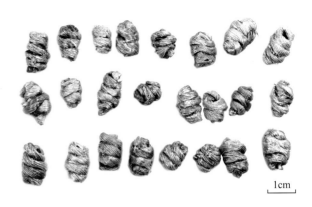

图91-2　铁皮枫斗药材图

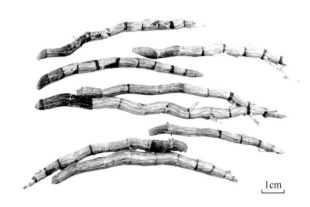

图91-3　铁皮石斛药材图

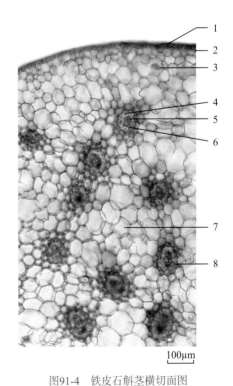

图91-4　铁皮石斛茎横切面图

1. 角质层　2. 表皮　3. 针晶束　4. 纤维束
5. 韧皮部　6. 木质部　7. 薄壁组织　8. 维管束

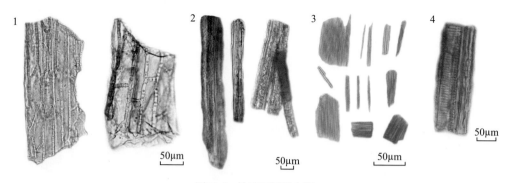

图91-5　铁皮石斛粉末图

1. 表皮细胞　2. 维管束鞘纤维与硅质块　3. 针晶束　4. 导管

15ml，超声处理20分钟，滤过，滤液作为供试品溶液。另取铁皮石斛对照药材1g，同法制成对照药材溶液。照薄层色谱法试验，吸取上述两种溶液各2～5μl，分别点于同一硅胶G薄层板上，以甲苯–甲酸甲酯–甲酸（6∶3∶1）为展开剂，展开，取出，烘干，喷以10%硫酸乙醇溶液，在95℃烘约3分钟，置紫外光灯（365nm）下检视。供试品色谱中，在与对照药材色谱相应的位置上，显相同颜色的荧光斑点。

【质量评价】以久嚼有浓厚的黏滞感，残渣少者为佳。采用高效液相色谱法测定，本品按干燥品计算，含甘露糖（$C_6H_{12}O_6$）应为13.0%～38.0%。采用标准曲线法测定，本品按干燥品计算，含铁皮石斛多糖以无水葡萄糖（$C_6H_{12}O_6$）计，不得少于25.0%。

【化学成分】主要有效成分为多糖、生物碱、联苄类化合物、菲类化合物、黄酮类物质、氨基酸及微量元素等。

1. 多糖　多糖是铁皮石斛的主要有效成分，有甘露糖（mannose）、木糖（xylose）、阿拉伯糖（arabinose）及葡萄糖（glucose）等[2]。

2. 生物碱　铁皮石斛中生物碱类成分数量少，石斛碱（dendrobine）是解热镇痛作用的有效成分[3]。

3. 联苄类化合物和菲类化合物　菲类化合物：chrysotoxene, confusarin, epheranthoB, denbinobin, moscatin, 2,7-dihydroxy-3,4,6-methoxyphenanthrene, nudo[4]。联苄类化合物：dendrobibenzyl, chrysotobibenzyl, erianin, chrysotoxine, den-drocanol[5]。

4. 黄酮类　芹菜素-6,8-二-C-β-D-吡喃葡萄糖苷、芹菜素-6-C-β-D-木糖-8-C-β-D-吡喃葡萄糖苷、异夏佛托苷、夏佛托苷、芹菜素-6-C-α-L-阿拉伯糖-8-C-β-D-木糖苷和柚皮素等[6]。

5. 氨基酸　游离氨基酸是铁皮石斛中的主要活性成分之一，其中天冬氨酸、谷氨酸、甘氨酸、缬氨酸及亮氨酸的含量较高[7]。

【性味归经】甘，微寒。归胃、肾经。

【功能主治】益胃生津，滋阴清热。用于热病津伤，口干烦渴，胃阴不足，食少干呕，病后虚热不退，阴虚火旺，骨蒸劳热，目暗不明，筋骨痿软。

【药理作用】

1. 免疫调节作用　用铁皮石斛的水煎液为模型小鼠灌胃，可增加其胸腺及脾脏的指数，提高其体内巨噬细胞的吞噬功能及NK细胞（自然杀伤细胞）的活性，达到提高其免疫能力的效果[8]。

2. 抗肿瘤作用　铁皮石斛含有的联苄类化合物及菲类化合物均具有抗肿瘤的作用。有实验结果证实，铁皮石斛的水提取物可不同程度的抑制肝癌、宫颈癌、鼻咽癌等多种肿瘤细胞株的增殖[8]。

3. 降血糖作用　铁皮石斛不会影响正常小鼠体内血糖和胰岛素的水平，但可增强链脲佐菌素性糖尿病（STZ-DM）大鼠体内胰岛B细胞分泌胰岛素的功能，抑制其胰岛A细胞分泌胰高血糖素，进而发挥降糖的作用[9]。

4. 抗氧化作用　铁皮石斛圆球茎中的多糖DCPP1a-1具有清除活性氧、超氧阴离子、羟自由基的作用，可抑制过氧化物丙二醛的生成，避免丙二醛对肝线粒体的损伤[10]。

5. 其他作用　铁皮石斛还具有抗疲劳、益胃生津、镇痛等作用[11-12]。

主要参考文献

[1] 谢明娟. 铁皮石斛无公害设施栽培技术探讨[J]. 绿色科技，2019(3)：114-115.

[2] 王世林，郑光植，何静波，等. 黑节草多糖的研究[J]. 云南植物研究，1988，10(4)：389-395.

[3] LI S,WANG C L,GUO SX.Determination of dendrobin in Dendrobium nobile by HPLC analysis[J].Chin Pharm J（中国药学杂志），2009, 44(4): 252-254.

[4] MA GX, XU GJ. Studies on Chemical Constituents of Dendrobium ChrysotoxumLind.l [J]. Acta Pharm Sin（药学学报），1994, 29(10): 763-766.

[5] 吕英俊，陈群. 铁皮石斛化学成分研究及其对HepG2细胞胆固醇代谢影响[J]. 中华中医药学刊，2016，34(1)：225-227.

[6] 周桂芬，吕圭源. 基于高效液相色谱-二极管阵列光谱检测-电喷雾离子化质谱联用鉴定铁皮石斛叶中8种黄酮碳苷化合物及裂解规律研究[J]. 中国药学杂志，2012，47(1)：13-19.

[7] 罗镭，祝明，陈立钻，等. 铁皮石斛化学成分的研究[J]. 中国药学杂志，2013，48(19)：1681-1683.

[8] 王波波，童晔玲，戴关海，等. 铁皮枫斗颗粒对化疗药的增效解毒作用[J]. 浙江中医杂志，2012，47(3)：211-213.

[9] 吴昊姝，徐建华，陈立钻，等. 铁皮石斛降血糖作用及其机制的研究[J]. 中国中药杂志，2004(2)：69-72.

[10] 鹿伟，陈玉满，徐彩菊，等. 铁皮石斛抗疲劳作用研究[J]. 中国卫生检验杂志，2010，20(10)：2488-2490.

[11] 陆春雷，潘兴寿，黄春合，等. 石斛辅助治疗HBeAg阳性慢性乙型肝炎患者临床疗效观察[J]. 成都医学院学报，2013，8(6)：654-657.

[12] 梁楚燕，李焕彬，侯少贞，等. 铁皮石斛护肝及抗胃溃疡作用研究[J]. 世界科学技术-中医药现代化，2013，15(2)：233-237.

（浙江省金华市食品药品检验检测研究院　陈宗良）

92. 徐长卿

Xuchangqing

CYNANCHI PANICULATI RADIX ET RHIZOMA

【别名】寮刁竹、蜈蚣草、遥竹逍、一支香。

【来源】为萝藦科植物徐长卿*Cynanchum paniculatum*（Bge.）Kitag.的干燥根及根茎[1]。

【本草考证】本品始载于《神农本草经》，列为上品。《本草经集注》载："鬼督邮之名甚多，今俗用徐长卿者，其根正如细辛，小短，扁扁尔，气亦相似"。《新修本草》载："此药叶似柳，两叶相当，有光润，所在川泽有之。根如细辛，微粗长而有臊气"。《蜀本草》载："苗似小麦，两叶相对，三月苗青，七月、八月着子似萝藦子而小，九月苗黄，十月凋；生下湿川泽之间，今所在有之，八月采，日干"[2]。本草记载与现今所用徐长卿基本一致。

【原植物】多年生草本。根茎短，须根多而丛生，深黄褐色，有香气。茎不分枝，无毛或被微毛，有乳汁。叶对生，条形至披针形，长5～13cm，宽0.5～1.5cm，两端渐尖，边缘全缘并有短缘毛，两面无毛或上面具疏毛，侧脉不明显。圆锥状聚伞花序生于顶端的叶腋内，花萼5深裂，内面有或无腺体；花冠黄绿色或黄白色，近辐射状；副花冠裂片5，新月形，肉质基部增厚，顶端钝；雄蕊5，与雌蕊粘生成合蕊柱，花药顶端具三角形膜片，花粉块每室1块下垂；子房上位，心皮2，离生，柱头五角形。果披针形，长6cm，直径6mm，向顶部渐尖。种子顶端具白色绢质毛，成熟时开裂。种子长3mm，种毛长1cm。花期5～7月，果期9～12月[2]。（图92-1）。

生于阳坡草丛中。我国大部分地区均有分布。

【主产地】主产于河北、辽宁、山东、浙江、江苏、江西、福建、四川、贵州、云南等地。山东境内泰沂山区为徐长卿的道地产区，也是主要的人工种植区[2]。

【栽培要点】

1. 生物学特性　适宜生长温度为25～30℃，高温会抑制生长，引起落花、落果或灼伤幼苗。生长期需要充足的阳光，荫蔽条件下生长不良，易遭虫害，植株纤细，从而使地上和地下部分产量均降低。

2. 栽培要点　主要采用种子繁殖。徐长卿的种子寿命较长，适宜的条件下贮藏几年仍有较高的发芽率，且容易萌发。其萌发的最适温度为25～30℃，15℃以下的温度抑制萌发。果实成熟时，应随时采收，采摘后晒干，搓揉除去果壳及种毛，储存待播。种子繁殖多在3月中下旬或4月上旬时进行。亦可分株繁殖。

3. 虫害　蚜虫、十字长蝽等。

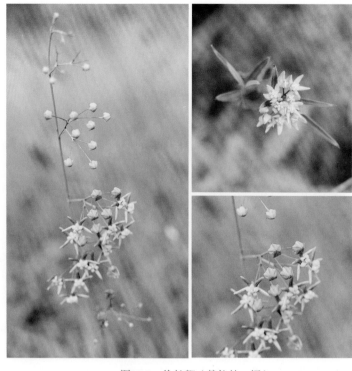

图92-1　徐长卿（戴仕林　摄）

【采收与加工】种子繁殖的2～4年采收，根茎繁殖者1～2年即可采收。野生品夏、秋季采挖，以秋季质量较佳。采后去除泥土，切除地上部分，晾干或晒干。不宜水洗或暴晒，以防止香味散失。全草晒至半干，扎把阴干。

【商品规格】徐长卿商品不分等级，均为统货、干货。以身干，无泥沙、杂质、霉变为合格。

【药材鉴别】

（一）性状特征

根茎不规则柱状，有盘节，长0.5～3.5cm，直径2～4mm。有的顶端带有残茎，细圆柱形，长约2cm，直径1～2mm，断面中空；根茎节处周围着生多数根。根呈细长圆柱形，弯曲，长10～16cm，直径1～1.5mm。表面淡黄白色至淡棕黄色或棕色，具微细的纵皱纹，并有纤细的须根。质脆，易折断，断面粉性，皮部类白色或黄白色，形成层环淡棕色，木部细小。气香，味微辛凉。（图92-2）

（二）显微鉴别

1. 根横切面　表面细胞1列，常脱落或有残存；外皮层细胞类长方形，有的细胞径向壁有增厚细条纹，间有一外壁增厚，木化的小细胞；皮层细胞含淀粉粒及草酸钙簇晶，簇晶直径9～20μm，内皮层凯氏点明显，韧皮部较窄；木质部导管单个散在；木纤维、木薄壁细胞均木化。（图92-3）

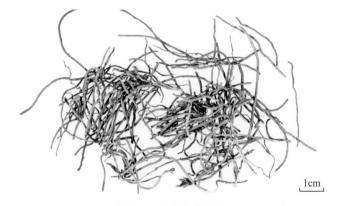

1cm

图92-2　徐长卿药材图

2. 粉末特征 粉末浅灰棕色。外皮层细胞表面观类多角形，垂周壁细波状弯曲，细胞间有一类方形小细胞，木化；侧面观呈类长方形，有的细胞径向壁有增厚的细条纹；草酸钙簇晶直径7～45μm；分泌细胞类圆形或长椭圆形，内含淡黄棕色分泌物；内皮层细胞类长方形，垂周壁细波状弯曲。（图92-4）

（三）理化鉴别

薄层色谱 取本品粉末1g，加乙醚10ml，密塞，振摇10分钟，滤过，滤液挥干，残渣加丙酮1ml溶解，作为供试品溶液。另取丹皮酚对照品，加丙酮制成每1ml含2mg的溶液，作为对照品溶液。照薄层色谱法试验，吸取供试品溶液5μl、对照品溶液10μl，分别点于同一硅胶G薄层板上，以环己烷–乙酸乙酯（3∶1）为展开剂，展开，取出，晾干，喷以盐酸酸性5%的三氯化铁乙醇溶液，加热至斑点显色清晰。供试品色谱中，在与对照品色谱相应的位置上，显相同的蓝褐色斑点。

【质量评价】以香气浓者为佳。采用高效液相色谱法，本品按干燥品计算，含丹皮酚（$C_9H_{10}O_3$）不得少于1.3%。

【化学成分】主要成分为苯乙酮衍生物、甾体类化合物、有机酸类化合物、苯酚衍生物、多糖、氨基酸、挥发油及少量生物碱。有效成分主要为丹皮酚[3-4]。

【性味归经】辛，温。归肝、胃经。

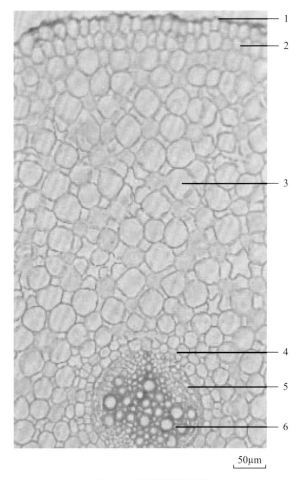

50μm

图92-3 徐长卿根横切图

1. 表皮 2. 外皮层 3. 皮层 4. 内皮层 5. 韧皮部 6. 木质部

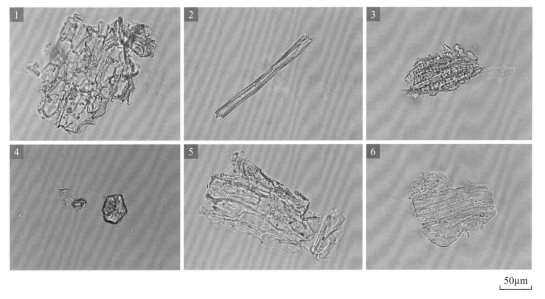

50μm

图92-4 徐长卿粉末图

1. 外皮层细胞 2. 纤维 3. 导管 4. 簇晶 5. 内皮层细胞 6. 分泌细胞

【功能主治】祛风，化湿，止痛，止痒。用于风湿痹痛，胃痛胀满，牙痛，腰痛，跌扑伤痛，风疹、湿疹。

【药理作用】

1. 对中枢神经系统作用　徐长卿提取物丹皮酚可使动物自发活动明显减少，抑制咖啡因所致的兴奋，延长睡眠时间和巴比妥对动物的麻醉周期，并具有抗惊厥作用。其镇痛作用无耐受现象。异丹皮酚也有明显的镇痛作用。丹皮酚注射或口服均有明显解热作用，其作用随剂量增加而加强[5]。

2. 对心血管系统作用　改善心肌缺血：徐长卿煎剂小鼠腹腔注射能增加冠脉血流量，改善心肌代谢而缓解其缺血，其醇和水提取物口服对ET-1引起的主动脉环收缩有明显拮抗作用。降压、减慢心率：合成丹皮酚溶于丙二醇中给麻醉犬静脉注射，其花生油溶液给肾型高血压大鼠灌胃均可降低血压；去丹皮酚的徐长卿药液仍能使麻醉动物血压呈急性而短暂的下降，两者均可减慢正常动物心率。降血脂：徐长卿对实验性高脂血症兔可降低血清TC和β-脂蛋白，减少主动脉AS和小动脉脂类沉积，并使动脉内膜大块密集斑块条纹分散且减少；丹皮酚腹腔注射能明显抑制动脉粥样硬化的形成。抗氧化：丹皮酚对正常及钙反常培养鼠心肌细胞皆具有抗氧化作用，能显著降低细胞内LPO含量，从而保护心肌细胞免受钙反常的损伤；丹皮酚磺酸钠对钙反常培养乳鼠心肌细胞Ca^{2+}内流具有抑制作用。

3. 对消化系统作用　徐长卿具有松弛平滑肌、抑制胃肠蠕动的作用。丹皮酚对Ach、组胺、$BaCl_2$引起的豚鼠离体回肠的强烈收缩均有显著对抗作用，还能防止应激性小鼠溃疡及抑制大鼠胃液分泌，并具有一定的解痉作用。

4. 抗菌、消炎作用　徐长卿煎剂对福氏志贺菌、伤寒杆菌、铜绿假单胞菌、大肠埃希菌、甲型链球菌、金黄色葡萄球菌有抑制作用。丹皮酚为其有效抗菌成分之一，在体外对大肠埃希菌、枯草杆菌、金黄色葡萄球菌有抑制作用。徐长卿对大鼠肉芽肿有明显抑制作用。丹皮酚对豚鼠Forssman皮肤血管反应，大鼠主动和被动Arthus型足趾肿胀、绵羊红细胞、牛血清白蛋白诱导的小鼠迟发型足趾肿胀，DNCB所致的小鼠接触性皮炎等，均有明显的抑制作用，并可选择性抑制经典途径的溶血活性，调节细胞的免疫功能，抑制炎性细胞浸润。

5. 对生殖系统作用　徐长卿及丹皮酚有抑制子宫收缩和抗早孕作用。

【分子生药】ITS2和trnH-ps-bA序列可以准确鉴别徐长卿、白薇和白前及其同属近缘混伪品[6]。

【附注】萝藦科牛皮消属的植物白前、白薇和徐长卿形态、性状相似，但所含成分不同，作用亦各有特点，市场常有易混难辨、误采、误收、误用的情况。徐长卿在一些地区有作白前用，也有作白薇用，还有混作细辛用，山东个别地区作透骨草用，名为徐长卿透骨草。也有用白薇、蔓生白薇根的饮片充当徐长卿或掺入徐长卿。

主要参考文献

[1] 张永清，闫萍. 徐长卿本草考证[J]. 中药研究，2005，18(6)：54.

[2] 彭成. 中华道地药材[M]. 北京：中国中医药出版社，2011：4085-4086.

[3] 付明，王登宇，胡兴. 徐长卿化学成分研究[J]. 中药材，2015，38(1)：97-100.

[4] 巩丽萍，王少云. 徐长卿及丹皮酚的研究进展[J]. 食品与药品，2005，7(6A)：14-17.

[5] 郭婕，孙秀梅，张兆旺. 徐长卿的现代化学药理研究与临床应用近况[J]. 黑龙江中医药，2004(1)：44-46.

[6] 徐宏峰，唐静宜，陈江平，等. ITS2+psbA-trnH复合序列鉴定徐长卿、白薇和白前[J]. 中国医院药学杂志，2017，37(13)：1259-1262，1267.

（山东中医药大学　张永清）

93. 凌霄花

Lingxiaohua

CAMPSIS FLOS

【别名】紫葳、红花倒水莲、上树蜈蚣花、白狗肠花、倒挂金钟。

【来源】为紫葳科植物凌霄 *Campsis grandiflora*（Thunb.）K. Schum.或美洲凌霄 *Campsis radicans*（L.）Seem.的干燥花。

【本草考证】本品始载于《神农本草经》，列为中品，原名紫葳。《图经本草》最早记载凌霄花植物形态："紫葳，凌霄花也……其花黄赤，夏中乃盛，今医家多采花干之，入女科药用。"《本草纲目》载："凌霄野生，蔓才数尺，得木而上，即高数丈，年久者藤大如杯。春初生枝，一枝数叶，而头开五瓣，赭黄色，有细点，秋深更赤。八月结荚如豆荚，长三寸许，其子轻薄如榆仁、马兜铃仁。其根长亦如马兜铃根状"。本草记载与现今所用凌霄基本一致[1]。

【原植物】

1. 凌霄　落叶木质藤本，借气生根攀援于其他物上。奇数羽状复叶对生，小叶7～9，卵形至卵状披针形，先端尾尖，基部宽楔形，长3～9cm，宽1.5～3cm，边缘有锯齿，两面无毛。聚伞花序集成顶生圆锥花序，花序长15～20cm，花萼钟状，绿色或黄绿色，具5条突起的纵棱，先端5裂至中部，裂片披针形，长约1.5cm；花冠金黄色或橙红色，喇叭状，长3～5cm，直径6～7cm，先端5裂，橙黄色或橘红色；雄蕊4，二强，花丝细长；子房上位，2室，胚珠多数，花柱一枚，细长，伸出花冠，柱头2裂。蒴果细长，呈豆荚状，长10～23cm，有柄，顶端钝，基部狭细，室背开裂成2瓣。种子多数，扁平，两端有近透明的翅。花期5～8月，果期7～11月。（图93-1）

生于山谷、林下、溪边及疏林下，攀援于树上、石壁上，现多见于庭院栽培。主要分布于黄河流域、长江流域及广东、广西、贵州等地。

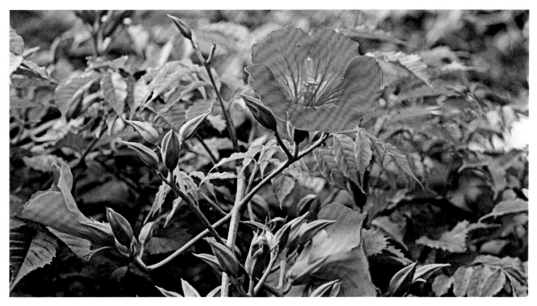

图93-1　凌霄

2. 美洲凌霄　与凌霄相似，不同在于小叶9～11枚，椭圆形至卵状长圆形，先端尾尖，背面有毛，以叶脉上为多。花萼无突起的纵棱，5等裂，分裂约至1/3，裂片三角形，肥厚肉质，鲜红色；花冠狭长喇叭状，直径较小，鲜红色或橙红色，内有明显的棕红色纵纹。蒴果长10～23cm。花期7～11月，果期10～12月。（图93-2）

原产于美洲，现多为栽培提供观赏或药用。主要分布于广西、江苏、浙江、湖南等地。

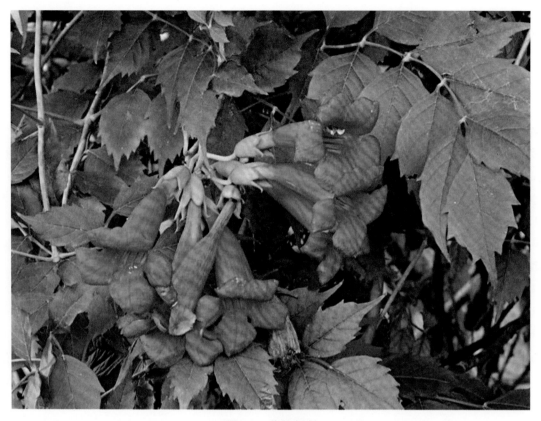

图93-2　美洲凌霄

【主产地】主产于江苏、浙江、安徽、广西等地。凌霄花药材的主要来源为美洲凌霄花。

【栽培要点】

1. 生物学特性　凌霄喜阳光充足和温暖湿润环境；美洲凌霄抗旱耐寒，对土壤要求不高，砂质壤土、黏壤土均能生长。

2. 栽培技术　有性繁殖或分株、压条和扦插繁殖。有性繁殖：蒴果成熟，随即采收晾晒，脱粒净种，翌年春天3～4月播种；分株繁殖：3下旬至4月中旬，将母株附近由根芽萌生出来的幼苗挖出进行分栽、定植；压条繁殖：5～6月将较粗的藤蔓分段埋入土中，2～3个月后即可生根，入秋后切离母株，翌年春季移植。扦插繁殖：春季或雨季截取较坚实粗壮的枝条，每段长10～15cm，扦插于砂床，扦插后20天左右生根，翌年春天移栽。

3. 病虫害　病害：叶斑病、白粉病。虫害：蚜虫、白粉虱、介壳虫、红蜘蛛、美国白蛾等[2-3]。

【采收与加工】夏、秋两季花盛开时采摘，置于筐内晒干或用文火烘干。

【商品规格】统货。

【药材鉴别】

（一）性状特征

1. 凌霄　花多皱缩卷曲，黄褐色或棕褐色，完整花朵长4～5cm。萼筒钟状，长2～2.5cm，裂片5，裂至中部，萼筒基部至萼齿尖有5条纵棱。花冠先端5裂，裂片半圆形，下部联合呈漏斗状，表面可见细脉纹，内表面较明显。雄蕊4，着生在花冠上，2长2短，花药个字形，花柱1，柱头扁平。气清香，味微苦、酸。（图93-3）

2. 美洲凌霄　完整花朵长6～7cm。萼筒长1.5～2cm，硬革质，先端5齿裂，裂片短三角状，长约为萼

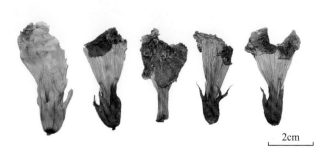

2cm

图93-3　凌霄花药材图

筒的1/3；花冠外表面红棕色，萼筒外无明显的纵棱；内表面具明显的深棕色脉纹。（图93-4）

（二）显微鉴别

粉末特征　凌霄：粉末黄棕色。非腺毛1～3（～4）细胞，棒状，壁具细波状角质纹理；腺毛淡黄色或黄棕色，头部多细胞，呈扁圆形、类圆形或椭圆形，侧面观细胞似栅状排列1～2层，柄部1～3细胞；花粉粒类圆形，直径24～31μm，具3孔沟，表面有极细密的网状雕纹；花冠表皮细胞类多角形；具螺纹导管。（图93-5）

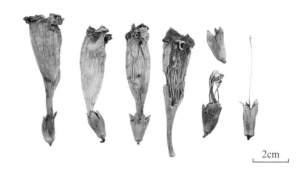

图93-4　美洲凌霄花药材图

美洲凌霄：粉末黄棕色。非腺毛完整者1～18（～21）细胞，圆锥形，多细胞似塔状，壁薄，壁表面具细波状角质纵皱纹；腺毛淡黄色或黄棕色，头部多细胞，呈扁圆形、类圆形或长圆形，侧面观细胞4～15个，似栅状排列1～2层，柄部1～3细胞；花粉粒类圆形，具3孔沟，表面有极细密的网状雕纹；花冠表面观可见大型盘状腺毛，细胞类多角形；具螺纹导管。（图93-6）

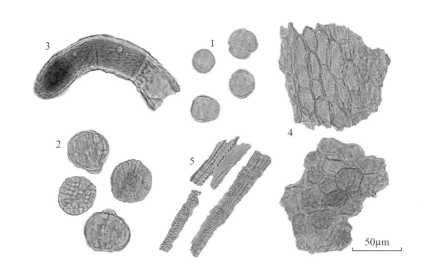

图93-5　凌霄花粉末图

1. 花粉粒　2. 腺毛　3. 非腺毛　4. 表皮细胞　5. 导管

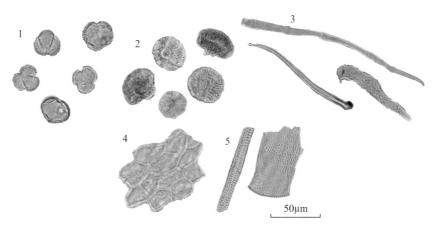

图93-6　美洲凌霄花粉末图

1. 花粉粒　2. 腺毛　3. 非腺毛　4. 表皮细胞　5. 导管

（三）理化鉴别

薄层色谱 取本品粉末0.5g，加石油醚（60～90℃）15ml，超声处理15分钟，滤过，药渣加甲醇15ml，超声处理15分钟，滤过，滤液蒸干，残渣加甲醇1ml使溶解，作为供试品溶液。另取凌霄花对照药材0.5g，同法制成对照药材溶液。照薄层色谱法试验，吸取上述两种溶液各3μl，分别点于同一硅胶G薄层板上，以三氯甲烷–甲醇（9∶1）为展开剂，展开，取出，晾干，喷以2%香草醛硫酸乙醇溶液（1→10），105℃加热至斑点显色清晰，置日光下检视。供试品色谱中，在与对照药材色谱相应的位置上，显相同颜色的斑点。

【质量评价】以完整、朵大、色黄棕、无花梗者为佳。

【化学成分】主要成分为三萜类、环烯醚萜及其苷类、苯乙醇苷类以及黄酮类、挥发油类等其他成分[4-6]。

1. 三萜类 齐墩果酸（oleanolic acid）、山楂酸（maslinic acid）、熊果酸（ursolic acid）、熊果醛（ursolic aldehyde）、可乐苏酸（corosolic acid）、委陵菜酸（tormentic acid）、α-香树脂醇（α-amyrin）、β-香树脂醇（β-amyrin）、19α-羟基熊果酸（19α-hydroxyursolic acid）、23-羟基熊果酸（27-hydroxyursolic acid）、6β-羟基熊果酸（6β-hydroxyursolic acid）、阿江榄仁酸（arjunolic acid）、myrianthic acid, 蔷薇酸（rosolic acid）、铁冬青酸（rotundic acid）、常春藤皂苷元（hederageni）等。

2. 环烯醚萜及其苷类 8-羟基紫葳苷（campsiside）、5-羟基紫葳苷（5-hydroxycampenoside）、凌霄苷（cachineside）、黄钟花苷（tecomoside）、cachinol, l-O-methylcachinol, campsiol, 龙船花苷（ixoroside）、7-O-（Z）-p-coumaroylcachineside, 7-O-（E）-p-coumaroylcachineside等。

3. 苯乙醇苷类 麦角甾苷（acteoside）、紫葳苷Ⅰ，Ⅱ，Ⅲ，Ⅳ，Ⅴ（campenoside Ⅰ，Ⅱ，Ⅲ，Ⅳ，Ⅴ）、米团花苷A（leucosceptoside A）。

4. 环己乙醇类 哈里瑞酮（halleridone）、4-hydroxy-5-methoxy-3,4-（epoxythano）-cyclohexanone, 4-hydroxy-4-（2-hydroxyethyl）-cyclohexanone, hallerone, campsiketalin、棘木苷（cornoside）、1,4-dihydroxy-3,4-（epoxythano）-5-cyclohexene等。

5. 挥发油 糠醛、5-甲基糠醛、糠醇及2-乙酰糠醛等化合物。

6. 其他 黄酮类成分芹菜素（apigenin）、矢车菊素-3-芸香糖苷、花青素-3-芸香糖苷、辣椒黄素、肉苁蓉碱、β-谷甾醇、阿魏酸、水杨酸、桂皮酸、3,4,5-三甲基-氧化肉桂酸、15-巯基-2-十五烷酮、三十一烷醇、亚油酸甲酯、亚麻酸甲酯、3-O-β-D-glucopyranosyl-erythrodiol, 3-hydroxyolean-12-en-28-O-β-D-glucopyranoside等。

【性味归经】甘、酸，寒。归肝、心包经。

【功能主治】活血通经，凉血祛风。用于月经不调，经闭癥瘕，产后乳肿，风疹发红，皮肤瘙痒，痤疮。

【药理作用】

1. 对血液系统影响 两种凌霄花提取物对离体猪冠状动脉收缩具有抑制作用，强于丹参注射液，且凌霄花能加快红细胞电泳，增加红细胞电泳率，使血液红细胞处于分散状态，抑制大鼠血栓的形成；凌霄花粗提物可以改善老龄大鼠微循环，其甲醇提取物和乙醇提取物能显著改善致敏小鼠的血流量降低现象；美洲凌霄花醇提取物可剂量依赖性延长小鼠尾出血时间、毛细管凝血时间，并剂量依赖性缩短小鼠肺栓塞时间；其含有的齐墩果酸、熊果酸、常春藤皂苷元、委陵菜酸等五环三萜具有抑制肾上腺素诱导的血小板聚集的活性；对于阴虚血瘀证模型大鼠血清中的羟基色胺去甲肾上腺素也有显著影响[4, 7-10]。

2. 抗生育活性及治疗子宫内膜异位 凌霄花能显著抑制未孕小鼠子宫收缩，对离体孕子宫能增强收缩活性，具有抗生育活性；而美洲凌霄花对离体孕子宫呈节律性的兴奋和抑制作用，对离体孕子宫作用特殊。此外，凌霄花还能降低异位子宫腹膜液中TNF-α、VEGF、IL-18的表达，降低血清中CA-125、IL-6的表达，具有治疗子宫内膜异位的作用[4, 9-10]。

3. 抗炎、抗氧化作用 凌霄花乙醇提取物对自由基和活性氧具有清除活性，可显著抑制过氧化氢诱导的乳酸脱氢酶释放核DNA断裂，对花生四烯酸诱导的小鼠耳肿胀具有剂量依赖性的抑制作用；在脂多糖刺激的RAW264.7细胞中，凌霄花中含有的环己乙醇类化合物rengyolone抑制可诱导的NO合酶的生成和表达并抑制TNF-α、COX-2表达；

此外，凌霄花具有清除被UVB照射过的人体成纤细胞自由基及过氧化物清除的活性[4, 9-10]。

4.抗菌作用　凌霄花提取物对于蜡样芽孢杆菌、单核细胞增多性李斯特菌、金黄色葡萄球菌、大肠埃希菌及沙门菌等5种可通过口腔传播的细菌具有良好的抑制作用[4, 9-10]。

5.其他作用　含有的阿江榄仁酸、山楂酸、23-羟基熊果酸和可乐苏酸等在内的三萜类化合物可以较好地抑制人酰基辅酶A-胆固醇酰基转移酶-1（hACAT$_1$）的活性，具有一定的降血脂作用；此外，其含有的五环三萜类成分具有激活胰岛素受体作用，其中熊果酸的致敏活性最强[4, 9-10]。

主要参考文献

[1] 宋学华，高似奇.凌霄花的本草考证[J].江苏药学与临床研究，2003，11(2)：30-32.

[2] 吴江，戚行江，陈俊伟，等.药用凌霄的无公害栽培技术[J].时珍国医国药，2004，15(4)：254.

[3] 邓运川，贾秀娟.美国凌霄栽培管理技术[J].南方农业，2010，4(12)：17-18.

[4] 韩海燕.美洲凌霄花化学成分研究[D].苏州：苏州大学，2013.

[5] 韩海燕，褚纯隽，姚士，等.美洲凌霄花化学成分研究[J].华西药学杂志，2013，28(3)：241-243.

[6] 李融，韩海燕，孙群，等.UHPLC-Q-TOF/MS分析美洲凌霄花与秋鼠曲草的化学成分[J].中国民族医药杂志，2018，24(6)：44-47.

[7] 李建平，侯安继.凌霄花粗提取物对老龄大鼠微循环的影响[J].医药导报，2007，26(2)：136-138.

[8] 韩海燕，姚士，褚纯隽，等.美洲凌霄花抗凝血功能研究[J].中医药导报，2012，18(9)：75-77.

[9] 马宁，张帆，苗明三.中药凌霄花现代研究与分析[J].中医学报，2011，26(157)：704-705.

[10] 江灵礼，苗明三.凌霄花化学、药理及临床应用特点探讨[J].中医学报，2014，29(194)：1016-1018.

（安徽中医药大学　谢冬梅）

94. 益母草

Yimucao

LEONURI HERBA

【别名】益母艾、坤草、苦草。

【来源】为唇形科植物益母草Leonurus japonicus Houtt.的新鲜或干燥地上部分。

【本草考证】本品始载于《神农本草经》，列为上品。《图经本草》载："而苗叶上节节生花，实似鸡冠，子黑色，茎作四方棱"。《本草蒙筌》载："方梗凹面，对节生枝。叶如火麻，花开紫色，"此草有两种，开白花者不入药。《本草述钩元》载："二月苗如嫩蒿。入夏渐高三四尺，茎四棱有节，节节生穗，叶尖歧如艾。四五月穗开红紫小花，亦有白者。每萼内细子四粒，色黑褐，有三棱。生时薇臭，夏至后茎叶皆枯，其根色白"。《本草纲目》载："茺蔚春初生苗如嫩蒿，入夏长三四尺，茎方如黄麻茎。其叶如艾叶而背青，一梗三叶，叶有尖歧。寸许一节，节节生穗，丛簇抱茎。四五月间，穗内开小花，红紫色，亦有微白色者。每萼内有细子四粒，粒大如同蒿子，有三棱，褐色，药肆往往以作巨胜子货之。其草生时有臭气，夏至后即枯，其根白色"。本草记载与现今所用益母草基本一致。

【原植物】【主产地】【栽培要点】参见"茺蔚子"。

【采收与加工】

1. **鲜益母草** 春季幼苗期至初夏花前期采割。

2. **干益母草** 夏季茎叶茂盛、花未开或初开时采割，晒干，或切段晒干。

【商品规格】 根据色泽、叶多少，将干益母草药材分"选货"和"统货"两种规格。

1. **选货** 茎灰绿色，花序少，叶多；杂质不得过1%。

2. **统货** 茎表面灰绿色或黄绿色；杂质不得过3%。

【药材鉴别】

（一）性状特征

1. **鲜益母草** 幼苗期无茎，基生叶圆心形，5～9浅裂，每裂片有2～3齿。花前期茎呈方柱形，上部多分枝，四面凹下成纵沟，长30～60cm，直径0.2～0.5cm；表面青绿色；质鲜嫩，断面中部有髓。叶交互对生，有柄；叶片青绿色，质鲜嫩，揉之有汁；下部茎生叶掌状3裂，上部叶羽状深裂或浅裂成3片，裂片全缘或具少数锯齿。气微，味微苦。（图94-1）

2. **干益母草** 茎表面灰绿色或黄绿色；体轻，质韧，断面中部有髓。叶片灰绿色，多皱缩、破碎，易脱落。轮伞花序腋生，小花淡紫色，花萼筒状，花冠二唇形。切段者长约2cm。（图94-2）

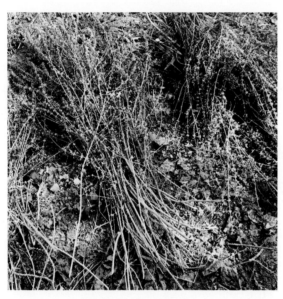

图94-1　鲜益母草药材图

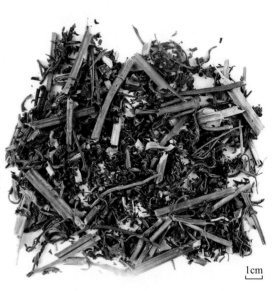

图94-2　干益母草药材图

（二）显微鉴别

1. **叶表皮观** 表皮细胞外被角质层，有茸毛；腺鳞头部4、6或8细胞，柄单细胞；非腺毛1～4细胞。下表皮厚角细胞在棱角处较多。皮层为数列薄壁细胞；内皮层明显。（图94-3）

2. **粉末特征** 中柱鞘纤维束微木化。韧皮部较窄。木质部在棱角处较发达。髓部薄壁细胞较大。薄壁细胞含细小草酸钙针晶和小方晶。鲜品近表皮部分皮层薄壁细胞含叶绿体。（图94-4）

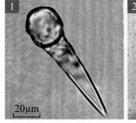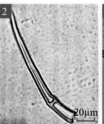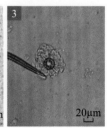

图94-3　益母草叶表皮观图（朱亚莹　摄）

1. 非腺毛　2. 非腺毛　3. 腺鳞

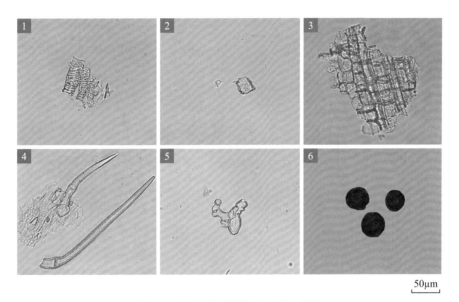

图94-4 益母草粉末图（朱亚莹 摄）

1.导管 2.方晶 3.针晶 4.非腺毛 5.分枝状细胞 6.腺鳞

（三）理化鉴别

1. **薄层色谱** 取药材粉末1g，加乙酸乙酯30ml，称定重量，超声1小时，放冷，再称定重量，用乙酸乙酯补足减失的重量，摇匀，滤过，取续滤液，即得供试品溶液。同法制成对照品溶液。照薄层色谱法试验，吸取上述两种溶液各10μl，点于硅胶G薄层板上，以甲苯–丙酮–乙酸（9∶1∶0.1）为展开剂，展开，取出，晾干，置紫外灯（365nm）下检视。供试品色谱中，在与对照品色谱相应的位置上，显相同颜色的斑点。（图94-5）

2. **指纹图谱** 对15批不同产区药材的益母草药材建立HPLC指纹图谱。（图94-6）

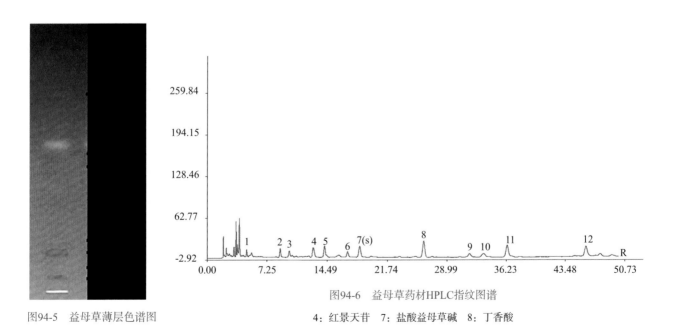

图94-5 益母草薄层色谱图

图94-6 益母草药材HPLC指纹图谱

4：红景天苷 7：盐酸益母草碱 8：丁香酸

【**质量评价**】 干益母草以叶量多者为佳。采用高效液相色谱法测定，本品按干燥品计算，含盐酸水苏碱（$C_7H_{13}NO_2 \cdot HCl$）不得少于0.50%；含盐酸益母草碱（$C_{14}H_{21}O_5N_3 \cdot HCl$）不得少于0.050%。

【化学成分】主要成分为生物碱类、黄酮类、二萜类、香豆素类、三萜类、苯乙醇苷类等。

1. 生物碱类　盐酸水苏碱（stachydrine hydrochloride）、盐酸益母草碱（leonurine hydrochloride）、葫芦巴碱（trigonelline）等。

2. 黄酮类　芦丁（rutin）、槲皮素（quercetin）、金丝桃苷（hyperoside）、异槲皮苷（isoquercetin）、芹菜素（apigenin）、芫花素（genkwanin）、汉黄芩素（wogonin）等。

3. 二萜类　益母草酮A～E（leoheteronone A～E）、波斯益母草素B（leopersin B）、波斯益母草素C（leopersin C）、前益母草灵素（preleoheterin）、波斯益母草素G（leopersin G）、益母草萜宁A～F（leoheteronin A～F）、细叶益母草酮A（leosibirone A）等。

4. 苯乙醇苷类　异薰衣草叶苷（isolavandulifolioside）、薰衣草叶苷（lavandulifolioside）、益母草诺苷C～F（leonoside C～F）、异毛蕊花糖苷（isoacteoside）、毛蕊花糖苷（acteoside）等。

5. 其他　还有环烯醚萜苷类、香豆素类、木脂素类、挥发油类、脂肪酸等。

【性味归经】苦、辛，微寒。归肝、心包、膀胱经。

【功能主治】活血调经，利尿消肿，清热解毒。用于月经不调，痛经经闭，恶露不尽，水肿尿少，疮疡肿毒。

【药理作用】

1. 对血液流变学的作用　益母草能够改善血流动力学和血液流变学，对血小板凝集、血栓形成以及红细胞聚集均有抑制作用。益母草中的总生物碱能明显降低正常家兔血液黏度，益母草浸膏部分也在一定程度上降低了血液黏度，提高了红细胞变形能力[1]。

2. 抗炎镇痛作用　益母草总生物碱具有明显的抗炎镇痛作用。益母草可通过抑制痉挛子宫的活动抗炎、降低子宫平滑肌上PGE_2含量及升高体内孕激素水平等多种途径缓解痛经症状[2]。

3. 对免疫系统的作用　益母草对环磷酰胺引起的小鼠遗传物质损伤有保护作用，能提高淋巴细胞的功能[3]。

4. 对子宫的作用　益母草对于子宫的作用，临床上主要用于月经不调、产后出血等症状[4]。

【分子生药】

1. 分子鉴定　基于二代测序技术得到了益母草属完整的叶绿体基因组和测定益母草nrDNA ITS序列均可以准确鉴别益母草与同属近缘种[5]。

2. 遗传育种　不同种源益母草的遗传多态性较为丰富，采用ISSR分子标记进行多位点PCR扩增技术对益母草进行遗传多样性分析[6]。

主要参考文献

[1] 李立顺，时维静，周宏亮.益母草不同提取物对血液黏度的影响[J].中国兽药杂志，2008，42(8)：32-34.

[2] 金若敏，陈兆善，陈长勋，等.益母草治疗痛经机制探索[J].中国现代应用药学，2004，21(2)：90-93.

[3] 邢沈阳，乔萍，温得中，等.益母草提取液对小鼠遗传物质损伤的保护作用及对淋巴细胞功能的增强作用[J].吉林大学学报（医学版），2008，34(5)：799-801.

[4] 韦秀芬.缩宫素联合益母草注射液预防产后出血的疗效观察[J].中国误诊学杂志，2009，9(31)：7607-7608.

[5] 杨志业，晁志，霍克克，等.益母草类中药原植物的核糖体内转录间隔区序列分析[J].南方医科大学学报，2006，26(11)：1593-1595.

[6] 陈丽雅.不同种源益母草ISSR分析.中国林学会林木遗传育种分会.第六届全国林木遗传育种大会论文集[C].中国林学会林木遗传育种分会：中国林学会林木遗传育种分会，2008：1.

（南京中医药大学　严辉　戴仕林　吴启南）

95. 浙贝母

Zhebeimu

FRITILLARIAE THUNBERGII BULBUS

【别名】浙贝、大贝、象贝、元宝贝、珠贝。

【来源】为百合科植物浙贝母*Fritillaria thunbergii* Miq.的干燥鳞茎。

【本草考证】本品始载于《神农本草经》。《新修本草》载："此叶似大蒜，四月蒜熟时采良。若十月苗枯根亦不佳也，出润州者最佳，江南诸州亦有。"润州（今镇江）、江南为浙贝的产地，可见古代所称的贝母包括浙贝母在内。《本草纲目拾遗》将浙贝母与川贝母明确分开，据引《百草镜》载："浙贝出象山，俗呼象贝母。"又引《叶暗斋》载："宁波象山所出贝母，亦分两瓣，味苦而不甜，其顶平而不尖，不能如川贝之象荷花蕊也""象贝苦寒，解毒利痰，开宣肺气"。本草记载与现今所用浙贝母基本一致。

【原植物】多年生草本，植株长50~80cm。鳞茎由2~3枚肥厚的鳞片组成，直径1.5~3cm。茎高30~90cm，基部以上具叶。叶在最下面的对生或散生，向上常兼有散生、对生和轮生的，近条形至披针形。花1~6朵，淡黄色，有时稍带淡紫色，顶端的花具3~4枚叶状苞片，其余的具2枚苞片；苞片叶状，条形，顶端卷须状；花俯垂，钟状；花被片6，矩圆状椭圆形，长2~4cm，宽1~1.5cm，淡黄色或黄绿色，内面具紫色方格斑纹，基部上方具蜜腺；雄蕊长约为花被片的

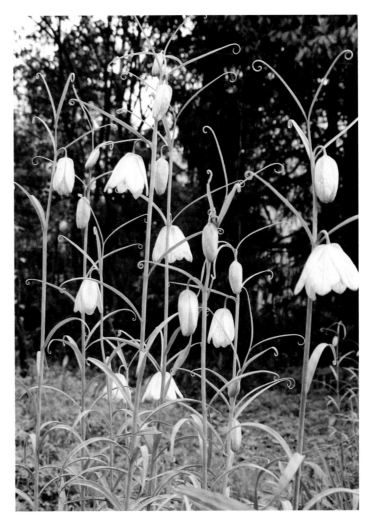

图95-1　浙贝母

2/5；花药近基着，花丝无小乳突；柱头裂片长1.5~2mm。蒴果长2~2.2cm，宽约2.5cm，棱上有宽约6~8mm的翅。花期3~4月，果期5月。（图95-1）

生于海拔较低的山丘荫蔽处或竹林下。主要分布于江苏（南部）、浙江（北部）和湖南。国内浙江宁波专区有大量栽培，其他地区如江苏、湖南、湖北和四川等地也有少量栽培。

【主产地】主产于浙江、江苏、湖南等地。道地产区为浙江鄞州[1]。

【栽培要点】

1. 生物学特性　喜温暖湿润、雨量充沛的海洋性气候，较耐寒、怕高温、怕水浸。平均气温在17℃左右时，地上部茎叶生长迅速，超过20℃，生长缓慢并随气温继续增加而枯萎，地下鳞茎进入休眠。生长期3个半月左右，故称短命植物。以阳光充足、土层深厚、肥沃、疏松、排水良好的微酸性或中性砂质壤土栽培为宜。

2. 栽培技术　用鳞茎繁殖和种子繁殖。鳞茎繁殖：栽种期9月中旬至10月上旬。出苗期和鳞茎增长期注意浇水、除草，出现花蕾及时摘除。种子繁殖：种子有胚后熟特性，采收后宜当年秋播（9月中旬至10月中旬），在种鳞茎来

源困难地区采用种子繁殖。

3.**病虫害**　病害：灰霉病、黑斑病、干腐病、炭疽病等。虫害：锯角豆芜青、金针虫、蛴螬等。

【采收与加工】立夏前后植株枯萎后采挖、洗净、按大小分开。一般直径在3.5cm以上者分成两瓣，摘去心芽（贝芯），商品称"大贝"或"元宝贝"；直径3.5cm以下者不分瓣，不去心芽，商品称"珠贝"。分别置于特制的木桶内，撞去表皮，每50kg拌入贝壳粉或熟石灰1.5～2kg以吸去撞出的浆液，晒干或烘干。也可趁鲜切厚片晒干。

【商品规格】主要分浙贝片和珠贝两种。出口商品则按每千克的粒数分为四等。一等：120～140粒；二等：160～180粒；三等：200～230粒；四等：250～280粒。

【药材鉴别】

（一）性状特征

1.**大贝**　为鳞茎外层的单瓣鳞叶，略呈新月形，高1～2cm，直径2～3.5cm。外表面类白色至淡黄色，内表面白色或淡棕色，被有白色粉末。质硬而脆，易折断，断面白色至黄白色，富粉性。气微，味微苦。（图95-2）

2.**珠贝**　为完整的鳞茎，呈扁圆形，高1～1.5cm，直径1～2.5cm。表面类白色，外层鳞叶2瓣，肥厚，略似肾形，互相抱合，内有小鳞叶2～3枚和干缩的残茎。质硬，不易折断，断面淡黄色或类白色，略带角质状或粉性。（图95-3）

3.**浙贝片**　为鳞茎外层的单瓣鳞叶切成的片。椭圆形或类圆形，直径1～2cm，边缘表面淡黄色，切面微鼓起，粉白色。质脆，易折断，断面粉白色，富粉性。（图95-4）

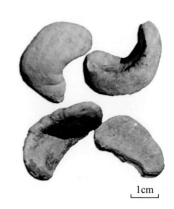

1cm

图95-2　大贝药材图

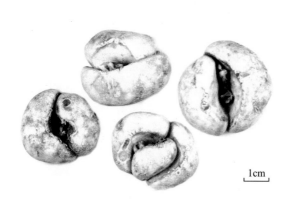

1cm

图95-3　珠贝药材图

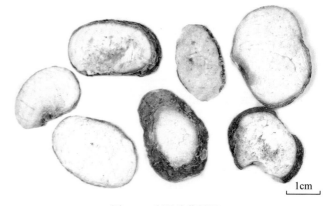

1cm

图95-4　浙贝片药材图

（二）显微鉴别

粉末特征　粉末淡黄白色。淀粉粒甚多，单粒卵形、广卵形或椭圆形，边缘较平整，少数较小端尖突，直径6～56μm，脐点点状、裂缝状、人字状或马蹄状，位于较小端，层纹可见。表皮细胞类多角形或长方形，垂周壁连珠状增厚；气孔少见，副卫细胞4～5个。草酸钙结晶少见，细小，多呈颗粒状，有的呈梭形、方形或细杆状。（图95-5）

（三）理化鉴别

薄层色谱　取本品粉末5g，加浓氨试液2ml与三氯甲烷20ml，放置过夜，滤过，取滤液8ml，蒸干，

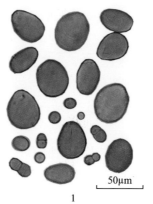
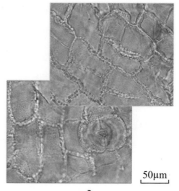

50μm　　50μm

1　　2

图95-5　浙贝母粉末图

1.淀粉粒　2.表皮细胞

残渣加三氯甲烷1ml使溶解，作为供试品溶液。另取贝母素甲对照品、贝母素乙对照品，加三氯甲烷制成每1ml各含2mg的混合溶液，作为对照品溶液。照薄层色谱法试验，吸取供试品溶液10～20μl、对照品溶液10μl，分别点于同一硅胶G薄层板上，以乙酸乙酯–甲醇–浓氨试液（17∶2∶1）为展开剂，展开，取出，晾干，喷稀碘化铋钾试液。供试品色谱中，在与对照品色谱相应的位置上，显相同颜色的斑点。

【质量评价】以鳞叶肥厚、质坚实、粉性足、断面色白者为佳。采用高效液相色谱法测定，本品按干燥品计算，含贝母素甲（$C_{27}H_{45}NO_3$）和贝母素乙（$C_{27}H_{43}NO_3$）的总量，不少于0.080%。

【化学成分】主要含有甾醇类生物碱：贝母素甲（peimine/verticine）、异贝母甲素（isoverticine）、贝母素乙（peiminene/verticinone）、贝母甲素苷（peiminoside）、贝母甲素氮氧化物（verticine-N-oxide）、贝母乙素氮氧化物（verticinone-N-oxide）、贝莫定碱（baimonidine）、异贝莫定碱（isobaimonidine）、贝母嗪（fritillarizine）、浙贝宁（zhebeinine）等。还含有微量的贝母芬碱（peimiphine）、贝母定碱（peimidine）、贝母替定碱（peimitidine）等[1-2]。

【性味归经】苦，寒。归肺、心经。

【功能主治】清热化痰止咳，解毒散结消痈。用于风热咳嗽，痰火咳嗽，肺痈，乳痈，瘰疬，疮毒。

【药理作用】

1. 镇咳化痰作用　浙贝母所含主要生物碱贝母素甲（peimine）与贝母素乙（peiminine）对小鼠、豚鼠和猫有镇咳作用。同时，浙贝母对小鼠气管段酚红排痰也有作用，并据此构建了浙贝母的化痰效应成分指数[3]。

2. 抗溃疡作用　浙贝母可临床用于胃溃疡，浙贝母提取物对乙酸致大鼠口腔溃疡具有促进愈合作用[4]。

3. 抗炎、抗腹泻作用　浙贝母具有较强抗急性渗出性炎性反应的作用，对蓖麻油和番泻叶引起的腹泻均有抑制作用[1]。

4. 其他作用　浙贝母也具有抗肿瘤、逆转细菌耐药作用。浙贝母总生物碱对人肺腺癌A549/顺铂细胞耐药性具有逆转作用，浙贝母提取物对异丙肾上腺素致H9c2心肌细胞肥厚具有一定的保护作用，贝母多糖还具有抗氧化活性[1,5,6]。

【分子生药】

1. 分子鉴定　ZB1基因作为浙贝母分子标记，只存在于浙贝母中，在其他品种中不存在，具有很高的特异性，可以实现浙贝母特异性PCR鉴定。同时，在叶绿体基因组中有两个基因matK和rps16也可用于浙贝母的鉴定[7-8]。

2. 遗传育种　浙贝母存在种质资源混杂的现象，这对浙贝母的育种产生不良的影响。ISSR标记技术适合用于浙贝母种质资源的鉴定与遗传多样性研究，为新品种选育奠定基础[9]。

【附注】

1. 要注意与土贝母区分。土贝母为葫芦科植物假贝母Bolbostemma paniculatum（Maxim.）Franquet的干燥块茎，具有清热化痰，散结拔毒之功效。有研究表明浙贝母和土贝母可以配伍应用于乳腺癌[10]。

2. 浙贝母全株均含有生物碱，浙贝母叶和浙贝母花也具有止咳化痰作用。

主要参考文献

[1] 朱晓丹，安超，李泉旺，等.中药浙贝母药用源流及发展概况[J].世界中医药，2017，12(1)：211-216.

[2] 刘慧颖.浙贝母道地药材的质量评价与质量标准建立的研究[D].哈尔滨：黑龙江中医药大学，2007.

[3] 程斌，徐文伟，俞松林，等.浙贝母化痰效应成分指数的建立与应用[J].中国实验方剂学杂志，2017，23(20)：71-76.

[4] 张维琼，徐婷，汪国华.浙贝母提取物外用对大鼠口腔溃疡模型的影响[J].现代实用医学，2018，30(2)：242-243.

[5] 李泽慧，安超，胡凯文，等.浙贝母总生物碱对人肺腺癌A549/顺铂细胞耐药性的逆转作用（英文）[J].中国药理学与毒理学杂志，2013，27(3)：315-320.

[6] 孙小慧.浙贝母提取物对异丙肾上腺素诱导H9c2心肌细胞肥厚的干预作用及机制研究[D].杭州：浙江工业大学，2017.

[7] 李敏，黄龙妹，赵欣，等.浙贝母特异性PCR鉴定方法研究[J].中草药，2014，45(12)：1754-1757.

[8] Byeong Cheol Moon, Inkyu Park, WookJin Kim, et al. The complete chloroplast genome sequence of *Fritillaria thunbergii* Miq., an important medicinal plant, and identification of DNA markers to authenticate Fritillariae Bulbus[J]. Horticulture Environment and Biotechnology, 2018, 59: 71.

[9] 周洁，王忠华.浙贝母遗传多样性的ISSR分析[J].浙江农业科学，2012(2)：156-159.

[10] 朱晓丹，安超，胡凯文.药对"土贝母-浙贝母"应用于乳腺癌的用药经验[J].中华中医药学刊，2018，36(3)：559-562.

（中国药科大学　李萍　李会军）

96. 海藻

Haizao

SARGASSUM

【别名】落首、海萝、乌菜、海带花、海藻菜。

【来源】为马尾藻科植物海蒿子*Sargassum pallidum*（Turn.）C. Ag.或羊栖菜*Sargassum fusiforme*（Harv.）Setch. 的干燥藻体。前者习称"大叶海藻"，后者习称"小叶海藻"。

【本草考证】本品始载于《神农本草经》，列为中品。《本草拾遗》载："马尾藻生浅水中，如短马尾，细，黑色，用之当浸去咸。大叶藻生深海中及新罗，叶如水藻而大"。《图经本草》载："海藻生东海池泽，今出登莱诸州海中，凡水中皆有藻……今谓海藻者乃是海中所生，根着水底石上，黑色，如乱发而粗大少许，叶类水藻而大，谓之大叶藻……又有一种马尾藻生浅水中，状如短马尾，细，黑色。"可知古代药用海藻就有小叶与大叶两种。本草记载与现今所用海蒿子及羊栖菜基本一致。

【原植物】

1. 海蒿子　多年生褐藻，暗褐色，高30～100cm。固着器扁平盘状或短圆锥形，直径可达2cm；主轴圆柱形，幼时短，但逐年增长，两侧有呈钝角或直角的羽状分枝及腋生小枝，幼时其上均有许多短小的刺状突起；叶状突起的形状，大小差异很大，披针形、倒披针形、倒卵形和线形均有，长者可达25cm，短者只2cm，宽者可达2.5cm，有不明显的中脉状突起，并有明显的毛窠斑点，狭者只1mm，无中脉状突起，也无斑点，全缘或有锯齿。在线形叶状突起的腋部，长出多数具有丝状突起的小枝，生殖托或生殖枝即从丝状突起的腋间生出。气囊生于最终分枝上，有柄，成熟时球形或近于球形，顶端圆或有细尖状凸起，表面有稀疏的毛窠斑点。生殖托单生或总状排列于生殖小枝上，圆柱形，长3～15mm或更长，直径约1mm。（图96-1）

生于低潮线下海水激荡处的岩石上。主要分布于辽宁、山东等

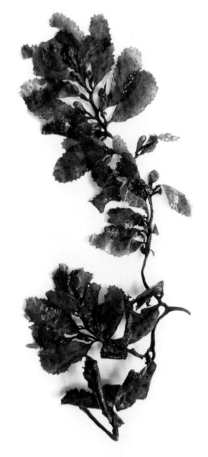

图96-1　海蒿子

沿海地区。

2. 羊栖菜　多年生褐藻，肉质，黄色，高20～50cm。固着器纤维状似根；主轴圆柱形，直立，直径2～4mm，从周围长出分枝和叶状突起；分枝很短；叶状突起棍棒状，长3.5～7cm，先端盾形，有时膨大，中空成气泡，全缘。气囊和生殖托均腋生；气囊纺锤形，长5～10mm；生殖托圆柱形或椭圆形，长5～15mm，成丛腋生。（图96-2）

生于低潮浅海水激荡处的岩石上。主要分布于辽宁、山东、福建、浙江、广东等沿海地区。

【主产地】大叶海藻主产于山东、辽宁等地。小叶海藻主产于福建、浙江、广东等地。

【采收与加工】夏、秋两季采捞，除去杂质，洗净，晒干。

【商品规格】统货。

【药材鉴别】

（一）性状特征

1. 大叶海藻　干燥藻体皱缩卷曲，黑褐色，有的被白霜，长30～60cm。主干呈圆柱状，具圆锥形突起，主枝自主干两侧生出，侧枝自主枝叶腋生出，具短小的刺状突起。初生叶披针形或倒卵形，长5～7cm，宽约1cm，全缘或具粗锯齿；次生叶条形或披针形，叶腋间有着生条状叶的小枝。气囊黑褐色，球形或卵圆形，有的有柄，顶端钝圆，有的具细短尖。质脆，潮润时柔软；水浸后膨胀，肉质，黏滑。气腥，味微咸。（图96-3）

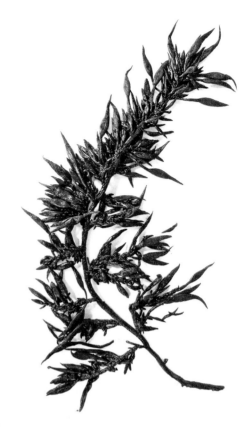

图96-2　羊栖菜

2. 小叶海藻　较小，长15～40cm。分枝互生，无刺状突起。叶条形或细匙形，先端稍膨大，中空。气囊腋生，纺锤形或球形，囊柄较长。质较硬。（图96-4）

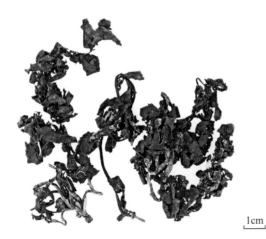

1cm

图96-3　大叶海藻药材图

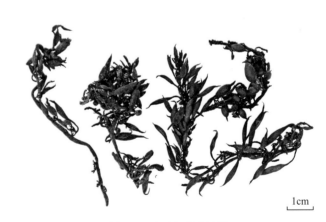

1cm

图96-4　小叶海藻药材图

（二）显微鉴别

1. 横切面特征　大叶海藻主轴横切面：表皮细胞长椭圆形，内含大量载色体，外壁角质化，径向排列，排列紧密；皮层较大，细胞类圆形，接近表皮的皮层细胞类圆形，较小，内含载色体；髓部为多角形细胞组成，细胞较小，大小为皮层细胞的1/2～1/4。叶状体横切面：表皮由椭圆形纵向紧密排列的细胞（13μm×26μm）组成，外壁被蜡质薄膜；中间部位隆起，具有类似叶脉状结构，细胞长椭圆形（13μm×26μm），径向排列。

小叶海藻主轴横切面：表面细胞长椭圆形，内含大量载色体，外壁角质化，径向排列，排列紧密；皮层小，细胞较大，类圆形，接近表皮的皮层细胞较小，内含载色体；髓部较大，由类圆形小细胞紧密排列而成。叶状体横切面：表皮细胞狭长（10μm×26μm），外壁被蜡质薄膜，内含大量黏液质，纵向紧密排列；接近表皮的一层细胞为类圆形（28μm×30μm），排列紧密；中间为横向排列的长方形或类椭圆形细胞（38μm×102μm）；无类似叶脉状结构。

2. 粉末特征　粉末黑棕色，细胞黄棕色，多类圆形或多边形，排列紧密。（图96-5）

（三）理化鉴别

取本品1g，剪碎，加水20ml，冷浸数小时，滤过，滤液浓缩至3～5ml，加三氯化铁试液3滴，生成棕色沉淀。

【质量评价】以身干，色黑褐，盐霜少，枝嫩无沙石者为佳。采用紫外-可见分光光度法测定，本品按干燥品计算，含海藻多糖以岩藻糖（$C_6H_{12}O_5$）计，不得少于1.70%。

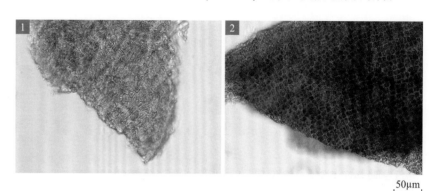

50μm

图96-5　海藻粉末图
1. 皮层细胞　2. 表皮细胞

【化学成分】海藻中的海藻多糖是其有效成分。

1. 多糖类　马尾藻多糖（sargassan），其组成中含D-半乳糖、D-甘露糖、D-木糖、L-岩藻糖、D-葡萄糖醛酸和多肽；羊栖菜多糖（sargassum fusiforme polysaccharides, SFPS），主要包括褐藻硫酸酯（sucoidan, FCD）、褐藻酸和褐藻淀粉即海带淀粉（laminarin）[1]。

2. 其他　以脑磷脂（cephalin）为主的磷脂类化合物，还含有甾醇类化合物、褐藻酸、甘露醇、蛋白质、碘、钾、灰分等[2-3]。

【性味归经】苦、咸、寒。归肝、胃、肾经。

【功能主治】消痰、软坚散结，利水消肿。用于瘿瘤、瘰疬、睾丸肿痛、痰饮水肿。

【药理作用】

1. 抗肿瘤作用　海藻具有较好的抗肿瘤活性。海蒿子粗提物对子宫瘤U-14、肉瘤180及淋巴Ⅰ号腹水型的动物抗肿瘤试验显示抑制作用[3]。羊栖菜多糖（SFPS）对人胃癌细胞SGC-7901和人直肠癌COLO-205有较好的疗效[4]。

2. 抗心血管疾病作用　海藻活性物质中多糖、不饱和脂肪酸、酶、多肽、氨基酸、牛磺酸等成分，对心血管系统具有降血压、降血脂、降血糖、抗凝血、抗血栓和抗动脉粥样硬化等作用[5]。海蒿子活性多糖可能在抗动脉粥样硬化（AS）方面有较大的应用价值[6]。羊栖菜多糖（SFP）对高脂血动物模型具有明显的降脂作用，其作用机制可能是减少外源性脂质在胃肠道的吸收[7]。

3. 抗菌作用　海蒿子粗取物的抗细菌活性强于抗真菌活性，海藻多糖可以通过提高免疫而产生一定的抵抗细菌和病毒感染的能力[8]。

4. 抗氧化作用　海蒿子多糖（SPPS）具有抗氧化作用[9]，羊栖菜以0.5%Na_2CO_3（W/V）为溶剂的提取物抗氧化能力最好。

5. 其他作用　海藻对缺碘性甲状腺疾病有治疗作用；羊栖菜多糖（SFPS）对荷瘤及淋巴细胞白血病P$_{388}$小鼠的红细胞免疫功能有促进作用等[10]。

【用药警戒或禁忌】不宜与甘草同用。脾胃虚寒、肾阳衰弱者慎用，高血压病属寒、属虚者不宜用。

【分子生药】

1. 分子鉴定　基于DNA条形码序列的分子鉴定：ITS-2，cox3，23S，RubisCO，mtsp和rbcL可作为马尾藻属条形码标记[11-12]。

2. **遗传育种** 采用ISSR标记技术，AFLP分子标记技术及随机扩增多态性（RAPD）进行海藻遗传多样性及遗传变异分析[13-15]。

主要参考文献

[1] 许福泉，郭赣林，郭雷.大叶海藻化学成分及药理活性研究进展[J].淮海工学院学报（自然科学版），2011，20(4)：90-92.

[2] 郭立民，邵长伦，刘新，等.海藻海蒿子化学成分及其体外抗肿瘤活性[J].中草药，2009，40(12)：1879-1882.

[3] 魏娜.南海海域海藻的化学成分及药理活性研究进展[J].热带药学，2007(1)：94-97.

[4] 季宇彬，高世勇，张秀娟.羊栖菜多糖体外抗肿瘤作用及其诱导肿瘤细胞凋亡的研究[J].中草药，2003，34(7)：638-640.

[5] 陈华，钟红茂，范洁伟，等.海藻中活性物质的心血管药理作用研究进展[J].中国食物与营养，2007(10)：51-53.

[6] 张华锋，高征，罗亚飞，等.海蒿子活性多糖降血脂作用的研究[J].中成药，2009，31(12)：1925-1927.

[7] 张信岳，程敏，孟倩超，等.羊栖菜多糖降血脂作用研究[J].中国海洋药物，2003(5)：27-31.

[8] 范文彤.海藻多糖对小鼠抗微生物药理作用的实验研究[J].抗感染药学，2017，14(6)：1098-1102.

[9] 方飞，唐志红.海蒿子多糖的抗氧化活性研究[J].安徽农业科学，2011，39(16)：9590-9591.

[10] 刘凤艳，钟红茂，范洁伟，等.海藻多糖药理作用研究新进展[J].广东药学，2005，15(3)：81-84.

[11] Mattio L., C. Payri. Assessment of five markers as potential barcodes for identifying Sargassum subgenus Sargassum species (Phaeophyceae, Fucales)[J]. Cryptogamie Algologie, 2010, 31(4): 467-485.

[12] Mattio L., J. J. Bolton, R. J. Anderson. Contribution to the revision of the genus Sargassum (Fucales, Phaeophyceae) in Madagascar using morphological and molecular data[J]. Cryptogamie Algologie, 2015, 36(2): 143-169.

[13] 南春容，张鹏，林少珍，等.温州羊栖菜（Hizikia fusiformis）野生与选育种群ISSR遗传研究[J].浙江农业学报，2015，27(2)：234-239.

[14] 张鹏，蔡一凡，王铁杆，等.浙江沿海不同地理群体铜藻Sargassum horneri的AFLP分析[J].浙江农业学报，2015，27(9)：1586-1592.

[15] Wong C. L., S. M. Ng, S. M. Phang. Use of RAPD in differentiation of selected species of Sargassum (Sargassaceae, Phaeophyta)[J]. Journal of Applied Phycology, 2007, 19(6): 771-781.

（南京中医药大学　郭盛　段金廒）

97. 浮萍

Fuping

SPIRODELAE HERBA

【别名】水萍、田萍、水萍草、紫背浮萍。

【来源】为浮萍科植物紫萍 *Spirodela polyrrhiza*（L.）Schleid.的干燥全草。

【本草考证】本品始载于《神农本草经》。《名医别录》载："生雷泽池泽，三月采。"《新修本草》载："水萍者有三种，大者名蘋，水中又有荇菜，亦相似而叶圆，水上小浮萍主火疮"。《本草拾遗》载："《神农本草经》载水萍，应是小者"。《本草纲目》载："本草所用水萍，乃小浮萍，非大蘋也……浮萍处处池泽水中甚多，季春始生……一叶经宿即生数叶。叶下有微须，即其根也。一种背面皆绿者。一种面青背紫赤若血者，谓之紫萍，入药为良，七月采之"。本草所载与现今所用浮萍基本一致[1]。

【原植物】多年生细小草本，漂浮水面。根5～11条束生，细长，纤维状，长3～5cm。在根的着生处一侧产生新芽，新芽与母体分离之前由一细弱的柄相连结。叶状体扁平，单生或2～5簇生，阔倒卵形，长4～10mm，宽4～6mm，先端钝圆，上面稍向内凹，深绿色，下面呈紫色，有不明显的掌状脉5～11条。花序生于叶状体边缘的缺刻内；花单性，雌雄同株；佛焰苞袋状，短小，二唇形，内有2雄花和1雌花，无花被；雄花有雄蕊2，花药2室，花丝纤细；雌花有雌蕊1，子房无柄，1室，具直立胚珠2，花柱短，柱头扁平或环状。果实圆形，边缘有翅。花期4～6月，果期5～7月。

生于池沼、水田、湖湾或静水中。主要分布于我国南北各地[2]。（图97-1）

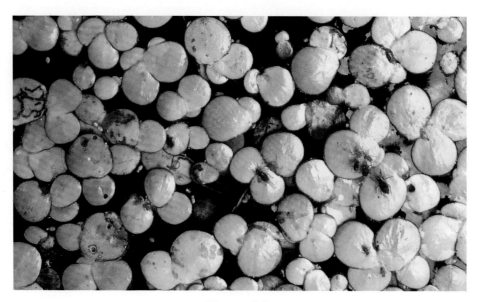

图97-1　紫萍

【主产地】主产于湖北、福建、四川、江苏、浙江。其余各省均有产，自产自销。

【采收与加工】6～9月采收，洗净，除去杂质，晒干。

【药材鉴别】

（一）性状特征

干燥全草为扁平叶状体，呈卵形或卵圆形，长径2～5mm。上表面淡绿色至灰绿色，偏侧有1小凹陷，边缘整齐或微卷曲。下表面紫绿色至紫棕色，着生数条须根。体轻，手捻易碎。气微，味淡。（图97-2）

（二）显微鉴别

粉末特征　粉末黄绿色。上表皮细胞垂周壁呈波状弯曲，气孔不定式；下表皮细胞垂周壁平直，无气孔；通气组织多破碎，由薄壁细胞组成，细胞间隙较大；草酸钙簇晶较小；草酸钙针晶成束。（图97-3）

（三）理化鉴别

薄层色谱　取本品粉末1g，加甲醇10ml，超声处理30分钟，放置，取上清液作为供试品溶液。另取浮萍对照药

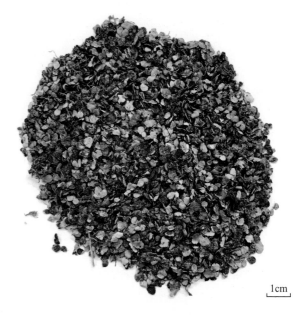

1cm

图97-2　浮萍药材图

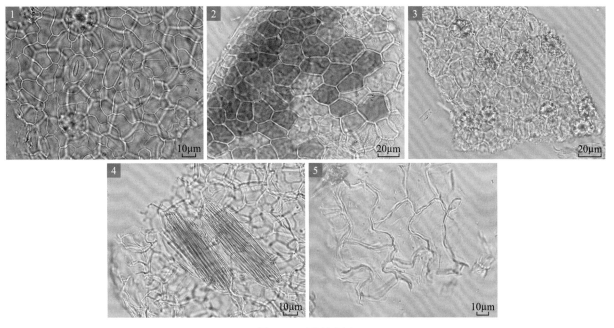

图97-3 浮萍粉末图

1. 上表皮 2. 下表皮 3. 草酸钙簇晶 4. 草酸钙针晶 5. 通气组织碎片

材1g，同法制成对照药材溶液。照薄层色谱法试验，吸取供试品溶液2μl、对照药材溶液10μl，分别点于同一硅胶G薄层板上，以乙酸乙酯–丁酮–甲酸–水（6：3：1：1）为展开剂，展开，取出，晾干，喷以1%三氯化铝无水乙醇溶液，置紫外光灯（365nm）下检视。供试品色谱中，在与对照药材色谱相应的位置上，显相同颜色的荧光斑点。

【质量评价】以洁净、无杂质，色深绿者为佳。采用高效液相色谱法测定，浮萍中4种黄酮类成分的含量依次为荭草苷、牡荆苷、木犀草苷、芹菜素；不同产地药材含量有差异[2]。

【化学成分】

1. 黄酮类　荭草素（orientin）、牡荆素（vitexin）、青兰苷（cinaroside）、芹菜素（apigenin）、木犀草素（luteolin）、芹菜素-7-O-葡萄糖苷（apigenin-7-O-glucoside）、木犀草素-7-O-葡萄糖苷（luteolin-7-O-glucoside）、丙二酰矢车菊素-3-葡萄糖苷（malonylcyanidin-3-glucoside）等。

2. 苯丙素类　1-阿魏酰基葡萄糖（1-feruloylglucose）、1-芥子酰基葡萄糖（1-sinapoylglucose）、5-对香豆酰基奎尼酸（5-p-coumaroylquinic acid）、5-咖啡酰基奎尼酸（5-caffeoylquinic acid）等。

3. 甾体类　β-谷甾醇、油菜甾醇、豆甾醇、胡萝卜苷等。

4. 脂肪酸及其酯类　亚麻酸（linolenic acid）、亚油酸、棕榈酸、单棕榈酸甘油酯（monopalmitic glycerate）等。

5. 类胡萝卜素　β-胡萝卜素（β-carotene）、叶黄素（lutein）、环氧叶黄素（lutein epoxide）、堇黄质（violaxanthin）、新黄质（neoxanthin）等。

【性味归经】辛，寒。归肺经。

【功能主治】宜散风热，透疹，利尿。用于麻疹不透，风疹瘙痒，水肿尿少。

【药理作用】

1. 抗肿瘤作用　紫萍总黄酮对体外培养的人肝癌细胞株SMMC-7721细胞和人正常肝细胞株HL-7702细胞的生长有抑制作用，且均呈时间、浓度依赖性，其对肝癌细胞株增殖的抑制作用明显强于对正常肝细胞株增殖的影响。而且，研究发现，紫萍总黄酮可能通过诱导细胞凋亡来发挥其抗癌活性。

2. 利尿作用　给大鼠灌服紫萍水煎剂（2g/ml），10g/kg，20g/kg剂量均显示利尿作用；在10g/kg剂量有排Na^+、排K^+作用，提示其所含的钾盐（醋酸钾、氯化钾）外，还有其他成分参与其利尿作用；紫萍不改变尿液的pH值。

3. 抗氧化作用　紫萍提取物可能是通过增强细胞清除自由基的能力、增加一氧化氮的产生机制来保护ECV-304细胞免受H_2O_2诱发的氧化损伤。

4. 其他作用　紫萍叶在现场和实验室条件下均能吸收氟、蓄积氟化物，可用于降低天然水中氟的水平，用于防治高氟所致的氟中毒。

主要参考文献

[1] 沈保安，刘荣禄. 现代中药鉴定手册[M]. 北京：中国中医药出版社，2006：434.

[2] 王红，蒋征，刘杰,等. HPLC法同时测定15个产地浮萍中4种黄酮类成分[J]. 中成药，2016，38(7)：1569-1573.

（南京中医药大学　吴啟南　张小龙）

98. 黄荆子

Huangjingzi

VITICIS NEGUNDO FRUCTUS

【别名】布荆子、黄金子、小荆实。

【来源】为马鞭草科植物黄荆*Vitex negundo* L.的干燥成熟果实。

【本草考证】本品始载于《名医别录》，列为上品。《图经本草》载："蔓荆子大，杜荆子小，故呼小荆。"《新修本草》载："……俗名黄荆是也……花红作穗，实细如黄，如麻子大，或云即小荆也。"《本草纲目》收载于木部，灌木类，载："杜荆处处山野多有……其木心方，其枝对生，一枝五叶或七叶。叶如榆叶，长而尖，有锯齿。五月间开花成穗，红紫色，其子大如胡荽子，而有白膜皮裹之。"本草记载的黄荆子与现在所用药材基原基本一致。

【原植物】灌木或小乔木；小枝四棱形，密生灰白色绒毛。掌状复叶，小叶5，少有3；小叶片长圆状披针形至披针形，顶端渐尖，基部楔形，全缘或每边有少数粗锯齿，表面绿色，背面密生灰白色绒毛；中间小叶长4～13cm，宽1～4cm，两侧小叶依次递小，若具5小叶时，中间3片小叶有柄，最外侧的2片小叶无柄或近于无柄。聚伞花序排成圆锥花序式，顶生，长10～27cm，花序梗密生灰白色绒毛；花萼钟状，顶端有5裂齿，外有灰白色绒毛；花冠淡紫色，外有微柔毛，顶端5裂，二唇形；雄蕊伸出花冠管外；子房近无毛。核果近球形，径约2mm；宿萼接近果实的长度。花期4～6月，果期7～10月。（图98-1）

生于山坡路旁或灌木丛中。主要分布于长江以南各省，北达秦岭淮河。

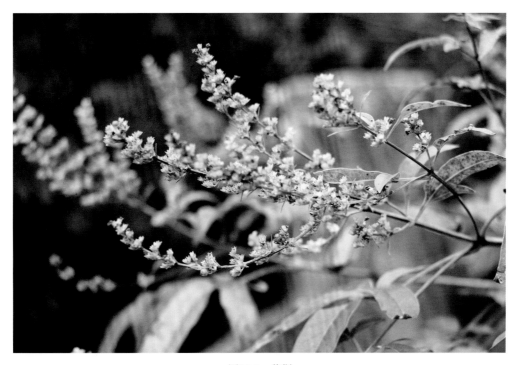

图98-1　黄荆

【主产地】主产于山东、江苏、浙江、湖南、江西、广西等。

【栽培要点】

1. 生物学特性　耐干旱瘠薄土壤，耐寒，萌芽能力强，适应性强，生长于向阳山坡或灌木丛中。

2. 栽培技术　宜使用播种、扦插、压条法，春季为适种期。土质以排水良好的砂质壤土为佳。年中施肥2～3次。

冬季落叶后整枝修剪1次。

3.病虫害　少有，偶见蚜虫。

【采收与加工】9～10月，果实成熟时采收，用手搓下，晒干，扬净。

【商品规格】统货。

【药材鉴别】

（一）性状特征

果实卵圆形，顶端稍大，略平而圆，有花柱脱落的凹痕，长2～3.5mm，宽2～3mm。宿萼钟形，灰褐色，密被灰白色短绒毛，包被果实的2/3或更多，多半已脱落。除去宿萼，果实表面棕褐色，较光滑，微显细纵纹。果皮质硬，不易破裂，断面黄棕色，4室，每室有黄白色种子1枚或不育。气香，味微苦、涩。（图98-2）

（二）显微鉴别

1.横切面特征　外果皮为1列类圆形细胞，切向壁弓形含珠状增厚，外被厚波状透明角质层，向内为1～2列类圆形或类方形薄壁细胞，其内为3～4列窄长小形薄壁细胞，内含深棕色颗粒物；中果皮细胞长圆形，壁极厚，木化，多沿细胞长轴径向排列；外端散有小型维管束；内果皮为2～4列类圆形或椭圆形石细胞；种皮外表为1列扁小细胞，其内为2～5列网纹细胞。

2.粉末特征　粉末棕黄色。果皮石细胞众多，单个散在或成群，呈类方形、类圆形、多角形或纺锤形，有的略呈分枝状，直径10～55μm，有的胞腔内含草酸钙方晶；中果皮薄壁细胞呈长方形或多角形，直径达45μm，具纹孔；种皮网纹细胞呈多角形，直径13～38μm，壁呈梯纹或螺纹状增厚；非腺毛由1～3个细胞组成，多弯曲，直径5～15μm，壁厚，具疣状突起；腺毛偶见，头部1～2列细胞，柄部单细胞。（图98-3）

（三）理化鉴别

（1）取粉末1g（40目），用石油醚脱脂后，再用乙醇10ml浸泡4～6小时，滤过，浓缩滤液至1ml，分置于2支试管中，分别加入盐酸-镁粉、盐酸-锌粉试剂，依次显现橙黄色和樱红色（检查黄酮）。

（2）薄层色谱　取本品粗粉1g，加石油醚5ml，滤过，滤液浓缩至

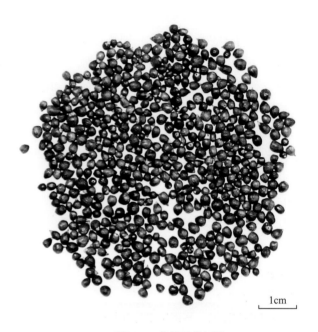

图98-2　黄荆子药材图

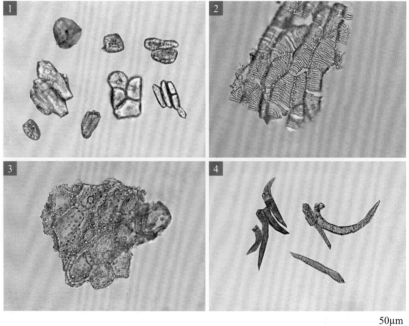

图98-3　黄荆子粉末图

1.果皮石细胞　2.种皮网纹细胞　3.中果皮薄壁细胞　4.非腺毛

0.5ml，作为供试品溶液；另取牡荆内酯加石油醚制成对照品溶液。分别点样于同一硅胶G-CMC薄层板上，以石油醚–乙酸乙酯（3∶2）展开，展距10cm。用2%香草醛硫酸溶液显色。供试品色谱中，在与对照品色谱相应的位置上显相同的红色斑点，继而蓝色，最终成为稳定的浅红色。

【质量评价】以颗粒饱满、干燥、少宿萼、无杂质者为佳。照醇溶性浸出物测定法项下的热浸法测定，用乙醇作溶剂，不得少于5.0%。

【化学成分】主要成分为黄酮类、木脂素类、挥发性成分等。其中，黄酮类是其特征性成分和有效成分。

1. 黄酮类　有荭草素Ⅰ（orientin，Ⅰ）、异荭草素Ⅱ（isoorientin，Ⅱ）、牡荆苷Ⅲ（vitexin，Ⅲ）[1]、花椒毒素（xanthotoxin）、木犀草素（luteolin）、紫花牡荆素（pureonebio）[2]等。

2. 木脂素类　有vitedoamine A（Ⅳ）、6-羟基-4-（4-羟基-3-甲氧基苯基）-3-羟甲基-7-甲氧基-3,4-二氢（3R,4S）-2-醛基萘等。

3. 挥发性成分　有松柏醛（coniferylaldehyde）、异嗪皮啶（isofraxidin）、蛇床子素（osthole）、β-石竹烯（β-caryophyllene）、正癸醇等[3]。

4. 其他　有豆甾醇葡糖苷、3β-乙酰氧基齐墩果-12-烯-27羧酸等。

【性味归经】辛、苦，温。归肺、胃、肝经。

【功能主治】祛风解表，止咳平喘，理气止痛，消食。用于伤风感冒，咳喘，胃痛吞酸，消化不良，食积泻痢，疝气。

【药理作用】

1. 镇咳平喘作用　黄荆子煎剂对豚鼠支气管平滑肌有扩张作用。小鼠离体肺灌流实验表明，煎剂可解除气管、支气管痉挛。黄荆子作用较黄荆根强，不同提取物以含黄酮、强心苷部分效力较好。

2. 解热镇痛作用　黄荆子水提液明显降低2,4-二硝基酚所致大鼠体温升高，体现出良好的解热效果，并使小鼠痛域值提高率达118%，对扭体反应的抑制率达46%，具有非常显著的镇痛作用[4]。

3. 抑菌作用　黄荆子的乙醚、无水乙醇、三氯甲烷3种提取物对大肠埃希菌和苏云金杆菌具有明显的抑制作用，黄荆子煎剂对金黄色葡萄球菌和卡他球菌均有明显抑制作用[5-7]。

4. 抑制肿瘤细胞生长作用　黄荆子乙酸乙酯提取物（Evn-50）有效诱导 HL-60 细胞凋亡，从而产生呈浓度依赖性的对 HL-60 细胞增殖的显著抑制作用，并抑制 HL-60 细胞集落形成。还观察到 Evn-50 呈剂量依赖性显著抑制人肝癌 HepG2 裸鼠移植瘤的生长，抑制人乳癌细胞、胃癌 SGC-7901 细胞、宫颈癌细胞等的生长，Evn-50 甚至被认为是一种高效、低毒的抗癌候选药物之一[8-10]。

5. 抗氧化作用　黄荆子经石油醚脱脂，甲醇提取，其提取物通过考察对猪油的抗氧化作用实验，表明黄荆子提取物具有明显的抗氧化作用，且效果可以与二丁基羟基甲苯（BHT）媲美，其抗氧化有效成分可能与黄酮类化合物密切相关[11]。

【用药警戒或禁忌】湿热燥渴无气滞者忌服。

主要参考文献

[1] 李妍岚，曾光尧，周美辰，等. 黄荆子化学成分研究[J]. 中南药学，2009，7(1)：24-26.

[2] 赵湘湘，郑承剑，秦路平. 黄荆子的化学成分研究[J]. 中草药，2012，43(12)：2346-2350.

[3] 张利，朱化雨，宋兴良，孙爱德. 黄荆子超临界CO₂萃取物化学成分的研究[J]. 中国药房，2006(19)：1514-1516.

[4] 钟世同，邱光锋，刘元帛，等. 单叶蔓荆子、蔓荆子、黄荆子和牡荆子的药理活性比较[J]. 中药药理与临床，1996(1)：37-39.

[5] 熊彪. 黄荆抑菌作用研究[J]. 湖北民族学院学报（自然科学版），2007(1)：82-84.

[6] 熊彪，周毅峰，李健，等. 黄荆不同器官甲醇提取物的抑菌作用[J]. 湖北农业科学，2006(6)：741-742.

[7] 吕源玲，王洪新. 黄荆叶提取液抑菌作用的研究[J]. 中国食品添加剂，2002(3)：24-26.

[8] 苏泉，柳伟，陈蒨蒨. 黄荆子化学成分及药理作用研究进展[J]. 浙江中医杂志，2010，45(6)：462-463.

[9] 莫清华，周应军，向红琳，等. 黄荆子乙酸乙酯提取物对HL-60细胞生长和凋亡的影响[J]. 湖南师范大学学报（医学版），2008(1)：14-15，23.

[10] 莫清华. 黄荆子乙酸乙酯提取物对人白血病HL-60细胞生长和凋亡的影响[D]. 衡阳：南华大学，2008.

[11] 郑公铭，罗宗铭，陈达美. 黄荆籽抗氧化成分研究[J]. 广东工业大学学报，1999(2)：43-49.

（南京中医药大学　吴啟南　刘莉成　鲍锞）

99. 黄荆叶

Huangjingye

FOLIUM VITICIS NEGUNDO

【别名】蚊枝叶、姜荆叶、姜子叶。

【来源】为马鞭草科植物黄荆 *Vitex negundo* L.的叶[1]。

【本草考证】本品始载于《本草纲目拾遗》，载："叶似枫而有权，结黑子如胡椒而尖，可屑粉煮食。又有水荆，似藜，结黑子，不可食。翦其枝可以接梨，入药用山荆，消食下气。黄荆有二种，赤者为苦，青者为荆，其木心方，其枝对出，一枝五叶或七叶，叶如榆叶长而尖作锯齿。用其叶捣汁服用"。本草所述黄荆叶特征与今之所用基本一致。

【原植物】参见"黄荆子"。

【主产地】主产于广西、广东、安徽等长江以南各省。

【栽培要点】参见"黄荆子"。

【采收与加工】夏初未开花时采集净叶，鲜用或堆叠踏实，使其发汗，倒出晒至半干，再堆叠踏实，待绿色变黑润，再晒至足干。

【商品规格】统货。

【药材鉴别】

（一）性状特征

干燥叶片皱缩，灰黑色或绿褐色，背面色较暗淡，被短毛；为掌状复叶，小叶5枚，间或3枚，叶片长卵圆形至披针形，先端长尖，基部楔形；叶柄方形被毛。叶脆易碎，有香气。（图99-1）

（二）显微鉴别

1. 叶表面观　上、下表皮细胞多角形，排列紧密，垂周壁略弯曲；下表皮气孔不定式，副卫细胞3～5个，多散在；有腺鳞。（图99-2）

2. 粉末特征　粉末棕绿色或深绿色。叶表皮细胞呈类多角形，

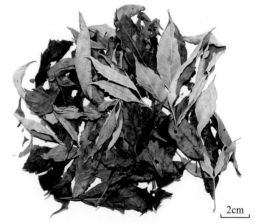

图99-1　黄荆叶药材图

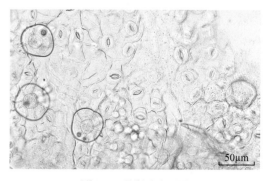

图99-2　黄荆叶表面图

有气孔，多散在；有非腺毛，2～3细胞，常破碎，细胞内常含黄棕色物质；叶肉中栅栏细胞3～5列，近长方形；导管常见梯纹、网纹。（图99-3）

【化学成分】主要成分为挥发油类、黄酮类、环臭蚁蛉苷类、有机酸类等，其中挥发油是其特征成分和有效成分[1]。

1. 挥发油类　有1,8-桉叶素及L-香桧烯（L-sabinene）、莰烯、β-石竹烯。

2. 黄酮类　有黄荆素（vitexicarpin）、木犀草素-7-葡萄糖苷（luteolin-7-glucoside）、5-羟基-3,6,7,3′,4′-五甲氧基黄酮（5-hydroxy-3,6,7,3′,4′-pentamethoxy-flavone）、荭草素（orientin）、异荭草素（isoorientin）等。

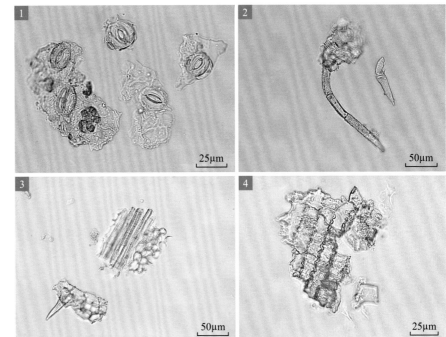

图99-3　黄荆叶粉末图

1. 表皮细胞及气孔　2. 非腺毛　3. 梯纹导管　4. 栅栏细胞

3. 环烯醚萜类　有桃叶珊瑚苷（aucubin）、淡紫花牡荆苷（agnuside）等。

4. 有机酸类　有对-羟基苯甲酸、5-羟基间苯二酸、原儿茶酸等。

5. 其他　β-谷甾醇、牡荆定碱（nishindine）等。

【性味归经】辛、苦，凉。归肺、肝、小肠经。

【功能主治】解表散热，化湿和中，杀虫止痒。用于感冒发热，伤暑吐泻，痧气腹痛，肠炎，痢疾，疟疾，湿疹，癣，疥，蛇虫咬伤。

【药理作用】

1. 抗炎镇痛作用　黄荆叶不同溶剂提取部位的抗炎镇痛作用有差异，乙酸乙酯提取物具有明显的抗炎和镇痛作用。而三氯甲烷提取物抗炎作用较强，水提取物的镇痛作用较强[2]。

2. 抑菌作用　黄荆叶提取物的浓缩液对细菌的抑制效果很明显，而对霉菌、酵母菌无抑制效果。被抑制的细菌中既有革兰阳性菌也有革兰阴性菌；既有球菌也有杆菌，说明黄荆叶提取物对细菌有广泛抑制作用。对6种细菌的最低抑制浓度为：白色葡萄球菌0.06%，枯草芽孢杆菌0.20%，金黄色葡萄球菌0.24%，四联球菌0.24%，沙门菌0.28%，大肠埃希菌0.30%[3]。

主要参考文献

[1] 黄婕，王国才，李桃，等. 黄荆的化学成分研究[J]. 中草药，2013，44(10)：1237-1240.

[2] 孔靖，冯学珍，陈君，等. 黄荆叶不同溶剂提取物的抗炎镇痛作用研究[J]. 现代医药卫生，2011，27(4)：481-483.

[3] 吕源玲，王洪新. 黄荆叶提取液抑菌作用的研究[J]. 中国野生植物资源，2002(5)：41-43.

（南京中医药大学　吴啟南　刘莉成　鲍锞）

100. 黄药子

Huangyaozi

DIOSCOREAE BULBIFERAE RHIZOMA

【别名】黄独、山慈姑、零余薯、金钱吊蛋、黄金山药。

【来源】为薯蓣科植物黄独*Dioscorea bulbifera* L.的干燥块茎。

【本草考证】《千金月令》载："万州黄药子"，用以疗瘿疾。《开宝本草》载："黄药根，藤生，高三四尺，根及茎似小桑，生岭南"。《滇南本草》首见"黄药子"之名，但无形态描述。《本草纲目》所载肉色颇似羊蹄根的黄药子，系蓼科植物虎杖*Polygonum cuspidatum* Sieb. et Zucc.。《本草原始》载："黄药子，皮紫黑色，多须，每须处有白眼，肉色黄。"《植物名实图考》载："山慈姑，江西、湖南皆有之，非花叶不相见者。蔓生绿茎，叶如蛾眉豆叶而圆大，深纹多皱。根大如拳，黑褐色，四周有白须长寸余，蓬茸如猬。"本草记载图及其形态描述与现今所用黄药子基原植物基本一致。

【原植物】缠绕草质藤本。块茎卵圆形或梨形，直径4～10cm，通常单生，每年由去年的块茎顶端抽出，很少分枝，外皮棕黑色，表面密生须根。茎左旋，浅绿色稍带红紫色，光滑无毛。叶腋内有大小不等的紫棕色球形或卵圆形珠芽。单叶互生；叶片宽卵状心形或卵状心形，顶端长尾状，全缘或微波状，两面光滑无毛。雄花序穗状，下垂，常数个丛生于叶腋；花单生密集，基部有2卵形苞片；花被片6，披针形；雄蕊6，着生于花被基部，花丝与花药近等长。蒴果反曲，三棱状长圆形，长1.5～3cm，宽0.5～1.5cm，两端浑圆，成熟时草黄色，表面密被紫色小斑点；种子深褐色，着生于果实每室顶端，翅向基部延长成矩圆形。花期7～10月，果期8～11月。（图100-1）

多生于海拔2000m以下的河谷边、山谷阴沟或杂木林边缘。主要分布于河南、安徽、江苏、浙江、江西、福建、湖北、湖南、广东、广西、陕西、甘肃、四川、贵州等地。

【主产地】主产于湖北、湖南、江苏；河南、山东、浙江、安徽、福建、云南、贵州、四川等地亦产。

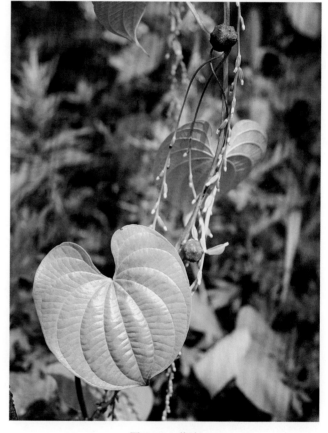

图100-1 黄独

【栽培要点】

1. 生物学特性 喜温暖湿润气候，耐荫蔽。以阳光充足、土层深厚、疏松肥沃、排水良好的砂质壤土栽培为宜。不耐寒，北方可作为一年生栽培。

2. 栽培技术 用零余子繁殖。在冬季把落在地上的零余子拣回，放在木箱或竹篓里，贮藏室内过冬。于3～4月栽种。穴栽，行距50cm，株距26～33cm，每穴1～2枚，覆土3～5cm，2周左右出苗。

3. 病虫害 病害：白锈病、褐斑病。虫害：蛴螬、地老虎。

【采收与加工】黄药子栽种2～3年后在冬季采挖，把块茎径粗在30cm以上的加工作药，其余的可继续栽培1年。洗去泥土，剪去须根后，横切成厚1cm的片，晒或炕干，或鲜用。

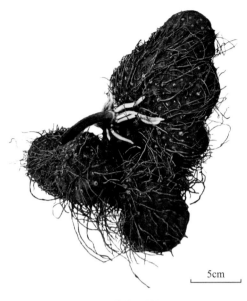

图100-2 黄药子药材图

【药材鉴别】

（一）性状特征

块茎多切成片。横切片圆形或类圆形，大小不一，直径3～6（～10）cm，厚0.3～1.5cm。外皮棕黑色，有皱折，具多数黄白色或棕黄色圆形隆起的须根痕，或残留未除净的须根，部分栓皮脱落。切面淡黄色或棕黄色，平滑或呈颗粒状凹凸不平，密布多数橙黄色小点。质脆，易折断，断面黄白色，有粉性。气微，味苦。（图100-2）

（二）显微鉴别

1. 块茎横切面　木栓层为2～4列细胞，壁微木化；外侧木栓细胞多破碎，内侧为2～4列类多角形、切向延长的石细胞，石细胞断续排列成环。皮层10余列细胞，有少数黏液细胞散在，内含草酸钙针晶束；还散生少数类圆形的分泌道，有的含棕黑色树脂状物。中柱占块茎的大部分，由薄壁细胞构成的基本组织和散生的外韧型维管束组成；基本组织中有黏液细胞散在，类圆形，长约至300μm，有的含干结的黏液质及草酸钙针晶束；维管束少而小，木质部较宽大，制皮部多呈径向延长。薄壁细胞充满淀粉粒。（图100-3）

2. 粉末特征　粉末黄棕色。淀粉粒众多，圆形、卵圆形、贝壳形或不规则长条形，短径5～12μm，长径15～21μm，脐点点状位于一端，大粒层纹明显；黏液细胞类圆形，短径95～160μm，长径150～300μm，含草酸钙针晶束，长50～117μm；石细胞黄棕色，长梭形而两端钝圆，或不规则椭圆形、卵状三角形，孔沟密集。（图100-4）

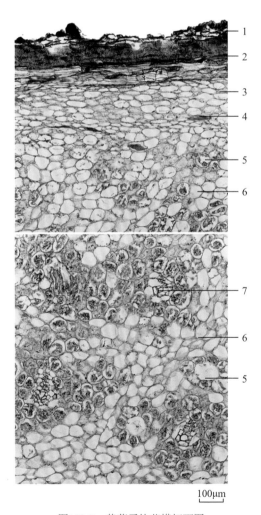

图100-3　黄药子块茎横切面图

1. 木栓层　2. 石细胞环　3. 皮层　4. 草酸钙针晶
5. 黏液细胞　6. 基本组织　7. 维管束

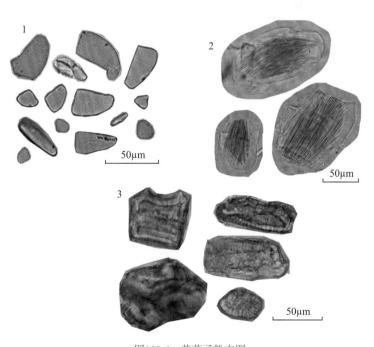

图100-4　黄药子粉末图

1. 淀粉粒　2. 草酸钙针晶　3. 石细胞

（三）理化鉴别

1. 取本品粗粉0.5g，加水5ml，振摇，滤过。取续滤液1ml，加1%三氯化铁试液2滴，显绿色，并产生絮状沉淀（检查酚类和鞣质）。

2. 薄层色谱　取本品粉末5g，加乙醇30ml，加热回流2小时，滤过，滤液浓缩至约4ml，作为供试品溶液。另黄药子对照药材5g，同法制成对照药材溶液。照薄层色谱法试验，吸取上述两种溶液各5μl，分别点于同一硅胶G薄层板上，以环己烷-乙酸乙酯-无水乙醇（1∶20∶1.5）为展开剂，展开，取出，晾干，喷以对二甲氨基苯甲醛试液，在110℃加热至斑点显色清晰。供试品色谱中，在与对照药材色谱相应的位置上，显相同颜色的斑点。

【质量评价】以身干、片大、外皮灰黑、断面黄白色者为佳。

【化学成分】主要成分为二萜内酯类、甾类、黄酮类、酚类、有机酸类、芪类、糖类及鞣质类成分等，其中二萜内酯类是其特征成分和有效成分。

1. 二萜内酯类　黄独素A～H（diosbulbin A～H）及K～M（diosbulbin K～M）、苷类衍生物diosbulbinoside D, F与G、bafoudiosbulbin A～G等。二萜内酯类是黄药子发挥抗肿瘤、抗炎、抗菌生物的主要活性成分，同时也是其诱导肝毒性的主要毒性成分，以黄独素B含量最高。

2. 甾类　diosbulbisins A～D, diosbulbisides A～E, 偏诺皂苷（pennogenin）及其糖苷、薯蓣皂苷（diosgenin）及其糖苷等。

3. 黄酮类　山奈酚（kaempferol）、槲皮素（quercetin）、杨梅素（myricetin）及其衍生物和苷类、儿茶素（catechin）、表儿茶素〔（+）-epicatechin〕等。

4. 酚类、有机酸化合物　1,6-二羟基-2,5,7-三甲氧基菲（1,6-dihydroxy-2,5,7-trimethoxyphenanthrene）、琥珀酸（succinic acid）、原儿茶酸（protocatechuic acid）、香草酸（vanillic acid）等[1-4]。

【性味归经】苦、辛，凉。归肝、胃、心、肺经。

【功能主治】解毒消肿，化痰散结，凉血止血。用于甲状腺肿大，淋巴结结核，咽喉肿痛，吐血，咯血，百日咳，癌肿；外用治疮疖。

【药理作用】

1. 抗癌作用　黄独素A，B显示出很好的抗小鼠实体瘤S180的活性。黄药子小极性提取物可显著抑制肿瘤的生长，延长荷瘤小鼠的存活时间。黄药子多糖和环磷酰胺（CTX）联合使用可以潜在地增强CTX的抗肿瘤作用并减弱CTX诱导的免疫抑制以及U14颈部荷瘤小鼠的氧化应激[2,5]。

2. 抗炎作用　大鼠体内实验发现，黄药子水提物和醇提物具有显著的剂量依赖抗炎活性[6]。

3. 对甲状腺肿的作用　黄药子对缺碘性食物引起的甲状腺肿大有明显的治疗作用，能使甲状腺重量减轻，甲状腺含碘量和血清蛋白结合碘增加，对大鼠自发性甲状腺肿也有疗效[3]。

4. 对心血管系统的作用　黄药子的乙醇提取物在大鼠实验中发现具有改善大鼠心肌缺血再灌注损伤中凋亡性细胞死亡的作用[2]。

【用药警戒或禁忌】黄药子中含有毒成分，服用过量可引起口、舌、喉等处烧灼痛，流涎，恶心，呕吐，腹痛，腹泻，瞳孔缩小，严重的出现昏迷，呼吸困难和心脏停搏而死亡。

其毒性主要表现为肝肾毒性。对小鼠的急性、亚急性和慢性毒性试验表明：腹腔注射LD_{50}为25.49g/kg，口服LD_{50}为79.98g/kg。损伤程度与药物剂量和时间有关。体外实验表明，黄独素B的肝毒性更强。黄独素B（≥150mg/kg）单次口服给药可以引起小鼠急性肝损伤，其毒性可能与结构中呋喃环有关[7-8]。

【附注】目前市场上大部分地区用本种作黄药子，但陕西、甘肃等地尚有以下列植物的根茎或根当黄药子用，应注意区别：蓼科蓼属植物朱砂七（毛脉蓼）*Polygonum ciliinerve*（Nakai）Ohwi. 的块根。断面黄褐色，粗糙，维管束多数，散列，纵横交错；加碱液变红色。虎耳草科鬼灯檠属植物七叶鬼灯檠*Rodgersia aesculifolia* Batal. 的根状茎。断面浅棕红色，维管束多数，断续排列成数个同心性圆环，有多数簇晶；加碱液不变红色[9]。

主要参考文献

[1] Sougata Ghosh, Vijay Singh Parihar, Piyush More, et al. Phytochemsitry and Therapeutic Potential of Medicinal Plant: *Dioscorea bulbifera*[J]. Medicinal Chemistry, 2015, 5: 154-159.

[2] Xiao-Rui Guan, Lin Zhu, Zhan-Gang Xiao, et al. Bioactivity, toxicity and detoxification assessment of *Dioscorea bulbifera* L.[J]. Phytochemistry Reviews, 2017, 16(3): 573-601.

[3] 乔欣. 黄药子与白桂木化学成分的研究[D]. 上海：复旦大学，2011.

[4] 李俊萱，于海食，宋雨婷，等. 黄药子的现代研究进展[J]. 中国医药指南，2013，11(26)：52-54.

[5] Hong-Xia Cui, Ting Li, Li-Ping Wang, et al. *Dioscorea bulbifera* polysaccharide and cyclophosphamide combination enhances anti-cervical cancer effect and attenuates immunosuppression and oxidative stress in mice[J]. Scientific Reports, 2016, 5: 19185.

[6] Marius Mbiantcha, Albert Kamanyi, Rémy Bertrand Teponno, et al. Analgesic and Anti-Inflammatory Properties of Extracts from the Bulbils of *Dioscorea bulbifera* L. var *sativa* (Dioscoreaceae) in Mice and Rats[J]. Evidence-based Complementary and Alternative Medicine, 2011, 8(21): 1-9.

[7] Weiwei Li, Dongju Lin, Huiyuan Gao, et al. Metabolic activation of furan moiety makes Diosbulbin B hepatotoxic[J]. Archives of Toxicology, 2016, 90(4): 863-872.

[8] 宋聿明，苏钰文，江振洲，等. 黄药子肝脏毒性研究进展[J]. 中国临床药理学与治疗学，2016，21(2)：237-240.

[9] 广东省食品药品监督管理局. 广东省中药材标准[M]. 广东：广东科技出版社，2011：300.

（中国药科大学　李萍　李会军）

101. 黄蜀葵花

Huangshukuihua

ABELMOSCHI COROLLA

【别名】侧金盏花。

【来源】为锦葵科植物黄蜀葵*Abelmoschus manihot*（L.）Medic.的干燥花冠。

【本草考证】掌禹锡曰："黄蜀葵花，近道处处有之。春生苗叶，颇似蜀葵，而叶尖狭多刻缺，夏末开花浅黄色，六七月采，阴干之"。《本草纲目》载："叶大如蓖麻叶，深绿色，开歧丫，有五尖如人爪形，旁有小尖。六月开花，大如碗，鹅黄色，紫心六瓣而侧，且开午收暮落，人亦呼为侧金盏花。随即结角，大如拇指，长二寸许，本大末尖，六棱有毛，老则黑色。其棱自绽，内有六房，如脂麻房。其子累累在房内，状如茼麻子，色黑。其茎长者六七尺，剥皮可作绳索"。本草记载与现今所用黄蜀葵花基本一致。

【原植物】一年生或多年生草本，高1～2m，疏被长硬毛。叶掌状5～9深裂，直径15～30cm，裂片长圆状披针形，长8～18cm，宽1～6cm，具粗钝锯齿，两面疏被长硬毛；叶柄长6～18cm，疏被长硬毛；托叶披针形。花单生于枝端叶腋；小苞片4～5，卵状披针形，疏被长硬毛；花萼佛焰苞状，5裂，近全缘，较长于小苞片，被柔毛，果时脱落；花大，淡黄色，内面基部紫色，直径约12cm；雄蕊柱长1.5～2cm，花药近无柄；柱头紫黑色，匙状盘形。蒴果卵状椭圆形，长4～5cm，直径2.5～3cm，被硬毛；种子多数，肾形，被柔毛组成的条纹多条。花期8～10月。（图101-1）

常生于山谷草丛、田边或沟旁灌丛间。

【**主产地**】主产于云南、广东、广西、福建、陕西等地。

【**栽培要点**】

1. **生物学特性** 喜温暖气候，平地、丘陵、山区均可栽培。适应性较强，但不耐寒。对土壤要求不严，丘陵、平坝等排水良好的地区均可栽种。但以排水良好、疏松肥沃的夹砂土栽种较好。

2. **栽培技术** 用种子繁殖。9～11月采收成熟果实，晒干脱粒，贮藏。3～4月用穴播或条播法播种，通常保持株距（30～40）cm×35cm，播后10天左右出苗。

3. **病虫害** 虫害：卷叶虫，5～8月发生，为害叶片。

【**采收与加工**】夏、秋两季花开时采摘，及时干燥。

【**药材鉴别**】

（一）性状特征

黄蜀葵花多皱缩破碎，完整的花瓣呈三角状阔倒卵形，长7～10cm，宽7～12cm，表面有纵向脉纹，呈放射状，淡棕色，边缘浅波状；内面基部紫褐色。雄蕊多数，联合成管状，长1.5～2.5cm，花药近无柄。柱头紫黑色，匙状盘形，5裂。气微香，味甘淡。（图101-2）

（二）显微鉴别

粉末特征 粉末淡黄色至褐黄色。花冠表皮细胞类长方形或不规则形，垂周壁微波状弯曲；花粉粒类圆形，直径约170μm，具散在孔，孔数约32～40，表面具刺；腺毛完整者长圆锥形，长510～770μm，腺头略呈长棒状，6～14细胞，腺柄3细胞，内含紫红色分泌物；非腺毛单细胞，长140～180μm，壁平滑；花粉囊内壁细胞，表面观类多角形，平周壁呈条状增厚，垂周壁连珠状增厚；草酸钙簇晶细小，直径9～19μm，棱角尖。（图101-3）

（三）理化鉴别

薄层色谱 取本品粉末1g，加0.18%盐酸乙醇溶液20ml，置水浴上加热回流1小时，趁热滤过，滤液浓缩至5ml，作为供试品溶液。另取槲皮素对照品，加乙醇制成每1ml含0.5mg的溶液，作为对照品溶液。吸取供试品溶液和对照品溶液各1μl，分别点于同一0.5%氢氧化钠溶液制备的硅胶G薄层板上，以甲苯-乙酸乙酯-甲酸（5∶4∶1）为展开剂，展开，取出，晾干。喷以三氯化铝试液，喷雾后挥干溶剂，置紫外光灯（365nm）下检视。供试品色谱中，在与对照品色谱相应的位置上，显相同颜色的荧光斑点。

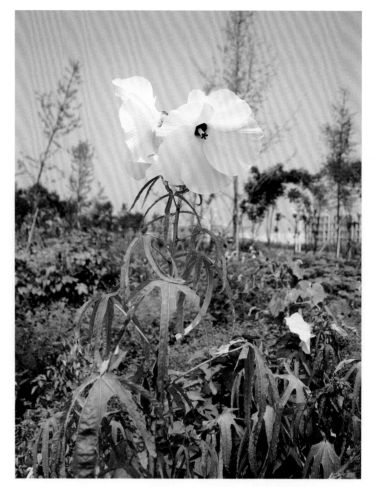

图101-1 黄蜀葵

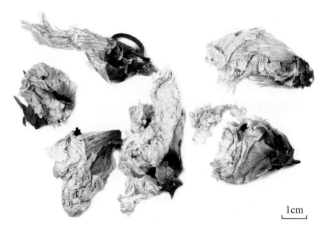

1cm

图101-2 黄蜀葵花药材图

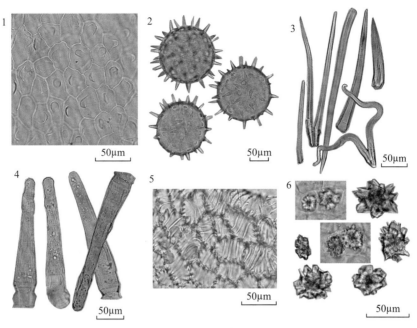

图101-3　黄蜀葵花粉末图

1. 花冠表皮细胞　2. 花粉粒　3. 非腺毛　4. 腺毛　5. 花粉囊内壁细胞　6. 草酸钙簇晶

【质量评价】以个大、完整、棕色、气芳香者为佳。照高效液相色谱法测定，本品按干燥品计算，含金丝桃苷（$C_{21}H_{20}O_{12}$）不得少于0.50%。

【化学成分】主要成分为黄酮类、有机酸类、甾类、挥发性成分等，其中黄酮类是其特征成分和有效成分。

1. 黄酮及其苷类　金丝桃苷（hyperoside）、槲皮素（quercetin）、异槲皮苷（isoquercitrin）、杨梅素（myricetin）、大麻苷（cannabiscitrin）、棉皮素（gossypetin）、槲皮素-3-*O*-β-芸香糖苷（quercetin-3-*O*-β-rutinoside）、槲皮素-3-*O*-β-刺槐糖苷（quercetin-3-*O*-β-robinobioside）、槲皮素-3'-*O*-β-D-葡萄糖苷（quercetin-3'-*O*-β-D-glucoside）、槲皮素-7-*O*-β-D-葡萄糖苷（quercetin-7-*O*-β-D-glucoside）、槲皮素-3-*O*-β-D-木糖基-（1→2）-β-D-半乳糖苷［quercetin-3-*O*-β-D-xylopyranosyl-（1→2）-β-D-galactopyranoside］等。

2. 有机酸类　2,4-二羟基苯甲酸（2,4-dihydroxybenzoicacid）、没食子酸（gallic acid）、咖啡酸（caffeic acid）、3-*O*-咖啡酸奎尼酸（3-*O*-caffeoylquinic acid）、3,5-二-*O*-咖啡酸奎尼酸（3,5-di-*O*-caffeoylquinic acid）等。

3. 甾类　豆甾醇（stigmasterol）、α-菠甾醇（α-spinasterol）、β-谷甾醇（β-sitosterol）、β-谷甾醇-3-*O*-β-D-葡萄糖苷（β-sitosterol-3-*O*-β-D-glucopyranoside）、β-胡萝卜苷（β-daucosterol）等。挥发性成分有十四（烷）酸（tetra-decanoic acid）、十六烷（hexadecane）、6,10-二甲基-2-十一烷酮（6,10-di-methyl-undecanone）、二十一烷（heneicosane）、十一烯酸烯丙酯（allyl undecylenate）等。

4. 其他　黄蜀葵花中还含有香豆素类如6-甲氧基-7-羟基香豆素（6-methoxyl-7-hydroxyl coumarin）、长链脂肪烃类如1-*O*-十六烷酸甘油酯（glycerolmonopalmitate）、含氮化合物如腺苷（adenosine）等[1]。

【性味归经】甘、寒。归肾、膀胱经。

【功能主治】清利湿热，消肿解毒。用于湿热壅遏，淋浊水肿；外治痈疽肿毒，水火烫伤。

【药理作用】

1. 保肝作用　黄蜀葵花中总黄酮（TFA）提取物通过抗氧化应激与抗炎作用来保护CCl₄导致的肝（细胞）损伤。TFA还可以缩小CCl₄引起的肝损伤范围[2]。黄蜀葵花中的金丝桃苷能抑制TNF-α诱导的肝细胞凋亡，从而实现抗乙肝病毒的作用[3]。

2. 肾病保护作用　能显著降低链脲霉素诱导的糖尿病肾病大鼠的尿微量蛋白，改善肾小球足细胞凋亡，可降低骨桥蛋白和结缔组织生长因子的表达来减轻肾组织纤维化的病变程度[4]。

3. 其他作用　黄蜀葵花具有抗炎，镇痛，抑制骨胶原引起的血小板聚集，保护心脑缺血损伤等作用[5-7]。

【用药警戒或禁忌】孕妇慎用。

【分子生药】

1. 遗传标记　黄蜀葵与大麻外形相似，但它是有经济实用价值和药用价值的植物，不含有毒成分。ITS2序列作为植物DNA条形码研究最受关注的序列之一，可被用于区分毒品原植物大麻与其易混淆品种黄蜀葵[8]。

2. 功能基因研究　利用RT-PCR及RACE方法，从黄蜀葵花中克隆得到一个黄蜀葵查尔酮合成酶基因AmCHS，为分析黄蜀葵中总黄酮含量高的生物学起因奠定基础，同时有望对黄蜀葵进行品种改良，以及利用基因工程方法生产高产量低成本的黄酮类化合物，对黄蜀葵的综合利用乃至黄蜀葵产业的发展具有重要意义[9]。

【附注】黄蜀葵变种刚毛黄蜀葵*Abelmoschus manihot* var. *pungens*（Roxb.）Hochr.的花亦可入药。该变种与黄蜀葵的主要区别在于：植株全体密被黄色长刚毛。分布于我国西南及湖北、广东等地。

主要参考文献

[1] 刘杰. 黄蜀葵产业化过程副产物的资源化利用研究[D]. 南京：南京中医药大学，2017.

[2] Ai G, Liu QC, Hua W, et al. Hepatoprotective evaluation of the total flavonoids extracted from flowers of *Abelmoschus manihot* (L.) Medic: *In vitro* and *in vivo* studies[J]. Journal of Ethnopharmacology, 2013, 146(3): 794-802.

[3] Wu LL, Yang XB, Huang ZM, et al. *In vivo* and *in vitro* antiviral activity of hyperoside extracted from *Abelmoschus manihot* (L.) medik[J]. Acta Pharmacologica Sinica, 2007, 28(3): 404-409.

[4] 陈萍，万毅刚，王朝俊，等. 黄蜀葵花制剂治疗慢性肾脏病的机制和疗效[J]. 中国中药杂志，2012，37(15)：2252-2256.

[5] Liu M, Jiang QH, Hao JL, et al. Protective effect of total flavones of *Abelmoschus manihot* L. Medic against poststroke depression injury in mice and its action mechanism[J]. Anatomical Record, 2009, 292(3): 412-422.

[6] 李庆林，王成永，彭代银，等. 黄蜀葵花总黄酮对心肌缺血再灌注损伤的保护作用研究[J]. 中国实验方剂学杂志，2006，12(2)：39-42.

[7] 温锐，谢国勇，李旭森，等. 黄蜀葵化学成分与药理活性研究进展[J]. 中国野生植物资源，2015，34(2)：37-44.

[8] Zhang Y, He W, Li C, et al. Antioxidative flavonol glycosides from the flowers of *Abelmouschus manihot*[J]. Journal of Natural Medicines, 2013, 67(1): 78-85.

[9] 林颖，郭秀莲，朱勋路，等. 黄蜀葵查尔酮合成酶基因AmCHS克隆及序列分析[J]. 四川大学学报（自然科学版），2008，45(6)：1527-1532.

（中国药科大学　李萍　杨华）

102. 黄蜀葵根

Huangshukuigen

ABELMOSCHI MANIHOT RADIX

【别名】秋葵、假羊桃、柿花葵、假芙蓉。

【来源】为锦葵科植物黄蜀葵*Abelmoschus manihot*（L.）Medic.的根。

【本草考证】掌禹锡曰："春生苗叶，颇似蜀葵，而叶尖狭多刻缺，夏末开花浅黄色，六七月采，阴干之"。苏颂曰："冬葵、黄葵、蜀葵，形状虽各不同，而性俱寒滑，故所主疗不甚相远。"历代本草中，多用黄蜀葵花，其次为子、根等。

【原植物】【主产地】【栽培要点】参见"黄蜀葵花"。

【采收与加工】秋季挖根，洗净，晒干或鲜用。

【药材鉴别】

（一）性状特征

主根长圆锥形，具残茎，部分药材可见侧根2～3支。有不规则细纵纹、横向皮孔、点状凹陷须根痕及纵向细裂纹，表面欠光滑，有浮皮、质坚硬，不易折断。断面白色，粉性，形成层环明显，具放射状纹理。气微，味淡微甘，嚼之有黏滑感。（图102-1）

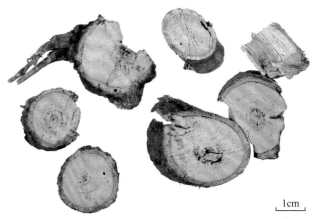

1cm

图102-1 黄蜀葵根药材图

（二）显微鉴别

1. 根横切面 木栓层由4～6列多角形或类方形木栓细胞组成，皮层较狭窄；形成层环状，外韧形维管束呈放射状排列；薄壁细胞充满淀粉粒，部分细胞可见草酸钙簇晶；薄壁细胞间有分泌细胞散在[1]。（图102-2）

2. 粉末特征 粉末类白色。淀粉粒极多，单粒卵圆形或椭圆形；可见复粒，2～3分粒；脐点点状隐约可见，层纹不明显；草酸钙簇晶多见，散在或存在于薄壁细胞中，直径8～43μm。木栓组织碎片淡黄棕色，细胞多角形或类方形，壁稍厚；纤维成束或单根散在，直径14～29μm；壁较厚；具缘纹孔导管多破碎；薄壁组织中常有破碎的分泌细胞，有的可见含深棕红色物[1]。（图102-3）

（三）理化鉴别

薄层色谱 取本品干燥粉末，浸泡在蒸馏水中，置于70～80℃水浴中加热提取，重复多次，至多糖提取完全。合并水提液，浓缩至糖浆状，加入3倍量95%乙醇，静置过夜；抽滤，依次用无水乙醇、丙酮、无水乙醚洗涤。残渣用水复溶，用鞣酸除蛋白，再分别用H_2O_2和活性炭脱色，透析。透析液干燥得粗多糖。粗多糖复溶于蒸馏水，上样于微晶纤维素柱，蒸馏水洗脱并浓缩，用水–乙醇（1:4）重结晶，干燥得黄蜀葵根多糖精制品。精密称取黄蜀

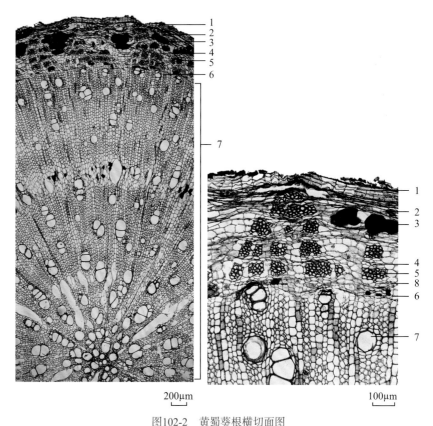

200μm · · · · · · · · · · 100μm

图102-2 黄蜀葵根横切面图

1. 木栓层 2. 皮层 3. 分泌细胞 4. 韧皮部 5. 纤维束 6. 形成层
7. 木质部 8. 草酸钙簇晶

葵根多糖精制品20.0mg置于安瓿瓶中，加入1.0mol/L硫酸3ml，100℃水解6小时；中和水解液至中性，过滤，并用蒸馏水洗滤渣；合并滤液，浓缩至干。加水制成每1ml含0.5mg的溶液，作为供试品溶液。另取鼠李糖、半乳糖、阿拉伯糖对照品，加蒸馏水制成每1ml含0.5mg的溶液，作为对照品溶液。供试品溶液和对照品溶液分别点于同一硅胶G薄层板上，以异丙醇–丙酮–乙酸（2∶2∶1）展开，喷以苯胺–邻苯二甲酸溶液并于90℃加热至显色。供试品色谱中，在与对照品色谱相应的位置上，显相同颜色的斑点[2]。

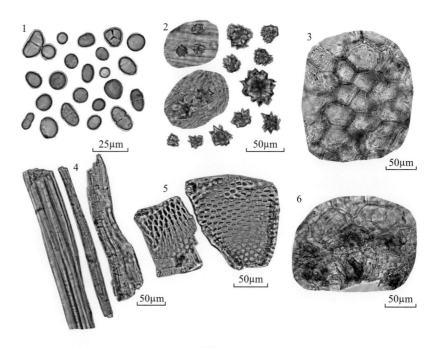

图102-3　黄蜀葵根粉末图

1. 淀粉粒　2. 草酸钙簇晶　3. 木栓细胞　4. 纤维　5. 导管　6. 分泌细胞

【化学成分】黄蜀葵根中含黏液质约16%，黏液质中含阿拉伯聚糖（araban）12.30%、半乳聚糖（galactan）13.19%、鼠李聚糖（rhamnosan）8.08%、淀粉16.3%、蛋白质6.38%、草酸钙17.61%等[3]。

【性味归经】甘、苦，寒。归心、肾、膀胱经。

【功能主治】利尿消肿，排脓。用于小便淋痛，水肿，痈疽。

【药理作用】黄蜀葵根可作润滑药，用于黏膜炎症，起保护、缓和刺激的作用[4]。

【用药警戒或禁忌】孕妇慎用。

【附注】黄蜀葵多糖是从黄蜀葵的根、茎、叶中提取的水溶性黏稠大分子物质，外观为淡棕黄色或带绿色粉末，市售产品称作黄蜀葵胶，具有可降解性、生物相容性及安全性等特点，目前在食品工业中用作增稠剂和稳定剂[5-6]。

主要参考文献

[1] 董碎珍，王惠萍. 伪品西洋参——黄蜀葵的生药学鉴定[J]. 中国药业，1999，8(9)：35-36.

[2] 高素莲，张秀真，陈均. 黄蜀葵多糖的分析[J]. 分析测试学报，2002，21(6)：72-74.

[3] 曹永翔，王军宪，魏永胜. 秋葵属植物的化学和药理研究进展[J]. 西北药学杂志，2000(z1)：58.

[4] 巩江，倪士峰，梁杨静，等. 黄蜀葵的资源及药学研究进展[J]. 安徽农业科学，2009，37(15)：6979-6980.

[5] 王雪梅，汪莹莹，吴迷迷，等. 黄蜀葵多糖的分子质量测定及单糖组成分析[J]. 安徽大学学报（自然科学版），2011，35(3)：82-87.

[6] 王雪梅，施文婷，吴迷迷，等. 黄蜀葵胶中的糖分析[J]. 食品科学，2011，32(6)：256-260.

（中国药科大学　李萍　杨华）

103. 菊花

Juhua

CHRYSANTHEMI FLOS

【别名】甘菊、白菊、药菊、金菊。

【来源】为菊科植物菊Chrysanthemum morifolium Ramat.的干燥头状花序。

【本草考证】本品始载于《神农本草经》，载："生川泽及田野"。宋代以前，我国药用菊花来自于野生品。宋代以后，药用菊花多为栽培且品种复杂。《图经本草》所载产于南阳的白菊和黄菊，是我国栽培菊中较早选育出来的药用菊类。《本草害利》载："滁州菊，单瓣色白味甘者为上。杭州黄白茶菊，微苦者次之。"可见清代是药用菊花栽培最盛时期，也是河南的怀菊，安徽的亳菊、滁菊、贡菊，浙江的杭菊，四川的川菊等道地品种形成的重要阶段[1]。本草记载与现今所用菊花基本一致。

【原植物】多年生草本，高50～140cm，全体密被白色茸毛。茎基部稍木质化，略带紫红色，幼枝略具棱。叶互生，卵形或卵状披针形，长3.5～5cm，宽3～4cm，先端钝，基部近心形或阔楔形，边缘通常羽状深裂，裂片具粗锯齿或重锯齿，两面密被白茸毛；叶柄有浅槽。头状花序顶生或腋生，直径2.5～5cm；总苞半球形，苞片3～4层，绿色，被毛，边缘膜质透明，淡棕色，外层苞片较小，卵形或卵状披针形，第2苞片阔卵形，内层苞片长椭圆形；花托小，凸出，半球形；舌状花雌性，位于边缘，舌片线状长圆形，长可至3cm，先端钝圆，白色、黄色、淡红色或淡紫色，无雄蕊，雌蕊1，花柱短，柱头2裂；管状花两性，位于中央，黄色，每花外具1卵状膜质鳞片，花冠管长约4mm，先端5裂，裂片三角状卵形，雄蕊5，聚药，花丝极短，分离，雌蕊1，子房下位，矩圆形，花柱线性，柱头2裂。瘦果矩圆形，具4棱，顶端平截，光滑无毛，花期9～11月，果期10～11月。（图103-1）

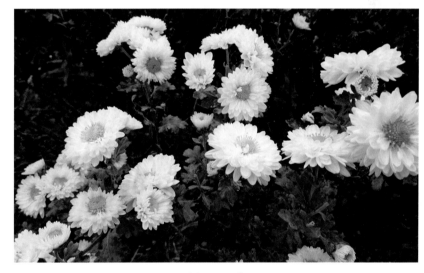

图103-1　菊

均系栽培，头状花序多变化，形色各异。全国大部分省份均有种植，主要分布于河南、安徽、浙江、山东等地。

【主产地】主产于安徽、浙江、河南、四川等省。以《中国药典》2015年版收录的四大品种为例，亳菊的道地产区为安徽亳县、涡阳；滁菊的道地产区为安徽全椒、滁县；杭菊的道地产区为浙江桐乡、海宁、嘉兴及湖州，现今江苏射阳和湖北麻城亦有大量栽培；贡菊的道地产区为安徽歙县。

【栽培要点】

1. 生物学特性　喜温暖湿润，阳光充足，忌遮阴。耐寒，稍耐旱，怕水涝，喜肥。以地势高燥，背风向阳，疏松肥沃，富含腐殖质，排水良好的砂质壤土或壤土栽培为宜。忌连作。可与旱玉米、桑、蚕豆、烟草、油菜、大蒜、小麦间套作。

2. 栽培技术　主要用扦插、分株繁殖、扦插繁殖、育苗移栽法。

3. 病虫害　病害：叶枯病、根腐病、白粉病、霜霉病、黄萎病等。虫害：棉蚜、菊天牛、地老虎等。

【**采收与加工**】9～11月花开花瓣平展时，选晴日露干后或午后，分批采收，这时采的花水分少，易干燥，色泽好，品质好。采下鲜花，切忌堆放，需及时干燥或薄摊于通风处后，阴干或焙干，或熏、蒸后晒干。药材按产地和加工方法不同，分为"亳菊""滁菊""贡菊""杭菊"。亳菊先将花枝剪下，阴干后再剪取花头；滁菊剪下花头后，用硫黄熏蒸，再晒至半干，筛成球形，再晒干；贡菊直接由新鲜花头烘干；杭菊摘取花头后，蒸3～5分钟后晒干[2]。

【**商品规格**】药材按产地和加工方法不同，主要分为"亳菊""滁菊""贡菊""药菊""杭白菊"及"蒸黄菊"。

1. 亳菊　一至三等。一等：花朵大、白色、近基部微显红色，无散朵、枝叶、杂质；二等：花朵中个，色微黄；三等：花朵小，色黄或萎，间有散朵、枝叶不超过5%。

2. 滁菊　一至三等。一等：呈绒球状或圆形（多为头水花），不散瓣，无枝叶杂质；二等：呈绒球状圆形（即二水花）；三等：又分为二等。

3. 贡菊　一至三等。一等：花头较小，朵均匀，不散朵；二等：花心淡黄色，朵欠均匀。三等：花头小，朵不均匀，间有散瓣。

4. 药菊（怀菊、川菊）　一至二等。一等：朵大，无散朵、枝叶、杂质；二等：朵较瘦小，色泽较萎，间有散朵、无杂质。

5. 杭白菊　一至三等。一等：朵大肥厚，无霜打花、浦汤花、生花、枝叶、杂质；二等：花朵厚，较小；三等：朵小，间有不严重的霜打花、浦汤花。

6. 蒸黄菊　一至二等。一等：朵大肥厚，无严重霜打花和浦汤花、生花、枝叶、杂质；二等：朵小，较瘦薄，间有霜打花和浦汤花，无黑花、枝叶、杂质。

【**药材鉴别**】

（一）性状特征

1. 亳菊　头状花序倒圆锥形或圆筒形，有时稍压扁呈扇形，直径1.5～3cm，离散。总苞碟状，总苞片3～4层，卵形或椭圆形，草质，黄绿色或褐绿色，外被柔毛，边缘膜质，花托半球形，无托片或托毛。舌状花数层，雌性，位于外围，类白色，劲直，上举，纵向折缩，散生金黄色腺点；管状花多数，两性，位于中央，为舌状花所隐藏，黄色，顶端5齿裂。瘦果不发育，无冠毛。体轻，质柔润，干时松脆。气清香，味甘，微苦。（图103-2）

2. 滁菊　头状花序不规则球形或扁球形，直径1.5～2.5cm。舌状花类白色，不规则扭曲，内卷，边缘皱缩，有时可见淡黄色腺点；管状花大多隐藏。（图103-3）

3. 贡菊　头状花序扁球形或不规则球形，直径1.5～2.5cm。舌状花白色或类白色，斜升，上部反折，边缘稍内卷而皱缩，通常无腺点；管状花少，外露。（图103-4）

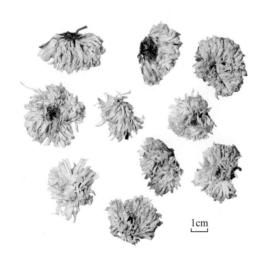

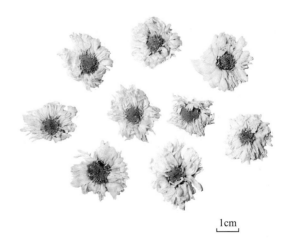

图103-2　亳菊药材图　　　　　　　　　　图103-3　滁菊药材图

4. 杭菊　头状花序碟形或扁球形，直径2.5～4cm，常数个相连成片。舌状花类白色或黄色，平展或微折叠，彼此粘连，通常无腺点；管状花多数，外露。（图103-5）

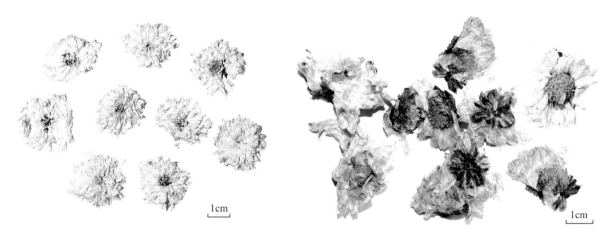

图103-4　贡菊药材图　　　　　　　　　　　　　图103-5　杭菊药材图

（二）显微鉴别

粉末特征　粉末黄白色。花粉粒类球形，直径32～37μm，表面有网孔纹及短刺，具3孔沟；T形毛较多，顶端细胞长大，两臂近等长，柄2～4细胞；腺毛头部鞋底状，6～8细胞两两相对排列；草酸钙簇晶较多，细小。（图103-6）

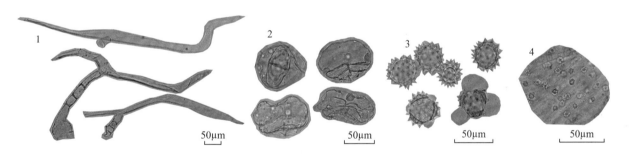

图103-6　菊花粉末图

1. T型毛　2. 腺毛　3. 花粉粒　4. 草酸钙簇晶

（三）理化鉴别

薄层色谱　取本品1g，剪碎，加石油醚（30～60℃）20ml，超声处理10分钟，弃去石油醚，药渣挥干，加稀盐酸1ml与乙酸乙酯50ml，超声处理30分钟，滤过，滤液蒸干，残渣加甲醇2ml使溶解，作为供试品溶液。另取菊花对照药材1g，同法制成对照药材溶液。再取绿原酸对照品，加乙醇制成每1ml含0.5mg的溶液，作为对照品溶液。照薄层色谱法试验，吸取上述三种溶液各0.5～1μl，分别点于同一聚酰胺薄膜上，以甲苯-乙酸乙酯-甲酸-冰醋酸-水（1：15：1：1：2）的上层溶液为展开剂，展开，取出，晾干，置紫外光灯（365nm）下检视。供试品色谱中，在与对照药材色谱和对照品色谱相应的位置上，显相同颜色的荧光斑点。

【质量评价】采用高效液相色谱法测定，本品按干燥品计算，含绿原酸（$C_{16}H_{18}O_9$）不得少于0.20%，含木犀草苷（$C_{21}H_{20}O_{11}$）不得少于0.080%，含3,5-O-二咖啡酰基奎宁酸（$C_{25}H_{24}O_{12}$）不得少于0.70%。

【化学成分】

1. 挥发油　主要为萜烯类成分及其含氧衍生物，含龙脑、樟脑、菊油环酮、芳樟醇、1,8-桉叶素等。

2. 黄酮　木犀草素-7-O-葡萄糖苷、大波斯菊苷、刺槐苷、槲皮素、槲皮素苷、紫云英苷、芹菜苷元等。

3. 酚酸类　主要含绿原酸、3,5-O-二咖啡酰基奎宁酸、3,4-O-二咖啡酰基奎宁酸、4-咖啡酰基-5-阿魏酰基奎宁酸、咖啡酸、奎宁酸、4-O-咖啡酰基奎宁酸、5-芥子酰基奎宁酸等。

【性味归经】甘、苦，微寒。归肺、肝经。

【功能主治】散风清热，平肝明目，清热解毒。用于风热感冒，头痛眩晕，目赤肿痛，眼目昏花，疮痈肿毒。

【药理作用】

1. 抗病原体作用　菊花水煎液体外实验对金黄色葡萄球菌、乙型溶血性链球菌以及多种皮肤致病真菌有抑制作用，高浓度对流感病毒PR3和钩端螺旋体也有抑制作用。

2. 抗炎作用　菊花水煎液能够增强毛细血管的抵抗力、抑制毛细血管的通透性，从而具抗炎作用。

3. 对心血管系统影响　菊花水煎醇沉制剂对离体兔心有显著扩张冠脉、增加冠脉流量的作用，同时亦能使心肌收缩力增强与耗氧量增加。菊花粉水溶液给兔服有缩短凝血时间的效果，焙成炭药的作用较生药有所增强。菊花乙酸乙酯提取物对缺血/再灌注或乌头碱诱导的大鼠实验性心律失常有一定的改善作用[3]。

4. 其他作用　抗衰老作用、解热作用、抗自由基损伤作用、调节代谢紊乱。菊花水煎剂在大鼠灌胃3周后，可抑制其肝微粒体羟甲基戊二酰辅酶A还原酶活力，并能激活肝微粒体胆固醇7α-羟化酶。

【附注】野菊花是菊花的同属近缘品种，来源于菊科植物野菊*Chrysanthemum indicum* L. 的干燥头状花序，呈类球形，直径0.3～1cm，棕黄色，总苞由4～5层苞片组成，外层苞片卵形或条形，外表面中部呈灰绿色或浅棕色，通常被白毛，总苞基部有的残留花梗。舌状花1轮，黄色或棕黄色，有许多管状花，深黄色，但野菊花味苦性寒，因而两者不可混用。

主要参考文献

[1] 尚志钧，刘晓龙，刘大培. 菊花的本草考证[J]. 中华医史杂志，1993，23(2)：114-117.

[2] 李建民，李华擎，胡世霞. 菊花商品种类现状考察[J]. 中国当代医药，2016(6)：93-97.

[3] Ye Bai, Kun Li, Jia-yao Shao, et al. Flos Chrysanthemi Indici extract improves a high-sucrose diet-induced metabolic disorder in Drosophila[J]. Experimental and Therapeutic Medicine, 2018, 16(3): 2564-2572.

（中国药科大学　李萍　李会军）

104. 野马追

Yemazhui

EUPATORII LINDLEYANI HERBA

【别名】林泽兰、白鼓钉、尖佩兰。

【来源】为菊科植物轮叶泽兰*Eupatorium lindleyanum* DC.的干燥地上部分。

【本草考证】在历代本草中未见记载，始载于《全国中草药汇编》。

【原植物】多年生草本，高30～150cm。茎直立，下部及中部红色或淡紫红色，全部茎枝被稠密的白色长或短柔毛。叶对生，无柄或几乎无柄，长椭圆状披针形或线状披针形，长3～12cm，宽0.5～3cm，不分裂或3全裂，顶端急尖，两面粗糙，被白色长或短粗毛及黄色腺点。头状花序，总苞钟状，含5个小花，花白色、粉红色或淡紫红色，花冠长4.5mm，外面散生黄色腺点。瘦果黑褐色，长3mm，椭圆状，5棱，散生黄色腺点；冠毛白色。花期、果期5～12

月。（图104-1）

生于海拔200～2600m的山谷阴处水湿地、林下湿地或草原上。除新疆未见记录外，分布于全国各地。

【**主产地**】主产于江苏、山东、甘肃、湖南等地。道地产区为江苏省淮安市盱眙县[1]。

【**栽培要点**】

1. 生物学特性　喜温暖湿润气候。在6、7月高温多雨季节生长旺盛。耐寒不怕水涝，喜肥，在土壤肥沃地区生长旺盛，以选向阳、土层深厚、富含腐殖质的壤土或砂壤土栽培为宜；不宜在干燥、贫瘠和无灌溉条件下栽培。

2. 栽培技术　用根茎或种子繁殖。生产上以根茎繁殖为主。将根茎切成小段稍用土镇压后浇水，冬种的于次年春出苗，春种的10天左右出苗。

3. 病虫害　病害：锈病。虫害：尺蠖、紫苏野螟。

【**采收与加工**】在7月采收，最佳采收期为顶花初开时开前2～3天收割，顶花开后2～3天内收割完毕[2]。

【**商品规格**】优质正品无硫，无杂质；统货含少许碎叶。

【**药材鉴别**】

（一）性状特征

茎圆柱形，长30～90cm，直径0.2～0.5cm；表面黄绿色或紫褐色，有纵棱，密被灰白色茸毛；质硬，易折断，断面纤维性，髓部白色。叶对生，无柄；叶片多皱缩，展平后叶片3全裂，似轮生，裂片条状披针形，中间裂片较长；先端钝圆，边缘具疏锯齿，上表面绿褐色，下表面黄绿色，两面被毛，有腺点。头状花序顶生。气微，叶味苦、涩。（图104-2）

（二）显微鉴别

1. 叶表面观　上表皮细胞多角形，垂周壁平直，腺毛多；多细胞非腺毛有两种：一种毛茸细长，先端细胞常被折断，多由3～5个细胞组成，长100～152（～280）μm，基部直径12～20μm，中间有的细胞有棕色内含物，另一种非腺毛由6～9（～16）个细胞组成，长180～825μm，基部直径30～56μm；下表皮细胞垂周壁波状弯曲，腺毛和非腺毛与上表面相似，但非腺毛较多，且长度可达1125μm。（图104-3）

2. 粉末特征　粉末灰绿色或黄绿色。非腺毛由1～10余个细胞组成，胞腔内常含有紫红色分泌物，中部常有1至数个细胞缢缩；腺毛圆球形，直径约60μm，6或8细胞，侧面观排成3或4层，顶面观成对排列；导管多为孔纹导管、梯纹导管及螺纹导管，直径20～40μm；纤维多成束，淡黄色，两端平截；叶下表皮细胞垂周壁波状弯曲，气孔不定

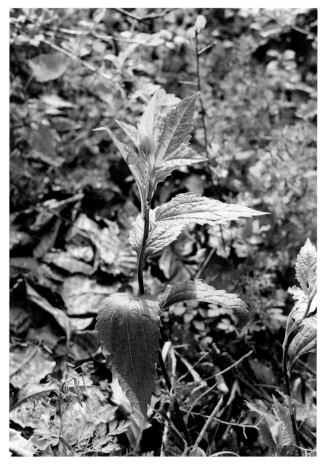

图104-1　轮叶泽兰

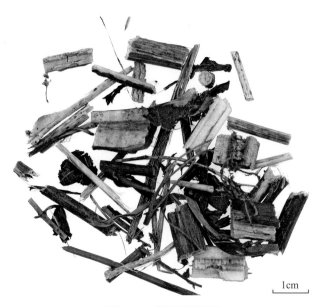

图104-2　野马追药材图

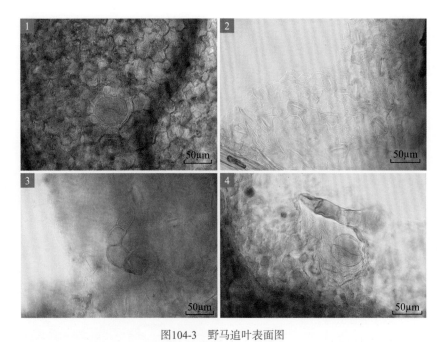

图104-3　野马追叶表面图

1. 叶上表皮及腺毛　2. 叶下表皮及气孔　3. 叶下表皮非腺毛　4. 叶上表皮腺毛与非腺毛

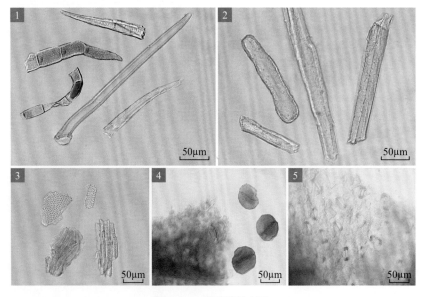

图104-4　野马追粉末图

1. 非腺毛　2. 纤维　3. 具缘纹孔导管　4. 腺毛表面观及侧面观　5. 下表皮及气孔

式。（图104-4）

（三）理化鉴别

薄层色谱　（1）取本品粉末2g，加甲醇30ml，浸泡过夜，超声处理1小时，滤过，滤液蒸干，残渣加甲醇5ml使溶解，作为供试品溶液。另取金丝桃苷对照品，加甲醇制成每1ml含20μg的溶液，作为对照品溶液。照薄层色谱法试验，吸取供试品溶液2μl、对照品溶液1μl，分别点于同一聚酰胺薄膜上，以正丁醇–醋酸–水（4∶0.1∶5）的上层溶液为展开剂，展开，取出，晾干，喷以3%三氯化铝乙醇溶液，热风吹干，置紫外光灯（365mn）下检视。供试品色谱中，在与对照品色谱相应的位置上，显相同颜色的荧光斑点。

（2）取（1）项下的供试品溶液3ml，置于已处理好的聚酰胺柱（10g，内径为1.5cm，湿法装柱）上，用10%乙醇洗脱，收集洗脱液150ml，蒸干，残渣加甲醇1ml使溶解，作为供试品溶液。另取野马追内酯A对照品，加甲醇制成每1ml含1mg的溶液，作为对照品溶液。照薄层色谱法试验，吸取供试品溶液5μl、对照品溶液2μl，分别点于同一硅胶G薄层板上，以二氯甲烷–甲醇（10∶0.4）为展开剂，展开，取出，晾干，喷以10%硫酸乙醇溶液，在105°C加热至斑点显色清晰。供试品色谱中，在与对照品色谱相应的位置上，显相同颜色的斑点。

【质量评价】以叶多、色绿、带初开的花者为佳。采用高效液相色谱法测定，本品按干燥品计算，含金丝桃苷（$C_{21}H_{20}O_{12}$）不得少于0.020%。

【化学成分】主要成分有黄酮类、挥发油及香豆精等。

1. 黄酮及其苷类　金丝桃苷、槲皮素、山奈酚、棕矢车菊素、三叶豆苷、黄芪苷等。

2. 倍半萜　野马追内酯A、野马追内酯B、蒲公英甾醇棕榈酸酯、咖啡酸、芦丁、腺苷、eupalinilide M[3]等。

3. 挥发油　棕榈酸、石竹烯内酯、β-蒎烯等。

【性味归经】苦，平。归肺经。

【功能主治】化痰止咳平喘。用于痰多咳嗽气喘。

【药理作用】

1. 止咳平喘作用　野马追提取物总黄酮等对氨水蒸气引咳的小鼠均有镇咳作用；通过降低油酸所致急性肺损伤时肺血管通透性来实现对急性肺损伤的防治作用[4]。通过对钙通道的阻滞来抑制激动剂引起的豚鼠离体气管平滑肌收缩作用[5]。

2. 抗菌和抗病毒作用　野马追能通过提高细胞免疫和体液免疫，来预防非典型肺炎冠状病毒，抑制流感病毒，对临床常见的白色念珠菌、革兰阴性菌和阳性菌都有较好的抗菌作用[6]。

3. 对心血管作用　野马追能明显升高HDL-C水平，并能明显降低实验性大鼠血清三酰甘油、胆固醇及LDL-C水平[7]，促进外周组织细胞中的胆固醇向肝脏转运，明显减轻高脂模型大鼠肝变，从而发挥防治高脂血症、阻止动脉粥样硬化的作用[8]。还能升高血清中SOD活力，降低过氧化脂质产物MDA的含量，明显升高血管内皮舒张因子（NO）含量，起到抗脂质过氧化、调节血脂、改善血管内皮功能、降低血黏度的作用[9]。

4. 其他作用　野马追水提液能有效防止急性肺泡上皮炎症损伤，降低肺泡的通透性，降低急性油酸性肺损伤所致的肺血管通透性，防止肺系数增加[4]。

【用药警戒或禁忌】

1. 副反应有轻微口干、上腹部不适、头昏等。

2. 部分患者用药前后作肝功能及尿液常规检查，结果均无明显变化。

3. 野马追具有降低血压作用，对于合并有高血压病的患者，可同时取得一定的治疗效果；而对于血压正常者表现为正常范围内的波动，无一例出现低血压的症状[4]。

主要参考文献

[1] 于绍帅，陈明苍，李志雄，等. 中药野马追的研究进展[J]. 中国医药导报，2012，9(3)：18-20.

[2] 胡林水. 野马追最佳采收期的研究[J]. 传统医药，2006，15(2)：63-64.

[3] Huang XY, Li ZX, Fan M, et al. A new cadinane type sesquiterpenefrom Eupatorium lindleyanum(Compositae)[J]. Biochemical Systematicsand Ecology, 2008, 36(2): 741-744.

[4] Yang Hui,Zhou Yuanda,He Haixia. Influence of Eupatorium lindleyanum on pulmonary vascular permeability of oleic—induced acutelung injury in rats[J]. China Pharmaceuticas, 2010, 19(9): 5-6.

[5] 唐春萍，江涛，陈志燕. 野马追对豚鼠离体气管平滑肌收缩功能的影响[J]. 中药药理与临床，2002，18(6)：30-32.

[6] 李剑平，周远大，曾敏莉. 野马追一般药理作用实验研究[J]. 四川生理科学杂志，2005，27(1)：41-43.

[7] 周远大，江舟，何海霞，等.野马追对大、小鼠实验性高脂血症的防治作用[J]. 中国药房，2007，18(3)：178-179.

[8] 陈万一. 野马追提取液对高脂血症的降脂作用与作用机制研究[D]. 重庆：重庆医科大学，2009：19.

[9] 王柯静. 野马追降血脂作用及其抗动脉粥样硬化实验研究[D]. 重庆：重庆医科大学，2009：42.

（南京中医药大学　吴啟南　林谷音）

105. 蛇床子

Shechuangzi

CNIDII FRUCTUS

【别名】野胡萝卜子、蛇米、蛇珠。

【来源】为伞形科植物蛇床 *Cnidium monnieri*（L.）Cuss. 的干燥成熟果实。

【本草考证】本品始载于《神农本草经》，列为上品。《名医别录》载："蛇床子，生临淄川谷及田野。五月果实，阴干"。《图经本草》载："生临淄川谷及田野，今处处有之，而扬州、襄州者胜。三月生苗，高三二尺；叶青碎，作丛似蒿枝；每枝上有花头百余，结同一窠，似马芹类；四五月开白花，又似散水；子黄褐色，如黍米，至轻虚。五月采实，阴干"。本草记载与现今所用蛇床基本一致[3]。

【原植物】一年生草本，高10~60cm。根圆锥状，较细长。茎直立或斜上，多分枝，中空，表面具深条棱，粗糙。下部叶具短柄，叶鞘短宽，边缘膜质，上部叶柄全部鞘状；叶片轮廓卵形至三角状卵形，长3~8cm，宽2~5cm，二至三回三出羽状全裂，羽片先端常略呈尾状，末回

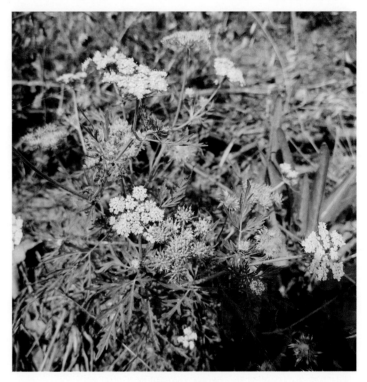

图105-1　蛇床

裂片边缘及脉上粗糙。复伞形花序；总苞片6~10，线形至线状披针形，边缘膜质，具细睫毛；伞辐8~20，不等长，棱上粗糙；小总苞片多数，线形，边缘具细睫毛；小伞形花序具花15~20，萼齿无；花瓣白色，先端具内折小舌片；花柱基略隆起，向下反曲。分生果长圆状，横剖面近五角形，主棱5，均扩大成翅；胚乳腹面平直。花期4~7月，果期6~10月。（图105-1）

生于荒坡、沟渠等处。

【主产地】主产于河北、山东、江苏、浙江、四川。内蒙古、陕西、山西等地亦产。销全国，并有出口。

【栽培要点】

1. 生物学特性　适应性强，喜温暖湿润环境，喜水肥，不怕严寒与干旱，对土壤要求不严，一般土壤均可栽培，但以开阔向阳、土层厚、湿润、排水良好的砂质壤土为好[8]。

2. 栽培技术　种子繁殖。春、夏、冬季可播。春播需处理种子，冬播不需处理种子。一年可连种两次，第二次

可不用再播种子。

3.**病虫害** 病害：叶斑病、白粉病等。虫害：红蜘蛛、黄凤蝶等。

【**采收与加工**】夏、秋两季果实成熟时采收，割取全株，打落果实，除去杂质，晒干。

【**商品规格**】统货。

【**药材鉴别**】

（一）性状特征

果实为双悬果，呈椭圆形，长2～4mm，直径约2mm。表面灰黄色或灰褐色，顶端有2枚向外弯曲的柱基，基部偶有细梗。分果的背面有薄而突起的纵棱5条，接合面平坦，有2条棕色略突起的纵棱线。果皮松脆，揉搓易脱落。种子细小，灰棕色，显油性。气香，味辛凉，有麻舌感。（图105-2）

（二）显微鉴别

粉末特征 粉末黄绿色。油管多破碎，内壁有金黄色分泌物，可见类圆形油滴；内果皮镶嵌层细胞浅黄色，表面观细胞长条形，壁呈连珠状增厚；薄壁细胞类方形或类圆形，无色，壁条状或网状增厚；草酸钙簇晶或方晶，直径3～6μm，内胚乳细胞多角形，细胞内含有糊粉粒和细小草酸钙簇晶[1]。（图105-3）

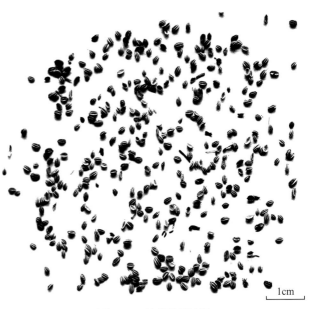

1cm

图105-2 蛇床子药材图

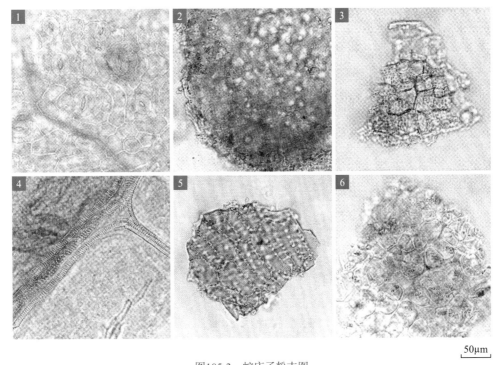

50μm

图105-3 蛇床子粉末图

1.外果皮细胞 2.油管 3.网纹细胞 4.导管 5.内果皮细胞 6.内胚乳细胞

（三）理化鉴别

取本品粉末0.3g，加乙醇5ml，超声处理5分钟，放置，取上清液作为供试品溶液。另取蛇床子对照药材0.3g，同法制成对照药材溶液。再取蛇床子素对照品，加乙醇制成每1ml含1mg的溶液，作为对照品溶液。照薄层色谱法试验，吸取上述三种溶液各2μl，分别点于同一硅胶G薄层板上，以甲苯–乙酸乙酯–正己烷（3∶3∶2）为展开剂，展开，取出，晾干，置紫外光灯（365nm）下检视。供试品色谱中，在与对照药材色谱和对照品色谱相应的位置上，显相同颜色的荧光斑点。

【质量评价】以颗粒饱满、色灰黄、气味浓厚者为佳。采用高效液相色谱法测定，本品按干燥品计算，蛇床子素（$C_{15}H_{16}O_3$）含量不得少于1.0%。

【化学成分】主要成分为香豆素类、挥发油类、苯并呋喃类、微量元素等，其中香豆素类是其有效成分[2, 7]。

1. 香豆素类 有蛇床子素（osthole）、欧芹属素乙、欧前胡素、花椒毒素、花椒毒酚等。

2. 挥发油 有柠檬油烯、菠烯、莰烯、异戊酸龙脑酯等。

3. 苯并呋喃类 有cnideoside A，cnideoside B，cnideol B等。

4. 微量元素 有Cu、Fe、Zn、Mn、Sr、Ca、Mg等，其中铁元素含量较其他元素高。

5. 其他 还含香叶木素（diosmetin）即洋芫荽黄素、对香豆酸（p-coumaric acid）、棕榈酸、β-谷甾醇、单萜、倍半萜、糖苷等。

【性味归经】辛、苦、温；有小毒，归肾经。

【功能主治】燥湿祛风，杀虫止痒，温肾壮阳。用于阴痒带下，湿疹瘙痒，湿痹腰痛，肾虚阳痿，宫冷不孕。

【药理作用】

1. 抗真菌、病毒、滴虫作用 蛇床子提取物可外用于滴虫性阴道炎、儿童湿疹、银屑病等，蛇床子总香豆素能明显减弱金黄色葡萄球菌残余菌株的致病力[4]。

2. 止痒作用 蛇床子醇提物及挥发油具止痒作用，其止痒机制与拮抗组胺的释放相关。

3. 对心脑血管、神经、内分泌、免疫等系统的作用 蛇床子具有舒张血管、降低血压、保护心脏及循环系统的作用，能显著改善大鼠脑梗死、海马神经元损伤和凋亡的发生，能改善小鼠的记忆获取和方向辨别能力，促进内源性神经干细胞增殖和神经元恢复等，具有雄激素样作用和促性腺激素样作用，能够保护骨髓衍生的神经干细胞免受氧化应激损伤，改善神经退行性疾病的炎症环境[2, 6]。

4. 抗肿瘤作用 蛇床子素能够抑制肝细胞瘤的增殖，诱导细胞周期停滞，触发DNA损伤和抑制HCC细胞系迁移。蛇床子素对人神经胶质瘤、乳腺癌也具有一定的治疗作用[5]。

主要参考文献

[1] 赵中振，陈虎彪. 中药显微鉴定图典[M]. 福州：福建科学技术出版社，2016：387.

[2] 贾丽娜，康学智，张栩. 蛇床子素现代药理研究进展[J]. 西部中医药，2018，31(4)：141-145.

[3] 伍冠一，曾曼桐，吉玉芳，等. 蛇床子本草考证[J]. 中国民族民间医药，2017，26(4)：72-75.

[4] 李晶红，谷继伟，王曦. 蛇床子提取物的抗菌作用研究[J]. 黑龙江医药科学，2013，36(4)：87，89.

[5] 李慧. 蛇床子素及其衍生物抗肿瘤作用机制研究进展[J]. 中药药理与临床，2015，31(3)：208-214.

[6] 覃小燕，胡珍，张花美，等. 蛇床子素药理作用及相关机制研究进展[J]. 天津中医药，2018，35(11)：877，880.

[7] 乔燕，杨希凤，武培，等. 四种产地蛇床子药材质量分析比较[J]. 安徽科学学院学报，2016，30(4)：42-45，35.

[8] 张巧艳，郑汉臣，秦路平，等. 蛇床的生物学特性及资源分布[J]. 中国野生植物资源，2002，20(6)：25-26.

（山东中医药大学 李佳 万鹏）

106. 蛇莓

Shemei

DUCHESNEAE INDICAE HERBA

【别名】蛇泡草、龙吐珠、蚕莓、鸡冠果、野杨莓。

【来源】为蔷薇科植物蛇莓 *Duchesnea indica*（Andr.）Focke的全草。

【本草考证】本品始载于《名医别录》，列为下品。《蜀本草》载："茎端三叶，花黄子赤，若覆盆子，根似败酱，二月八月采根，四月五月收子，所在有之"。《本草衍义》载："蛇莓，今田野道傍，处处有之，叶如覆盆子，但光洁而小，微有皱纹。花黄，比蒺藜花差大。春末夏初结红子如荔枝色。"《本草纲目》载："蛇莓，就地引细蔓，节节生根，每枝三叶，叶有齿刻；四五月开小黄花；五出，结果鲜红，状似覆盆，而面与蒂则不同也；其根甚细"。本草记载与现今所用蛇莓基本一致。

【原植物】多年生草本，匍匐茎多数，长30～100cm，有绒毛。根茎短，粗壮。基生叶数个，茎生叶互生，均为三出复叶；小叶片具小叶柄，叶片倒卵形至菱状长圆形，长2～3.5cm，宽1～3cm，先端圆钝，边缘有钝锯齿，两面皆有柔毛，或上面无毛。花单生于叶腋；直径1.5～2.5cm，有柔毛；花梗长3～6cm，有柔毛；萼片卵形，长4～6mm，先端锐尖，外面有散生柔毛；副萼片倒卵形，长5～8mm，比萼片长，先端常具3～5锯齿；花瓣倒卵形，长5～10mm，黄色，先端圆钝；雄蕊20～30；多心皮离生；花托在果期膨大，海绵质，鲜红色，有光泽，直径10～20mm，外面有长柔毛。瘦果卵形，长约1.5mm，光滑或具不显明突起，鲜时有光泽。花期6～8月，果期8～10月。（图106-1）

生于山坡、河岸、草地、潮湿的地方。主要分布于辽宁以南各地。

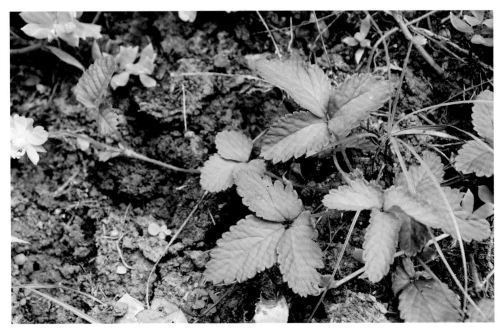

图106-1　蛇莓

【主产地】主产于辽宁、河北、河南、安徽、江苏、贵州和云南等地。

【栽培要点】

1. 生物学特性　性耐寒，喜生于阴湿环境，常生于沟边潮湿草地。对土壤要求不高，以肥沃、疏松湿润的砂质壤土为好。

2. 栽培技术　种子繁殖或分株繁殖。秋季，播种于陆地苗床，其匍匐茎节处着生新根并形成新株，将幼小植株按30cm×30cm株距分株种植。

3. 病虫害　病虫害较少，偶见叶斑病。

【采收与加工】6～11月采收全草，洗净，晒干或鲜用。

【药材鉴别】

（一）性状特征

全草多缠绕成团，被白色毛绒，具匍匐茎。三出复叶互生，基生叶的叶柄长6～10cm，小叶多皱缩，完整者倒卵形，长1.5～4cm，宽1～3cm，基部偏斜，边缘有钝齿，表面黄绿色，上面近无毛，下面被疏毛。花单生于叶腋，具长柄。聚合果棕红色，花萼宿存。气微，味微涩。（图106-2）

（二）显微鉴别

1. 叶表面观　上表皮细胞类多角形，下表皮细胞略波状弯曲，垂周壁念珠状增厚；下表皮非腺毛及腺毛较上表皮为多，非腺毛单细胞，长166～900μm，基部直径18～38μm，壁厚6～12μm，表面有螺状纹理；腺毛头部2细胞，直径25～32μm，柄部2～3细胞；气孔不定式或不等式，副卫细胞4～5个；叶肉细胞有的含草酸钙簇晶。（图106-3）

2. 粉末特征　粉末灰褐色。表皮细胞垂周壁波状弯曲，气孔不定式；草酸钙簇晶众多；腺毛头部类圆形，2～3细胞，非腺毛众多，单细胞；导管多为螺纹导管。（图106-4）

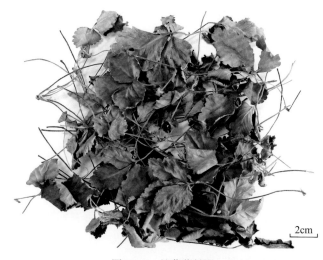

图106-2　蛇莓药材图

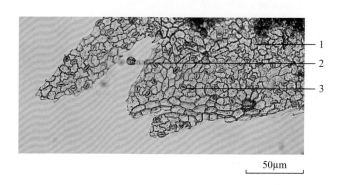

图106-3　蛇莓叶下表皮表面观图

1. 表皮细胞　2. 腺毛　3. 气孔

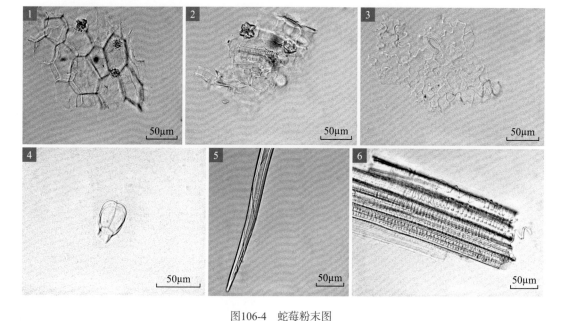

图106-4　蛇莓粉末图

1,2. 草酸钙簇晶　3. 表皮细胞及气孔　4. 腺毛　5. 非腺毛　6. 导管

【化学成分】主要成分为三萜类、黄酮类、酚酸及酚酸酯类等。

1. 三萜及其苷类　乌苏酸（ursolic acid）、2α-羟基乌苏酸（corosolic acid）、蔷薇酸（euscaphic acid）、3-*O*-乙酰坡模醇（pomolic acid acetate）、2α-羟基齐墩果酸（maslinic acid）等[1]。

2. 黄酮及其苷类　洋芹素-6-*C*-β-*D*-葡萄糖苷、金合欢素-7-*O*-α-*L*-鼠李糖基-（1-6）-β-*D*-葡萄糖苷、山奈素-3-*O*-β-*D*半乳糖苷、芦丁、异槲皮苷和金丝桃苷[2-3]。

3. 酚酸及酚酸酯类　生育酚（dl-α-toco-pherol）、香草酸（vanillic acid）、没食子酸（gallic acid）、咖啡酸甲酯（methyl caffeate）等[2-3]。

【性味归经】苦、甘、寒。归肺、肝、胃经。

【功能主治】清热解毒，散瘀消肿。用于感冒发热，咳嗽，小儿高热惊风，咽喉肿痛，白喉，黄疸型肝炎，细菌性痢疾，阿米巴痢疾，月经过多；外用于腮腺炎，蛇毒咬伤，眼结膜炎，疔疮肿毒，带状疱疹，湿疹。

【药理作用】

1. 抗肿瘤作用　蛇莓总酚的抗肿瘤活性较高，能够直接作用于肿瘤细胞，增强 B 细胞抗体的分泌和 T 细胞增殖，也能够通过提高机体细胞和体液免疫力发挥其体内抗肿瘤作用[2-3]。

2. 抑菌作用　蛇莓对7种常见致病菌，包括金黄色葡萄球菌、肺炎球菌、志贺菌、甲型副伤寒杆菌、变形杆菌、枯草杆菌、铜绿假单胞菌具有明显不同程度的抑制作用，其中对金黄色葡萄球菌和变形杆菌的抑菌作用最强[2]。

3. 免疫功能促进作用　蛇莓流浸膏（2g/ml）显著升高小鼠腹腔巨噬细胞吞噬机能，表现为胞体显著增大，每个胞体吞噬的鸡红细胞达7～8个之多，但各级消化状态与对照组无显著差异。

主要参考文献

[1] 吴培南，段宏泉，姚智，等. 蛇莓中具有抗癌活性的三萜成分[J]. 中草药，2007，38(9)：1311-1313.

[2] 张聪子，童巧珍. 蛇莓的研究进展[J]. 中医药导报，2013，19(4)：86-88.

[3] 李明，赫军，马秉智，等. 中药蛇莓化学成分和抗肿瘤药理作用的研究进展[J]. 中国医院用药评价与分析，2017，17(5)：595-596，600.

（南京中医药大学　吴啟南　尹梦娇）

107. 银杏叶

Yinxingye

GINKGO FOLIUM

【别名】白果树叶、蒲扇、飞蛾叶。

【来源】为银杏科植物银杏*Ginkgo biloba* L.的干燥叶。

【本草考证】《本草品汇精要》载："银杏炒食煮食皆可，生食发病……叶为末和面做饼，煨熟食之止泄利"。《本草纲目》等著作也载有银杏，但多以种子作为药用。

【原植物】【主产地】【栽培要点】参见"白果"。

【采收与加工】秋季叶尚绿时采收，及时干燥。

【药材鉴别】

（一）性状特征

叶多皱折或破碎，完整者呈扇形，长3～12cm，宽5～15cm。黄绿色或浅棕黄色，上缘呈不规则的波状弯曲，有的中间凹入，深者可达叶长的4/5。具二叉状平行叶脉，细而密，光滑无毛，易纵向撕裂。叶基楔形，叶柄长2～8cm。体轻。气微，味微苦。（图107-1）

（二）显微鉴别

1. 叶横切面　上表皮细胞1列，类长方形或类方形，外被角质层；叶肉细胞分化不明显，多角形或类长圆形，细胞中常含棕色物质或油滴状物；维管束外韧形；与分泌道间隔排列；下表皮细胞1列，类方形，有内陷气孔；叶肉细胞含草酸钙簇晶，以维管束周围多见。（图107-2）

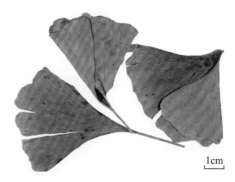

图107-1　银杏叶药材图

2. 粉末特征　粉末黄绿色。草酸钙簇晶散在，或存在于薄壁细胞中；分泌道呈长管状，内含黄棕色分泌物；管胞单个或数个相连，具缘纹孔或网纹；叶表皮细胞类方形或长方形，可见气孔下陷。（图107-3）

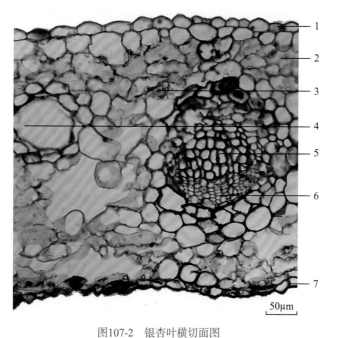

图107-2　银杏叶横切面图

1. 上表皮　2. 叶肉细胞　3. 草酸钙簇晶
4. 分泌道　5. 木质部　6. 韧皮部　7. 下表皮

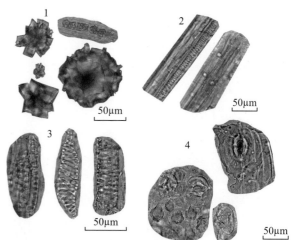

图107-3　银杏叶粉末图

1. 草酸钙簇晶　2. 分泌道　3. 管胞　4. 叶表皮细胞及气孔

（三）理化鉴别

薄层色谱　（1）取本品粉末1g，加40%乙醇10ml，加热回流10分钟，放冷，滤过，取滤液作为供试品溶液。另取银杏叶对照药材1g，同法制成对照药材溶液。吸取上述两种溶液各6μl，分别点于同一用4%醋酸钠溶液制备的硅胶G薄层板上，以乙酸乙酯-丁酮-甲酸-水（5∶3∶1∶1）为展开剂，展开，取出，晾干，喷以3%三氯化铝乙醇溶液，热风吹干，置紫外光灯（365nm）下检视。供试品色谱中，在与对照药材色谱相应的位置上，显相同颜色的荧光主斑点。

（2）取本品粉末1g，加50%丙酮溶液40ml，加热回流3小时，滤过，滤液蒸干，残渣加水20ml使溶解，用乙酸乙酯振摇提取2次，每次20ml，合并乙酸乙酯液，蒸干，残渣加15%乙醇5ml使溶解，加入已处理好的聚酰胺柱（30～60目，1g，内径为1cm，用水湿法装柱）上，用5%乙醇40ml洗脱，收集洗脱液，置水浴上蒸去乙醇，水液用乙酸乙酯振摇提取2次，每次20ml，合并乙酸乙酯液，蒸干，残渣加丙酮1ml使溶解，作为供试品溶液。另取银杏内酯A对照品、银杏内酯B对照品、银杏内酯C对照品及白果内酯对照品，加丙酮制成每1ml各含银杏内酯A 0.5mg、银杏内酯B 0.5mg、银杏内酯C 0.5mg、白果内酯1mg的混合溶液，作为对照品溶液。照薄层色谱法试验，吸取上述两种溶液各5μl，分别点于同一用4%醋酸钠溶液制备的硅胶G薄层板上，以甲苯–乙酸乙酯–丙酮–甲醇（10∶5∶5∶0.6）为展开剂，在15℃以下展开，取出，晾干，在醋酐蒸气中熏15分钟，在140～160℃中加热30分钟，置紫外光灯（365nm）下检视。供试品色谱中，在与对照品色谱相应的位置上，显相同颜色的荧光斑点。

【质量评价】 以色黄绿、完整者为佳。采用高效液相色谱法，按干燥品计算，含总黄酮醇苷不得少于0.40%；含萜类内酯以银杏内酯A（$C_{20}H_{24}O_9$）、银杏内酯B（$C_{20}H_{24}O_{10}$）、银杏内酯C（$C_{20}H_{24}O_{11}$）和白果内酯（$C_{15}H_{18}O_8$）的总量计，不得少于0.25%。

【化学成分】

1. 黄酮类　黄酮醇及其苷类，包括槲皮素-3-*O*-芸香糖苷（quercetin-3-*O*-rutinose）、槲皮素-3-*O*-α-L-鼠李糖-2″-（6‴-对香豆酰基）-*β*-*D*-葡萄糖苷[quercetin-3-*O*-α-L-rhamnopyranosyl-2″-（6‴-*p*-coumaroyl）-*β*-*D*-glucoside]、山柰酚-3-*O*-α-L-鼠李糖-2″-(6‴-对香豆酰基)-*β*-*D*-葡萄糖苷[kaempferol-3-*O*-α-L-rhamnopyranosyl-2″-（6‴-*p*-coumaroyl）-*β*-*D*-glucoside]、槲皮素（quercetin）、山柰酚（kaempferol）、异鼠李素（isorhamnetin）等。双黄酮类主要有银杏双黄酮（ginkgetin）、异银杏双黄酮（isoginkgetin）、7-去甲基银杏双黄酮（bilobetin）等[1-3]。

2. 萜类内酯类　银杏内酯A～C（ginkgolide A～C）、白果内酯（bilobalide）等[2]。

3. 银杏酸类　为同系混合物，如白果酸（ginkgolic acid）、氢化白果酸（hydroginkgolic acid）等[3]。

【性味归经】 甘、苦、涩，平。归心、肺经。

【功能主治】 活血化瘀，通络止痛，敛肺平喘，化浊降脂。用于瘀血阻络，胸痹心痛，中风偏瘫，肺虚咳喘，高脂血症。

【药理作用】

1. 对心血管系统作用　具有扩张冠脉、心肌缺血保护作用；银杏内酯是血小板活化因子（PAF）受体拮抗剂，拮抗PAF引起的血小板异常聚集和血栓形成，从而降低血浆黏度和全血黏度[4]。

2. 对中枢神经系统作用　具有改善脑循环，改善记忆力，调节中枢神经递质如去甲肾上腺素、5-羟色胺、多巴胺等作用[5]；银杏叶提取物对脑缺血再灌注损伤和血-脑屏障有良好的保护作用[6]。

3. 其他作用　此外还有改善糖代谢紊乱、抗氧化等作用。

【用药警戒或禁忌】 用量为9～12g，有实邪者忌用。

【分子生药】

1. 遗传标记　应用RAPD技术，筛选与银杏性别相关的分子标记，获得了两个与雄性相关的RAPD标记；利用AFLP技术检测了雌雄银杏基因组DNA的多态性，筛选出了银杏雌性基因组所特有的两个标记[7]。

2. 功能基因　现已成功克隆GbWRKY11基因的cDNA全长序列、左旋海松二烯合酶GbLPS全长序列等[8-9]，为银杏的深入研究提供候选基因。

【附注】 银杏叶制剂是畅销欧美的食品补充剂和药品之一。20世纪70年代德国科研人员发现银杏叶中含有抗血栓和降低胆固醇的药用成分，自此开始了对银杏叶的研究与开发。目前我国银杏叶制剂主要包括银杏叶片、舒血宁注射液、银杏叶滴丸等。

主要参考文献

[1] Liu XG, Wu SQ, Li P, et al. Review Advancement in the chemical analysis and quality control of flavonoid in *Ginkgo biloba*[J].

Journal of Pharmaceutical and Biomedical Analysis, 2015, 113: 212-225.

[2] Lin LZ, Chen P, Ozcan M, et al. Chromatographic profiles and identification of new phenolic components of *Ginkgo biloba* Leaves and selected products[J]. Journal of Agricultural and Food Chemistry, 2008, 56：6671-6679.

[3] 杨扬，周斌，赵文杰. 银杏叶史话：中药/植物药研究开发的典范[J]. 中草药，2016，47(15)：2579-2591.

[4] 苏焕群，陈再智. 银杏叶提取物的心血管药理研究及应用[J]. 中药材，1997(9)：481-483.

[5] 孙久荣，刘文胜. 银杏叶提取物对中枢神经系统的作用[J]. 中国药理学通报，1998(4)：3-5.

[6] 袁露，李艺，徐志猛，等. 银杏叶提取物治疗缺血性脑卒中的研究进展[J]. 药学进展，2019，43(6)：468-478.

[7] 黄茜，陈珂，刘霁瑶，等. SCAR分子标记和叶形分析对银杏性别鉴定的研究[J]. 西南大学学报（自然科学版），2016，38(3)：62-69.

[8] Liao YL, Xu F, Zang WW, et al. Cloning, characterization and expression analysis of *GBWRKY11*, a novel transcription factor gene in *ginkgo biloba*[J]. International Journal of Agriculture and Biology, 2016, 18(1): 117-124.

[9] Schepmann HG, Pang J, Matsuda SPT. Cloning and characterization of *Ginkgo biloba* levopimaradiene synthase, which catalyzes the first committed step in ginkgolide biosynthesis[J]. Archives of Biochemistry and Biophysics, 2001, 392(2): 263-269.

（中国药科大学　李萍　杨华）

108. 望江南

Wangjiangnan

SENNAE OCCIDENTALIS SEMEN

【别名】金花豹子、金豆子、羊角豆、野扁豆、假决明、山咖啡。

【来源】为豆科植物望江南*Senna occidentalis* L.干燥成熟种子。

【本草考证】本品始载于《救荒本草》，载："其花名茶花儿，人家园圃中多种，苗高二尺许，茎微淡赤色，叶似槐叶而肥大微尖，又似胡苍耳叶颇大，及似皂角叶亦大，开五瓣金黄花，结角长三寸许，叶味微苦""今人多捋其子作草决明子代用。"本草记载与现今所用望江南基本一致。

【原植物】一年生草本植物，直立、少分枝的亚灌木或灌木，无毛，高0.8～1.5m；枝有棱；根黑色。叶长约20cm；叶柄近基部有大而带褐色、圆锥形的腺体1枚；小叶4～5对，膜质，卵形至卵状披针形，长4～9cm，宽2～3.5cm，顶端渐尖，有小缘毛；小叶柄长1～1.5mm，揉之有腐败气味；托叶膜质，卵状披针形，早落。花数朵组成伞房状总状花序，腋生和顶生，长约5cm；苞片线状披针形或长卵形，长渐尖，早脱；花长约2cm；萼片不等大，外生的近圆形，长6mm，内生的卵形，长8～9mm；花瓣黄色，外生的卵形，长约15mm，宽9～10mm，其余可长达20mm，宽15mm，顶端圆形，均有短狭的瓣柄；雄蕊7枚发育，3枚不育，无花药。荚果带状镰形，褐色，压扁，长10～13cm，宽8～9mm，稍弯曲，边较淡色，加厚，有尖头；果柄长1～1.5cm；种子30～40颗，种子间有薄隔膜。花期4～8月，果期6～10月。（图108-1）

常生于河边滩地、旷野或丘陵的灌木林或疏林中，也是村边荒地习见植物。主要分布于我国东南部、南部及西南部各省区。原产美洲热带地区，现广布于全世界热带和亚热带地区。

【主产地】主产于长江以南各地。

【采收与加工】10月果实成熟时，割取全株，晒干，打下或搓出种子，再晒干，除去杂质。

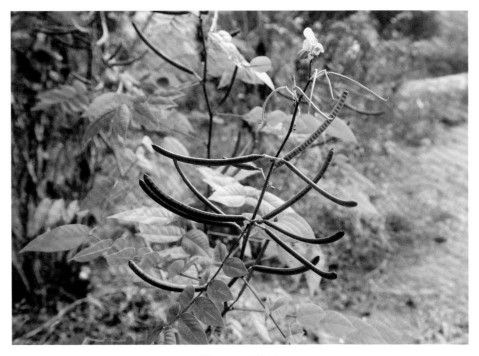

图108-1　望江南

【药材鉴别】

（一）性状特征

种子扁卵形，直径3～4mm。表面灰绿色或灰棕色，微有光泽，两面中央均有一椭圆形凹陷，外周有多数放射状或白色易脱落网状细条纹，一端具喙状突起。种脐位于喙状突起的一侧。质坚硬，子叶2。（图108-2）

（二）显微鉴别

粉末特征　粉末黄棕色或黄绿色。种皮栅状细胞排列多成片，无色或淡黄色，呈长方形，排列稍不整齐，胞腔明显，位于细胞1/3处的光辉带有的可见、有的不可见，表面观多成类多边形，壁较厚，有时可见细胞被较厚的角质层；种皮支持细胞无色或黄棕色，侧面（断面）观多呈哑铃状，通常两端较膨大，外壁和内壁稍后，表面观呈类圆形（可见两个同心圆）；角质层碎片厚10～19μm，多透明，光亮；内胚乳细胞细

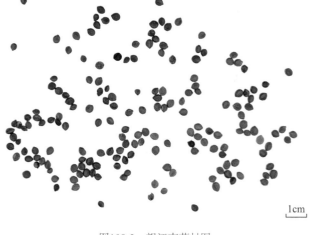

图108-2　望江南药材图

胞壁黏液质化，胞腔内含黄棕色物质；子叶碎片栅栏组织长圆柱状，海绵细胞类圆形。（图108-3）

（三）理化鉴别

薄层色谱　取本品干燥细粉0.5g，加甲醇50ml，置水浴上回流30分钟，冷却，摇匀，滤过，滤液蒸干，残渣加10%盐酸溶液30ml，置水浴中加热水解1小时，立即冷却，加三氯甲烷振摇提取两次，每次30ml，合并三氯甲烷液，蒸干，残渣加三氯甲烷1ml使溶解，作为供试品溶液。另取大黄素甲醚、大黄酸、大黄酚对照品，分别加甲醇制成每1ml含2mg的溶液，作为对照品溶液。照薄层色谱法试验，吸取上述两种溶液各2μl，分别点于同一硅胶G薄层板上，以石油醚（30～60℃）-甲酸乙酯-甲酸（15∶5∶1）的上层溶液为展开剂，展开，取出，晾干。置紫外灯（365nm）下检视。供试品色谱中，在与对照品色谱相应的位置上，显相同颜色的斑点。

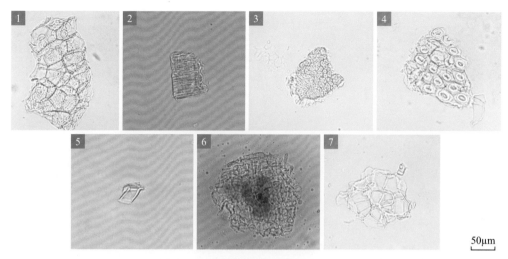

50μm

图108-3　望江南粉末图（戴仕林　摄）

1. 角质层　2. 栅状细胞侧面观　3. 栅状细胞表面观　4. 支持细胞顶面观　5. 支持细胞　6. 内胚乳细胞　7. 子叶薄壁细胞

【化学成分】主要化学成分为蒽醌类、糖类、脂肪酸以及挥发油类[1-2]。

1. 蒽醌类　望江南中蒽醌类成分含量较高，主要为羟基蒽醌类化合物，包括大黄酚、大黄酸、大黄素甲醚、芦荟大黄素、决明素、橙黄决明素、7-甲基大黄素甲醚、1,8-二羟基蒽醌、1,8-二羟基-2-甲基蒽醌、1,4,5-三羟基-3-甲基-7-甲氧基蒽醌等。

2. 糖类　望江南含有丰富的多糖类成分，其中半乳聚糖的含量达到30%，多糖主要以植物胶的形式存在。此外，还含有木糖、麦芽糖、乳糖和蔗糖。

3. 脂肪酸及挥发油　望江南中含4.5%的饱和（或不饱和）脂肪酸，包括亚油酸、亚麻酸、十八烯酸等；望江南中还含有3.2%的挥发油类成分，主要含有香叶基丙酮（16.84%）、β-紫罗酮（11.68%）、6-甲基-5-庚烯-2-酮（5.37%）、叶绿醇（3.70%）、6,10,14-三甲基-2-十五烷酮（3.67%）、法尼基丙酮（3.36%）、正己醛（3.12%）、α-紫罗酮（3.12%）。

4. 其他　望江南中还含有槲皮素、芹菜素等黄酮类化合物以及萜类、鞣质、谷甾醇等。

【性味归经】甘，苦，凉；有毒。归肝、胃、大肠经。

【功能主治】清肝，健胃，通便，解毒。主治目赤肿痛，头晕头胀，消化不良，胃痛，痢疾，便秘，痈肿疔毒。

【药理作用】望江南种子有致泻作用，与含大黄素有关；并有明显的毒性，与含毒蛋白有关，但因具有抗原性质，狗可得到免疫。小鼠、大鼠、马喂饲种子或注射苯提取物均表现毒性。种子中所含的挥发油，对多种细菌有抑制作用，也有报告无抗菌作用。水提取物对某些真菌有抑制作用。

【用药警戒或禁忌】体虚患者慎用。过量服用易引起呕吐、腹泻。

【附注】

1. 由于望江南古籍记载较少，市场多和莪芒决明混用。

2. 有些地区以望江南茎叶入药，其种子单独作望江南子入药。

主要参考文献

[1] 尹宏权，魏洁，尚贝贝，等. 望江南化学成分分离和结构鉴定[J]. 北京理工大学学报，2013，33(10)：1098-1100.

[2] Yadav Jaya Parkash, Arya Vedpriya, Yadav Sanjay, et al. *Cassia occidentalis* L.: a review on its ethnobotany, phytochemical and pharmacological profile[J]. Fitoterapia, 2009, 81(4):223-230.

（南京中医药大学　谷巍）

109. 断血流

Duanxueliu

CLINOPODII HERBA

【别名】风轮菜、野薄荷、灯笼草、土荆芥。

【来源】为唇形科植物风轮菜*Clinopodium chinense*（Benth.）O. Kuntze 或灯笼草*Clinopodium polycephalum*（Vaniot）C. Y. Wu et Hsuan的干燥地上部分。

【本草考证】风轮菜始载于《救荒本草》，载："苗高二尺余，方茎四楞，色淡绿微白，叶似荏子叶而小，又似灵仙叶微宽，边有锯齿，又两叶对生而叶节间又生子叶极小，四叶相攒对生，开粉红花，其叶味苦"。灯笼草始载于《植物名实图考》芳草类，名大叶香薷，载："叶有圆齿，开花逐层如节，花极小，气味芳沁"。本草记载与现今所用风轮菜及灯笼草一致。

【原植物】

1. 风轮菜 多年生草本，高达1m，茎具四棱，基部有匍匐根，上部多分枝，密被短柔毛。叶对生，卵形，长2~4cm，宽1.3~2.6cm，基部圆或宽楔形，边缘具疏锯齿，上面密被平伏糙硬毛，下面被柔毛；叶柄长3~8mm，密被柔毛。轮伞花序多花，密集，呈半球形；苞片叶状，向上渐小至针状；花萼窄管状，带紫红色，沿脉被柔毛，内面齿上被柔毛，上唇3齿长三角形，下唇2齿直伸，先端具芒尖；花冠紫红色，外面及内面喉部具柔毛，二唇形，上唇先端微缺，下唇3裂，中间裂片稍大；雄蕊4，前对较长，花药2室；子房4裂。小坚果4，倒卵球形或宽卵球形，长约1.2mm，黄褐色。花期5~8月，果期8~10月。（图109-1）

主要为野生，多生于海拔1000m以下山坡、草丛、路边、沟边、灌丛林下及低湿地区。主要分布于内蒙古、河北、河南、安徽、山东、浙江、江苏、江西、福建、台湾、湖南、湖北、广西、广东及云南东北部等地。

2. 灯笼草 与风轮菜相比，茎表面被平展糙伏毛，叶卵圆形，基部宽楔形或近圆形，叶缘疏生圆齿状锯齿，叶两面被糙伏毛；轮伞花序具多花，圆球形，苞片针状，花萼被长柔毛，喉部疏被糙硬毛。小坚果褐色，卵球形，长约1mm。花期7~8月，果期9~10月。（图109-2）

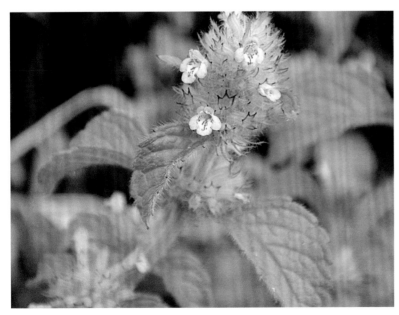

图109-1 风轮菜

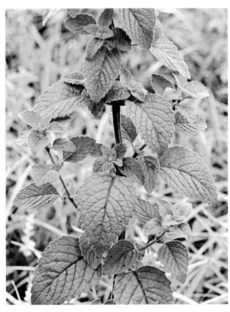

图109-2 灯笼草

主要为野生，多生于深山区及海拔3400m以下的山坡、路边、林下及灌丛中。主要分布于河南、河北、山东、山西、江苏、浙江、安徽、江西、福建、台湾、湖南、湖北、广西、陕西、甘肃、四川、云南、贵州及西藏东部等地。

【主产地】主产于安徽大别山区。

【采收与加工】夏季开花前采收，除去根部，晒干。

【药材鉴别】

（一）性状特征

茎方柱形，四面凹下呈槽，分枝对生，长30～90cm，直径1.5～4mm，上部密被灰白色茸毛，下部较稀疏或近于无毛，节间长2～8cm，表面灰绿色或绿褐色；质脆，易折断，断面不平整，中央有髓或中空。叶对生，有柄，叶片多皱缩、破碎，完整者展平后呈卵圆形或卵形，长2～5cm，宽1.5～3.2cm，边缘具疏锯齿或圆齿状锯齿，上表面绿褐色，下表面灰绿色，两面均密被白色茸毛。气微香，味涩、微苦。（图109-3）

（二）显微鉴别

粉末特征　风轮菜：粉末棕黄色。下表皮细胞垂周壁呈波状，气孔多直轴式，副卫细胞2～4个；上表皮细胞垂周壁弯曲；非腺毛细长、众多，由1～11细胞组成，长至1140μm，常有1～2个细胞呈缢缩状，表面具疣状突起；腺鳞头部多为8细胞，直径30～50μm，柄单细胞，极短；小腺毛头部、柄均为单细胞，头部直径约20μm。（图109-4）

灯笼草：粉末深黄色。下表皮细胞垂周壁呈波状，气孔多直轴式；上表皮细胞垂周壁弯曲；非腺毛细长，由1～11（～14）细胞组成，长至1260μm，常有1～2个细胞呈缢缩状，表面具疣状突起；腺鳞头部多为8细胞，直径30～60μm，柄单细胞，极短；小腺毛头部、柄均为单细胞，头部直径约20μm。（图109-5）

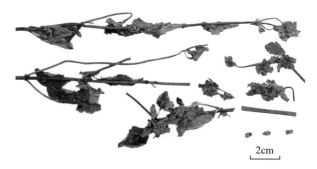

图109-3　断血流药材图

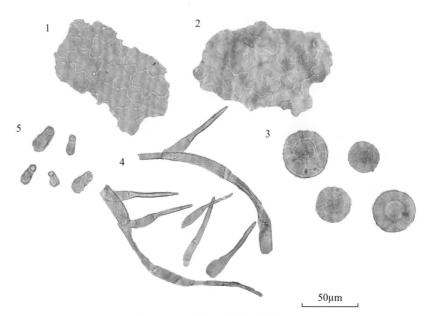

图109-4　断血流（风轮菜）粉末图

1. 上表皮细胞　2. 下表皮细胞　3. 腺鳞　4. 非腺毛　5. 腺毛

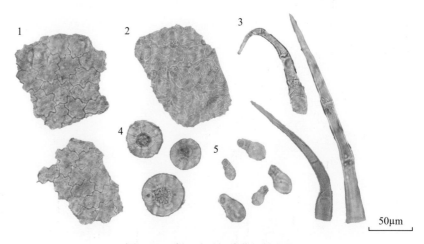

图109-5　断血流（灯笼草）粉末图

1. 上表皮细胞　2. 下表皮细胞　3. 非腺毛　4. 腺鳞　5. 腺毛

（三）理化鉴别

薄层色谱　取本品粉末1g，加甲醇10ml，加热回流30分钟，滤过，滤液蒸干，残渣加水10ml使溶解，加乙醚振摇提取2次，每次10ml，弃去乙醚液，水液加水饱和正丁醇振摇提取2次，每次10ml，合并正丁醇液，蒸干，残渣加甲醇1ml使溶解，置中性氧化铝柱（100～120目，5g，内径为1～1.5cm，用水湿法装柱）上，用40%甲醇40ml洗脱，收集洗脱液，蒸干，残渣加甲醇1ml使溶解，作为供试品溶液。另取醉鱼草皂苷Ⅳb对照品，加甲醇制成每1ml含2mg的溶液，作为对照品溶液。吸取上述两种溶液各4µl，分别点于同一硅胶G薄层板上，以三氯甲烷–甲醇–冰醋酸–水（7：2.5：1：0.5）为展开剂，展开，取出，晾干，喷以10%硫酸乙醇溶液，在110℃加热至斑点显色清晰，分别置日光和紫外光灯（365nm）下检视。供试品色谱中，在与对照品色谱相应的位置上，显相同的棕红色斑点或棕红色荧光斑点。

【质量评价】以完整、色较绿、气微香、叶多者为佳。为了评价药材质量，研究人员建立了HPLC法测定药材中断血流皂苷A、香蜂草苷、醉鱼草皂苷Ⅳb、橙皮苷以及总皂苷、总黄酮等的含量测定方法，其中醉鱼草皂苷Ⅳb被用于断血流制剂质量评价的指标性成分。

【化学成分】主要成分为黄酮类、皂苷类、甾体类、有机酸类、挥发油类等，其中黄酮类、皂苷类化合物是断血流发挥止血、抗炎作用的主要有效成分[1-6]。

1. 黄酮类　香蜂草苷（dyaimid）、柚皮素-7-芸香糖苷（nairutin）、江户樱花苷（prunin）、异樱花素（isosakuranetin）、柚皮素-7-O-β-D-吡喃葡萄糖醛酸丁酯（naringenin-7-O-β-D-pyranglycuronate butyl ester）、 芹菜素（apigenin）、 芹菜素-7-O-β-D-葡萄糖苷（apigenin-7-O-β-D-glucopyranoside）、 木犀草素（luteolin）、 木犀草素-4′-O-β-D-葡萄糖苷（luteolin-4′-O-β-D-glucopyranoside）、金合欢素（acacetin）、蒙花苷（buddleoside）等，其中江户樱花苷具有显著的心肌保护作用。

2. 皂苷类　风轮菜皂苷（clinopodoside）A，B，C，D，E，F，G，H、clinosaponin Ⅸ，Ⅹ，Ⅺ、clinopoditerpene A，B、Clinoposaponin D，醉鱼草皂苷（buddlejasaponin）Ⅳa、Ⅳb、Ⅳ及prosaikogenin A，saikogenin A，saikogenin F等，其中醉鱼草皂苷Ⅳ和prosaikogenin A具有显著性促进血小板聚集作用。

3. 甾体类　6′-十六碳酸酯基-α-菠甾醇-3-O-β-D-葡萄糖苷（6′-palmityl-α-spinasteryl-3-O-β-D-glucoside）、十八碳酸酯基-α-菠甾醇-3-O-β-D-葡萄糖苷（6′-stearyl-α-spinasteryl-3-O-β-D-glucoside）。

4. 挥发油类　灯笼草（荫风轮）挥发油提取物中分离鉴定了44种化学成分，主要成分为反式-石竹烯、柠檬烯和匙叶桉油烯醇，其中含量最高的反式-石竹烯具有平喘作用。

5. 其他　香豆酸（p-coumaric acid）、乌索酸（ursolic acid）、对羟基桂皮酸（p-hydroxycinnamic acid）、咖啡酸（caffeic acid）、cis-3-（2-[1-（3,4-dihydroxy-phenyl）-1-hydroxymethyl]-1,3-ben-zodioxol-5-yl）-（E）-2-propenoic acid，mesaconic acid，gentisic acid 5-O-β-D-（6′-salicylyl）-glucopyranoside，β-谷甾醇（β-sitosterol）、熊果酸（ursolic acid）、齐墩果酸（oleanolic acid）等。

【性味归经】微苦、涩，凉。归肝经。

【功能主治】收敛止血。用于崩漏，尿血，鼻衄，牙龈出血，创伤出血。

【药理作用】止血是断血流的传统功效，此外还具有抗菌、抗炎、降低血糖、活血和降压、保护血管内皮细胞等多种作用[6-11]。

1. 止血作用　断血流的止血机制为直接收缩血管，兴奋血管平滑肌，抑制血管通透性，缩短凝血时间，促进血小板聚集与黏附功能等综合作用的结果。研究显示断血流总苷可显著减少药物流产模型大鼠子宫出血，灯笼草（荫风轮）与风轮菜醇提取物离体兔耳血管灌流量减少作用明显，对磷酸组胺所致的皮肤毛细管通透性增加有明显抑制作用。此外，灯笼草（荫风轮）总皂苷和风轮菜总皂苷均能明显促进血小板聚集，聚集强度大，解聚慢，血小板黏附率明显增加，不仅能影响内源性凝血系统，又能通过影响外源性凝血系统而发挥促凝血作用。

2. 抗菌作用　研究发现风轮菜水浸液对金黄色葡萄球菌的抑菌作用最强，其次是大肠埃希菌、铜绿假单胞菌和白色念珠菌，而对枯草杆菌、黑曲霉球菌、青霉菌和酿酒酵母菌无抑制作用。

3. **抗炎作用**　不同剂量的灯笼草（荫风轮）总皂苷对急性炎症的毛细血管透性增加、炎症渗出和组织水肿有抑制作用，而且还抑制卡拉胶引起的足趾肿胀，切除双侧肾上腺后，仍然有此作用，表明灯笼草（荫风轮）总皂苷的抗炎活性既有直接作用，又有通过兴奋垂体-肾上腺皮质轴的间接作用。

4. **降血糖作用**　不同浓度的风轮菜乙醇提取物可以降低四氧嘧啶糖尿病小鼠的血糖，减轻四氧嘧啶对胰岛β细胞的损伤，显著降低肾上腺素性糖尿病小鼠血糖，升高肝脏糖原含量，显著降低Fe/Cys激发的小鼠肝匀浆脂质过氧化产物丙二醛含量。研究还表明风轮菜有效部位提取物能显著降低链脲佐菌素诱导的糖尿病小鼠的血糖、血清胆固醇含量，改善胰岛病变，抑制α-葡萄糖苷酶及保护血管内皮细胞的作用。

5. **活血作用**　风轮菜醇提物有小剂量止血、大剂量活血的双向作用，其活血成分是以香蜂草苷为代表的水溶性较好的二氢黄酮类成分和以醉鱼草皂苷Ⅳ为代表的皂苷类成分。

6. **其他作用**　对心血管作用：研究发现灯笼草（荫风轮）总黄酮对麻醉正常家兔有即时性降压作用，提高注射肾上腺素及去甲肾上腺素耐缺氧的能力，对心肌缺氧有保护作用。风轮菜活性成分对去氧肾上腺素诱导的内皮完整的大鼠胸主动脉血管环具有明的舒张作用；此外，不同浓度的风轮菜乙醇提取物能明显提高H_2O_2、高糖损伤的体外培养的人脐静脉内皮细胞存活率，使损伤的内皮细胞内低下的超氧化物歧化酶（SOD）活力回升，降低高糖诱导的内皮细胞乳酸脱氢酶（LDH）释放，增加体外培养的人脐静脉内皮细胞培养液中NO量，具有明显的保护血管内皮细胞作用。对子宫的收缩作用：灯笼草（荫风轮）总苷可明显提高离体和在体大鼠子宫收缩幅度和子宫活动力，作用维持时间长，有利于子宫肌压迫血管止血；同时可提高子宫动脉的收缩能力，显著增加小鼠子宫重量，而对雌激素（雌二醇）含量有升高趋势，孕激素（黄体酮）水平无显著性影响。

【**附注**】断血流发掘于民间方。自1970年安徽省霍山县老药农刘西堂献出祖传四代的断血流止血秘方后，有关部门十分重视，1971年在安徽省卫生厅主持下，成立了由医药、卫生、制药等单位参加的"断血流科研协作组"，经过四年研究和多家医院临床试验，1974年经过省级鉴定，由原安徽省霍山县制药厂开始生产断血流片。

主要参考文献

[1] 苗得足，高峰，鞠建刚. 风轮菜中黄酮苷类化合物的结构鉴定[J]. 药学与临床研究，2014，22(4)：342-343.

[2] 陈靖宇. 风轮菜属植物荫风轮和风轮菜的有效成分研究[D]. 北京：中国协和医科大学医学科学院，1997.

[3] 王凌天，孙忠浩，钟明亮，等. 风轮菜酚酸类化学成分研究[J]. 中国中药杂志，2017，42(13)：2510-2517.

[4] Zhu Y D, Zhang J Y, Li P F, et al. Two new abietane diterpenoid glycosides from *Clinopodium chinense*[J]. Natural Product research, 2016, 30(9): 1075-1080.

[5] Zeng B, Liu G D, Zhang B B, et al. A new triterpenoid saponin from *Clinopodium chinense* (Benth.) O. Kuntze[J]. Natural Product research, 2016, 30(9): 1001-1008.

[6] 陈凯，吴斐华，严杭松，等. 风轮菜属化学成分和药理作用研究进展[J]. 海峡药学，2012，24(7)：6-7.

[7] 王圣男，余世春，许旭东，等. 风轮菜属三萜皂苷与黄酮研究进展及波谱特征[J]. 波谱学杂志，2013，30(3)：447-460.

[8] 王圣男，余世春，胡玉霞. 风轮菜属植物的药用相关研究进展[J]. 现代中药研究与实践，2013，27(1)：79-84.

[9] 朱海琳，孟兆青，丁岗，等. 断血流的研究进展[J]. 世界科学技术-中医药现代化，2013，15(9)：2002-2010.

[10] 吴斐华，田冬那，刘洋，等. 风轮菜乙醇提取物对血管内皮细胞的保护作用研究[J]. 时珍国医国药，2010，21(8)：2074-2076.

[11] 吴斐华，刘洋，李娟，等. 风轮菜活性部位对大鼠离体胸主动脉的舒张作用及机制研究[J]. 时珍国医国药，2012，23(9)：2226-2228.

（安徽中医药大学　谢冬梅）

110. 淡竹叶

Danzhuye

LOPHATHERI HERBA

【别名】碎骨子、山鸡米、金鸡米、迷身草、长竹叶。

【来源】为禾本科植物淡竹叶*Lophatherum gracile* Brongn.的干燥茎叶。

【本草考证】本品始载于《本草纲目》,载:"春生苗,高数寸,细茎绿叶,俨如竹米落地所生细竹之茎叶。其根一窠数十须,须上结子,与麦门冬一样,但坚硬尔,随时采之。八九月抽茎,结小长穗"。《滇南本草》首次将淡竹叶单列,载:"淡竹叶,味甘、淡,性寒。治肺热咳嗽,肺气上逆。治虚寒,发热不眠,退虚热,止烦热,煎点童便服"。此书记载的淡竹叶虽未提及植物形态,但其性味功效与之前各类书籍记载的相差较大,而与2020年版的《中国药典》记载淡竹叶项下的"甘、淡、寒。清热泻火、除烦止渴、利尿通淋,用于热病烦渴,小便短赤涩痛,口舌生疮"较为一致。因此,可认为《本草纲目》与《滇南本草》记载的淡竹叶与现今所用淡竹叶基本一致。

【原植物】多年生,具木质根头。须根中部膨大呈纺锤形小块根。秆直立,疏丛生,高40～80cm,具5～6节。叶鞘平滑或外侧边缘具纤毛;叶舌质硬,长0.5～1mm,褐色,背有糙毛;叶片披针形,长6～20cm,宽1.5～2.5cm,具横脉,有时被柔毛或疣基小刺毛,基部收窄成柄状。圆锥花序长12～25cm,分枝斜生或开展,长5～10cm;小穗线状披针形,长7～12mm,宽1.5～2mm,具极短柄;颖顶端钝,具5脉,边缘膜质,第一颖长3～4.5mm,第二颖长4.5～5mm;第一外秤长5～6.5mm,宽约3mm,具7脉,顶端具尖头,内秤较短,其后具长约3mm的小穗轴;不育外秤向上渐狭小,互相密集包卷,顶端具长约1.5mm的短芒;雄蕊2枚。颖果长椭圆形。花期、果期6～10月。(图110-1)

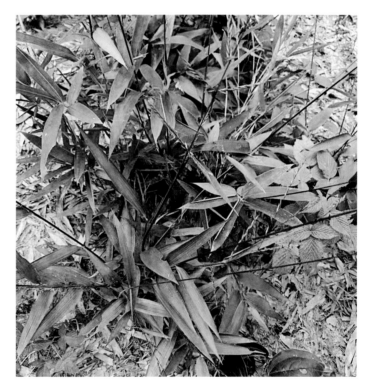

图110-1 淡竹叶

生于山坡、林地或林缘、道旁荫蔽处。主要分布于江苏、安徽、浙江、江西、福建、台湾、湖南、广东、广西、四川、云南。

【主产地】主产于浙江、安徽、湖南、四川、湖北、广东、江西、广西、贵州、福建、江苏、河南、云南等地,以浙江产量大,质量优,习称"杭竹叶"。

【栽培要点】

1. 生物学特性 喜阴凉气候。宜选山坡林下及阴湿处栽培。以富含腐殖质的砂质壤土栽培为宜。

2. 栽培技术 用种子繁殖,直播法。7～9月,在种子成熟时割取果穗,搓下种子,晒干、簸净贮藏备用。春播(3～4月),平整林下土地,沟心距25～30cm,播幅10cm,深2～5cm,上覆1层细土。

3. 病虫害 病害:白粉病,主要为害叶片,严重时在叶鞘、茎秆、穗部也能发生。虫害:蝗虫。

【采收与加工】栽后3～4年开始采收。在6～7月当花未开时,除留种以外,其余一律离地2～5cm处割起地上部分，晒干。理顺扎成小把即成。但在晾晒时，不能间断，以免脱节；夜间不能露天堆放，以免黄叶。可连续收获几年。席包或竹篓装。本品受潮易发霉，散失气味，应置凉爽干燥处存放。

【商品规格】统货。

【药材鉴别】

（一）性状特征

茎圆柱形而稍压扁，长25～30cm，直径1.5～2mm。表面枯黄色，有节，断面中空；节上抱有叶鞘。叶多数皱缩卷曲，叶片扁平，广披针形，长5～20cm，宽1～2.5cm；浅绿色或黄绿色，叶脉平行，脉间有横脉，形成长方形的网格状，下表面尤为明显。叶鞘长约5cm，外具纵条纹，沿叶鞘边缘有白色长柔毛。体细，质柔韧。气无，味淡。（图110-2）

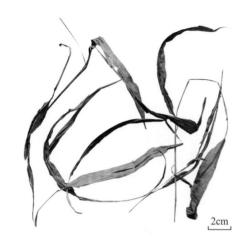

图110-2　淡竹叶药材图

（二）显微鉴别

1. 叶横切面　上表皮细胞长方形或类方形，垂周壁波状弯曲，其下可见圆形栅栏细胞；下表皮长细胞与短细胞交替排列或数个相连，长细胞长方形，垂周壁波状弯曲；在叶脉处的表皮细胞形小，至脉下面的表皮细胞壁稍增厚；上、下表皮均被角质层、气孔及单细胞非腺毛，下表皮气孔较多；栅栏组织为1列圆柱形细胞，海绵组织为2～3列排列疏松的不规则圆形细胞；主脉维管束为有限外韧型，周围有1～2列纤维组成的维管束鞘，木质部导管稀少，排成"V"形，其下方为韧皮部；叶脉的上、下表皮内侧有大型的厚壁纤维束。（图110-3）

2. 粉末特征　粉末淡绿色。叶上表皮细胞长方形或类方形，垂周壁波状弯曲，外壁稍厚，有非腺毛及少数气孔；叶下表皮长细胞呈长方形或长条形，垂周壁波状弯曲，短细胞（硅质细胞与栓质细胞）与长细胞交替排列或数个相连，于叶脉处短细胞成串，硅质细胞短哑铃形，栓质细胞类方形、类长方形，壁不规则弯曲，气孔较多，保卫细胞哑铃形，副卫细胞略呈圆三角形；非腺毛单细胞呈短圆锥形，具螺状纹理；叶鞘下表皮长

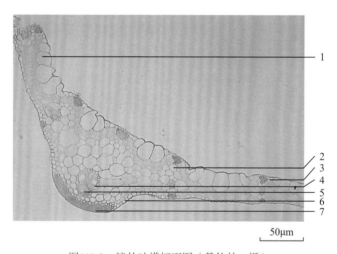

图110-3　淡竹叶横切面图（戴仕林　摄）

1. 上表皮　2. 海绵组织　3. 栅栏组织　4. 木质部
5. 韧皮部　6. 下表皮　7. 厚壁组织

细胞呈类长方形或长条形，垂周壁微波状弯曲，有的连珠状增厚，纹孔细小，孔沟明显，长短细胞相间排列，有气孔及非腺毛；此外，有茎表皮细胞、硅质细胞、检质细胞及纤维、环纹、螺纹、孔纹导管等。（图110-4）

【化学成分】主要化学成分为三萜类、黄酮类、挥发油类、酚酸类等[1]。

1. 三萜类　卢竹素、印白茅素、蒲公英赛醇、无羁萜、羊齿烯醇等。

2. 黄酮类　荭草苷、异荭草苷、牡荆苷、异牡荆苷，苜蓿素、苜蓿素-7-O-β-D-葡萄糖苷、当药黄素、木犀草素、苜蓿素-7-O-新橙皮糖苷等。

3. 酚酸　4-羟基-3,5-二甲氧基苯甲醛、反式对羟基桂皮酸和香草酸、对甲氧基肉桂酸、对羟基苯甲醛、月桂酸、绿原酸。

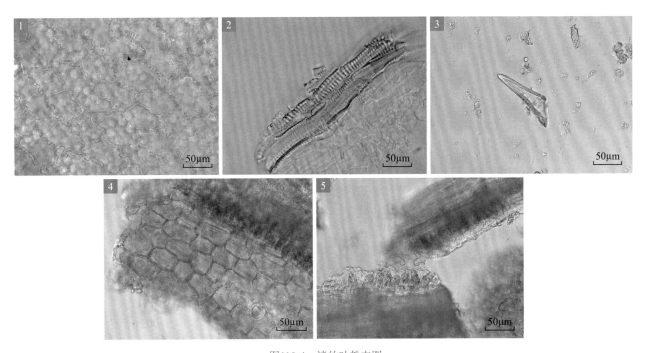

图110-4 淡竹叶粉末图

1. 下表皮细胞　2. 导管　3. 非腺毛　4. 气孔　5. 栓质细胞

4. **挥发性成分**　棕榈酸、2-呋喃甲醛、反式-4-甲基环己醇、二十九烷等。

【性味归经】甘、淡、寒。归心、胃、小肠经。

【功能主治】清热泻火，除烦止渴，利尿通淋。用于热病烦渴，小便短赤涩痛，口舌生疮。

【药理作用】

1. **收缩血管作用**　淡竹叶黄酮对小鼠腹主动脉有收缩作用，其作用强度与麻黄碱相似，EC_{50}为（0.305 ± 0.021）mg/ml，收缩血管的作用机制可能与激动 α 受体有关，淡竹叶黄酮的收缩正常小鼠腹动脉作用可被钙离子通道阻断剂抑制[2]。

2. **对心肌缺血/再灌注损伤的保护作用**　采用结扎大鼠左冠状动脉前降支法，建立心肌缺血/再灌注损伤模型，灌胃给药淡竹叶总黄酮（TFLG）结果表明TFLG对心肌缺血/再灌注损伤有一定的保护作用，其作用机制可能与抗自由基、抑制炎症反应和减少细胞凋亡有关[3]。

3. **抑菌作用**　淡竹叶水煎剂对金黄色葡萄球菌、溶血性链球菌有抑制作用。最小抑制浓度（MIC）为1∶10。粗提物每日100g（生药）/kg，连用14～20天，对小鼠肉瘤S180的抑制率为43.1%～45.6%。淡竹叶提取物有一定的抑菌作用，pH在4～9之间时具有良好的防腐保鲜效果[4]。

4. **解热作用**　淡竹叶水浸膏1g/kg或2g/kg给注射酵母混悬液引起发热的大鼠灌胃，有解热作用。对大肠埃希菌所致发热的猫和兔，2g/kg淡竹叶的解热效价约为33mg/kg非那西丁的0.83倍。

5. **利尿作用**　正常人试以淡竹叶10g煎服，利尿作用弱，但能增加尿中氯化物的排泄量。

6. **抗病毒作用**　对乙肝病毒表面抗原有抑制作用。

【用药警戒或禁忌】《品汇精要》中记载道："孕妇勿服"。表明女性在怀孕期间不可服用淡竹叶。无实火、湿热者慎服；体虚有寒者，肾亏尿频者禁服淡竹叶。

主要参考文献

[1] 张慧艳.淡竹叶和水竹叶化学成分研究[D].北京：北京中医药大学，2010.

[2] 孙涛，刘静，曹永孝.淡竹叶黄酮收缩血管的作用[J].中药药理与临床，2010(5)：57-59.

[3] 邵莹，吴启南，周婧，等.淡竹叶黄酮对大鼠心肌缺血/再灌注损伤的保护作用[J].中国药理学通报，2013，2：241-247.

[4] 刘晓蓉.淡竹叶提取物抑菌防腐作用的研究[J].广东轻工职业技术学院学报，2008(2)：20-23.

（南京中医药大学　巢建国　吴啟南　惠西珂）

111. 绵萆薢

Mianbixie

DIOSCOREAE SPONGIOSAE RHIZOMA

【别名】山奋箕、山薯、大萆薢。

【来源】为薯蓣科植物绵萆薢*Dioscorea spongiosa* J. Q. Xi, M. Mizuno et W. L. Zhao或福州薯蓣*Dioscorea futschauensis* Uline ex R. Kunth的干燥根茎。

【本草考证】萆薢始载于《神农本草经》，历代本草都有收载。《神农本草经》载："主腰背痛，强骨节，风寒湿，周痹，恶创不瘳，热气。"《本草纲目》载："萆薢蔓生，叶似菝葜而大如碗，其根长硬，大者如商路而坚。"《图经本草》载："根黄白色，多节，三指许大，苗叶俱青作蔓，生叶作三叉似山芋，又似绿豆叶，花有黄、白、红数种，亦有无花结白子者。绵萆薢一词历代本草无记载，只是在近代商品中才出现。绵萆薢的原植物以前多鉴定为七裂叶薯蓣（*Dioscorea septemloba* Thunb.），有研究发现二者在外观性状、花粉粒、地下茎结构、化学成分等方面均存在较大差异，表明不是同一植物。绵萆薢是一新种，鉴于其特色为"绵"，故命名为*Dioscorea spongiosa* J.Q. Xi, M. Mizuno et W.L. Zhao[1-3]。

【原植物】

1.绵萆薢　多年生缠绕草质藤本。根茎横生，分枝，粗大，直径2～5cm，干后质地疏松，海绵状，外皮灰黄色，生多数细长须根。茎左旋，圆柱形。单叶互生；叶片稍革质，形态变化较大，基部叶掌状深心形，上部叶片卵形，边缘波状或全缘，下面网脉明显，两面疏被白硬毛。雄花序腋生，总状，雄花有梗，与花被共长4～5mm；花被新鲜时橙黄色，干后褐色；雄蕊6，有时仅3枚发育。蒴果成熟时反曲下垂，翅近半圆形，先端微凹，基部圆形，长1.5～1.8cm，宽约1.2cm。种子扁卵圆形，直径4～5mm，四周围有薄膜状翅。花期6～7月，果期7～10月。（图111-1）

生于海拔450～700m的山坡路旁疏林下或灌丛中。主要分布于浙江、江西、福建、湖北、湖南、广东、广西等地。

2.福州薯蓣　多年生缠绕草质藤本。根茎横走，不规则长圆柱形，外皮黄褐色。茎左旋。单叶互生；叶片稍革质，形状变化较大，基部叶掌状深心形，不等，7浅裂，上部叶片卵状三角形。边缘波状或近全缘，下面网脉明显，两毛疏被白硬毛。雄花序腋生，总状，雄花有梗，与花冠共长4～5mm；花冠新鲜时橙黄色，干后褐色；雄蕊6，有时仅3枚发育。蒴果成熟时反曲下垂，翅近半圆形，先端凹，端基部圆形，长1.5～1.8cm，宽1～1.2cm。种子扁卵圆形，直径4～5mm，四周围有薄膜状翅。花期6～7月，果期7～10月。（图111-2）

生于海拔700m以下的山坡灌丛和林缘、沟谷边或路旁。主要分布于浙江南部、福建、湖南、广东北部、广西全州等地区。

【主产地】主产于浙江临海、天台、台州以及江西、福建等地。

【采收与加工】秋、冬两季采挖，除去须根，洗净，切片，晒干。置通风干燥处。

【商品规格】统货。

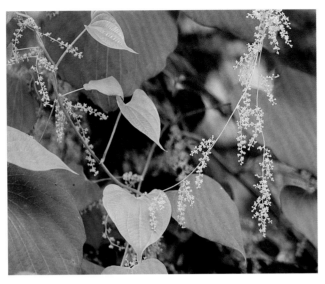

图111-1 绵萆薢

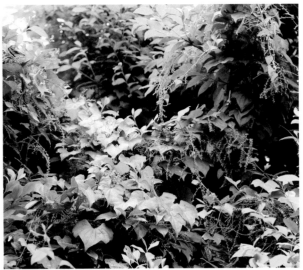

图111-2 福州薯蓣

【药材鉴别】

（一）性状特征

1. 绵萆薢 根茎多被切成圆片，大小不等，厚2～5mm；外皮黄棕色，较厚，周边多卷曲，切面浅黄白色，粗糙。有黄棕色点状维管束散在。质疏松，略呈海绵状。气微，味微苦辛。（图111-3）

2. 福州薯蓣 根茎不规则长圆柱形，长6～16cm，直径1～4.5cm。表面凹凸不平，黄褐色，具不规则皱缩沟纹及分散瘤状突起的茎痕。质坚硬，难折断。商品多切成薄片，厚2～3mm，断面灰白色或黄白色，粉性，散有点状维管束。质较疏松，略呈海绵状。气微，味微苦辛。

（二）显微鉴别

1. 横切面特征 绵萆薢：外层为数列木栓细胞；皮层中散有黏液细胞，长100～140μm，直径约100μm，内含草酸钙针晶束；维管束散在，外韧型；皮层和中柱

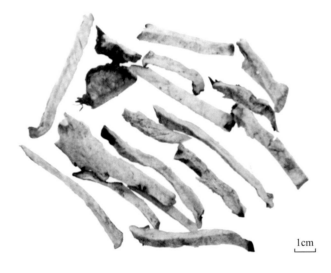

图111-3 绵萆薢药材图

的薄壁细胞间有明显的间隙，细胞中含淀粉粒，圆形或卵圆形，长17～25μm，脐点点状。

福州薯蓣：与绵萆薢相似。唯木栓细胞层下方的皮层细胞木质化，具壁孔；淀粉粒较大，长径40～58μm，短径17～27μm，脐点横裂缝状。

2. 粉末特征 粉末淡黄棕色。淀粉粒众多，单粒卵圆形、椭圆形、类圆形、类三角形或不规则形，有的一端尖突，有的呈瘤状，直径10～70μm，脐点裂缝状、人字状、点状，层纹大多不明显；草酸钙针晶多成束，长90～210μm；薄壁细胞壁略增厚，纹孔明显；具缘纹孔导管直径17～84μm，纹孔明显；木栓细胞棕黄色，多角形。（图111-4）

（三）理化鉴别

取本品粉末2g，加甲醇50ml，加热回流1小时，滤过，滤液蒸干，残渣加水25ml使溶解，用乙醚25ml洗涤，弃去乙醚液，水液加盐酸2ml，加热回流1.5小时，放冷，用乙醚振摇提取2次，每次25ml，合并乙醚液，挥干，残渣加

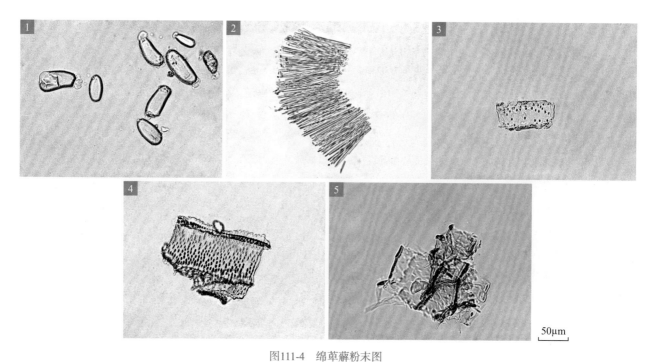

图111-4　绵萆薢粉末图

1. 淀粉粒　2. 草酸钙针晶　3. 薄壁细胞　4. 具缘纹孔导管　5. 木栓细胞

三氯甲烷1ml使溶解，作为供试品溶液。另取绵萆薢对照药材2g，同法制成对照药材溶液。照薄层色谱法试验，吸取上述两种溶液各10μl，分别点于同一硅胶G薄层板上，以三氯甲烷–丙酮（9：1）为展开剂，展开，取出，晾干，喷以磷钼酸试液，在105℃加热至斑点显色清晰。供试品色谱中，在与对照药材色谱相应的位置上，显相同颜色的斑点。（图111-5）

【质量评价】照热浸法测定，用稀乙醇作溶剂，浸出物含量不得少于15.0%。

【化学成分】主要成分为皂苷类、木脂素类、二芳基庚烷类等。

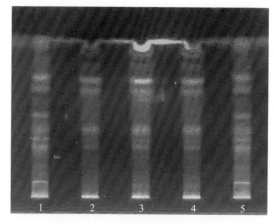

图111-5　绵萆薢薄层色谱图

1. 绵萆薢对照药材　2,3,4. 绵萆薢药材　5. 绵萆薢对照药材

1. 皂苷类　薯蓣皂苷元（diosgenin）、薯蓣皂苷（dioscin）、纤细薯蓣皂苷（gracillin）、伪原薯蓣皂苷（pseudoprotodioscin）、伪原纤细薯蓣皂苷（pseudoproto gracillin）、原薯蓣皂苷（protodioscin）、甲基原薯蓣皂苷（methylprotodioscin）等[4]。

2. 木脂素类　芝麻素酮（sesaminone）、胡椒醇（piperitol）、丁香树脂醇（syringaresinol）等[5]。

3. 二芳基庚烷类　绵萆薢素A（diospongin A）、绵萆薢素B（diospongin B）、绵萆薢素C（diospongin C）等[5]。

【性味归经】苦，平。归肾、胃经。

【功能主治】利湿去浊，祛风除痹。用于膏淋，白浊，白带过多，风湿痹痛，关节不利，腰膝疼痛。

【药理作用】

1. 降低尿酸作用　绵萆薢水提取物及其中薯蓣皂苷可增加乳腺癌耐药蛋白的表达，从而起到降低血清中尿酸水平的作用[6]。

2. 抗骨质疏松作用　绵萆薢90%乙醇提取物及绵萆薢素B、绵萆薢素C均表现出一定的抗骨质疏松作用[5, 7]。

3. 调节血脂作用　绵萆薢乙醇提取物的三氯甲烷部位对高脂血症大鼠的血清总胆固醇、三酰甘油、低密度脂蛋

白等水平有显著降低作用，对血清高密度脂蛋白水平有升高作用，表现出一定的降低血脂作用[8]。

4. 其他作用　绵草薢水提取物对湿疹皮损表面常见菌——糠秕马拉色菌和金黄色葡萄球菌有抑制作用[9]。绵草薢中的皂苷类成分对人结肠癌细胞（HCT-15）生长有较好的抑制作用[10]。

主要参考文献

[1] 赵维良，何君亚，奚镜清. 再论绵草薢的新种地位[J] . 中国中药杂志，1994，19(4)：199-200.

[2] 奚镜清，赵维良，水野瑞夫. 中药材绵草薢的主要原植物[J]. 植物分类学报，1987，25(1)：50-55.

[3] 奚镜清，赵维良. 浙江省薯蓣科药用植物的历史考证[J]. 中药通报，1985，10(3)：12-15.

[4] 刘宏伟. 海绵、福州薯蓣和齿叶黄杞的化学成分及其抗癌活性研究[D]. 沈阳：沈阳药科大学，2003年.

[5] Yin J, Kouda K, Tezuka Y, et al. New diarylheptanoids from the rhizomes of *Dioscorea spongiosa* and their antiosteoporotic activity[J]. Planta Medica, 2004, 70: 54-58.

[6] 王晓华，周燕，王沛，等. 绵草薢水提物及其主要成分薯蓣皂苷对肾小管上皮细胞膜乳腺癌耐药蛋白Bcrp的调控[J]. 兰州大学学报（医学版），2017，43(6)：35-40.

[7] Han N, Xu JH, Xu F, et al. The in vivo effects of a fraction from *Dioscorea spongiosa* on glucocorticoid-induced osteoporosis[J]. Journal of Ethnopharmacology, 2016, 185: 53-59.

[8] 郝丽萍. 绵草薢提取物调血脂作用及其薯蓣皂苷元的含量测定方法研究[D]. 青岛：青岛大学，2013.

[9] 毛娟娟. 绵草薢水提取物体外抑菌活性的实验研究[D]. 长沙：湖南中医药大学，2014.

[10] Wang SL, Cai B, Cui CB, et al. Diosgenin-3-*O*-α-l-Rhamnopyranosyl-(1→4)-*β*-D-glucopyranoside obtained as a new anticancer agent from *Dioscorea futschauensis* induces apoptosis on human colon carcinoma HCT-15 cells via mitochondria-controlled apoptotic pathway[J]. Journal of Natural Products Research, 2004, 6(2): 115-125.

（南京中医药大学　单鸣秋　吴啟南）

112. 琼脂

Qiongzhi

AGAR

【别名】洋菜、洋粉、石花胶、寒天。

【来源】为石花菜科植物石花菜 *Gelidium amansii* Lamx 或其他红藻类植物中浸出并经脱水干燥加工的黏液质。

【本草考证】石花菜又名牛毛石花，《本草纲目拾遗》在诸蔬部麒麟菜石花菜条下载："又有细如牛毛者，呼牛毛石花"。据其细如牛毛者之描述，其原植物似与本属植物相符。

【原植物】藻体红带紫色，软骨质，丛生，高10～20（～30）cm，主枝亚圆柱形，侧扁，羽状分枝4～5次，互生或对生，分枝稍弯曲也有平直，无规律，各分枝末端急尖，宽0.5～2mm。髓部为无色丝状组成，皮层细胞产生许多根状丝，细胞内充满角质。藻体

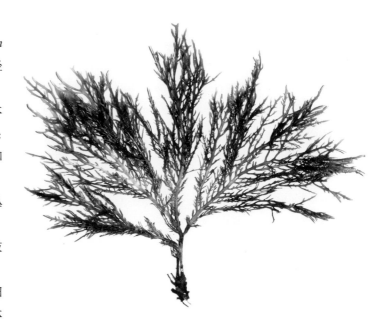

图112-1　石花菜

成熟时在末枝上生有多数四分孢子囊，十字形分裂，精子囊和囊果均在末枝上生成，囊果两面突出，果孢子囊为棍棒状。藻体固着器假根状。（图112-1）

生于低潮带的石沼中或水深6～10m的海底岩石上。主要分布于辽宁、山东、江苏、浙江、福建、台湾沿海；黄海、渤海较多，东海较少。

【主产地】主产于山东、辽宁、广东等地区，石花菜主产于黄海、渤海。

【采收与加工】夏、秋季捞取，散置海边沙石上，日晒夜露1～2周，待脱色漂白后，用淡水冲捣，淘去沙土，晒干。将干品置锅中，加50～60倍清水或稀酸液，煮沸5～6小时，溶出黏液质，热过滤，将滤液冷却，干燥。或冷冻干燥成粉末状，为琼脂粉。工业上也采用高温稀碱法提取琼脂。

【药材鉴别】

（一）性状特征

黏液质条块状或粉末状，白色或黄白色，略光泽，具有胶质感，质地轻而松脆，具一定吸湿性，吸水后具一定的韧性。无臭无味或稍有特异性气味，嚼之有黏滞性。不溶于冷水，但在冷水中吸水膨胀且不溶解。易溶于沸水，冷却后可成半透明的凝胶状物。（图112-2）

（二）显微鉴别

粉末特征　粉末黄白色，为白色不规则块状物。（图112-3）

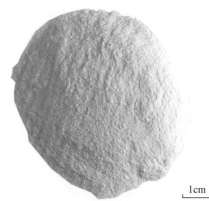

1cm

图112-2　琼脂药材图

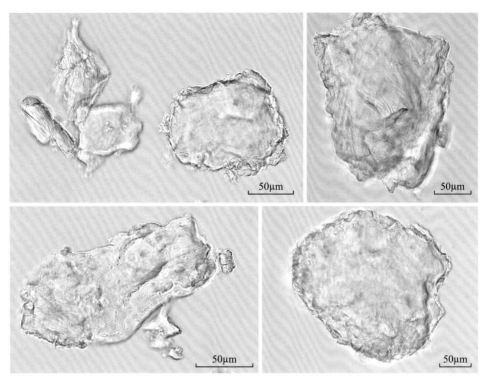

图112-3　琼脂粉末图

（三）理化鉴别

1. 遇碘液，变紫红色。

2. 与10%氢氧化钠试液共热，变成黄色。

3. 加稀盐酸共煮，加氢氧化钠试液及费林试剂，显砖红色（还原糖反应）。

【质量评价】琼脂粉以体干、色白亮、洁净透明度高，溶于沸水冷凝后弹性大、坚韧者为佳。

【化学成分】主要成分为多糖类[1-2]，其中琼脂糖（agarose）约含0.14%；琼脂果胶（agaropectin）约含0.6%。此外尚含牛胆碱（taurine）、N, N-二甲基牛胆碱（N, N-dimethyltaurine）、胆碱（choline）、维生素B$_2$（riboflavin）及24-次甲基胆甾醇（chalinasterol，24-methylene cholesterol）。

作为胶凝剂的琼脂糖是不含硫酸酯（盐）的非离子型多糖，是形成凝胶的组分，其分子量120 000，是β-D-半乳糖（Ⅰ）和3,6-脱水α-L-半乳糖（Ⅱ）交替连接而成的长链中性化合物，链的两端分别为D-半乳糖（Ⅰ）和3,6-脱水-L-半乳糖；水解可得琼脂二糖（agarobiose），酶解得新琼脂二糖（neoagarobiose）。琼脂果胶是非凝胶部分，其分子量126 000，黏性差，含有9个D-半乳糖和1个L-半乳糖硫酸酯组成1个单元的多聚糖。

【药理作用】

1. 对消化系统影响　琼脂能在肠道中吸收水分，使肠内容物增量，刺激肠壁，促进大肠蠕动，具有轻度致泻作用。

2. 抗病毒作用　琼脂及原植物所含半乳糖聚合体的硫酸化多糖化合物对流感病毒、腮腺炎病毒有抑制作用。

3. 其他作用　琼脂富含矿物质和多种维生素，其中的褐藻酸盐类物质有降压作用，淀粉类硫酸脂有降脂功能，对高血压、高血脂有一定的防治作用。

【附注】

1. 从红藻类江蓠属等植物提制的琼脂也是商品的主要来源，但凝胶性不如石花菜属来源的产品[3]。

2. 由于现代科学技术的不断提高，琼脂的加工新方法、新技术不断涌现。其原料也不断增加新的品种。

3. 琼脂是制备各种生物培养基中应用最广泛的一种凝固剂。除此之外，由于其独特的胶凝性和稳定性，长期以来广泛应用于食品工业中，可作增稠剂、凝固剂、悬浮剂、乳化剂、稳定剂和保鲜剂[4]。

主要参考文献

[1] 王璐，刘力，王艳梅，等.几种红藻琼脂的组分结构及理化性质的比较[J].海洋与湖沼，2011，32(6)：658-664.

[2] 朱春霞，李钟，韩彬，等.海藻龙须菜化学成分及其活性的研究概况[J].中山大学研究生学刊：自然科学与医学版，2014，35(3)：34-39.

[3] 李琴梅，戚勃.琼脂的物化特性及其在食品工业中的应用[J].中国食品添加剂，2009，6(7)：170-174.

[4] 杜建华.以江蓠琼脂为原料制备生化琼脂的研究[D].厦门：集美大学，2016.

（南京中医药大学　周婧　吴啟南）

113. 楮实子

Chushizi

BROUSSONETIAE FRUCTUS

【别名】谷实、榖、楮、构。

【来源】为桑科植物构树 *Broussonetia papyrifera*（L.）Vent.的干燥成熟果实。

【本草考证】本品始载于《名医别录》，被分为上品，味甘、寒，无毒。在古代有多个名称：楮、谷、榖、桑榖等。本草记载与现今所用构树基本一致[1]。

【原植物】落叶乔木，高达15m。茎、叶具乳液；嫩枝密生柔毛，后脱落，单叶互生；叶片膜质或纸质，阔卵形至长圆状卵形，长8～18cm，宽6～12cm，不分裂或3～5深裂，先端尖，基部圆形或心脏形，有时不对称，边缘锯齿状，上面暗绿色，具粗糙伏毛，下面灰绿色，密生柔毛；叶柄长3～10cm，具长柔毛；托叶膜质，早落。花单性，雌雄异株；雄花为腋生葇荑花序，下垂，长约5cm，萼4裂，雄蕊4；雌花为球形头状花序，有多数棒状苞片，先端圆锥形，有毛，雌蕊散生于苞片间，花柱细长，丝状，紫色，子房筒状，为花萼所包被，呈扁圆形。聚花果肉质，呈球形，直径约2cm，成熟时橙红色。花期4～5月，果期6～7月。（图113-1）

野生或栽培，生于山坡林缘或村寨道旁。主要分布于华东、华南、西南及河北、山西、陕西、甘肃、湖北、湖南等地。

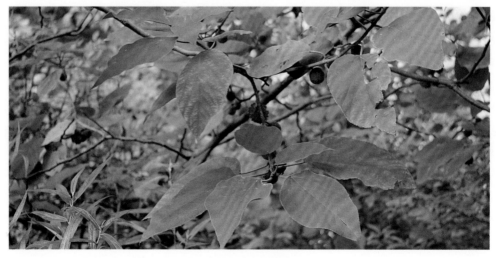

图113-1　构树

【主产地】主产于安徽省。

【栽培要点】

1. 生物学特性 喜温暖湿润气候，适应性较强，耐干旱，耐湿热。对土壤的选择不严，以向阳、土层深厚、疏松肥沃的土壤栽培为宜。

2. 栽培技术 用分株繁殖。选择结果母株，将根部挖断，第2年即可萌生幼苗，培育1～2年，高约1m即可移栽，成株后则可不加管理。

3. 病虫害 病害：烟煤病。虫害：天牛[2]。

【采收与加工】8～10月间当果实成熟呈红色时采收，除去灰白色膜状宿萼及杂质，晒干。

【商品规格】根据杂质含量，将楮实子药材分为"选货"和"统货"两个规格。选货：杂质含量＜1%；统货：杂质含量＜3%。

【药材鉴别】

（一）性状特征

果实呈球形或卵圆形，稍扁，直径约1.5mm。表面红棕色，有网状皱纹或颗粒状突起，一侧有棱，一侧有凹沟，有的具果梗。质硬而脆，易压碎，膜质种皮紧贴于果皮内面。胚乳类白色，富油性。气微，味淡。（图113-2）

（二）显微鉴别

粉末特征 粉末红棕色。果皮栅状细胞壁黏液化，残存具细齿状的条纹增厚部分，形似细芒；含晶厚壁细胞成片，棕黄色，表面观类多角形，内含草酸钙簇晶；断面观类长方形，内壁极厚，胞腔偏靠外侧，簇晶矩圆形；草酸钙簇晶散在或存在于厚壁细胞中；内果皮厚壁细胞甚扁平，常多层重叠，界限不清；种皮表皮细胞表面观多角形，壁略呈连珠状增厚，非木化，胞腔内含黄棕色物；小型厚壁细胞类圆形[3]。（图113-3）

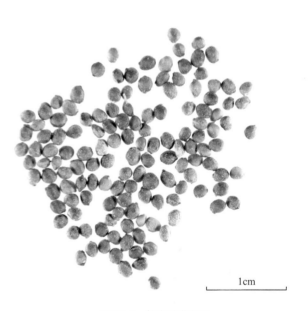

图113-2 楮实子药材图

（三）理化鉴别

薄层色谱 取本品粉末2g，置具塞锥形瓶中，加入石油醚（60～90℃）50ml，密塞，超声处理30分钟，滤过，弃去滤液，重复操作3次，残渣挥干，加入甲醇50ml，超声处理30分钟，滤过，滤液蒸干，残渣加甲醇1ml使溶解，作为供试品溶液。另取楮实子对照药材2g，同法制成对照药材溶液。照薄层色谱法试验，吸取上述两种溶液各8μl，分别点于同一以羧甲基纤维素钠为黏合剂的硅胶H薄层板上，以甲苯-乙酸乙酯-甲酸（10∶8∶1.3）为展开剂，展开，取出，晾干，喷以10%硫酸乙醇溶液，在105℃加热至斑点显色清晰，在紫外光灯（365nm）下检视。供试品色谱中，在与对照药材色谱相应的位置上，显相同颜色的荧光斑点。

【质量评价】以色红、饱满、无杂质者为佳。以楮实子中醇、水浸出物含量、总脂肪酸以及总生物碱计算，含量分别不低于3.7%、5.23%、14.56%和7.98mg/g[4]。

【化学成分】主要化学成分为皂苷、黄酮、生物碱、脂肪油、色素及多种人体必需的微量元素和氨酸。

1. 多种微量元素 如Fe、Mn、Cu、Zn、Mo等，而且其具有高钾、低钠的特点，而有毒元素镉、砷、汞的含量较低。

2. 氨基酸 至少16种以上，以天冬氨酸、谷氨酸、精氨酸、缬氨酸、脯氨酸、赖氨酸等为主，其中7种为人体必需氨基酸。

3. 脂肪油 其含量达到31.7%。脂肪油中含有非皂化物、饱和脂肪酸、油酸、亚油酸。

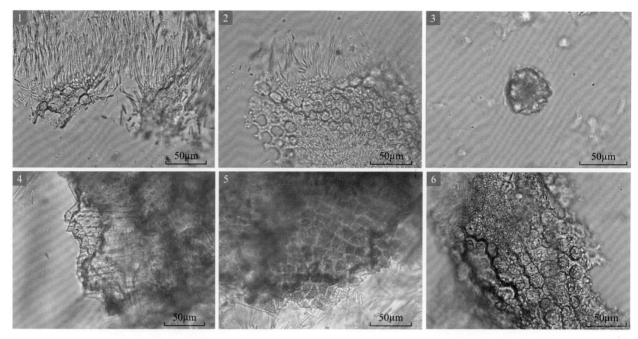

图113-3 楮实子粉末图

1. 果皮栅状细胞　2. 含晶厚壁细胞　3. 草酸钙簇晶　4. 内果皮厚壁细胞　5. 种皮表皮细胞　6. 小型厚壁细胞

4. 色素　易溶于水，能溶于甲醇、乙酸等强极性溶剂，不溶于无水乙醇、三氯甲烷、苯、乙醚等弱极性有机溶剂[5]。

【性味归经】甘，寒。归肝、肾经。

【功能主治】补肾清肝，明目，利尿。用于肝肾不足，腰膝酸软，虚劳骨蒸，头晕目昏，目生翳膜，水肿胀满。

【药理作用】

1. 改善学习记忆　楮实子提取液对正常小鼠的学习和记忆功能有显著促进作用，普遍有缩短小鼠走迷宫取食所需时间、减少错误次数的趋势。能显著提高痴呆模型小鼠的学习记忆能力，并且发现能够改善脑部血液循环与氧代谢，提高小鼠机体对少氧耐受能力等。

2. 神经保护作用　有明显抑制AD模型大鼠神经细胞凋亡作用，其机制可能与其阻断内质网应激细胞凋亡信号通路有关。

3. 增强免疫力　楮实子多糖的对刀豆蛋白A诱导T淋巴细胞增殖有促进作用，同时还能活化RAW264.7细胞，上调重要细胞因子TNF-α的表达。能提高环磷酰胺诱导的免疫低下模型小鼠的碳粒廓清率，促进血清溶血素抗体形成。楮实子油通过提高血虚模型小鼠的RBC、WBC、Hb、PLT的数量，升高外周血细胞的数量，进而发挥其滋阴养血提高免疫力的作用。

4. 抗氧化作用　楮实子的水提液和醇提取物有明显的抗肝匀浆自氧化、抑制丙二醛的作用。

5. 其他作用　显著降低血清中LPO、TC和TG水平，而SOD和HDL水平明显提高。可能是通过提高血清HDL水平和SOD活性，直接淬灭血清过多的LPO，降低TC和TG水平，缓解老年性痴呆病理进程，进而发挥治疗作用[6]。

【附注】楮实子有很多功用，在我国的分布非常广泛，资源比较丰富，但目前研究不充分，现代在中医临床上应用较少，造成资源浪费。楮实子在治疗肝肾阴虚等疾病的药用价值，特别是其补肝益髓作用，具有抗老年痴呆或延缓老年痴呆的作用，能对抗阿尔茨海默病或延缓痴呆发生与发展，其药用价值潜力巨大，值得进一步深入研究和开发利用。应加强对于其活性成分、作用机制等进行深入研究，以便有效地开发利用。

主要参考文献

[1] 黄宝康，秦路平，郑汉臣，等. 中药楮实子及其原植物的本草考证[J]，中药材，2002，25(5)：356-358.

[2] 李党法，李月凤. 构树的价值与栽培技术[J]. 林业实用技术，2006(9)：41-42.

[3] 徐国钧. 中药材粉末显微鉴定[M]. 北京：人民卫生出版社，1986：484.

[4] 庞素秋. 中药楮实子的抗衰老活性成分及其品质评价[D]. 上海：第二军医大学，2006.

[5] 姜倩倩，梁少瑜，李仲秋，等. 构树果实——楮实子的资源分布、古今用药、化学成分及药理作用[J]. 河南科技大学学报（医学版），2018，36(3)：236-240.

[6] 熊山，叶祖光. 楮实子化学成分及药理作用研究进展[J]. 中国中医药信息杂志，2009，16(5)：102-103.

（上海中医药大学　李西林）

114. 紫花前胡

Zihuaqianhu

PEUCEDANI DECURSIVI RADIX

【别名】东前胡、前胡、官前胡、信前胡、和前胡。

【来源】为伞形科植物紫花前胡*Peucedanum decursivum*（Miq.）Maxim.的干燥根。

【本草考证】紫花前胡在历代本草前胡条目下无记载。在长江中、下游及西南一带，紫花前胡常被称为土当归、野当归入药。考本草所载土当归及当归条目，《图经本草》载滁州当归："春生苗，绿叶有之三瓣，七八月开花似莳萝，浅紫色，根黑黄色，二月八月采根阴干"，并附图。所述、所绘均与现在之紫花前胡相符合。另据《植物名实图考》载："当归本经中品，《唐本草》注有大叶细叶两种"。《本草纲目》载："花似蛇床，今时用者皆白花，其紫花者叶大称土当归"，记载与上论相符合。《本草纲目》前胡条下所言前胡植物形态与白花前胡相符合，但其附图具浅裂3小叶，却更似紫花前胡，对照《图经本草》滁州前胡图亦相类似，此和前论可相互印证[1-3]。

【原植物】多年生草本。根圆锥状，有少数分枝，外表棕黄色至棕褐色，有强烈气味。茎高1～2m，直立，单一，中空，光滑，常为紫色，无毛，有纵沟纹。根生叶与茎生叶有长柄，基部膨大成圆形的紫色叶鞘，抱茎，外面无毛；叶片三角形至卵圆形，坚纸质，一回三全裂或一至二回羽状分裂；茎上部叶简化成囊状膨大的紫色叶鞘。复伞形花序顶生和侧生，花深紫色，花药暗紫色。果实长圆形至卵状圆形，无毛，背棱线形隆起，尖锐，侧棱有较厚的狭翅。花期8～9月，果期9～11月。（图114-1）

主要为野生，生于山坡林缘、溪沟边或杂木林灌丛中。主要分布于辽宁、河北、陕西、河南、四川、湖北、安徽、江苏、浙江、江西、广西、广东、台湾等地。

【主产地】主产于江西、安徽等省。道地产区为山东，称为"东柴胡"。据最新中药资源普查显示，紫花前胡在几个省区均有野生分布，但已未见规模种植，野生药材来源亦采收不多，主产地信息有待进一步深入考察确定。

【栽培要点】

1. 生物学特性　紫花前胡适应性强，多生于向阳山坡。喜温和气候，耐干旱、耐寒、怕涝。宜气候温和地区，土壤以肥沃、疏松、土层深厚富含有机质的壤土、砂质壤土为优。

2. 栽培技术　种子繁殖或分根繁殖。春季将老根挖出，大者入药，有新芽者留作种供繁殖用。

3. 病虫害　病害：白粉病。虫害：胡萝卜微管蚜、前胡蚜等。

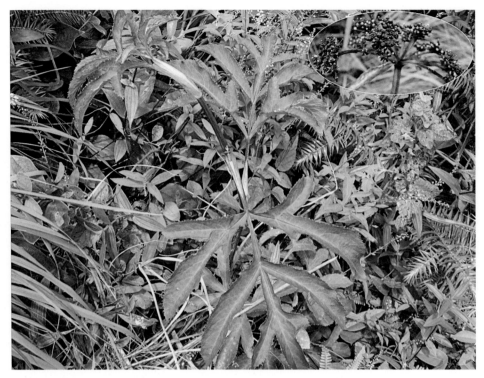

图114-1 紫花前胡

【采收与加工】野生品秋、冬两季地上部分枯萎时采挖，除去须根，晒干。栽培紫花前胡栽种2～3年后，"霜降"至"立冬"，地上茎叶枯萎时收刨，顺行深挖，挖出后去掉茎叶和泥土，日光下暴晒，晒至半干，堆闷，蒸发内部水分，再晒干，干后去净须根供药用。

【商品规格】分为"选货"与"统货"两个规格。选货：直径≥1.0cm，占比不少于80%，下部分枝较少或去除。统货：大小不分，下部多有分枝。市场上紫花前胡规格主要为统货。

【药材鉴别】

（一）性状特征

根不规则圆柱形、圆锥形或纺锤形，有少数支根，长3～15cm，直径0.5～2cm。表面棕色至黑棕色，根头部偶有残留茎基和膜状叶鞘残基，有浅直细纵皱纹，可见灰白色横向皮孔样突起和点状须根痕。质硬，断面类白色，皮部较窄，散有少数黄色油点。气芳香，味微苦、辛。（图114-2）

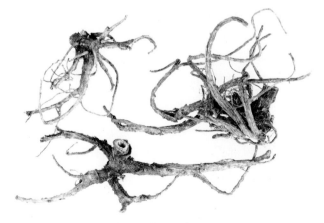

图114-2 紫花前胡药材图

（二）显微鉴别

1. 横切面　木栓层为数列至10余列扁平细胞，外有落皮层；皮层极窄，有油管散在；韧皮部宽广；油管多数，类圆形，略呈多轮环状排列，分泌细胞5～10个；韧皮射线近皮层处多弯曲且形成大小不等的裂隙；形成层环状；木质部导管径向排列呈放射状，木射线较宽，木纤维少见。（图114-3）

2. 粉末特征　粉末棕褐色。薄壁细胞较多，呈类多角形或不规则状；油管直径3～7μm；导管主要为梯纹导管与网纹导管，直径5～30μm；木栓细胞红棕色，表观长方形，排列整齐；厚壁细胞不规则形，可见壁孔。（图114-4）

（三）理化鉴别

薄层色谱　取本品干燥细粉0.5g，加甲醇25ml，超声处理20分钟，滤过，取滤液作为供试品溶液。另取紫花前胡苷对照品，加甲醇制成每1ml含50μg的溶液，作为对照品溶液。照薄层色谱法试验，吸取上述两种溶液各5μl，分别点于同一硅胶G薄层板上，以乙酸乙酯–甲醇–水（8∶1∶1）为展开剂，展开，取出，晾干，置紫外光灯（365nm）下检视。供试品色谱中，在与对照品色谱相应的位置上，显相同颜色的荧光斑点。

【质量评价】以根条粗大均匀，质坚实，香气浓者为佳。采用高效液相色谱法测定，本品按干燥品计算，含紫花前胡苷（$C_{20}H_{24}O_9$）不得少于0.90%。

【化学成分】主要成分为香豆素类和挥发油类化合物，其中紫花前胡苷是其特征性成分和有效成分[4-5]。

1. 紫花前胡苷　紫花前胡苷（nodakenin）Ⅰ、紫花前胡苷Ⅱ、紫花前胡苷Ⅲ、紫花前胡苷Ⅳ、紫花前胡苷Ⅴ等。

2. 简单香豆素类　伞形花内酯（7-羟基香豆素，umbelliferone）、东莨菪内酯（scopoletin）、decursitin A，decursitinG，decursitin等。

3. 呋喃香豆素类　紫花前胡苷元（nodadeketin）、哥伦比亚内酯（columbianadin）等。

4. 吡喃香豆素类　紫花前胡香豆素Pd-c-Ⅰ，Pd-c-Ⅱ，Pd-c-Ⅲ，Pd-c-Ⅳ，Pd-c-Ⅴ，Ad-Ⅰ、紫花前胡素（decursitin）、decursitin B，decursitin C，decursitin D，decursitin F，（+）-3'S-前胡醇〔（+）-3'-s-decursinol〕、（+）-trans-decursidinol等。

5. 香豆素苷类　紫花前胡苷（nodakenin）、decuroside Ⅰ，decuroside Ⅱ，decuroside Ⅲ，decuroside Ⅳ，decur-oside Ⅴ，decuroside Ⅵ，6'-acetylnodakenine，umbel-lifenone-7-apiosyloucoside。

【性味归经】苦、辛，微寒。归肺经。

【功能主治】降气化痰，散风清热。用于痰热喘满，咯痰黄稠，风热咳嗽痰多。

【药理作用】

1. 抗炎作用　紫花前胡提取物抑制LPS诱导的小鼠肺炎，且其中分离到的二氢欧山芹醇当归酸酯具有强的抗炎活性，具有开发成治疗炎性肺疾病的潜力[5]。紫花前胡苷显著抑制过敏性哮喘鼠气道炎性反应[6]。与紫花前胡化痰功

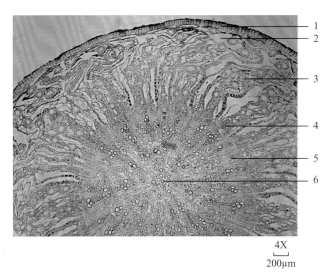

4X
200μm

图114-3　紫花前胡横切面图

1. 木栓层　2. 裂隙　3. 油管　4. 韧皮部　5. 形成层　6. 木质部

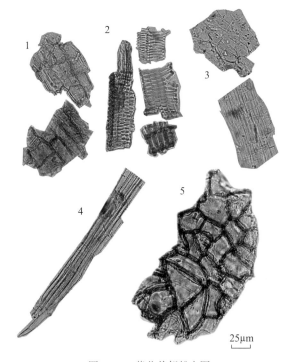

25μm

图114-4　紫花前胡粉末图

1. 木栓细胞　2. 梯纹、网纹导管　3. 薄壁细胞
4. 油管　5. 厚壁细胞

效、用于痰热咳嗽主治一致。

2. 抗血小板聚集作用　紫花前胡苷具有明显的抗血小板聚集作用[7]。紫花前胡苷苷和紫花前胡苷元对血小板的一次（可逆）聚集和二次（不可逆）聚集均有抑制作用。紫花前胡香豆素Ⅴ能促进血小板的聚集。紫花前胡苷Ⅲ和Ⅳ对血小板的一次（可逆）聚集和二次（不可逆）聚集都有很强的抑制作用。

【分子生药】

1. 核型研究　紫花前胡核型公式为$2n=22=18m+2sm+2st$（2SAT），核型不对称系数58.15，核型类型为2A[8]。

2. 遗传标记　基于DNA条形码序列的分子鉴定：ITS序列二级结构螺旋可以准确鉴别紫花前胡与前胡属植物[9]。*psbA-trnH*序列特征[10]：紫花前胡共16条序列，来自药材、基原植物和复核样本，比对后长度为227bp，有18个变异位点，分别为30位点A-T-G变异，46位点C-A变异，62、67、197位点A-T变异，64、201位点A-C变异，65位点G-T变异，83位点T-G变异，87位点C-T变异，186、190、194、198位点T-A变异，192、199、200、202位点A-G变异。有2处插入/缺失，分别为44、155位点。

【附注】紫花前胡在明、清以前的本草，不属"前胡"类药材范畴，而是以当归类或以"土当归"为名入药。从宋至明到现代，前胡随着药材市场需求量的增加而形成多品种局面，紫花前胡后来居上，成为目前市场所应用前胡药材2种主要品种之一。从临床上看，紫花前胡与前胡现代临床均用于宣散风热、降气化痰，但前者含有特征性成分线型呋喃香豆素，与后者区别。《中国药典》2005年版已单列紫花前胡项。

主要参考文献

[1] 饶高雄，刘启新，戴振杰，等.中药前胡的本草考证和现代品种论述[J].云南中医学院学报，1995，18(1)：1-5.

[2] 金久宁，刘启新."前胡"名实考[J].中国药学杂志，1995，30(9)：561-564.

[3] 王惠民.前胡的本草考证[J].中国中药杂志，1996，21(12)：710-711，730.

[4] 廖志超，姜鑫，田文静，等.紫花前胡中化学成分的研究[J].中国中药杂志，2017，42(15)：2999-3002.

[5] Lim H J, Lee J H, Choi J S, et al. Inhibition of airway inflammation by the roots of Angelica decursiva and its constituent, columbianadin[J]. Journal of ethnophamacology, 2014,155(2):1353-1361.

[6] 熊友谊，时维静，俞浩，等.紫花前胡苷抑制哮喘小鼠气道炎性反应和NF-kB信号传导通路[J].基础医学与临床，2014，34(5)：690-694.

[7] 吕群丹，徐金标.畲药山当归的化学成分及药理活性研究进展[J].丽水农业科技，2016(3)：1-7.

[8] 徐玲玲.前胡（*Pecedanum decursivum*）的核型研究[J].九江师专学报（自然科学版），1991，10(5)：34-36.

[9] 熊永兴，邬兰，刘义梅，等.前胡及其混伪品的DNA条形码鉴定研究[J].中药材，2013，36(11)：1762-1765.

[10] 陈士林.中国药典中药材DNA条形码标准序列[M].北京：科学出版社，2015：422-423.

（福建中医药大学　刘小芬）

115. 鹅不食草

Ebushicao

CENTIPEDAE HERBA

【别名】球子草、石胡荽、鸡肠草[1]。

【来源】为菊科植物鹅不食草*Centipeda minima*（L.）A. Br. et Aschers.的干燥全草。

【本草考证】本品又名石胡荽。石胡荽始载于《证类本草》，但未有绘图及形态描述，仅有别名"鹅不食草"和疗效记载。《植物名实图考》首先将球子草定为石胡荽，该书所绘石胡荽图，叶互生，有齿，头状花序小，这些特征和球子草*Centipeda minima*一致。以后《本草纲目》石胡荽图中增入《植物名实图考》石胡荽图，球子草作为石胡荽遂沿袭至今。本草记载与现今所用鹅不食草基本一致。

【原植物】一年生小草本。茎多分枝，微被蛛丝状毛或无毛，高5～20cm，近匍匐状生长。叶互生；叶片楔状倒披针形，长7～20mm，宽3～5mm，先端钝，基部楔形，边缘有疏锯齿，无毛或下面微被蛛丝状毛及腺点。头状花序小，直径约3～4mm，扁球形，单生于叶腋，无梗或具极短梗；总苞半球形，总苞片2层，外层较大，椭圆状披针形，绿色，边缘透明膜质；缘花细管状，多层，顶端2～3微裂，雌性；盘花管状，淡紫红色，顶端4深裂，两性，结实。瘦果圆柱形，具4棱，棱上有长毛；冠毛鳞片状或缺。花期3～6月，果期9～11月。（图115-1）

生于路边及田野阴湿处。主要分布于全国各地。

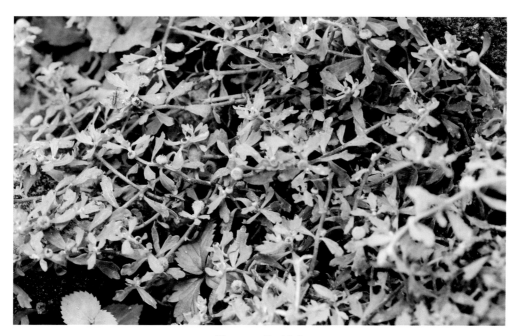

图115-1　鹅不食草

【主产地】主产于浙江、湖北、江苏、广东等地。

【采收与加工】夏、秋两季花开时采收，洗去泥沙，晒干。

【商品规格】统货。

【药材鉴别】

（一）性状特征

干燥全草缠结成团。须根纤细，淡黄色。茎细，多分枝；质脆，易折断，断面黄白色。叶小，近无柄；叶片多皱缩、破碎，完整者展平后呈匙形，表面灰绿色或棕褐色，边缘有3～5个锯齿。头状花序黄色或黄褐色。气微香，久嗅有刺激感，味苦、微辛。（图115-2）

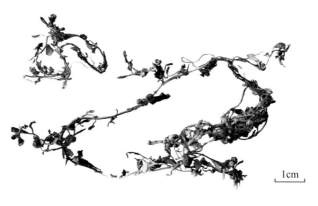

1cm

图115-2　鹅不食草药材图

（二）显微鉴别

粉末特征　粉末灰绿色至灰棕色。茎表皮细胞呈长方形或类多角形，壁稍厚，表面隐约可见角质纹理，具气孔；叶下表皮细胞呈类多角形，垂周壁薄，波状弯曲，气孔不定式，副卫细胞4～6个；腺毛顶面观呈鞋底形，细胞成对排列，内含黄色物；花冠表皮细胞黄色，表面观呈长方形或类多角形，细胞向外延伸呈绒毛状突起，表面有角质纹理；导管多为螺纹导管；纤维束常成束存在；非腺毛2列性，1列为单细胞，稍短，另列为2细胞，基部细胞较短，先端常呈钩状或卷曲，上部2/3表面有微细角质纹理；花粉粒淡黄色，呈类圆形，直径15～22μm，具3孔沟，表面有刺。（图115-3）

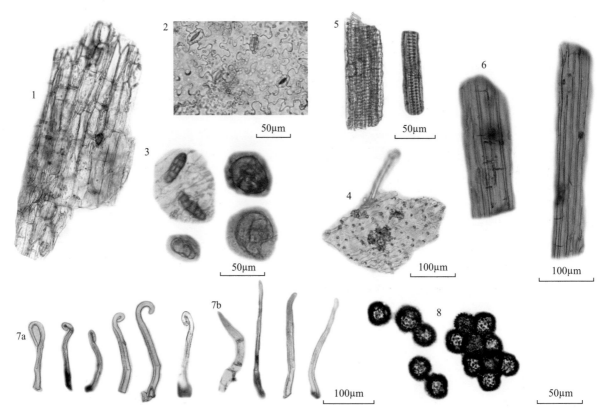

图115-3　鹅不食草粉末图

1. 茎表皮细胞　2. 叶下表皮　3. 腺毛　4. 花冠表皮细胞　5. 导管　6. 纤维束　7. 非腺毛（a.花冠　b.叶）　8. 花粉粒

（三）理化鉴别

薄层色谱　取本品粉末1g，加二氯甲烷20ml，超声处理30分钟，滤过，滤液蒸干，残渣加甲醇2ml使溶解，作为供试品溶液。另取鹅不食草对照药材1g，同法制成对照药材溶液。照薄层色谱法试验，吸取上述两种溶液各2ml，分别点于同一硅胶G薄层板上，以石油醚（60～90℃）-二氯甲烷（3∶1）为展开剂，展开，取出，晾干，喷以10%硫酸乙醇溶液，在110℃加热至斑点显色清晰，置紫外光灯（365nm）下检视。供试品色谱中，在与对照药材色谱相应的位置上，显相同颜色的荧光斑点。

【质量评价】　以色灰绿，刺激性气强者为佳。

【化学成分】　主要成分为挥发油、甾醇类、三萜类、黄酮类化合物等[2]。

1. 挥发油　桉油精（eucalyptol）、樟脑（camphor）、马鞭草烯醇（verbenol）、反式乙酸菊烯酯（*trans*-pyrethrin acetate）、香芹酚（carvacrol）等，其中以反式乙酸菊烯酯的含量为最高，达59.06%。

2. 甾醇类　蒲公英甾醇（inusterol A）、棕榈酸蒲公英甾醇酯（taraxasteryl palmitate）、乙酸蒲公英甾醇酯（taraxasteryl

acetate）、山金车甾醇（arnidiol）、*β*-谷甾醇（*β*-sitosterol）、*γ*-菠菜甾醇（*γ*-spinaterol）、豆甾醇（stigmasterol）、豆甾醇-3-*O*-*β*-*D*-葡萄糖苷（stigmasterol-3-*O*-*β*-*D*-glucoside）等。

3. 三萜类　3*α*, 21*β*, 22*α*, 28-四羟基-12-齐墩果烯（3*α*, 21*β*, 22*α*, 28-tetrahydro-12-oleanone）、3*α*, 16*α*, 21*β*, 22*α*, 28-五羟基-12-齐墩果烯-28-*O*-*β*-*D*-吡喃木糖苷（3*α*, 16*α*, 21*β*, 22*α*, 28-pentahydroxy-12-oleanolic-28-*O*-*β*-*D*-xylanoside）等。

4. 黄酮类　槲皮素-3,3′-二甲酯（quercetin-3,3′-dimethyl ester）、槲皮素-3-甲酯（quercetin-3-methyl ester）、槲皮素-3-7,3′-三甲酯（quercetin-3-7,3′-trimethyl ester）、槲皮素-3,7,3′,4′-四甲酯（quercetin-3,7,3′,4′-tetramethyl ester）、芹黄素（apigenin）、蜜橘黄素（nobiletin）等。

【性味归经】辛、温。归肺经。

【功能主治】发散风寒，通鼻窍，止咳。用于风寒头痛，咳嗽痰多，鼻塞不通，鼻渊流涕。

【药理作用】

1. 抗变应性鼻炎　鹅不食草挥发油能治疗豚草花粉过敏原建立豚鼠变应性鼻炎的动物模型；鹅不食草乙醇、石油醚、水提取物均能减轻变应性鼻炎豚鼠打喷嚏、流鼻涕的症状，能降低变应性鼻炎豚鼠血清中血清卵清蛋白特异性IgE（OVA-sIgE）的浓度。鹅不食草治疗变应性鼻炎后可使组胺含量降低，甚至组胺含量可恢复到正常水平。

2. 抗肿瘤　鹅不食草醇提物能显著抑制鼻咽癌细胞CNE-1增殖，并呈现明显的时间和剂量依赖性。从鹅不食草中分离得到的4个单体化合物羽扇豆醇、短叶老鹳草素、3-甲氧基槲皮素和槲皮素具有较明显抗肿瘤活性。

3. 抗炎作用　鹅不食草挥发油对小鼠棉球肉芽肿和蛋清致大鼠足肿胀均有明显的抑制作用，能明显减少大鼠炎症组织中组胺的含量。鹅不食草挥发油对急、慢性炎症有明显的抑制作用，其机制与抑制炎症介质组胺和5-羟色胺的释放有关。

4. 护肝作用　鹅不食草煎液明显降低四氯化碳、对乙酰氨基酚、*D*-氨基半乳糖+脂多糖引起的肝损伤后小鼠血清中升高的ALT水平。

5. 抑菌作用　鹅不食草提取物除福氏志贺菌、铜绿假单胞菌、酿酒酵母无抑菌活性外，对其余菌株均有抑菌作用，尤其对金黄色葡萄球菌的抑菌活性显著[3-4]。

【用药警戒或禁忌】气虚胃弱者禁用。

主要参考文献

[1] 浙江省食品药品监督管理局. 浙江省中药炮制规范2015年版[M]. 北京：中国医药科技出版社，2015：240.

[2] 林远灿，高明. 鹅不食草的化学成分及药理研究进展[J]. 浙江中医药大学学报，2011，35(2)：303-304.

[3] 陈红淑，李昌煜，余美荣，等. 鹅不食草提取物对人鼻咽癌细胞CNE-2生长抑制作用的实验研究[J]. 中华中医药学刊，2011，29(7)：1621-1623.

[4] 覃仁安，梅璇，陈敏，等. 鹅不食草挥发油抗炎作用及机制研究[J]. 中国医院药学杂志，2006，26(4)：369-371.

（浙江省金华职业技术学院　张慧芳）

116. 蒲黄

Puhuang

TYPHAE POLLEN

【别名】水蜡烛、毛蜡烛、蒲草、蒲棒。

【来源】为香蒲科植物水烛香蒲Typha angustifolia L.、东方香蒲Typha orientalis Presl或同属植物的干燥花粉。

【本草考证】本品始载于《神农本草经》，列为上品。《名医别录》载："生河东池泽，四月采。"《本草经集注》载："此即蒲厘花上黄粉也，伺其有便拂取之，甚疗血。"《图经本草》载："蒲黄生河东池泽，香蒲，蒲黄苗也……而泰州者为良。春出生嫩叶，未出水时，红白色茸茸然……至夏抽梗与丛叶中，花抱梗端，如武士棒杵……花黄即花中蕊屑也，细若金粉，当其欲开时，有便取之。"《本草衍义》载："蒲黄，处处有，即蒲槌中黄粉也。"《本草纲目》载："蒲，丛生水际，似莞而褊，有脊而柔。"本草所载与现今所用蒲黄基本一致。

【原植物】

1. 水烛香蒲　水生或沼生多年生草本。根状茎乳黄色、灰黄色，先端白色。地上茎直立，粗壮，高约1.5～2.5（～3）m。叶片长54～120cm，宽4～9mm，上部扁平，中部以下腹面微凹，背面向下逐渐隆起呈凸形，下部横切面呈半圆形；叶鞘抱茎。雌雄花序相距2.5～6.9cm；雄花序轴具褐色扁柔毛，单出，或分叉；雌花序长15～30cm，基部具1枚叶状苞片，通常比叶片宽，花后脱落；雄花由3枚雄蕊合生，有时2枚或4枚组成，花药长约2mm，长矩圆形，花粉粒单体，近球形、卵形或三角形，纹饰网状，花丝短，细弱，下部合生成柄，长（1.5～）2～3mm，向下渐宽；雌花具小苞片；孕性雌花柱头窄条形或披针形，长1.3～1.8mm，花柱长1～1.5mm，子房纺锤形，长约1mm，具褐色斑点，子房柄纤细，长约5mm；不孕雌花子房倒圆锥形，长1～1.2mm，具褐色斑点，先端黄褐色，不育柱头短尖；白色丝状毛着生于子房柄基部，并向上延伸，与小苞片近等长，均短于柱头。小坚果长椭圆形，长约1.5mm，具褐色斑点，纵裂。种子深褐色，长约1～1.2mm。花期、果期6～9月。（图116-1）

主要为野生，生于湖泊、河流、池塘浅水处，水深稀达1m或更深，沼泽、沟渠亦常见，当水体干枯时可生于湿地及地表龟裂环境中。主要分布于黑龙江、吉林、辽宁、内蒙古、河北、山东、河南、陕西、甘肃、新疆、江苏、湖北、云南、台湾等省区。

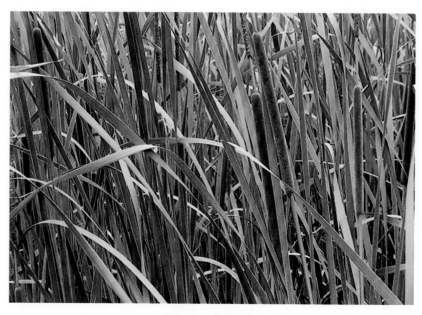

图116-1　水烛香蒲

2.东方香蒲 多年生水生或沼生草本。根状茎乳白色。地上茎粗壮，向上渐细，高1.3～2m。叶片条形，长40～70cm，宽0.4～0.9cm，光滑无毛，上部扁平，下部腹面微凹，背面逐渐隆起呈凸形，横切面呈半圆形；叶鞘抱茎。雌雄花序紧密连接；雄花序长2.7～9.2cm，花序轴具白色弯曲柔毛，自基部向上具1～3枚叶状苞片，花后脱落；雌花序长4.5～15.2cm，基部具1枚叶状苞片，花后脱落；雄花通常由3枚雄蕊组成，有时2枚或4枚雄蕊合生，花药长约3mm，2室，条形，花粉粒单体，花丝很短，基部合生成

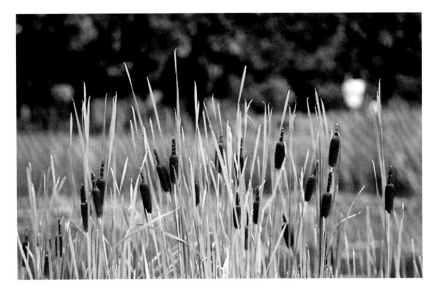

图116-2 东方香蒲

短柄；雌花无小苞片；孕性雌花柱头匙形，外弯，长0.5～0.8mm，花柱长1.2～2mm，子房纺锤形至披针形，子房柄细弱，长约2.5mm；不孕雌花子房长约1.2mm，近于圆锥形，先端呈圆形，不发育柱头宿存；白色丝状毛通常单生，有时几枚基部合生，稍长于花柱，短于柱头。小坚果椭圆形至长椭圆形；果皮具长形褐色斑点。种子褐色，微弯。花期、果期5～8月。（图116-2）

主要为野生，生于水边及池沼中。主要分布于东北、华北、华东、四川、河南、陕西、甘肃、新疆。另外，北半球温带其他地区也有分布。

【主产地】水烛香蒲主产于东北、华北、西北、华东及河南、湖北、广西、四川、贵州、云南等地。东方香蒲主产于东北、华北、华东及陕西、湖南、广东、贵州、云南等地。

【栽培要点】

1.生物学特性 喜温暖湿润气候及潮湿环境。以选择向阳、肥沃的池塘边或浅水处栽培为宜。

2.栽培技术 用分株繁殖。4～6月，挖起蒲黄发新芽的根茎，分成单株，每株带有一段根茎或须根，选浅水处，按行株距50cm×50cm栽种，每穴栽2株。

3.病虫害 不易出现病害。虫害：蚜虫等。

【采收与加工】6～7月花开时，剪下顶端的雄花序，晒干，碾细过筛，得纯花粉。其带有花粉的花药、花丝称草蒲黄，供加工蒲黄炭用。

【药材鉴别】

（一）性状特征

1.生蒲黄 黄色粉末。体轻，放水中则飘浮水面。手捻有滑腻感，易附着手指上。气微，味淡。（图116-3）

2.蒲黄炭 表面棕褐色或黑褐色，具焦香气，味微苦、涩。

（二）显微鉴别

粉末特征 生蒲黄：粉末黄色。花粉粒类圆形或椭圆形，直径17～29μm，表面有网状雕纹，周边轮廓线光滑，呈凸波状或齿轮状，具单孔，不甚明显。（图

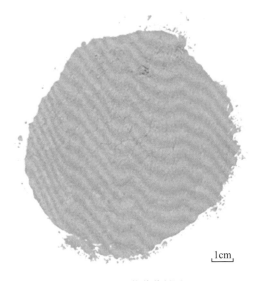

1cm

图116-3 蒲黄药材图

116-4）

蒲黄炭：粉末棕褐色。花粉粒类圆形，表面有网状雕纹。

（三）理化鉴别

薄层色谱　取本品2g，加80%乙醇50ml，冷浸24小时，滤过，滤液蒸干，残渣加水5ml使溶解，滤过，滤液加水饱和的正丁醇振摇提取2次，每次5ml，合并正丁醇液，蒸干，残渣加乙醇2ml使溶解，作为供试品溶液。另取异鼠李素-3-O-新橙皮苷对照品、香蒲新苷对照品，加乙醇分别制成每1ml各含1mg的溶液，作为对照品溶液。照薄层色谱法试验，吸取上述三种溶液各2μl，分别点于同一聚酰胺薄膜上，以丙酮–水（1：2）为展开剂，展开，取出，晾干，喷以三氯化铝试液，置紫外光灯（365nm）下检视。供试品色谱中，在与对照品色谱相应的位置上，显相同颜色的荧光斑点。

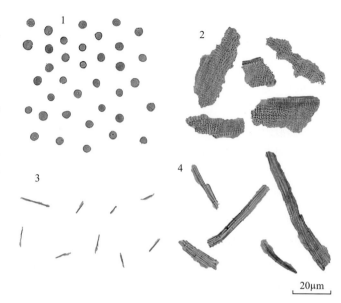

图116-4　蒲黄粉末图（×100）

1. 花粉粒　2. 花粉囊内壁细胞　3. 草酸钙针晶　4. 苞片碎片

【质量评价】以色鲜黄、粉细光滑、质轻者为佳。采用高效液相色谱法测定，本品按干燥品计算，含异鼠李素-3-O-新橙皮苷（$C_{28}H_{32}O_{16}$）和香蒲新苷（$C_{34}H_{42}O_{20}$）的总量不得少于0.50%。

【化学成分】主要成分为黄酮类、甾醇类、烷烃类、有机酸类、多糖类等，其中黄酮类是其特征性成分和有效成分[1]。

1. 黄酮及其苷类　有香蒲新苷（typhaneoside）、柚皮素（naringenin）、槲皮素（quercetin）、异鼠李素-3-O-新橙皮苷（isorhamnetin-3-O-neohespeidoside）、山奈酚（kaempferol）、异鼠李素（isorhamnetin）等。总黄酮显示有止血作用。

2. 多糖类　有TAA、TAB、TAC，相对分子量为57 000、8000、86 000。TAA由半乳糖（galactose）、半乳糖醛酸（galacturonicacid）、阿拉伯糖（arabinose）、鼠李糖（rhamnose）、木糖（xylose）按摩尔比2.7：6.5：6.6：2.7：1.0构成。TAB由半乳糖、半乳糖醛酸、阿拉伯糖、鼠李糖按摩尔比2.3：2.4：8.7：1.0构成。TAC由半乳糖、半乳糖醛酸、阿拉伯糖、鼠李糖按摩尔比1.7：1.7：5.2：1.0构成。多糖类成分对凝血功能有影响。

3. 甾醇类　有β-谷甾醇（β-sitosterol）、β-谷甾醇-葡萄糖苷（β-sitosterol-glucoside）、β-谷甾醇-棕榈酸酯（β-sitosterol-palmitate）等。

4. 烷烃类　有二十五烷（pentacosane）、7-甲基-4-三十烷酮（7-methyl-4-triacontanone）、6-三十三烷醇（6-tritriacontanol）等。

【性味归经】甘，平。归肝、心包经。

【功能主治】止血，化瘀，通淋。用于吐血，衄血，咯血，崩漏，外伤出血，经闭痛经，胸腹刺痛，跌扑肿痛，血淋涩痛。

【药理作用】

1. 镇痛作用　蒲黄乙醇提取液有显著的镇痛作用[2]。

2. 对心血管系统的影响　应用急性血瘀大鼠模型，发现在高切变率下，蒲黄生品、蒲黄炭水提液和蒲黄炭粉都能够降低大鼠全血黏度；而在中、低切变率下仅有蒲黄炭粉能够降低全血黏度。应用急性血瘀家兔模型，发现蒲黄总黄酮能明显缩短血小板最大凝集时间，降低血小板最大聚集率。在动物实验中，蒲黄总黄酮可减少心肌缺血程度（∑-ST）、降低缺血范围（N-ST），缩小心肌梗死面积，并通过改善内源性氧自由基清除能力，减轻脂质过氧化反应以维持心肌细胞膜正常通透性而发挥心肌保护作用[3]。

3. 对凝血功能影响　蒲黄中分离的一种多糖既具有抗凝血活性，又具有促凝血活性（活性和浓度有关）[1]。研究表明，蒲黄中的多糖浓度低于100μg/ml时，可加速血浆复钙时间，较高的血药浓度则抑制血浆复钙时间。此外，药理实验表明生蒲黄、蒲黄炭水提物及蒲黄炭粉均能缩短血瘀大鼠活化凝血活酶时间（APTT），降低血浆纤维蛋白原含量（FIB），且生品作用强于炭品；而炭品能够明显缩短血瘀大鼠凝血酶原时间（PT），生品无明显作用。

4. 调节脂代谢及抗动脉粥样硬化（AS）　蒲黄可以抑制早期动脉粥样硬化斑块的形成以及胆固醇的吸收与合成，并促进胆固醇排泄，同时提高低密度脂蛋白（LDL）受体基因的表达，加速血中LDL的清除，减少脂质在血管壁的沉积而发挥抗AS作用[4]。除了调节脂代谢，蒲黄还能够通过改善血管内皮功能而发挥抗AS作用。

5. 调节糖代谢　蒲黄总黄酮（PTF）能明显降低脂肪细胞上清中的游离脂肪酸含量并提高葡萄糖的转运率，证实了PTF的确具有调节糖脂代谢，缓解胰岛素抵抗的能力[5]。蒲黄总黄酮（PTF）能够通过改善脂肪细胞对葡萄糖的摄取，来调节糖代谢和脂代谢以缓解IR。

6. 对子宫的作用　小剂量的蒲黄有使子宫及肠道平滑肌收缩功能稍有增强的作用，而大剂量时则有可能出现痉挛[1]。

7. 抗炎作用　PTF可以降低棕榈酸造成的胰岛素抵抗C2C12骨骼肌细胞内IL-6mRNA的表达，而IL-6是与胰岛素抵抗密切相关的炎症基因，降低炎症反应[6]。

【用药警戒或禁忌】在小鼠急性毒性实验中，蒲黄LD$_{50}$的量为35.57g/kg，蒲黄在试管内有溶血作用；50%蒲黄注射液5mg/kg可使小鼠白细胞、红细胞总数减少。蒲黄还有引起豚鼠变态反应作用，但临床应用时未见以上不良反应。小鼠静脉注射蒲黄醇提取物500mg/kg，不会引起小鼠死亡。在犬心肺制备实验中，当蒲黄阳树脂吸收部分总剂量达每800ml血液含152g生药，观察2小时未见心肌抑制或心律失常，提示蒲黄毒性较低，安全范围较大。在麻醉犬及兔的在位子宫和兔子宫瘘管实验中，给予蒲黄煎剂、酊剂或乙醚浸出物0.05～0.20g/kg静脉注射，均有兴奋子宫的作用，因此孕妇慎用。

【分子生药】遗传标记　基于DNA条形码序列的分子鉴定：通过Primer Premier 6.0 设计出蒲黄ITS2特异性引物PhF-R，其扩增效率高达100%，实验结果证明ITS2序列能够准确鉴定蒲黄及其混伪品[7]。

主要参考文献

[1] 胡立宏，房士明，刘虹，等.蒲黄的化学成分和药理活性研究进展[J].天津中医药大学学报，2016，35(2)：136-140.

[2] 焦增华，杨亚军，刘希望，等.蒲黄药理作用研究进展[J].中兽医医药杂志，2017，36(3)：85-88.

[3] 王景祥，吕文伟，于静，等.蒲黄总黄酮对犬急性心肌缺血的保护作用[J].中国实验方剂学杂志，2008，14(1)：3942.

[4] 陶波，李晓宁.蒲黄对动脉粥样硬化血管内皮损伤影响的实验研究[J].中西医结合心脑血管病杂志，2004，4(2)：222-232.

[5] 何燕铭，王文健，陈伟华，等.蒲黄总黄酮对 3T3-L1 脂肪细胞糖脂代谢的影响[J].中西医结合学报，2006，4(6)：593-595.

[6] 娄少颖，刘毅，陈伟华，等.蒲黄总黄酮抑制棕榈酸培养下 C2C12 骨骼肌细胞白细胞介素-6的表达[J].中西医结合学报，2008，6(5)：488-492.

[7] 马孝熙，孙伟，任伟超，等.蒲黄、松花粉等花粉类药材及其混伪品的DNA条形码鉴定[J].中国中药杂志，2014，39(12)：2189-2193.

（山东中医药大学　郭庆梅）

117. 雷公藤

Leigongteng

TRIPTERYGII WILFORDII RADIX

【**别名**】莽草、菜虫药、山砒霜、黄藤根、水莽草。

【**来源**】为卫矛科植物雷公藤*Tripterygium wilfordii* Hook. f.的干燥根。

【**本草考证**】本品始载于《神农本草经》，载："名莽草。味辛温……杀虫鱼。生山谷。"因其对形态描述寥寥无几，品种无从考证。《吴普本草》载：莽草一名春草，神农辛，雷公桐君苦有毒，生上谷山谷中，或冤句，五月采，治风（御览）。《植物名实图考》载："莽草……呼水莽子，根尤毒，长至尺余……浸水如雄黄色，气极臭。"本草记载与现今所用雷公藤基本一致。

【**原植物**】攀援状灌木，高1～3m，小枝红棕色，具4～6细棱，被密毛及细密皮孔。单叶互生，叶椭圆形、倒卵椭圆形、长方椭圆形或卵形，长4～7.5cm，宽3～4cm，先端急尖或短渐尖，基部阔楔形或圆形，边缘有细锯齿，侧脉4～7对，达叶缘后稍上弯；叶柄长5～8mm，密被锈色毛。圆锥聚伞花序较窄小，长5～7cm，宽3～4cm，通常有3～5分枝，花序、分枝及小花梗均被锈色毛，花序梗长1～2cm，小花梗细长达4mm；花白色，直径4～5mm；萼片先端急尖；花瓣长方卵形，边缘微蚀；花盘略5裂；雄蕊着生花盘外缘，花丝长达3mm；子房具3棱，花柱柱状，柱头稍膨大，3裂；翅果长圆状，长1～1.5cm，直径1～1.2cm，中央果体较大，占全长2/3～1/2，中央脉及2侧脉共5条，分离较疏，占翅宽2/3，小果梗细圆，长达5mm；种子细柱状，长达10mm。（图117-1）

主要为野生，生于海拔300～500m的向阳、多湿、肥沃的山谷、丘陵、溪边灌丛、疏林中。主要分布于福建、台湾、江苏、浙江、安徽、湖北、湖南、广西等地。

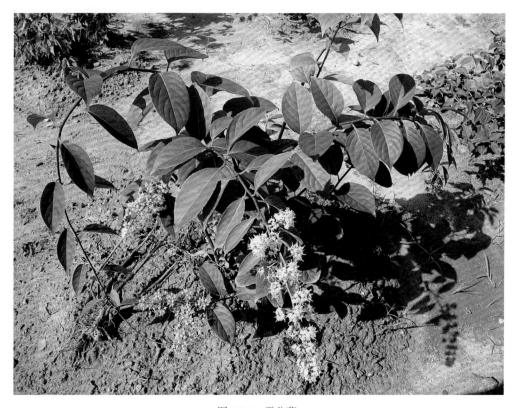

图117-1　雷公藤

【主产地】主产于福建、台湾、江苏、浙江、安徽、湖北、湖南、广西。

【栽培要点】

1. 生物学特性　适宜土层深厚、肥沃、疏松、有灌溉条件的砂质壤土。喜温暖湿润气候，一般生长在排水良好、pH值5～6的微酸性砂质壤土或红壤土上。

2. 栽培技术　雷公藤的繁殖方法主要是扦插繁殖，是以雷公藤嫩茎或根扦插，此种方法可以提供大量种苗满足造林需要，且成活率高；也有采用雷公藤植株移植进行人工驯化，此种方法容易成活、成林、成材，收获早、产量高，但野生幼苗数量有限，不能适应大面积种植。

3. 病虫害　病害：苗木叶枯病。虫害：卷叶蛾[1-3]。

【采收与加工】雷公藤移栽定植5～6年后即可采挖收获。全年均可采挖，但以秋末冬初或春初发芽前采收为好，此时有效成分雷公藤内酯醇和雷公藤总生物碱的含量较高。

采收时挖起根部，除去泥沙，洗净后立即剥下外层根皮并趁鲜切片干燥，根皮另行晒干备用。地上的藤茎、枝叶部分也切段、切片晒干备用[2]。

【商品规格】统货。

【药材鉴别】

（一）性状特征

根呈圆柱形，扭曲，常具茎残基，直径0.5～3cm，商品常切成长短不一的段块。表面土黄色至黄棕色，粗糙，具细密向沟纹及环状或半环状裂隙。栓皮层常脱落，脱落处显橙黄色。皮部易剥离，露出黄白色的木部。质坚硬，折断时有粉尘飞扬，断面纤维性，横切面木栓层橙黄色。韧皮部红棕色，木部黄白，密布针眼状孔洞，射线较明显。（图117-2）

（二）显微鉴别

1. 根横切面　木栓层为数十列木栓细胞组成，有的细胞内含红棕色或黄棕色物质；皮层菲薄，界限不甚明显；韧皮部有众多分泌细胞，内含黄棕色物质，韧皮射线漏斗状或略呈漏斗状，射线细胞和韧皮部薄壁细胞含淀粉粒及较大的草酸钙结晶；形成层环明显；木质部导管多单个径向排列，傍管纤维常成束分布；木薄壁细胞壁较厚，含淀粉粒；木射线细胞1～6列，其旁常有1至多列木纤维，有的纤维含淀粉粒；初生木质部三原型，多偏心性；根茎横切面构造与根基本相似，但皮层明显，细胞2～4列，具髓。（图117-3）

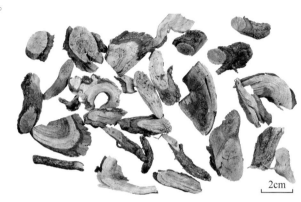

图117-2　雷公藤药材图

2cm

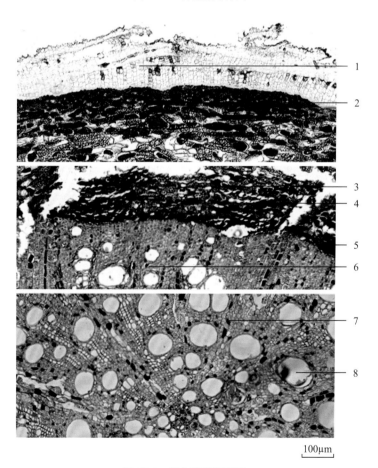

100μm

图117-3　雷公藤横切面图

1. 复周皮　2. 次生皮层　3. 石细胞　4. 韧皮部
5. 形成层　6. 木质部　7. 木射线　8. 导管

2. **粉末特征** 粉末土黄色。木纤维散在或成束，长棱形，长300～780μm，直径11～28μm；其中一种壁较薄，平直或略呈波状，胞腔中含有淀粉粒；另一种壁较厚，可至6μm，孔沟明显；具缘纹孔及网纹导管，直径23～116μm；管胞多为螺纹或孔纹；淀粉粒众多，单粒类圆形、类三角形或类多角形，直径3～8（～17）μm，脐点点状、星状或人字形，复粒2～3分粒组成；草酸钙方晶众多，呈棱形、四面体、六面体或八面体，直径可至70μm；木薄壁细胞类方形或长方形，孔沟及壁孔明显，有的胞腔内充满淀粉粒；木栓细胞表面观多角形，有的含黄棕色物质；分泌细胞类圆形或椭圆形，直径28～42μm，细胞腔内含黄棕色物质。（图117-4）

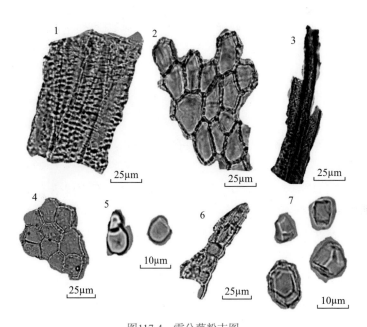

图117-4 雷公藤粉末图

1. 导管 2. 木质化薄壁细胞 3. 纤维 4. 木栓组织 5. 淀粉粒
6. 石细胞 7. 方晶

（三）理化鉴别

1. **颜色反应** 取本品粉末5g，加氨水（1→10）湿润，加乙醚30ml，浸泡1小时，并时时振摇，滤过。滤液分置2支试管中，一管置水浴上蒸干，加冰醋酸0.5ml，醋酐2ml，振摇溶解，沿管壁缓缓加硫酸1ml。在两液层接界处即显紫红色环；另一管置水浴上浓缩至1ml，吸取1滴置于滤纸上，喷以碘化银钾试液，吹干后显橙红色斑点。

2. **薄层色谱** 取样品粗粉2g，置索氏提取器中，用无水乙醇回流提取2小时回收乙醇，然后取出于蒸发皿中，加10g中性氧化铝，搅拌均匀，挥干，再置索氏提取器中用三氯甲烷提取4小时，回收三氯甲烷至干，加三氯甲烷1ml溶解即得供试品溶液。精确称取雷公藤甲素0.2mg，用三氯甲烷1ml溶解为对照品溶液，用微量注射器分别取供试品溶液与对照品溶液各10μl，点于硅胶G-CMC-Na薄层板上；以三氯甲烷-乙醚（2：1）展开，展距100cm，取出，用2% 3,5-二硝基苯甲酸乙醇液与5%氢氧化钠乙醇液显色（临用时以1：3混合），供试品色谱中，在与对照品色谱相应的位置上显相同斑点。

【化学成分】主要成分为二萜类、三萜类、倍半萜类及生物碱类等，生物碱、二萜类等成分既是有效成分又是有毒成分。

1. **生物碱类** 主要有雷公藤定碱（wilfordine）、雷公藤次碱（wilforine）、雷公藤吉碱（wilforgine）、雷公藤碱戊（wilforidine）、雷公藤宁碱（wilfornine）、雷公藤新碱（euonine）、卫矛碱（euonymine）、雷公藤康碱（wilford-conine）、南蛇藤别肉桂酰胺碱（celallocinnine）、triptononeA，triptononeB等。

2. **二萜类** 主要有雷公藤甲素（雷公藤内酯醇，triptolide）、雷公藤乙素（tripdiolide）、雷公藤酮（triptonide）、雷公藤内酯三醇（triptriolide,Tu）、triptobenzeneL，triptobenzeneM，triptobenzeneN，雷公藤内酯四醇、16-hydroxy-19,20-epoxykaurane，雷酚萜B（triptobenzene B）、雷酚萜L（3-epi-triptobenzene L）、雷酚萜E（wilforel E）、雷酚萜酸（triptohairic acid）、雷酚萜酸甲醚等。

3. **三萜类** 主要为雷公藤红素（tripterine）、polpunonicacd，wilforol B，萨拉子酸（salaspermic acid）、congoronine，orthosphenic acid，triptotin C，demethyleylastera，齐墩果烷-9（11），12-二烯-3-酮[oleana-9（11）,12-dien-3-one]等。

4. **倍半菇类** 主要有雷公藤素（triptofordin）A，B，C，E，F和雷公藤酯（triptogelin）A，B，C，D，E，F，G等。

5. **多苷类** 为雷公藤的生物活性成分，其中含有一些苷类，故名为雷公藤多苷。是由微量二萜类、少量生物碱及一些五环三萜组成的混合物。

【**性味归经**】苦、辛，凉；有大毒。归肝、肾经。

【**功能主治**】祛风除湿，活血通络，消肿止痛，杀虫解毒。用于类风湿关节炎，风湿性关节炎，肾小球肾炎，肾病综合征，红斑狼疮等；外用治疗风湿性关节炎，皮肤发痒，杀蛆虫、孑孓，灭钉螺，毒鼠。

【**药理作用**】

1. **对免疫功能的影响** 雷公藤能全面作用于淋巴细胞而抑制免疫，对体液免疫的作用较显著。小剂量雷公藤对胸腺质量无明显影响甚至有增重作用，大剂量时则显著降低胸腺质量。雷公藤氯内酯醇（T_4）为雷公藤甲素（T_{10}）的衍生物，毒性小、效价高，T_4对自然杀伤（NK）细胞活性亦有双向调节作用；雷公藤总生物碱及雷公藤红素对小鼠体液和细胞免疫也有不同程度的抑制作用。

2. **抗生育作用** 大量研究表明：雷公藤总苷能降低初级精母细胞核内DNA含量，作用部位涉及睾丸、附睾和精子，作用部位和病变程度与给药总量有关，最终亦可累及精原细胞。临床观察发现，雷公藤可使育龄女性患者月经减少甚至闭经，阴道细胞有不同程度萎缩。上述生殖器官改变具有可逆性，临床未见致畸作用的报道。

3. **抗肿瘤作用** 雷公藤中二萜环氧化合物T_{10}、雷公藤乙素及雷公藤酮均具抗肿瘤活性[4]。

4. **抗炎作用** 雷公藤内酯对巴豆油诱发的小鼠耳部肿胀有抑制作用，提示其对炎症早期血管通透性增高、渗出、水肿有明显抑制作用。

5. **抗菌作用** 雷公藤红素对金黄色葡萄球菌、607分枝杆菌、枯草芽孢杆菌、无核杆菌均有明显抑制作用，对革兰阴性菌也有一定效果，对真菌尤其是皮肤白色念珠菌感染疗效特佳。

【**用药警戒或禁忌**】

1. 雷公藤多苷给小鼠口服的LD_{50}为159.70mg/kg，多苷在给药后24～60小时内发生毒性反应和死亡；腹腔注射LD_{50}为93.99mg/kg，多在12～48小时内发生反应。死亡前表现为迟钝、拒食、衰弱、呼吸浅快、抽搐等。

2. 给大鼠灌服雷公藤多苷（T_1），剂量分别为30mg/kg、60mg/kg、120mg/kg，在给药后30、60、90日时，称体重，检查血常规及肝、肾功能，并取有关脏器称重作病理切片。结果表明，给药组大鼠体重减轻，剂量越大，时间越长，减重越明显。动物中毒表现为厌食、消瘦、衰弱。血常规、肝肾功能未见异常，主要器官仅见胸腺重量减轻。

3. 给犬静脉注射雷公藤甲素7日，每日给药剂量为20μg/kg时，无明显毒性表现。每日剂量为40～80μg/kg时，可引起少数犬暂时性白细胞减少，SGPT上升和心电图发生改变。而每日剂量增至160μg/kg时，则引起犬体重减轻，白细胞和红细胞减少，甚至死亡，尸检有肝局灶性坏死，心、肝组织变性及骨髓抑制；其他器官未见病变。雷公藤甲素亚慢性中毒时，睾丸病变明显，表现为睾丸萎缩，各级生精细胞变性、坏死、数量减少，其中以精子细胞和次级精母细胞最敏感。

4. 给小鼠灌服雷公藤乙酸乙酯提取物200mg/kg，有明显的致畸作用。染色体畸变类型以染色体断裂为主，异倍体和环状染色体少见。50mg/kg畸变率为14.5%，200mg/kg畸变率为25.5%，具明显的量效关系[5-7]。

5. 雷公藤对各种动物的毒性作用各不相同。对昆虫有明显触杀效能，对人、狗、猪的胃肠道有局部刺激作用，吸收后对中枢神经系统有损害，并可引起肝、心的出血与坏死，可导致死亡；但是对羊、兔、猫、鱼等却无毒性。

【**附注**】雷公藤同属植物昆明山海棠*Tripterygium hypoglaucum*（H.Lév.）Hutch. 也具有雷公藤相似的作用，并且资源较雷公藤丰富，且在云南、贵州、四川等地民间就有将昆明山海棠作为雷公藤使用的习惯。

主要参考文献

[1] 高伟，刘梦婷，程琪庆，等.雷公藤的本草考证[J].世界中医药，2012，7(2)：560-562.

[2] 林光美，江锦红，侯长红，等.雷公藤良种栽培技术及推广研究[J].中国中药杂志，2006，31(16)：1389-1391.

[3] 郑俊仙，梁光红，郑郁善.雷公藤叶部病虫害的发生现状、成因及对策[J].亚热带农业研究，2012，8(1)：31-36.

[4] 姚智，高文远，高石喜久，等.雷公藤中具有抗癌活性的二萜类化合物[J].中草药，2007(11)：1603-1606.

[5] 贝新法，贝芹，江凤鸣，等.雷公藤的特征及其鉴别要点[J].浙江中医杂志，2010，45(11)：847-848.

[6] 汪群红，胡敏.雷公藤的药理作用与毒副作用[J].中国药业，2010，19(19)：85-86.

[7] 薛璟，贾晓斌，谭晓斌，等.雷公藤化学成分及其毒性研究进展[J].中华中医药杂志，2010，25(5)：726-733.

（福建中医药大学　范世明）

118. 蔓荆子

Manjingzi

VITICIS FRUCTUS

【别名】蔓荆实、荆条子、荆子、白布荆、白背杨等。

【来源】为马鞭草科植物单叶蔓荆*Vitex trifolia* L. var. *simplicifolia* Cham.或蔓荆*Vitex trifolia* L.的干燥成熟果实。

【本草考证】本品始载于《神农本草经》。《新修本草》载："蔓荆，苗蔓生，故名蔓荆。生水滨，叶似杏叶而细，茎长丈余，花红白色。今人误以小荆为蔓荆，遂将蔓荆子为牡荆子也。"可见古人常把蔓荆和牡荆混为一物[1]。《蜀本草》载："或云蔓荆即牡荆，以理推之，蔓生者为蔓荆，树生者为牡荆……据今之用，正如梧子而轻虚，则蔓荆是蔓生者明矣。"将蔓荆和牡荆从原植物与果实形态上明确区分开来。《图经本草》载："春因旧枝而生小叶，五月叶成似杏叶。六月有花，浅红色，蕊黄。九月有实，黑斑，大如梧子而轻虚。冬则叶凋。"以上所述植物形态、生长环境、生长周期等皆与现今所用单叶蔓荆基本一致[1]。《本草纲目》载："其枝小弱如蔓，故曰蔓生。"其所附图植物形态与现今所用蔓荆基本一致。

【原植物】

1. 蔓荆　落叶灌木，罕为小乔木，高1.5～5m，有香味；小枝四棱形，密生细柔毛。通常三出复叶，有时在侧枝上可有单叶，叶柄长1～3cm；小叶片卵形、倒卵形或倒卵状长圆形，长2.5～9cm，宽1～3cm，顶端钝或短尖，基部楔形，全缘，表面绿色，无毛或被微柔毛，背面密被灰白色绒毛，侧脉约8对，两面稍隆起，小叶无柄或有时中间小叶基部下延成短柄。圆锥花序顶生，长3～15cm，花序梗密被灰白色绒毛；花萼钟形，顶端5浅裂，外面有绒毛；花冠淡紫色或蓝紫色，长6～10mm，外面及喉部有毛，花冠管内有较密的长柔毛，顶端5裂，二唇形，下唇中间裂片较大；雄蕊4，伸出花冠外；子房无毛，密生腺点；花柱无毛，柱头2裂。核果近圆形，径约5mm，成熟时黑色；果萼宿存，外被灰白色绒毛。花期7月，果期9～11月。

生于平原、河滩、疏林及村寨附近。主要分布于福建、台湾、广东、广西、云南。

2. 单叶蔓荆　茎匍匐，节处常生不定根。单叶对生，叶片倒卵形或近圆形，顶端通常钝圆或有短尖头，基部楔形，全缘，长2.5～5cm，宽1.5～3cm。花和果实的形态特征同原变种。花期7～8月，果期8～10月。（图118-1）

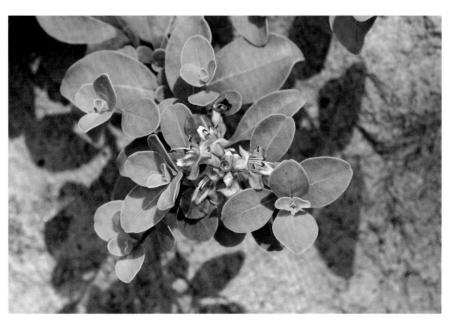

图118-1　单叶蔓荆（李华东　摄）

生于沙滩、海边及湖畔。主要分布于辽宁、河北、山东、江苏、安徽、浙江、江西、福建、台湾、广东。

【主产地】单叶蔓荆主产于辽宁、河北、山东、江苏、安徽、浙江、江西、福建、台湾、广东等地区，道地产区为山东烟台，江西都昌、新建、星子，福建莆田等地。蔓荆主产于福建、台湾、广东、广西、云南等地区。

【栽培要点】

1. 生物学特性　适应性较强，对环境条件要求不严。但喜温暖湿润，土壤以疏松、肥沃的砂质壤土较好。耐盐碱，在酸性土壤上生长不良。

2. 栽培技术　可采用播种、扦插、压条、分株等方法繁殖，但以扦插繁殖为主。扦插繁殖：春、秋两季均可进行，但以春季扦插为好。在3月下旬或9月下旬，剪取1～2年生健壮枝条，取其中段，截成长20～30cm带有2～3个节的插穗；按株行距6cm×15cm插入苗床；育苗期应经常浇水，保持苗床湿润，并适当追肥。秋季扦插的翌年春4月上旬移栽；春季扦插的当年秋季定植。种子繁殖：在秋季采收成熟时实，与2倍湿细沙拌匀，堆放阴凉通风的室内，翌年4月中上旬播种，将果实搓去外壳，用35～40℃温水浸泡1昼夜，捞出稍晾后，与混合粪肥的火灰拌匀，条播于苗床，苗期注意浇水，适当追肥，当年春季育苗，幼苗当年高30～40cm，秋后定植。

3. 病虫害　病害：叶斑病等。虫害：吹绵蚧壳虫等。

【采收与加工】蔓荆1年结籽2次，第1次成熟在7～8月，数量较多，第2次成熟在9～10月，数量较少。应分批收获，待果实由绿色转成黄色即可采收。将采回的果实在室内堆放3～4日后晒干或直接摊开晒干，去除杂质即可。

【药材鉴别】

（一）性状特征

果实球形，直径4～6mm。表面灰黑色或黑褐色，被灰白色粉霜状茸毛，有纵向浅沟4条，顶端微凹，基部有灰白色宿萼及短果梗。萼长为果实的1/3～2/3，5齿裂，其中2裂较深，密被茸毛。体轻，质坚韧，不易破碎，横切面可见4室，每室有种子1枚。气特异而芳香，味淡、微辛。（图118-2）

（二）显微鉴别

1. 果实横切面　单叶蔓荆：外果皮为1列含棕色颗粒物的扁平细胞，外被角质层；密存贮腺毛，头部单细胞或多细胞，柄1～2细胞；偶有非腺毛，1～3细胞，具壁疣；其下为2～5列薄壁细胞，亦含棕色颗粒物；中果皮细胞大，类圆形，壁稍厚，木化；散有维管束，排列规则，呈环状；内果皮为3～6列类圆形或分枝状石细胞，延伸至内侧将种子包围；果实中轴部分有2～4个周韧维管束；种皮表皮为1列扁小薄壁细胞，其内为2～5列网纹细胞。

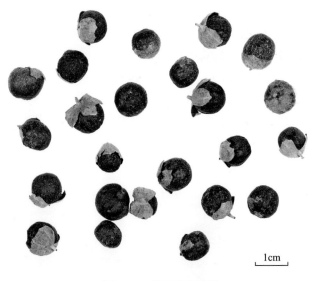

图118-2　蔓荆子药材图

2. 粉末特征　粉末灰褐色。花萼内表皮细胞类方形或类长方形，垂周壁波状弯曲，细胞内含黄棕色色素；外果皮细胞呈类多角形，表面具细密角质纹理和毛茸脱落后的痕迹；气孔类圆形或长圆形；非腺毛位于宿萼及果皮，1～5细胞，平直或弯曲，壁稍厚，表面具壁疣突起，以顶端细胞较密；腺鳞主要位于果皮或宿萼，头部4细胞，常皱缩或破裂，柄部单细胞极短；另有少数小形腺毛，头部1～4细胞，柄1～3细胞；内果皮石细胞成群或单个散在，近无色或淡黄棕色，呈类多角形、类圆形或类长方形，直径10～35μm，层纹及孔沟明显，有的胞腔内含草酸钙小结晶；种皮细胞类长圆形或类多角形，外平周壁具网状增厚，微木化，纹孔条状，排列较整齐。（图118-3）

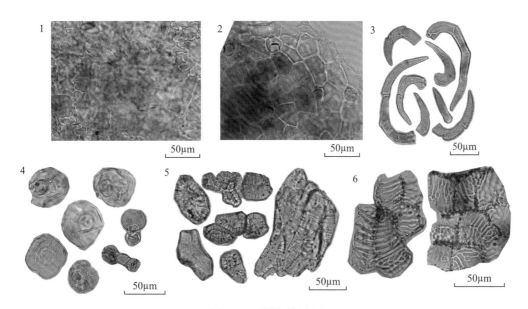

图118-3　蔓荆子粉末图

1. 花萼内表皮细胞　2. 果皮表皮细胞　3. 非腺毛　4. 腺鳞及腺毛
5. 内果皮石细胞　6. 种皮细胞

（三）理化鉴别

薄层色谱　取本品粉末5g，加石油醚（60～90℃）50ml，加热回流2小时，滤过，弃去石油醚液，药渣挥干，加丙酮80ml，加热回流1.5小时，滤过，滤液蒸干，残渣加甲醇2ml使溶解，作为供试品溶液。另取蔓荆子黄素对照品，加甲醇制成每1ml含1mg的溶液，作为对照品溶液。照薄层色谱法试验，吸取上述两种溶液各5μl，分别点于同一用1%氢氧化钠溶液制备的硅胶G薄层板上，以环己烷-乙酸乙酯-甲醇（3∶2∶0.2）为展开剂，展开，取出，晾干，喷以10%三氯化铝乙醇溶液。供试品色谱中，在与对照品色谱相应的位置上，显相同颜色的斑点。

【质量评价】以粒大饱满，气香者为佳。采用高效液相色谱法测定，本品按干燥品计算，含蔓荆子黄素（$C_{19}H_{18}O_8$）不得少于0.030%。

【化学成分】主要成分为黄酮类化合物，如蔓荆子黄素（casticin，vite-xicarpin）、3,6,7-三甲基槲皮万寿菊素（3,6,7-trimethylquercetagetin，chrysos-plenol D）、牡荆素（vitexin）、蒿黄素（artemetin）、木犀草素（luteolin）、5-甲基蒿黄素（5-methyl artemetin）等；尚含环烯醚萜类化合物、二萜类化合物，如蔓荆呋喃（rotundifuran）等[2]。

【性味归经】辛、苦，微寒。归膀胱、肝、胃经。

【功能主治】疏散风热，清利头目。用于风热感冒，头痛，齿龈肿痛，目赤多泪，目暗不明，头晕目眩。

【药理作用】

1. 抗肿瘤作用　蔓荆子所含的黄酮类化合物蔓荆子黄素通过诱导凋亡对垂体瘤细胞GH3增殖有抑制作用[3]；木犀草素与半日花烷型二萜蔓荆呋喃能够抑制人骨髓白血病细胞HL-60的增殖并诱导其凋亡，具有作为化疗药物开发的潜力[4]。

2. 抗菌、抗炎作用　蔓荆子还具有较强的抗菌作用，其中蔓荆子黄素为其主要的抗菌作用活性成分，蔓荆子水煎剂体外实验对金黄色葡萄球菌、变形杆菌、蜡样芽孢杆菌等多种细菌均有不同程度的抗菌作用[4]。此外，蔓荆子提取物能够抑制组胺释放，具有抗炎作用[4]。

3. 降血压作用　蔓荆子中的木犀草素、3,6,7-三甲基槲皮万寿菊素等黄酮类化合物具有明显的血管舒张作用[4]。

4. 其他作用　蔓荆子还具有解热镇痛、杀虫、抗突变、改善微循环、抗氧化、抗衰老、抗经前期综合征等作用[4-5]。

【分子生药】

1. 分子鉴定　基于DNA条形码序列的分子鉴定：应用ITS2条形码能够准确地鉴别蔓荆子药材及其混伪品[6]。

2. 遗传育种　运用ISSR标记技术可对蔓荆子进行遗传多样性和克隆变异分析，蔓荆子总体变异程度不大，其遗传结构特征与有性、无性两种繁殖能力有关，也与不同居群间基因流动受限制有关[7]。

【附注】蔓荆子长久以来易与牡荆子、黄荆子混淆，牡荆子为马鞭草科植物牡荆*Vitex negundo* var. *cannabifolia*（Sieb. et Zucc.）Hand.-Mazz. 的果实。主要分布于华东及河北、湖南、湖北等地，具有化湿祛痰，止咳平喘，理气止痛之功效。黄荆子为马鞭草科植物黄荆*Vitex negundo* L.的果实，具有祛风解表，止咳平喘，理气消食止痛之功效。此外，应注意蔓荆子与其他如荜澄茄、南烛子、千金子等混伪品药材区分。

主要参考文献

[1] 刘红燕，彭艳丽，万鹏. 蔓荆子本草学考证[J]. 山东中医杂志，2006(2)：126-128.

[2] M M Hernández, Heraso C, Villarreal M L, et al. Biological activities of crude plant extracts from *Vitex trifolia* L. (Verbenaceae)[J]. Journal of Ethnopharmacology, 1999, 67(1): 37-44.

[3] 应广宇，陈高. 蔓荆子黄素对垂体瘤细胞GH3增殖抑制作用研究[J]. 浙江中西医结合杂志，2015，25(3)：233-236.

[4] 田华，杜婷，黄开合，等. 蔓荆子的药理作用研究进展[J]. 中国医药导报，2013，10(9)：29-30.

[5] 官扬，胡慧明，潘婷，等. 蔓荆子的药理作用及其临床应用研究进展[J]. 江西中医药，2013，44(4)：72-73.

[6] 张晓存，徐迪，孙伟，等. 蔓荆子药材及其混伪品DNA条形码鉴定研究[J]. 世界科学技术-中医药现代化，2014，16(11)：2366-2370.

[7] 胡园. 单叶蔓荆化学多样性与遗传多样性的关系及蔓荆子抗PMS作用机制[D]. 上海：第二军医大学，2007.

（中国药科大学　李萍　李会军　刘惠娟）

119. 葶菜

Hancai

RORIPPAE HERBA

【别名】江剪刀草、野菜子、野油菜。

【来源】为十字花科植物葶菜*Rorippa indica*（L.）Hiern的干燥全草[1]。

【本草考证】本品始载于《本草纲目》，载："葶菜生于南地，田园间小草也。冬月布地丛生，长二三寸，柔梗细叶。三月开细花，黄色。结细角长一二分，角内有细子。"但考其图形，近似本科葶苈属植物，可见葶菜历来存在同名异物现象。《植物名实图考》也有"葶菜"一条，而其所绘之图却似碎米荠属植物，但另有"葶苈"一条，其所绘之图应为葶菜。

【原植物】一年、二年生草本，高20～40cm，植株较粗壮，全体无毛或具疏毛。茎单一或分枝，表面具纵沟。叶互生，下部叶有柄，大头羽状浅裂，长4～10cm，宽1.5～2.5cm，顶生裂片宽卵形，侧生裂片小；上部叶无柄，卵形或宽披针形，先端渐尖，基部渐狭，稍抱茎，边缘具齿牙或不整齐锯齿，稍有毛。总状花序顶生或侧生，花小，多数，具细花梗；萼片4，卵状长圆形，长3～4mm；花瓣4，黄色，倒披针形，长约2mm；雄蕊6，四强。角果线状圆柱形。种子每室2列，多数，细小，卵形，具细网纹。花期4～6月，果期6～8月。（图119-1）

生于海拔230～1450m的路旁、田边、园圃、河边、屋边墙角及山坡路旁等较潮湿处。主要分布于山东、河南、江苏、浙江、福建、台湾、湖南、江西、广东、陕西、甘肃、四川、云南等地。

【主产地】主产于华东地区。自产自销。

【采收与加工】夏、秋季开花期采收全草，除去泥沙，晒干。

【商品规格】统货。

【药材鉴别】

（一）性状特征

根圆柱形而略弯曲，直径约2mm，表面黄棕色，可见细纵皱纹及须根痕，切面实心。茎圆柱形或已压扁，直径约2mm，表面淡黄绿色至淡棕黄色，有的呈淡紫红色，具纵沟纹或纵槽，有的可见互生叶痕或枝痕，切面多中空。叶片多皱缩和破碎，已切断，灰绿色至褐绿色；完整者披针形，分裂或不分裂边缘具齿牙。可见花和果实，总状花序，花小，淡黄色。长角果细长圆柱形，直径约1mm，淡黄绿色至淡黄色。种子多数，细小，卵形，褐色。气微，味淡[1]。（图119-2）

（二）显微鉴别

粉末特征　粉末灰绿色。叶下表皮气孔多为不等式；非腺毛多见，2种形态，一种单细胞厚壁非腺毛，常弯曲，胞腔狭小，长211～317μm，另一种较粗大，1～3个细胞组成，基部膨大，壁薄，长95～107μm；导管为螺纹导管、网纹导管和具缘纹孔导管，直径约10～40μm；花冠表皮细胞表面观呈类多角形或类方形，表面具细密角质层纹理，辐射状，侧面观外壁呈乳头状突起，具细密纵向角质层纹理；花粉粒淡黄色或浅黄绿色，呈椭圆形、球形、近球形或圆三角形，直径约26μm，萌发孔3个，表面密布不规则细颗粒网纹；种皮细胞深黄棕色，多角形，垂周壁平直，壁增厚，外平周壁网状增厚，网孔不规则形[2]。（图119-3）

（三）理化鉴别

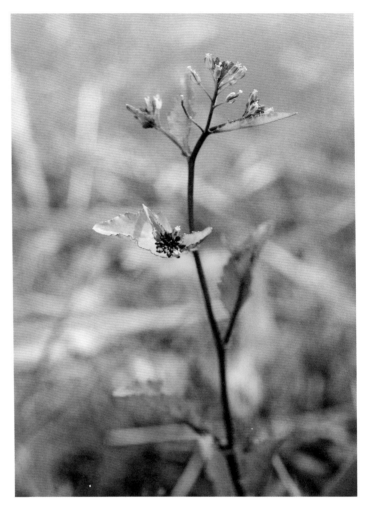

图119-1　蔊菜

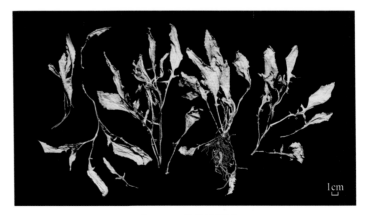

图119-2　蔊菜药材图

薄层色谱　取本品10g，加水100ml，煮沸15分钟，滤过。滤液浓缩至约0.5ml加无水乙醇2ml溶解后滤过，滤液于蒸发皿中蒸干，加少许三氯甲烷溶解，作为供试品溶液。以蔊菜素三氯甲烷溶液为对照品溶液。在硅胶G板上，分别点供试品溶液及对照品溶液适量，以乙酸乙酯为展开剂。展后晾干，置碘蒸气中或喷碘化铋钾试剂。供试品色谱中，在与对照品色谱相应的位置上，显相同的红棕色斑点。

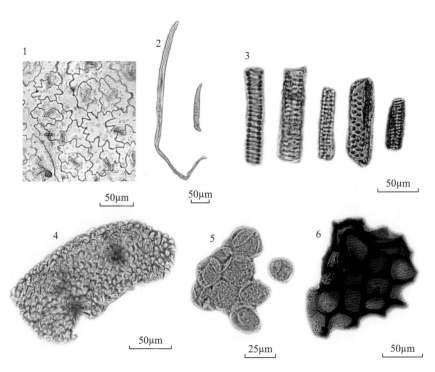

图119-3　蔊菜粉末图

1. 叶下表皮　2. 非腺毛　3. 导管　4. 花冠表皮细胞　5. 花粉粒　6. 种皮表皮细胞

【质量评价】本品以色绿、带花果者为佳。

【化学成分】主要成分为蔊菜素（rorifone）、蔊菜酰胺（rorifamide）、有机酸（organic acid）、黄酮类化合物（flavonoids）及微量生物碱（alkaloids）等，其中蔊菜素是其有效成分。

【性味归经】苦、辛，凉。归肺、肝经。

【功能主治】止咳化痰，清热解毒。用于慢性支气管炎，咳嗽痰多[1]。

【药理作用】

1. 止咳、祛痰作用　小鼠口服蔊菜素60mg/kg对二氧化硫引咳法没有止咳作用。家兔口服给药，酚红排泌法有祛痰作用。

2. 抗菌作用　用平板双倍稀释法最终浓度为5mg/ml时，对4株肺炎球菌及4株流感杆菌均有抑制作用。

3. 降压作用　蔊菜根提取物有降压作用：动物血管灌流试验1：100 000可使血管扩张，而1：10 000则使血管收缩。

【用药警戒或禁忌】对小鼠灌胃的LD_{50}为402.3mg/kg；给兔60mg/kg灌胃，共10天，心电图检查或外观观察，均未见毒性反应。

本品不能与黄荆叶同用，同用则使人肢体麻木。

主要参考文献

[1] 浙江省食品药品监督管理局.浙江省中药炮制规范[M].北京：中国医药科技出版社，2015：243.

[2] 罗景斌，刘基柱，林晓菁，等.塘葛菜的显微鉴定[J].今日药学，2014，24(10)：719-721.

（浙江医药高等专科学校　蔡伟　浙江中医药大学　汪红）

120. 榧子

Feizi

TORREYAE SEMEN

【别名】彼子、榧实、柀子、玉榧、香榧。

【来源】为红豆杉科植物榧 *Torreya grandis* Fort.的干燥成熟种子。

【本草考证】本品始载于《神农本草经》，原名彼子，列为下品。《新修本草》载："此彼子当木傍作皮，柀仍音彼……叶似杉，木如柏，肌软，子名榧子"，并在"榧实"条下云："其树大连抱，高数仞，叶似杉，其木如柏作松理，肌细软，堪为器用也。"认为徐子即木皮子，也就是榧子。《本草衍义》载"榧实大如橄榄，壳色紫褐而脆，其中子有一重粗黑衣，其仁黄白色，嚼久渐甘美"。《本草纲目》载：榧生深山中，人呼为野杉……结实大小如枣，其核长如橄榄核，有尖者、不尖者，无棱而壳薄，黄白色……以小而心实者为佳"。本草记载与现今所用榧子基本一致[1]。

【原植物】常绿乔木，高达25m，胸径55cm，树皮淡灰黄色、深灰色或灰褐色，不规则纵裂。小枝近对生或轮生，一年生小枝绿色，二至三年生小枝黄绿色、淡褐色或暗绿黄色，稀淡褐色。叶条形，通常直，长1.1～2.5cm，宽2.5～4cm，先端凸尖或具刺状短尖头，基部圆，上面光绿色，中脉不明显，有2条稍明显的纵槽，下面淡绿色，气孔带与中脉带近等宽，绿色边带与孔带等宽或稍宽。雌雄异株，雄球花单生叶腋，雌球花成对生于叶腋，基部各有2对交叉对生的苞片及外侧的一小苞片，胚珠直立，单生于假种皮上。种子椭圆形、卵圆形、倒卵形或长椭圆形，长2～4.5cm，径1.5～2.5cm，熟时假种皮淡紫褐色，有白粉，先端有小凸尖头，胚乳微皱。花期4月，种子翌年10月成熟。（图120-1）

生于海拔1400m以下的温暖多雨的黄壤、红壤、黄褐土地区。主要分布于江苏南部、浙江、福建北部、江西北部、安徽南部，西至湖南西南部及贵州松桃等地。为我国特有树种。

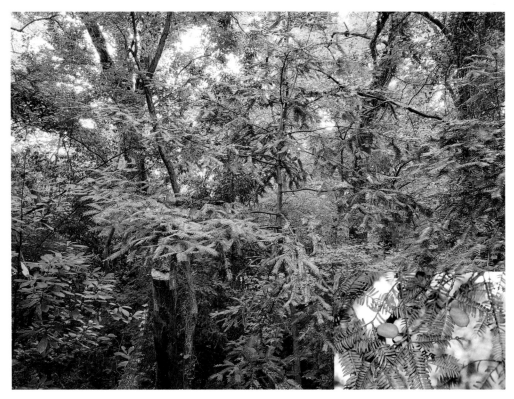

图120-1 榧（王淑安、田梅 摄）

【主产地】主产于江苏南京、句容，浙江嵊县、浦江、富阳、绍兴、诸暨、临安；安徽芜湖、安庆等地[2]。

【栽培要点】

1. 生物学特性　榧适宜生长在凉爽多雾、潮湿的环境，幼时耐荫蔽，开花结果期则需充足光照。以土层深厚、疏松肥沃、排水良好的酸性或微酸性壤土栽培为好，干旱瘠薄的地方不宜栽培。

2. 栽培技术　用种子、扦插、压条、分根均可繁殖。种子繁殖：秋播或春季2～3月上旬播种。条播，覆土厚度为种子直径的2倍，播后盖草。幼苗出土后揭去盖草，搭棚遮荫。第2年春季，按行距35cm、株距15cm移植。移植后浇水数日，以保成活。扦插繁殖：剪取硬枝，在畦上每隔25cm开沟1条，将插条靠沟一边排列，覆土压实，露出地面1/3，次年早春定植。压条繁殖：春季选近根新枝，弯曲至近地面，切伤部分外皮，用土堆埋切伤部分，浇水，次年早春先将连接老树一端切断，秋季移栽定植。分根繁殖：早春将丛生的新株分开定植，经常浇水，直至成活。

3. 病虫害　病害：苗木立枯病、白绢病、紫纹羽病、细菌性褐腐病、茎腐病。虫害：白蚁、天牛等。

【采收与加工】10～11月间种子成熟时采收，除去肉质假种皮，取出种子，洗净，晒干。

【药材鉴别】

（一）性状特征

种子卵圆形或长卵圆形，长2～3.5cm，直径1.3～2cm。表面灰黄色或淡黄棕色，有纵皱纹，一端钝圆，可见椭圆形的种脐，另端稍尖。种皮质硬，厚约1mm。种仁表面皱缩，外胚乳灰褐色，膜质；内胚乳黄白色，肥大，富油性。气微，味微甜而涩。（图120-2）

（二）显微鉴别

种子横切面　种皮横切面：种皮为10余列石细胞，外侧1～2列呈栅状排列，细胞类长方形、长椭圆形，长100～200μm，宽约35μm，壁厚15～20μm，胞腔狭缝状；向内则细胞渐呈等径形，直径40～110μm，壁厚约15μm，胞腔较大，壁孔明显；内、外石细胞均可见清晰的孔沟和层纹。（图120-3）

种仁横切面：外胚乳与内种皮完全分离，为数列棕色薄壁细胞，有时可见念珠状的细胞壁，外侧不整齐，常破裂而呈圆腔状；内胚乳细胞类多角形，壁较厚，富油滴，并含少量淀粉。（图120-4）

（三）理化鉴别

薄层色谱　取本品粉末3g，加甲醇30ml，超声处理30分钟，滤过，滤液蒸干，残渣加水20ml使溶解，用三氯甲烷30ml振摇提取，分取三氯甲烷液，蒸干，残渣加乙酸乙酯2ml使溶解，作为供试品溶液。另取榧子对照药材3g，同法制成对照药材溶液。照薄层色谱法试验，吸取上述两种溶液各2μl，分别点于同一硅胶G薄层板上，以石油醚（60～90℃）-乙酸乙酯（8:2）为展开剂，展开，取出，晾干，喷以10%硫酸乙醇溶液，在105℃加热至斑点显色清晰，分别置日光和紫外光灯（365nm）下检视。供试品色谱中，在与对照药材色谱

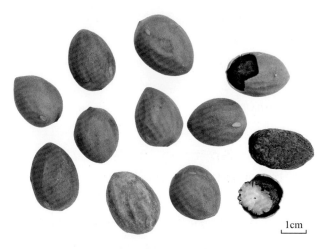

图120-2　榧子药材图（尹利民　摄）

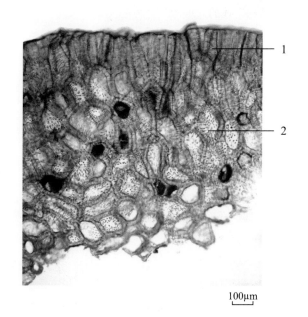

图120-3　榧子种皮横切面图

1. 栅状石细胞　2. 石细胞

相应的位置上，显相同颜色的斑点或荧光斑点。

【质量评价】本品以身干、粒大、饱满、不破碎、种仁淡黄、松脆者、不走油、无虫蛀者为佳。榧子种子含油率达48.92%，其中不饱和脂肪酸（亚油酸和油酸）总量占总油量的74.3%[3]。

【化学成分】主要成分为脂肪油、氨基酸类等。

1. 脂肪油　油中含亚油酸、油酸、月桂酸、山嵛酸、棕榈酸、肉豆蔻酸等，其中主要为不饱和脂肪酸。

2. 氨基酸类　牛磺酸、天冬氨酸、苏氨酸、丝氨酸、谷氨酸、脯氨酸等 19 种。

【性味归经】甘，平。归肺、胃、大肠经。

【功能主治】杀虫消积，润肺止咳，润燥通便。用于钩虫病，蛔虫病，绦虫病，虫积腹痛，小儿疳积，肺燥咳嗽，大便秘结。

【用药警戒或禁忌】脾虚泄泻及肠滑大便不实者慎服。

【药理作用】

1. 驱虫作用　榧子油有驱钩虫作用。但驱除巴西日本圆线虫无效[4]。

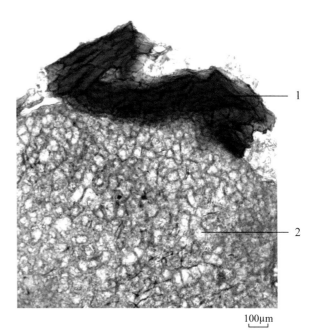

图120-4　榧子种仁横切面图

1. 外胚乳（棕色）　2. 内胚乳

2. 调节血脂作用　香榧子油能降低血清TC、TG及AI值，升高血清HDL-C，提示香榧子油却能选择性地降低TC和TG，升高HDL-C，且在动脉粥样硬化、高脂血症等病理状态下血浆ET升高显著，可明显降低内皮素（ET）水平[5]。

3. 抗动脉粥样硬化形成　香榧子油可促进PGI2合成，抑制TXA2分泌，从而可防治动脉粥样硬化形成[6]。

【分子鉴定】遗传标记　AFLP分子标记技术分析，香榧物种水平和天然群体水平的遗传多样性都比较高，各群体的多态位点百分率为79.73%～98.41%，其中绍兴＞东白湖＞磐安＞钟家岭＞嵊州＞黄山。运用基因谱带频率方差分析，香榧群体的遗传多样性主要存在于群体内（88.86%），群体内的变异明显大于群体间[6]。

【附注】

1. 榧子的商品鉴定　浙江榧子有两种商品，一种叫木榧，又称圆榧，多为野生，种子较短而宽，一端尖，另端钝圆，壳稍厚。另一种叫香榧，是浙江诸暨特产，系经人工栽培，嫁接的品种，其种子较木榧稍瘦而长吗，两头均尖，壳较薄，炒熟后质地松脆，味美气香，多供食用不入药，常运销港、澳等地。其含油率54.39%，不饱和脂肪酸占80.5%[1]。

2. 我国的榧子资源　榧属植物我国有5种，8个栽培品种及1个引进栽培种（日本榧）。目前市售的榧子商品药材在上海、安徽、江西、广东、黑龙江和贵州等地收集到的药材样品为榧子，而四川收集到的为巴山榧子，云南收集到的为云南榧子，浙江省仙居县收集到的为长叶榧子。

3. 云南榧子　为云南榧*Torreya yunnanensis*干燥成熟的种子。以"木榧子"之名，收录于《云南省药品标准》（1974年）。其含油率为50.27%，其中不饱和脂肪酸占76.1%[1]。

4. 巴山榧子　为巴山榧*Torreya fargesii* Franch.干燥成熟的种子，四川尚用。其含油率49.58%，油中不饱和脂肪酸占脂肪酸总量的81.2%。种子呈卵圆形，长2～2.5cm，横切面观，外胚乳不规则深嵌入，几至中部，呈棕黑、乳黄色交错纹理。在浙江仙居县某药店尚见用长叶榧的种子，呈近圆形或上交错的花纹，此种榧子含油率42.67%，其中，含油酸31.8%、亚油酸38.5%，不饱和脂肪酸占脂肪酸总量的77.8%[1]。

5. 香榧叶　香榧叶提取物具有抑菌、降低小鼠血浆和肝脏中甘油三酯含量作用[7]。

主要参考文献

[1] 肖培根. 新编中药志（第二卷）[M]. 北京：化学工业出版社，2002：639-642.

[2] 朱圣和. 中国药材商品学[M]. 北京：人民卫生出版社，1990：308-308.

[3] 陈振德，傅秋华. 国产榧属植物种子油含量及其脂肪酸测定[J]. 中国中药杂志，1998，23(8)：456-457.

[4] 陈振德，郑汉臣. 榧子驱除钩虫的实验研究[J]. 中药材，2000，23(4)：220-221.

[5] 陈振德，陈志良，侯连兵，等. 香榧子油对实验性动脉粥样硬化形成的影响[J]. 中药材，2000(9)：551-553.

[6] 闵会，程诗明，康志雄，等. 香榧天然群体遗传多样性的AFLP分析[J]. 林业科学研究，2009，22(3)：367-372.

[7] Saeed M K, Deng Y L, Dai R J, et al. Appraisal of antinociceptive and anti-inflammatory potential of extract and fractions from the leaves of *Torreya grandis* Fort ex. Lindl [J]. Journal of Ethnopharmacology, 2010, 127(2): 414-418.

（南京中医药大学　陈建伟）

121. 蜡梅花

Lameihua

CHIMONANTHI FLOS

【别名】腊梅花、黄梅花、铁筷子花、雪里花、腊木。

【来源】为蜡梅科植物蜡梅*Chimonanthus praecox*（L.）Link的花蕾。

【本草考证】本品始载于《救荒本草》，载："蜡梅花多生南方，今北土亦有之。其树枝条颇似李，其叶似桃叶而宽大，纹微粗，开淡黄花"。《本草纲目》载："蜡梅小树，丛枝尖叶。种凡三种；以子种出不经接者、月开小花面香淡，名胸绳梅；经接而花疏，开时含口者，名磬口梅；花密面香浓，色深黄如紫檀者，名檀香梅，最佳，结实如垂铃，尖长寸余，子在其中，其树皮浸水磨墨，有光彩"。本草记载与现今所用蜡梅基本一致。

【原植物】多落叶灌木，高达4m；幼枝四方形，老枝近圆柱形，灰褐色，无毛或被疏微毛。叶纸质至近革质，卵圆形、椭圆形、宽椭圆形至卵状椭圆形，有时长圆状披针形，除叶背脉上被疏微毛外无毛。花着生于第二年生枝条叶腋内，先花后叶，芳香，直径2～4cm；花被片圆形、长圆形、倒卵形、椭圆形或匙形，无毛，内部花被片比外部花被片短，基部有爪；雄蕊花丝比花药长或等长，花药向内弯，无毛，药隔顶端短尖；子房基部被疏硬毛，花柱长达子房3倍，基部被毛。果托近木质化，坛状或倒卵状椭圆形，长2～5cm，直径1～2.5cm，口部收缩，并具有钻状披针形的被毛附生物。花期11月至翌年3月，果期4～11月。（图121-1）

野生于山地林中，亦有栽培。

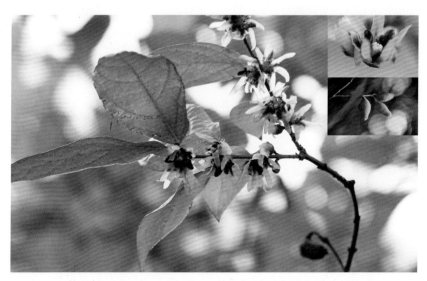

图121-1　蜡梅

主要分布于山东、江苏、安徽、浙江、福建、江西、湖南、湖北、河南、陕西、四川、贵州、云南等地；广西、广东等地均有栽培。

【主产地】主产于江苏、浙江、四川、贵州等地。道地产区为江苏沭阳、南京、常州及浙江昌化、天台，四川万源等地。

【栽培要点】

1. 生物学特性　喜温暖气候，较耐寒、耐旱，稍耐阴；喜阳光；忌湿涝。要以土层深厚、疏松肥沃和排水良好的砂质壤土栽种为宜。在重黏土和碱土上生长不良。

2. 栽培技术　用种子、嫁接、扦插、分株等均可繁殖。种子繁殖：采用育苗移栽；嫁接繁殖：用实生苗或分株苗作砧木，用切接和靠接最好；扦插繁殖：以夏季嫩枝为好；分株繁殖：2～3月挖取母株发生的分蘖苗栽种。

3. 病虫害　病害：炭疽病、黑斑病、褐斑病、叶斑病等。虫害：日本龟蜡蚧、蚱蝉、大蓑蛾、金毛虫等[1]。

【采收与加工】移栽后3～4年开花。在花刚开放时采收。用无烟微火炕到表面显干燥时取出，等回潮后，再行复炕，这样反复1～2次，炕到金黄色全干即成。

【药材鉴别】

（一）性状特征

花蕾圆形、短圆形或倒卵形，长1～1.5cm，宽4～8mm。花被片叠合，下半部被多数膜质鳞片，鳞片黄褐色，三角形，有微毛。气香，味微甜后苦，稍有油腻感。以花心黄色、完整饱满而未开放者为佳。（图121-2）

（二）显微鉴别

粉末特征　粉末黄褐色。单细胞非腺毛多见，长至70μm，顶端钝，壁厚，稍有弯曲，时见带钩刺的非腺毛；鳞片下表皮细胞类长方形、类多角形或不规则形，壁稍厚；气孔少见；花粉粒棕黄色，类圆形至椭圆形，直径约40μm，外壁微有纵直纹理，并常见萌发孔2～3个。（图121-3）

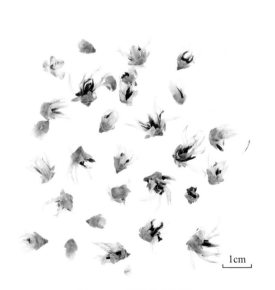

图121-2　蜡梅花药材图

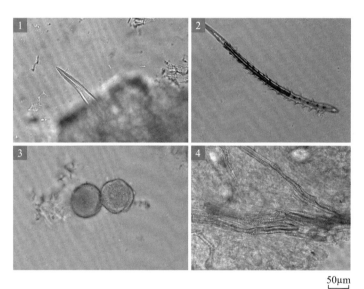

图121-3　蜡梅花粉末图

1. 非腺毛　2. 钩刺状非腺毛　3. 花粉粒　4. 导管

（三）理化鉴别

薄层色谱　取本品粉末1g，加甲醇10ml，冷浸24小时，滤过，滤液浓缩至2ml，供点样用。用0.8%CMC铺板，110℃活化30分钟，点样量5μl，以乙酸乙酯-甲醇-水-甲酸（13：2.5：1：0.02）为展开剂，展开，挥尽溶剂后，喷5%三氯化铝乙醇试剂，吹干后，置紫外灯（365nm）下观察，样品可见荧光斑点。

【化学成分】主要成分为黄酮类、生物碱类、挥发油类和香豆素类等[2-4]。

1. 黄酮类　金丝桃苷、异槲皮苷、槲皮素-3'-葡萄糖苷、山柰酚-3-O-半乳糖苷、紫云英苷、槲皮素、山柰酚等。

2. 挥发油　类罗勒烯、芳樟醇、乙酸苯甲酯等。

3. 生物碱类　蜡梅碱、美洲蜡梅碱、内消旋蜡梅碱等。

4. 其他　乙酸、苯甲酸、癸酸、α-胡萝卜素、矢车菊-3-C-葡萄糖苷等。

【性味归经】辛、甘、微苦，凉；有小毒。归肺、胃经。

【功能主治】解毒清热，理气开郁。用于暑热烦渴，头晕，胸闷脘痞，梅核气，咽喉肿痛，百日咳，小儿麻疹，烫火伤。

【药理作用】

1. 对神经系统的作用　中毒剂量对小鼠、大鼠和兔皆引起兴奋，但对蛙可引起抑制；蜡梅碱对哺乳动物有类似士的宁作用，引起强烈抽搐。

2. 对生殖系统作用　美洲蜡梅碱对离体兔肠、子宫有兴奋作用，但对豚鼠子宫作用微弱。

3. 对循环系统的作用　在麻醉猫、犬身上可抑制心脏，降低血压。对兔静脉注射还可降低血糖。

【用药警戒或禁忌】静脉注射洋蜡梅碱对小鼠的平均致死量为（43.79 ± 1.89）mg/kg，对大鼠为（17.16 ± 0.82）mg/kg。对兔之毒性更强，在10～40mg之间，静脉注射最大耐受量为7.5mg。

主要参考文献

[1] 王庆国. 蜡梅病虫害防治技术[J]. 山西林业，2018(S1)：78-79，84.

[2] 夏玮，古丽加玛丽·阿比斯，潘晨，等. 腊梅花中黄酮类化合物的UHPLC/QTOF-MS分析[J]. 中成药，2014，36(11)：2345-2349.

[3] 曾冬明. 腊梅花中黄酮类成分提取、纯化工艺及抗氧化作研究[D]. 长沙：湖南中医药大学，2013.

[4] 沈强，刘晓博，张小琴，等. 腊梅花精油化学成分分析（英文）[J].Agricultural Science & Technology，2014，15(3)：474-476，479.

（南京中医药大学　巢建国　惠西珂）

122. 薯莨

Shuliang

DIOSCOREAE CIRRHOSAE RHIZOMA

【别名】赭魁、薯良、鸡血莲、朱砂莲、红药子。

【来源】为薯蓣科植物薯莨 *Dioscorea cirrhosa* Lour. 的干燥块茎。

【本草考证】本品之名始载于《植物名实图考》九卷山草类，载："薯莨产闽广诸山，蔓生开花，叶形尖长如夹竹桃，节节有小刺，根如山药有毛，形如芋子，大小不一。外皮紫黑色，内肉红黄色，节节向下生，每年生一节，野生，以挖取其根，煮汁染网罾，入水不濡，留根在山，生生不息。"所绘之图十分清晰，与现今所用薯莨一致。在《新修本草》《本草纲目》等历代本草著作中所记载的具有煮汁染幽罾，染皮、制靴的用途的"赭魁"亦与现今所用薯莨基本一致。

【原植物】 多年生常绿缠绕藤本，长可达20m左右。块茎粗壮，一般生长在表土层，为卵形、球形、长圆形或葫芦状，有时分枝，多须根，外皮黑褐色，凹凸不平，粗裂具疣点和凹纹，断面新鲜时红色，肉质含胶液，干后紫黑色，直径大的甚至可达20cm。茎圆柱形、绿色、无毛，右旋，有分枝，近基部有刺。单叶，茎下部互生，中部以上对生；叶片革质或近革质，长椭圆状卵形至卵圆形，或为卵状披针形至狭披针形，长5～20cm，宽（1～）2～14cm，顶端渐尖或骤尖，基部圆或截形，有时呈三角状缺刻，全缘，两面无毛，表面深绿色，背面粉绿

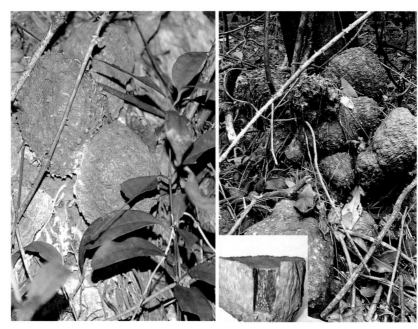

图122-1 薯莨

色，基出脉3～5，网脉明显；叶柄长2～6cm，基部扭曲。花单性腋生，穗状花序或圆锥花序，雄花花被6片，雄蕊6枚，雌花花被6片，子房上位，3室。蒴果近三棱状扁圆形，具3翅，3瓣裂。种子着生于每室中轴中部，四周有膜质翅。花期4～6月，果期7月至翌年1月仍不脱落。（图122-1）

生于海拔350～1500m的山坡、路旁、河谷边的杂木林、阔叶林中灌丛或林边。主要分布于浙江南部、江西南部、福建、台湾、湖南、广东、广西、贵州、四川南部和西部、云南、西藏墨脱。

【主产地】主产于江西、广东、广西、福建等省区。

【栽培要点】

1. **生物学特性** 性喜温暖，茎叶喜高温和干燥、畏霜冻，生长最适温度为25～30℃。块茎一般生长在表层，不如薯蓣属其他种类耐寒，但北纬29℃以南区域引种栽培可不挖采于地下越冬。块茎10℃左右开始萌动，20～25℃生长最快，20℃以下生长缓慢。

2. **栽培技术** 顶芽繁殖、块茎繁殖、种子繁殖。顶芽繁殖萌发快，产量高，是繁殖的最好方法。产区栽培多选择红紫泥土。薯莨属浅根系植物，宜栽于灌水和排水良好、肥沃、有适度水湿的土地。薯莨喜有机肥，耐荫，以荫蔽的环境为宜。

3. **病虫害** 病害：褐斑病、炭疽病等。虫害：蛴螬等。

【采收与加工】 生长3年以上者全年可采，以5～8月采挖质量较好，用刀切取较大的块茎加工，留存小者或部分让其再生繁殖，采收后洗净，鲜用或切片，晒干或烘干。

【药材鉴别】

（一）性状特征

块茎长圆形、卵圆形、球形或结节块状，长10～15cm，直径5～10cm。表面深褐色，粗裂，有瘤状突起和凹纹，有时具须根或点状须根痕。纵切或斜切成块片，多数呈长卵形，长3～12cm，厚0.2～0.7cm。外皮皱缩，切面暗红色或红黄色。质硬而实，断面颗粒状，有明显的或隐约可见红黄相间的花纹。气微，味涩、苦。在放大镜下观察有折光率强的白色结晶物。（图122-2）

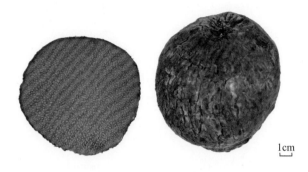

图122-2　薯莨药材图

（二）显微鉴别

1. **块茎横切面** 木栓层较厚，木栓细胞切向延长，间有长椭圆形、多角形石细胞，细胞壁微木化；皮层中散在单宁细胞，直径34～68μm，长54～102μm，内皮层为1列切向扁小的薄壁细胞；维管束外韧型，稀疏散列；后生木质部导管直径约至30μm；单宁细胞随处可见，内含红棕色物；薄壁细胞中含草酸钙针晶束、淀粉粒；淀粉粒圆形或卵圆形，短径6～17μm，长14～20μm，有的较小端呈短喙状，脐点点状，位于一端，层纹不明显。（图122-3）

2. **粉末特征** 粉末浅红棕色。石细胞棕红色，长椭圆形、类方形或多角形，直径25～90μm，壁厚，纹孔明显。纤维长棱形，直径11～18μm，有的顶端钝圆。草酸钙针晶多成束，长80～110μm。单宁细胞卵圆形、椭圆形，随处可见，内含红棕色物。棕红色块状物不规则，多见。淀粉粒类球形或长椭圆形，直径6～20μm，脐点点状、裂缝状或叉状。导管螺纹、网纹或具缘纹孔，直径约至50μm。木栓细胞长圆形或类方形，角隅处稍厚，偶见壁连珠状增厚的薄壁细胞[1]。（图122-4）

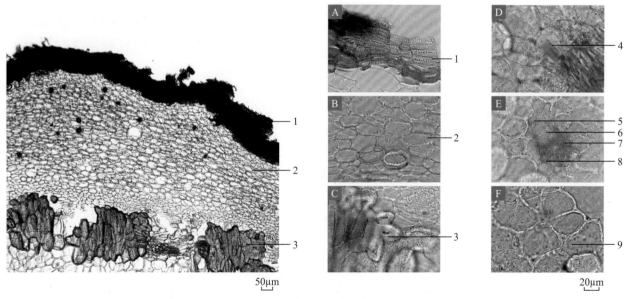

图122-3　薯莨块茎横切面图

Ⅰ.×40　Ⅱ.×400

1.木栓层　2.皮层　3.中柱纤维和石细胞群　4.草酸钙针晶束　5.单宁细胞　6.韧皮部　7.外韧型维管束　8.木质部　9.薄壁细胞
（图注说明：A、B、C、D、E、F为自外而内组织层次）

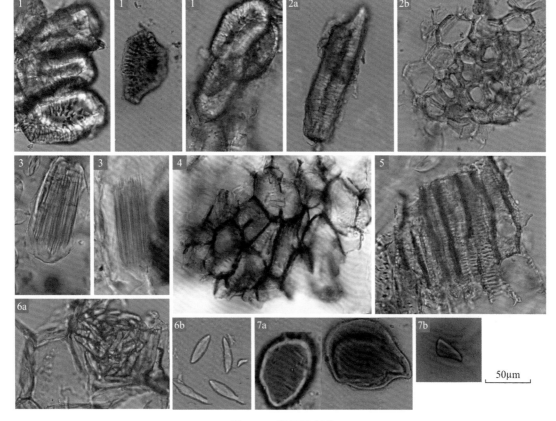

图122-4 薯莨粉末图

1. 石细胞　2. 纤维（a. 纵向　b. 横向）　3. 草酸钙针晶　4. 木栓细胞　5. 导管
6. 淀粉粒（a. 薄壁细胞及淀粉粒　b. 淀粉粒）　7. 棕色块（a. 单宁细胞及棕色块　b. 棕色块）

（三）理化鉴别

薄层色谱　取本品粉末0.5g，加甲醇10ml，超声处理30分钟，滤过，滤液蒸干，残渣加甲醇2ml使溶解，作为供试品溶液。另取薯莨对照药材0.5g，同法制成对照药材溶液。照薄层色谱法试验，吸取上述两种溶液各5μl，分别点于同一以羧甲基纤维素钠为黏合剂的硅胶H薄层板上，以醋酸丁酯–甲酸–水（7∶2.5∶2.5）的上层溶液为展开剂，展开，取出，晾干，置紫外光灯（254nm）下检视。供试品色谱中，在与对照药材色谱相应的位置处，显相同颜色的荧光斑点。

【质量评价】以质重，断面暗红，无霉变、虫蛀者为佳。照水溶性浸出物测定法项下冷浸法测定，浸出物不得少于20.0%。

【化学成分】主要成分为缩合鞣质类及酚性苷类。其中缩合鞣质为其止血活性成分之一，还含有脂肪油、挥发油等。

1. 缩合鞣质类　主要以儿茶素[（＋）- catechin]为母体的典型缩合类鞣质。可分为3类，即右旋儿茶素、左旋表儿茶素［（－）-epicatechin］和原花青色素（protocyanidin）的二聚体有：原矢菊素（procyanidin）B-1，B-2，B-5；三聚体有：原矢车菊素C-1、儿茶素-（4α-6）-表儿茶素-（4β-8）-表儿茶素[catechin-（4α-6）-epicatechin-（4β-8）-epicatechin]、表儿茶素-（4β-6）-表儿茶素-（4β-8）-儿茶素[epicatechin-（4β-6）-epicatechin-（4β-8）-catechin]；四聚体有：表儿茶素-（4β-8）-表儿茶素-（4β-8）-表儿茶素-（4β-8）-表儿茶素[epicatechin-（4β-8）-epicatechin-（4β-8）-epicatechin-（4β-8）-epicatechin]。二、三、四聚体均为原花青色素类。薯莨中的色素成分主要是单宁，主要由儿茶素和表儿茶素缩合而成，两者比例为4∶6，平均聚合度为16。薯莨块茎中单宁含量随产地不同变化较大，可从11%～31%不等[2]。

2. 酚性糖苷类　3,4-二羟基苯乙醇葡萄糖苷（3,4-dihydroxyphenethyl alcohol glucoside）、根皮酚葡萄糖苷（phloroglucinol

glucosicde）等。

3. 脂肪油　约1.12%。主要含亚油酸（21.59%）、棕榈酸（16.22%）等[3]。

4. 挥发油　约0.53%。主要含间甲基苯酚（26.92%）、苯酚（18.95%）、2-甲基苯酚（12.12%）[3]。

【性味归经】甘、酸，凉；有小毒。入肝、心、肾经。

【功能主治】活血止血，理气止痛，清热解毒。用于咳血，咯血，呕血，衄血，尿血，便血，崩漏，月经不调，痛经，经闭，产后腹痛，脘腹胀痛，痧胀腹痛，热毒血痢，水泻，关节痛，跌打肿痛，疮疖，带状疱疹，外伤出血。

【药理作用】

1. 止血作用　家兔灌服薯莨煎剂1.5g/kg，其出血时间与凝血时间，均显著缩短。在试管内草酸血浆除去血小板后重新钙化凝固时间的测定，薯莨提取液似有类似血小板的促凝作用。小白鼠灌服薯莨80%乙醇提取物，能有效缩短小鼠出血时间和凝血时间，并可提高血小板数量[4]。

2. 对子宫的作用　薯莨酊剂或煎剂对离体小鼠子宫有明显的兴奋作用，张力、振幅及频率均有增强，提取液则未现作用。

3. 抗菌作用　酊剂或煎剂在试管内对金黄色葡萄球菌有中等程度抑菌作用，对甲型副伤寒杆菌与宋氏志贺菌有较弱的抗菌作用。抗菌作用可能与其中所含鞣质有关。40%乙醇浸液或100%煎剂用平板打洞法，对金黄色葡萄球菌和志贺菌等有抑制作用。薯莨对病毒性乙型肝炎具有一定疗效。薯莨鞣质粗提物对大肠埃希菌TG1、黑曲霉及木霉均有一定的抑菌作用，对黑霉没有抑制作用；薯莨鞣质粗提物在体外对人肺癌细胞A549和人胃癌细胞SGC7901有刺激作用，对人卵巢癌细胞A2780生长没有影响[5]。

4. 降血压作用　大鼠尾静脉注射薯莨醇提取总浸膏及正丁醇部位，行大鼠颈总动脉插管测血压实验均能降低大鼠舒张压、收缩压和平均压，且从正丁醇部位分得的化合物A和B具有较强的降压作用[6]。

5. 抗辐射、清除自由基作用　薯莨鞣质可提高8.0Gy⁶⁰Coγ射线照射小鼠30日存活率，有利于小鼠度过急性放射损伤期，对γ射线辐射损伤具有防护作用[7]。薯莨鞣质能清除DPPH自由基，其半抑制浓度为0.171mg/ml。

【用药警戒或禁忌】孕妇慎服。

【分子鉴定】遗传标记　以单纯的DNA条形码（叶绿体基因matK、psbA-trnH、rbcL）研究可以满足薯蓣属下薯莨等9个种绝大多数植物的鉴别[8]。基于rbcL序列的薯蓣及其近缘种的分子系统树可将薯蓣及其近缘种分为薯莨和山药药材类2类，薯莨与其变种异块茎薯莨Dioscorea cirrhosa var. cylindria独立成为一支，与其化学分类的结果相吻合。薯莨与异块茎薯莨的块茎主要含缩合性鞣质和酚类，而薯蓣及其近缘种则含多糖[9]。

【附注】

1. 薯莨片（红孩儿片）为薯莨浸膏片，每片含干浸膏0.25g。收载于《中华人民共和国卫生部药品标准中药成方制剂第四册》。用于月经过多，功能性子宫出血，产后出血。口服，每次4片，每日3次。

2. 薯莨易混品的鉴定薯莨别名朱砂莲、红药子，使用时应注意不同科属同名异物的甄别[10]。

（1）朱砂莲为马兜铃科植物四川朱砂莲Aristolochia cinnabarina C. Y. Cheng的块根，别名牛血莲、雷见怕、躲蛇生、避蛇生等。味苦性寒，入心、肺、肝三经。主要用于痈疡肿毒、腹泻痢疾、胸腹疼痛、牙痛、喉痛、吐血蛇伤。其块根呈不规则结节状，长6～18cm，直径3～8cm；表面棕黄色至棕红色，有不规则瘤状突起和深皱纹；外皮破裂处呈红棕色。体重，质坚，断面棕色或红棕色，习称"朱砂岔"，角质样。

（2）红药子为蓼科植物毛脉蓼Polygonum multiflora（Thunb.）Harald. var. ciliinerve（Nakai）A. J. Li的块根，别名红药、赤药、朱砂莲、血三七、鸡血莲等。味苦、微涩，性凉，入脾、胃、大肠、肝四经。可清热解毒，凉血、活血，用于上呼吸道感染、扁桃体炎、急性痢疾、急性肠炎、泌尿系统感染、风湿麻痹。其块根呈不规则块状，或略呈圆柱形，长8～15cm或更长，直径3～7cm，表面棕黄色；根头部有多数茎基呈疙瘩状。质极硬，难折断，剖面深黄色；木质部浅黄色呈环状，近髓部另有分散的浅黄色木质部束。

3. 药用资源综合利用薯莨块茎富含单宁，可提制栲胶，或用作染丝绸、棉布、渔网；也可作酿酒的原料。

主要参考文献

[1] 刘芃，吴家荣，李林，等.贵州朱砂莲药材的生药鉴定[J].贵州医药，1999(2)：157-159.

[2] 李忠军，杨燕军，孟巨光.薯莨鞣质成分及生物活性的研究进展[J].广东微量元素科学，2015，22(1)：48-52.

[3] 李晓菲，宋文东，纪丽丽，等.薯莨块茎脂肪酸和挥发油成分的GC_MS分析[J].中国实验方剂学杂志，2012，18(4)：129-131.

[4] 安静波，郭健，宋文东，等.薯莨提取物止血效果及化学成分的初步研究[J].食品工业科技，2013，34(12)：344-346，352.

[5] 邓先扩，陈明，许义红，等.薯莨鞣质粗提物体外抗霉菌作用及对人肿瘤细胞生长的影响[J].中国医药指南，2016，14(29)：22-23.

[6] 夏承来，钟超.薯莨醇提成分对大鼠血压的影响[J].南方医科大学学报，2010，30(1)：160-162.

[7] 岳峰，王庆敏，唐瑛，等.薯莨和五倍子鞣质对辐射暴露小鼠的防护作用初步研究[J].中国辐射卫生，2012，21(2)：139-140.

[8] 魏怡冰，魏升华，王志威，等.黔产9种薯蓣属植物分子鉴别及亲缘关系研究[J].河南农业科学，2017，46(11)：108-112.

[9] 郑玉红，夏冰，杭悦宇，等.山药原植物薯蓣及其近缘种的分子鉴别和亲缘关系研究[J].南京农业大学学报，2007，30(2)：55-59.

[10] 刘玉明，靳小青，黄宝康，等.薯莨及其易混品的鉴别研究[J].时珍国医国药，2006，17(9)：1626-1627.

（南京中医药大学　陈建伟）

123. 薏苡仁

Yiyiren

COICIS SEMEN

【别名】薏米、薏仁米、苡仁。

【来源】为禾本科植物薏米*Coix lacryma-jobi* L. var. *ma-yuen*（Roman.）Stapf的干燥成熟种仁。

【本草考证】本品始载于《神农本草经》，列为上品。《名医别录》载："生真定平泽及田野，八月采实，采根无时。"《图经本草》载："春生苗，茎高三四尺；叶如黍；开红白花作穗子；五月、六月结实，青白色，形如珠子而稍长，故呼意珠子。"本草记载与现今所用薏苡仁基本一致。

【原植物】一年生草本。秆高1～1.5m，具6～10节，多分枝。叶片宽大开展，无毛。总状花序腋生，雄花序位于雌花序上部，具5～6对雄小穗。雌小穗位于花序下部，为甲壳质的总苞所包；总苞椭圆形，先端成颈状之喙，并具一斜口，基部短收缩，长8～12mm，宽4～7mm，有纵长直条纹，质地较薄，揉搓和手指按压可破，暗褐色或浅棕色。颖果大，长圆形，长5～8mm，宽4～6mm，厚3～4mm，腹面具宽沟，基部有棕色种脐，质地粉性坚实，白色或黄白色。雄小穗长约9mm，宽约5mm；雄蕊3枚，花药长3～4mm。花期、果期7～12月。（图123-1）

主要为栽培，亦野生于海拔200～2000m的温暖潮湿的屋旁、池塘、山谷、溪沟。主要分布于全国大部分省区。

【主产地】主产于贵州、福建、四川、湖南、河南、河北、辽宁和云南等省。

【栽培要点】

1. 生物学特性　喜透水良好的沃土，以前茬为非禾本科作物、背风向阳、排灌方便、土壤肥力中等的地块种植为宜。

2. 栽培技术　种子繁殖为主，常以直播或穴播方式在3～4月播种。

3. 病虫害　病害：黑穗病、叶枯病。虫害：玉米螟、黏虫[1]。

【采收与加工】秋季果实成熟时采割植株，晒干，打下果实，再晒干，除去外壳、黄褐色种皮和杂质，收集种仁。

【商品规格】根据来源不同，薏苡仁商品分为国产和进口两种规格。国产薏苡仁分为选货和统货。国产选货：大小较为均匀，长0.45～0.70cm，宽0.45～0.60cm，具有米香气，无碎粒；国产统货：大小不匀，长0.45～0.80cm，宽0.30～0.65cm，微有米香气，碎粒≤3%。进口颗粒相对较大，长0.55～0.75cm，宽0.65～0.80cm。

【药材鉴别】

（一）性状特征

种仁宽卵形或长椭圆形，长4～8mm，宽3～6mm。表面乳白色，光滑，偶有残存的黄褐色种皮；一端钝圆，另端较宽而微凹，有1浅棕色点状种脐；背面圆凸，腹部有1条较宽而深的纵沟。质坚实，断面白色，粉性。气微，味微甜。（图123-2）

（二）显微鉴别

粉末特征　粉末淡类白色。主为淀粉粒，单粒类圆形或多面形，直径2～20μm，脐点星状；复粒少见，一般由2～3分粒组成。（图123-3）

（三）理化鉴别

1. 薄层色谱　取本品粉末0.5g，加二氯甲烷5ml，超声处理10分钟，滤过，取滤液，作为供试品溶液。取甘油三油酸酯对照品，加甲醇制成2mg/ml的对照品溶液，另取薏苡仁油对照提取物，加二氯甲烷制成40mg/ml的对照提取物溶液。照薄层色谱法试验，吸取上述两种溶液各2μl，分别点于同一十八烷基硅胶板上，以丙酮–冰醋酸（7∶3）为展开剂，展开两次，取出，晾干，喷以10%硫酸乙醇溶液，在105℃加热至斑点显色清晰，置于紫外光灯（365nm）下检视。供试品色谱中，在与对照提取物色谱相应的位置上，显相同颜色的斑点。（图123-4）

2. 指纹图谱　取薏苡仁油对照提取物、甘

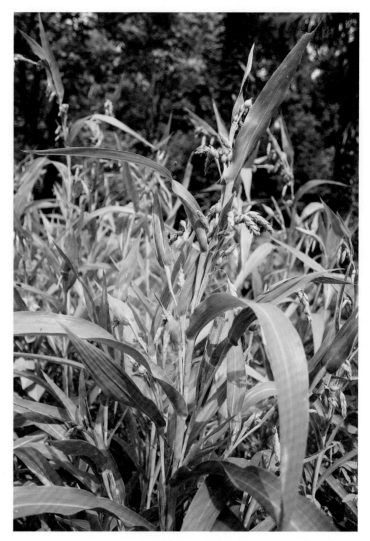

图123-1　薏米

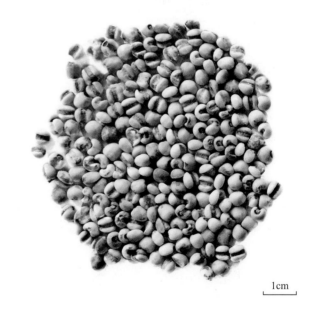

图123-2　薏苡仁药材图

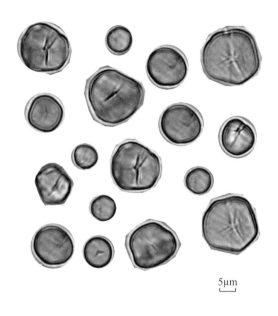

图123-3　薏苡仁粉末图（淀粉粒）

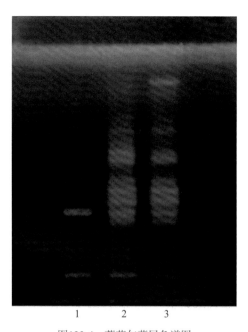

图123-4　薏苡仁薄层色谱图

1. 三油酸甘油酯
2. 薏苡仁油对照提取物　3. 样品

油三油酸酯对照品，加流动相乙腈-二氯甲烷（65∶35）分别制成每1ml含1mg、0.14mg的溶液，作为对照提取物、对照品溶液。取本品粉末（过三号筛）约0.6g，置具塞锥形瓶中，精密加入流动相50ml，称定重量，浸泡2小时，超声处理30分钟，放冷，再称定重量，用流动相补足减失的重量，摇匀，滤过，取续滤液，作为供试品溶液。分别吸取供试品溶液5～10μl和上述对照提取物、对照品溶液各10μl注入液相色谱仪。以十八烷基硅烷键合硅胶为填充剂，以乙腈-二氯甲烷（65∶35）为流动相，蒸发光散射检测器检测。供试品色谱图中，应呈现与对照品色谱峰保留时间一致的色谱峰；并呈现与对照提取物色谱峰保留时间一致的7个主要色谱峰。

【质量评价】以颗粒大，无破损者为佳。采用高效液相色谱法测定，本品按干燥品计算，含甘油三油酸酯（$C_{57}H_{104}O_6$）不得少于0.50%。

【化学成分】主要成分为脂类、多酚、糖类，其中脂类是其特征性成分和有效成分。

1. 脂类及脂肪酸类　甘油三亚油酸酯（trilinolein）、1,2-二亚油酸-3-棕榈酸甘油酯（1,2-dilinoleoyl-3-palmitin）、1,2-二亚油酸-3-油酸甘油酯（1,2-dilinoleoyl-3-olein）、1-棕榈酸-2-油酸-3-亚油酸甘油酯（1-palmitoyl-2-oleoyl-3-linolein）、1,2-二油酸-3-亚油酸甘油酯（1,2-dioleoyl-3-linolein）、1,2-二油酸-3-棕榈酸甘油酯（1,2-dioleoyl-3-palmitin）、甘油三油酸酯（triolein）、油酸（oleic acid）、亚油酸（linoleic acid）、棕榈酸（palmitic acid）、硬脂酸（stearic acid）等[2]。

2. 多酚类　苹果酸（malic acid）、没食子酸（gallic acid）、阿魏酸（ferulic acid）、绿原酸（chlorogenic acid）、香草酸（vanillic acid）、咖啡酸（caffeic acid）、原儿茶酸（protocatechuic acid）、香豆酸（coumaric acid）、槲皮素（quercetin）、芹菜素（apigenin）、对羟基苯甲酸（p-hydroxybenzonic acid）等[3-4]。

3. 糖类　鼠李糖（rhamnose）、阿拉伯糖（arabinose）、木糖（xylose）、半乳糖（galactose）[5]。

【性味归经】甘、淡、凉。归脾、胃、肺经。

【功能主治】利水渗湿，健脾止泻，除痹，排脓，解毒散结。用于水肿，脚气，小便不利，脾虚泄泻，湿痹拘挛，肺痈，肠痈，赘疣，癌肿。

【药理作用】

1. 抗肿瘤作用　薏苡仁多糖提取物具有剂量依赖性诱导A549细胞死亡；游离与结合的酚类提取物对HepG2细胞

活力具有抑制作用；粗提物显示出抗肿瘤细胞增殖作用[2, 6]。

2. 增强免疫作用　薏苡仁多糖提取物可增加RAW264.7小鼠巨噬细胞中IL-6和TNF-α因子的释放[5]。

3. 调节脂质代谢　薏苡仁油可延迟低密度脂蛋白的氧化，增加葡萄糖-6-磷酸脱氢酶活性，降低低密度脂蛋白和总胆固醇[7]。

4. 其他作用　薏苡仁提取物还具有抗氧化[8-10]、抗炎[5]活性。

【附注】以甘油三酯类成分为主的薏苡仁油已被开发为抗肿瘤药物，用于肺癌、肝癌等的辅助治疗。同时，薏苡仁也是一种集营养价值、医疗保健作用于一身的药食同源药物。

主要参考文献

[1] 杨红杏，张焕芝，张燕. 中药材薏苡仁栽培管理技术[J]. 河北农业，2016(3)：21-23.

[2] Xi XJ, Zhu YG, Tong YP, et al. Assessment of the genetic diversity of different Job's Tears (*Coix lacryma-jobi* L.) accessions and the active composition and anticancer effect of its seed oil[J]. PloS One, 2016, 11(4): e0153269.

[3] Wang LF, Chen C, Su AX, et al. Structural characterization of phenolic compounds and antioxidant activity of the phenolic-rich fraction from defatted adlay (*Coix lachryma-jobi* L. var. *ma-yuen* Stapf) seed meal[J]. Food Chemistry, 2016, 196:509-517.

[4] Choi G, Han AR, Lee JH, et al. A Comparative study on hulled adlay and unhulled adlay through evaluation of their LPS-induced anti-inflammatory effects, and isolation of pure compounds[J]. Chemistry&Biodiversity, 2015, 12(3):380-387.

[5] Yao Y, Zhu YY, Gao Y, et al. Effect of ultrasonic treatment on immunological activities of polysaccharides from adlay[J]. International Journal of Biological Macromolecules, 2015, 80:246-252.

[6] Woo JH, Li DP, Wilsbach K, et al. Coix seed extract, a commonly used treatment for cancer in china, inhibits NF kappa B and protein kinase C signaling[J]. Cancer Biology&Therapy, 2007, 6(12):2005-2011.

[7] Lin YL, Tsai CEM. A study of adlay on lowering serum and liver lipids in hamsters[J]. Journal of Food Lipids, 2008, 15(2):176-189.

[8] Wang LF, Chen JY, Xie HH, et al. Phytochemical profiles and antioxidant activity of adlay varieties[J]. Journal of Agricultural and Food Chemistry, 2013, 61(21):5103-5113.

[9] Huang DW, Kuo YH, Lin FY, et al. Effect of adlay (*Coix lachryma-jobi* L. var. *ma-yuen* Stapf) testa and its phenolic components on Cu^{2+}-treated low-density lipoprotein (LDL) oxidation and lipopolysaccharide (LPS)-induced inflammation in RAW 264.7 macrophages[J]. Journal of Agricultural and Food Chemistry, 2009, 57(6):2259-2266.

[10] Choi Y, Jeong HS, Lee J. Antioxidant activity of methanolic extracts from some grains consumed in Korea[J]. Food Chemistry, 2007, 103(1):130-138.

（中国药科大学　李萍　陈君）

124. 薄荷

Bohe

MENTHAE HAPLOCALYCIS HERBA

【别名】苏薄荷、仁丹草、野薄荷。

【来源】为唇形科植物薄荷*Mentha haplocalyx* Briq.的干燥地上部分。

【本草考证】本品始载于《千金·食治》。《新修本草》载："茎方，叶似荏而尖长，根经冬不死"。《本草纲目》载："方茎赤色，其叶对生，初时形长而头圆，及长则尖……苏州所莳者，茎小而气芳，江西者，稍粗，川蜀者更粗，入药以苏产为胜"。本草记载与现今所用薄荷基本一致。

【原植物】多年生草本，高达80cm，有清凉浓香。根状茎细长，白色或白绿色。地上茎基部四棱形，被逆生的长柔毛，并散生腺鳞。叶对生，长圆形或长圆状披针形，长3～7cm，宽1～2.5cm，先端尖锐，基部楔形，边缘具尖锯齿，两面有疏短毛，下面并有腺鳞。夏季开花，花小，成腋生轮伞花序；苞片较花梗及叶片稍长，条状披针形；花萼钟状，外被短疏毛，先端5裂，裂片锐尖；花冠二唇形，淡紫红色，长4～5mm，上唇2浅裂，下唇3裂，长圆形；雄蕊4，近等长，与雌蕊的花柱均伸出花冠之外；子房上位，4裂。小坚果长圆形，长1mm，褐色，藏于宿萼内。花期7～9月，果期10月。（图124-1）

全国各地均有栽培[1]。主要分布于江苏、浙江、安徽、江西等地。

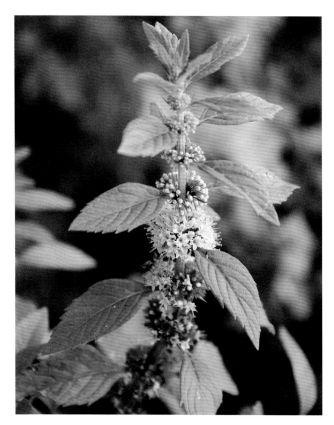

图124-1　薄荷

【主产地】主产于江苏、浙江、安徽、江西等地。道地产区古代记载有江苏苏州、南京和岳州（今湖南岳阳）等地。现以江苏太仓为道地产区[2]。

【栽培要点】

1. 生物学特性　喜温暖湿润气候，适应性强；宜在土质肥沃、地势平坦、排灌方便，阳光充足的地方种植。

2. 栽培技术　用种子、扦插、分枝和根茎繁殖。

3. 病虫害　病害：锈病和白星病。虫害：地老虎、造桥虫、蚜虫和红蜘蛛。

【采收与加工】

1. 药材　夏、秋两季茎叶茂盛或花开至3轮时，选晴天，分次采割，晾干或阴干。一般第1次收割（头刀）在7月中下旬（小暑后大暑前），第2次收割（二刀）在10月中下旬（霜降前）。

2. 薄荷油　薄荷茎叶多晒至半干，即可蒸馏，得薄荷油。

【商品规格】薄荷商品按照药用部分分为干燥地上部分和全叶两个规格。干燥地上部分常分两个等级，其余为统货。

干燥地上部分　一等：叶含量高于50%；二等：叶含量在40%～50%之间。

【药材鉴别】

（一）性状特征

茎呈方柱形，有对生分枝，长15～40cm，直径0.2～0.4cm；表面紫棕色或淡绿色，棱角处具茸毛，节间长2～5cm；质脆，断面白色，髓部中空。叶对生，有短柄；叶片皱缩卷曲，完整者展平后呈宽披针形、长椭圆形或卵形，长2～7cm，宽1～3cm；上表面深绿色，下表面灰绿色，稀被茸毛，有凹点状腺鳞。轮伞花序腋生，花萼钟状，先端5齿裂，花冠淡紫色。揉搓后有特殊清凉香气，味辛凉。（图124-2）

（二）显微鉴别

1. **叶横切面** 上表皮细胞长方形，下表皮细胞细小扁平，有气孔，上、下表皮凹陷处有腺鳞，偶见非腺毛；栅栏组织为1列细胞，偶有2列，海绵组织为4~7列细胞，叶肉细胞含有针簇状橙皮苷结晶，以栅栏组织为多见；主脉维管束外韧型，木质部导管常2~6个排列成行，韧皮部细胞细小，主脉上、下表皮内方有厚角细胞。（图124-3）

2. **粉末特征** 粉末淡黄绿色。叶表皮细胞垂周壁弯曲，下表皮细胞有直轴式气孔；腺鳞头部类圆形，8细胞，直径61~99μm，柄极短；小腺毛头部单细胞，椭圆形，直径15~26μm，柄1~2细胞；非腺毛1~8细胞，稍弯曲，有的略成折叠状，直径10~43μm，长约至792μm，壁厚2~7μm，疣状突起较细密；茎表皮细胞类长方形或类多角形，有纵向的角质纹理；橙皮苷结晶存在茎叶表皮细胞及薄壁细胞中，淡黄色，略呈扇形或不规则形，隐约可见放射状纹理；此外，可见导管、木纤维等。（图124-4）

（三）理化鉴别

1. **粉末微量升华** 取本品叶的粉末少量，经微量升华得油状物，加硫酸2滴及香草醛结晶少量，初显黄色至橙黄色，再加水1滴，即变紫红色。

2. **薄层色谱** 取本品粉末1g，加无水乙醇10ml，超声处理20分钟，滤过，取滤液作为供试品溶液。另取薄荷对照药材1g，同法制成对照药材溶液。再取薄荷脑对照品，加无水乙醇制成每1ml含2mg的溶液，作为对照品溶液。照薄层色谱法试验，吸取上述三种溶液各5~10μl，分别点于同一硅胶G薄层板上，以甲苯-乙酸乙酯（9:1）为展开剂，展开，取出，晾干，喷以2%对二甲氨基苯甲醛的40%硫酸乙醇溶液，在80℃加热至斑点显色清晰，置紫外光灯（365nm）下检视。供试品色谱中，在与对照药材色谱和对照品色谱相应的位置上，显相同颜色的斑点。

【质量评价】以叶多、色深绿、有浓郁清凉香气者为佳。

薄荷药材 照挥发油测定法测定，含挥发油不得少于0.80%（ml/g）。采用气相色谱法测定，本品按干燥品计算，含薄荷脑（$C_{10}H_{20}O$）不得少于0.20%。

【化学成分】主要成分为挥发油、黄酮类、酚酸类、醌类和氨基酸类等化学成分。其中挥发油类是其特征性成分和有效成分。

1. **挥发油** 有薄荷醇（menthol）、薄荷酮（menthone）、异薄荷酮（isomenthone）、胡薄荷酮（pulegone）、胡椒酮（piperitone）、胡椒烯酮（piperitenone）、乙酸薄荷酯（menthyl acetate）、反式乙酸香芹酯（*trans*-carvyl acetate）、苯甲酸甲酯（menthylbenzoate）等。

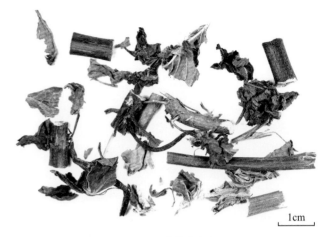

图124-2 薄荷药材图

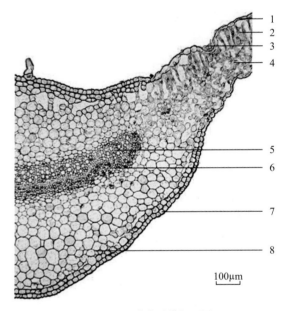

图124-3 薄荷叶横切面图

1. 上表皮　2. 栅栏组织　3. 腺鳞　4. 海绵组织
5. 木质部　6. 韧皮部　7. 下表皮　8. 厚角组织

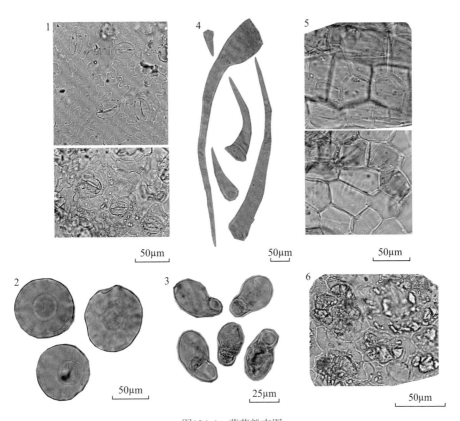

图124-4　薄荷粉末图

1. 叶下表皮细胞　2. 腺鳞　3. 小腺毛　4. 非腺毛　5. 茎表皮细胞　6. 橙皮苷结晶

2. 黄酮类　异瑞福灵（isoraifolin）、木犀草素-7-*O*-葡萄糖苷（luteolin-7-*O*-glucoside）、刺槐素-7-*O*-新橙皮糖苷（acacetin-7-*O*-neohesperidoside）、橙皮苷、香叶木素-7-*O*-葡萄糖苷等。

3. 酚酸类　迷迭香酸（rosmarinic acid）、咖啡酸（caffeic acid）、紫草酸等。

4. 氨基酸类　甘氨酸（glycine）、天冬氨酸（aspartic acid）、缬氨酸（valine）等。

【性味归经】辛，凉。归肺、肝经。

【功能主治】疏散风热，清利头目，利咽，透疹，疏肝行气。用于风热感冒，风温初起，头痛，目赤，喉痹，口疮，风疹，麻疹，胸胁胀闷。

【药理作用】

1. 对中枢神经系统的作用　内服少量薄荷油可兴奋中枢神经，使皮肤毛细血管扩张，促进汗腺分泌，增加散热，有发汗解热作用[3]。

2. 局部刺激作用　薄荷油外用能麻醉神经末梢，能刺激皮肤的冷感受器，使局部微血管收缩，感觉神经麻痹而产生清凉感及止痛止痒作用[3]。

3. 抗病原微生物的作用　薄荷提取物对单纯疱疹病毒、呼吸道合胞病毒等有抑制作用；薄荷油可抑制白色念珠菌、金黄色葡萄球菌、大肠埃希菌等多种细菌[4]。

4. 其他作用　薄荷提取物具有利胆、抗肿瘤、抗氧化、抗炎等作用[5]。

【分子生药】基于DNA条形码序列的分子鉴定：ITS2序列可以有效鉴别薄荷与留兰香*Mentha spicata*、假薄荷*Mentha asiatica*、欧薄荷*Mentha longifolia*等密切相关种[6]。

【附注】薄荷经济价值较高。从薄荷茎、叶中提取的薄荷油及其经加工后得到的薄荷脑等被广泛地应用于医药、食品、化妆品、香料及烟草等领域。

主要参考文献

[1] 中国科学院植物研究所.中国高等植物图鉴：第三册[M].北京：科学出版社，1975：681.

[2] 杨倩，詹志来，欧阳臻，等.薄荷的本草考证[J].中国野生植物资源，2018，37(4)：60-64，79.

[3] 景玉霞，兰卫.薄荷的化学成分和药理作用[J].新疆中医药，2012，30(4)：122-124.

[4] 徐佳馨，王继锋，颜娓娓，等.薄荷的药理作用及临床应用[J].食品与药品，2019，21(1)：81-84.

[5] 温亚娟，项丽玲，苗明三.薄荷的现代应用研究[J].中医学报，2016，31(12)：1963-1965.

[6] 庞晓慧，徐海滨，韩建萍，等.中药材薄荷的DNA条形码鉴定研究[J].中国中药杂志，2012，37(8)：1114-1117.

（中国药科大学　李萍　陈君）

125. 橘核

Juhe

CITRI RETICULATAE SEMEN

【别名】橘子仁、橘子核、橘米、橘仁。

【来源】为芸香科植物橘*Citrus reticulata* Blanco及其栽培变种的干燥成熟种子。

【本草考证】《本草疏经》载："橘核，出《日华子本草》，其味苦温而下气，所以能入肾与膀胱，除阴寒所生之病也，疝气方中多用之。"《本草汇言》载："橘核，疏肝、散逆气、下寒疝之药也。《日华子本草》主膀胱浮气，阴疝肿疼，或囊子冷如冰、硬如石，下坠如数十斤之重，取橘核数两作末，每早、中、晚各服一次，每次用药末一两，食前酒调下。又妇人瘕疝，小腹攻疼，腰胯重滞，气逆淋带等疾，以一两，白水煎服立定，盖取苦温入肝而疏逆气之功也。"本草记载与现今所用橘核基本一致[1]。

【原植物】常绿小乔木或灌木，高3～4m。枝细，多有刺。叶互生；叶柄长0.5～1.5cm，有窄翼，顶端有关节；叶片披针形或椭圆形，长4～11cm，宽1.5～4cm，先端渐尖微凹，基部楔形，全缘或为波状，具不明显的钝锯齿，有半透明油点。花单生或数朵丛生于枝端或叶腋；花萼杯状，5裂；花瓣5，白色或带淡红色，开时向上反卷；雄蕊15～30，长短不一，花丝常3～5个连合成组；雌蕊1，子房圆形，柱头头状。柑果近圆形或扁圆形，横径4～7cm，果皮薄而宽，容易剥离，囊瓣7～12，汁胞柔软多汁。种子卵圆形，白色，一段尖，数粒至数十粒或无。花期3～4月，果期10～12月。（图125-1）

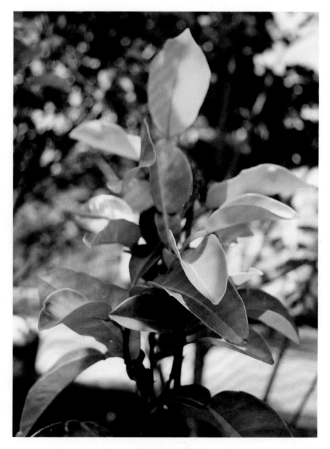

图125-1　橘

主要栽培于丘陵、低山、江河湖泊沿岸或平原地带，也有野生。主要分布于江苏、浙江、安徽、江西、湖北、湖南、广东、广西、海南、四川、贵州、云南、台湾等地。

【主产地】主产于四川、江西、广东、广西、福建等地。

【采收与加工】果实成熟后收集，洗净，晒干。

【药材鉴别】

（一）性状特征

种子略呈卵形，长0.8～1.2cm，直径0.4～0.6cm。表面淡黄白色或淡灰白色，光滑，一侧有种脊棱线，一端钝圆，另端渐尖呈小柄状。外种皮薄而韧，内种皮菲薄，淡棕色，子叶2，黄绿色，有油性。气微，微苦。（图125-2）

（二）显微鉴别

横切面　种皮表皮细胞为黏液细胞层；其下为1列厚壁细胞，排列成栅状，外壁完整或上端呈尾状突起，壁厚薄不匀，木化，具十字形或斜纹孔；色素层细胞含橙黄色或黄棕色物，可见草酸钙方晶；胚乳细胞3～4列，有的壁连珠状增厚，含脂肪油滴；子叶细胞含细小草酸钙簇晶或方晶，并含脂肪油滴和针簇状橙皮苷结晶。（图125-3）

【质量评价】以色白、饱满、子粒均匀者为佳。

【化学成分】主要成分为柠檬苦素类、脂肪酸类、蛋白质及其他矿物元素等，其中柠檬苦素及类似物是其特征性成分和有效成分[2]。

1. 柠檬苦素类　有柠檬苦素（limonin）、柠檬酸（limonexic acid）、黄柏酮（obacunone）、诺米林（nomilin）[3]。

2. 脂肪酸类　有亚油酸（linoleic acid）、油酸（oleic acid）、硬脂酸（octadecanoic acid）、棕榈酸（palmitic acid）、棕榈油酸（palmitoleic acid）等[4]。

【性味归经】苦，平。归肝、肾经。

【功能主治】理气，散结，止痛。用于疝气疼痛，睾丸肿痛，乳痈乳癖。

【药理作用】

1. 抗肿瘤作用　柠檬苦素具有一定抗小肠黏膜和肝肿瘤作用，诺米林具有抗小肠黏膜、肝及胃肿瘤作用[1]。

2. 抗炎镇痛作用　橘核生品及盐灸品经水煎煮的浸膏可显著减少乙酸刺激引起的小鼠扭体次数，其中盐灸品浸膏作用较生品更好[5]。

3. 抑菌作用　橘核提取物可应用于人体和动物，抵抗由寄生虫、病毒及微生物引起的感染[2]。

4. 其他作用　橘核中柠檬苦素、诺米林和黄柏酮

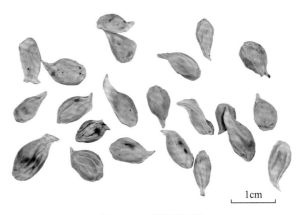

1cm

图125-2　橘核药材图

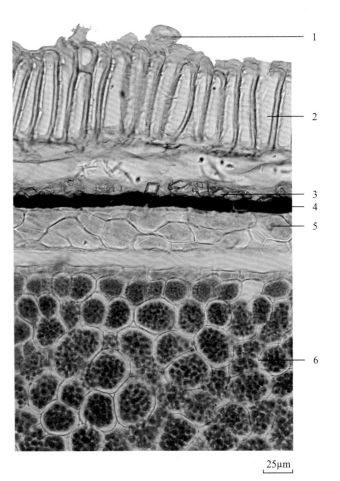

25μm

图125-3　橘核横切面图

1. 种皮表皮　2. 厚壁细胞　3. 草酸钙方晶
4. 色素层细胞　5. 胚乳　6. 子叶

均具有较强昆虫拒食活性，其中黄柏酮作用较明显[6]。橘核中柠檬苦素和诺米林可通过抑制蛋白酶来控制人体免疫缺陷1型病毒（HIV-1）复制，对HIV-1有一定抑制作用[7]。

【用药警戒或禁忌】体虚患者慎服。

【附注】橘的栽培变种主要有大红袍*Citrus reticulata*'Dahongpao'和福橘*Citrus reticulata*'Tangerina'。

主要参考文献

[1] 彭智祥. 中药橘核和橘络的质量标准提高研究[D]. 昆明：云南中医学院，2017.

[2] 万福根，邓仁华，黄贵平，等. 中药橘核的研究进展[J]. 中国药业，2011，20(17)：76-77.

[3] 高学敏. 中药学[M]. 第2版. 北京：中国中医药出版社，2007：22-24.

[4] 焦士蓉，李燕平，谢贞建，等. 橘核成分及油脂脂肪酸组成的GC-MS分析[J]. 粮油食品科技，2007(5)：32-34.

[5] 高扣宝. 橘核不同炮制品镇痛作用研究[J]. 南京中医药大学学报，2001，17(6)：364-364.

[6] Govindachari T R, Suresh G, Banumathy B, et al. Antifungal activity of someB,D-seco limonoids from two meliaceous plants[J]. JChem Ecol, 1999, 25(4):923-933.

[7] Battinelli L, Mengoni F, Lichtner M, et al. Effect of limonin and nomilin on HIV-1 replicationon infected human mononuclear cells[J]. Planta Med, 2003, 69(10): 910-913.

（中国药科大学　李萍　刘鄂湖）

126. 覆盆子

Fupenzi

RUBI FRUCTUS

【别名】覆盆、牛奶果、头莲果子、荞麦泡、种田泡。

【来源】为蔷薇科植物华东覆盆子 *Rubus chingii* Hu 的干燥果实。

【本草考证】本品始载于《名医别录》，列为上品。关于其来源古代本草诸说不一。如《本草经集注》《新修本草》《开宝本草》《图经本草》等皆认为覆盆与蓬蘽是同物异名。《食疗本草》指出覆盆子与悬钩子相似，《食性本草》载："蓬蘽似蚕莓，大；覆盆小，其苗各别。"《本草蒙筌》载："道旁田侧，处处有生。苗长七八寸余，实结四五颗止。大若半弹而有蒂，微生黑毛而中虚，赤熟夏初，小儿竞采。江南咸谓莓子。"《本草纲目》载："蓬蘽子以八九月熟，故谓之割田藨。覆盆以四五月熟，故谓之插田藨，正与《名医别录》五月采相合。"又载："南土覆盆极多。悬钩是树生，覆盆是藤生，子状虽同，而覆盆色乌赤，悬钩色红赤，功亦不同。"综合上述本草覆盆子与蓬蘽、悬钩子相似的记载，可以认定覆盆子应为蔷薇科悬钩子属植物。《中国药典》2020年版规定，以华东覆盆子 *Rubus chingii* Hu 为覆盆子的正品。

【原植物】藤状灌木，高1.5～3m；枝细，具皮刺，无毛。单叶，近圆形，直径4～9cm，两面仅沿叶脉有柔毛或几无毛，基部心形，边缘掌状，深裂，稀3或7裂，裂片椭圆形或菱状卵形，顶端渐尖，基部狭缩，顶生裂片与侧生裂片近等长或稍长，具重锯齿，有掌状5脉；叶柄长2～4cm，微具柔毛或无毛，疏生小皮刺；托叶线状披针形。单花腋生，直径2.5～4cm；花梗长2～3.5（～4）cm，无毛；萼筒毛较稀或近无毛；萼片卵形或卵状长圆形，顶端具凸尖头，外面密被短柔毛；花瓣椭圆形或卵状长圆形，白色，顶端圆钝，长1～1.5cm，宽0.7～1.2cm；雄蕊多数，花丝宽扁；雌蕊多数，具柔毛。果实近球形，红色，直径1.5～2cm，密被灰白色柔毛；核有皱纹。花期3～4月，果期5～6月。（图126-1）

生于低海拔至中海拔地区的山坡、路边阳处或阴处灌木丛中。主要分布于江苏、安徽、浙江、江西、福建、广西。

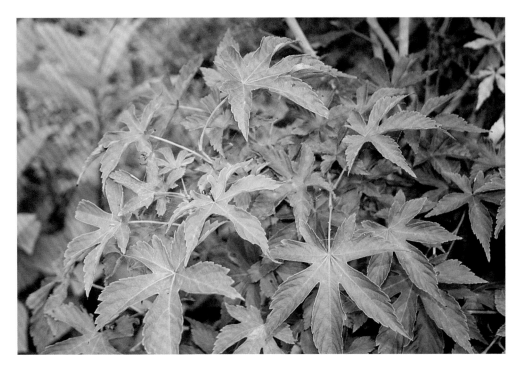

图126-1 华东覆盆子

【**主产地**】主产于浙江、福建；四川、陕西、安徽、江西、贵州亦产。道地产区为浙江淳安。

【**栽培要点**】

1. 生物学特性　喜生长在湿润而不积水的土壤。喜阳光但怕暴晒，不耐热、耐寒、耐旱和忌积水，积水易造成根部腐烂。海拔高于1000m，植株能够正常生长，但果实生长较差。对土壤要求不严，但以富含腐殖质的酸性土壤为好[1]。

2. 栽培技术　繁殖方式主要包括种子繁殖、埋根繁殖、扦插繁殖3种方式。栽植覆盆子的时间通常为春季，最佳时间为3月初，覆盆子根部浸水时间应当在24小时以内，最好在12小时以上，这样才能保障覆盆子的体内保持有充足的水分。在栽植的过程当中，应当保持根茎和地表平齐[2]。

3. 病虫害　病害：叶斑病和根腐病等。虫害：主要为鞘翅目叶甲科类害虫，常见有钻心虫（茎蜂科茎蜂）和蚜虫（卷蛾科类害虫）等[3]。

【**采收与加工**】6～8月间采收，将未成熟的青色的聚合果摘下，放入沸水中稍浸后，置烈日下晒干，簸去果梗杂屑。遇阴雨天应摊晾，切勿堆压，以免霉心，散子变质[4]。

【**药材鉴别**】

（一）性状特征

果实为聚合果，由多数小核果聚合而成，呈圆锥形或扁圆锥形，高0.6～1.3cm，直径0.5～1.2cm。表面黄绿色或淡棕色，顶端钝圆，基部中心凹入。宿萼棕褐色，下有果梗痕。小果易剥落，每个小果呈半月形，背面密被灰白色茸毛，两侧有明显的网纹，腹部有突起的棱线。体轻，质硬。气微，味微酸涩。（图126-2）

（二）显微鉴别

1. 小核果横切面　外果皮细胞1列，角质层外缘细波状，背面有非腺毛；中果皮为数至十数列细胞，有的含草酸钙簇晶，最外2～3列为厚角组织，维管束外韧型，有纤维及网纹细胞围绕，最内为1～4列网纹细胞，壁呈条状或网状增厚；内果皮为数列纤维，外缘呈8～10个脊状突起，纤维细长，壁稍厚，木化；外侧

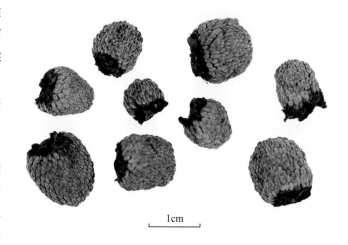

图126-2　覆盆子药材图

2～12列纤维沿果实纵轴平行排列，内侧6～11列与之相垂直排列；种皮内、外表皮细胞均含棕色色素，其间为数列薄壁细胞，种脊维管束位于果实腹侧；胚乳及子叶细胞含脂肪油滴、糊粉粒，后者尚含细小草酸钙簇晶。

2. 粉末特征　粉末棕黄色。非腺毛单细胞，长60～450μm，壁甚厚，木化，大多数具双螺纹，有的体部易脱落，基部残留而埋于表皮层，表面观圆多角形或长圆形，胞腔分枝，似石细胞状；草酸钙簇晶较多见，直径18～50μm；内果皮纤维黄色，上、下层纵横或斜向交错排列。（图126-3）

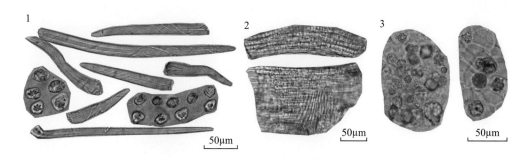

图126-3　覆盆子粉末图

1. 非腺毛　2. 内果皮纤维　3. 草酸钙簇晶

（三）理化鉴别

薄层色谱　取本品粉末1g，置具塞锥形瓶中，加入70%甲醇50ml，加热回流提取1小时，滤过，精密量取续滤液25ml，蒸干，残渣加水20ml使溶解，用石油醚振摇提取3次，每次20ml，弃去石油醚液，再用水饱和正丁醇振摇提取3次，每次20ml，合并正丁醇液，蒸干，残渣加甲醇适量使溶解，转移至5ml量瓶中，加甲醇至刻度，摇匀，滤过，取续滤液，作为供试品溶液。取椴树苷对照品，加甲醇制成每1ml含0.1mg的溶液，作为对照品溶液。照薄层色谱法试验，吸取供试品溶液5μl，及上述对照品溶液2μl，分别点于同一硅胶G薄层板上，以乙酸乙酯–甲醇–水–甲酸（90∶4∶4∶0.5）为展开剂，展开，取出，晾干，喷以三氯化铝试液，在105℃加热5分钟，在紫外光灯（365nm）下检视。供试品色谱中，在与对照品色谱相应的位置上，显相同颜色的荧光斑点。

【质量评价】以颗粒完整、饱满、色黄绿、具酸味者为佳。采用高效液相色谱法测定，本品按干燥品计算，含鞣花酸（$C_{14}H_6O_8$）不得少于0.20%；含山奈酚-3-O-芸香糖苷（$C_{27}H_{30}O_{15}$）不得少于0.03%。

【化学成分】主要成分有萜类、黄酮类、酚酸类、生物碱类等。

1. 三萜类化合物　该属植物特征性成分，包括乌苏烷型三萜：熊果酸（ursolic acid）、2α-羟基熊果酸（2α-hydroxyursolic acid）、委陵菜酸（tormentic acid）、野鸦椿酸（euscaphic acid）、hyptatic acid B等；齐墩果烷型三萜：齐墩果酸（oleanolic acid）、2α-羟基齐墩果酸（2α-hydroxyoleanolic acid）、阿江榄仁酸（arjunic acid）、2,3,19,23-四羟基齐墩果-12-烯-28-酸（sericic acid）以及2,3,19-三羟基齐墩果-12-烯-28-酸（2α,3α,19α-trihydroxy olean-12-en-28-oic acid）等。其中熊果酸具有抗氧化、抗肿瘤、抗炎、护肝等生理活性；齐墩果酸具有抗肿瘤、抗病毒等生理活性[5]。

2. 二萜类化合物　覆盆子苷F1～F7（goshonoside F1～F7）、甜叶悬钩子苷（rubusoside）、sugeroside和suavioside等。

3. 黄酮类化合物　椴树苷（tilliroside）、山奈酚（kaempferol）、山奈酚-3-O-β-D-吡喃葡萄糖苷（kaempferol-3-O-β-D-glucopyranoside）、山奈酚-3-O-芸香糖苷（kaempferol-3-O-rutinoside）、芦丁（rutin）、槲皮素（quercetin）、槲皮素-3-O-β-D-葡萄糖苷（quercetin-3-O-β-D-glucoside）、金丝桃苷（hyperoside）等。

4. 酚酸类化合物　鞣花酸（ellagic acid）、没食子酸（gallic acid）、对羟基苯甲酸（p-hydroxybenzoic acid）、水杨酸（salicylic acid）等。

5. 生物碱类化合物　2-羟基喹啉-4-羧酸（2-hydroxyquinoline-4-carboxylic acid）、4-羟基-2-氧-1,2,3,4-四氢喹啉-4-羧酸（4-hydroxyl-2-oxo-1,2,3,4-tetrahydroquinoline-4-carboxylic acid）、1-氧-1,2-二氢异喹啉-4-羧酸（1-oxo-1,2-dihydroisoquinoline-4-carboxylic acid）、1-氧-1,2-二氢异喹啉-4-羧酸-甲酯（methyl-1-oxo-1,2-dihydroiso-quinoline-4-carboxylate）等。

【性味归经】甘、酸，温。归肝、肾、膀胱经。

【功能主治】益肾固精缩尿，养肝明目。用于遗精滑精，遗尿尿频，阳痿早泄，目暗昏花。

【药理作用】

1. 对生殖系统的调节作用　覆盆子提取物可显著增强去势大鼠阴茎对外部刺激的兴奋性及模型动物的耐寒、耐疲劳能力，具有一定的温肾助阳作用。覆盆子水提取液可以使得实验大鼠下丘脑LHRH含量降低，却能够提高其在胸腺中的含量;垂体LH和FSH均显著降低，结果提示覆盆子水提液可能是其"补肾涩精"的药理基础[5]。

2. 抗氧化、抗衰老作用　覆盆子的抗氧化效果卓越，与其含有的花青素、多糖和糖蛋白有关。覆盆子中分离得到的5个黄酮类化合物单体具有较好的自由基清除能力。覆盆子糖蛋白GP3具有显著的抗氧化及抗衰老活性，对抗衰老基因Klotho起到明显的调节作用，具有延缓衰老的作用[6]。

3. 抗肿瘤作用　覆盆子提取物对人肝癌SMMC-7721细胞具有抑制其增殖的作用，呈现出浓度、时间依赖性，并可联合顺铂增强其抑制效果[7]。

4. 抗炎作用　覆盆子能抑制MMP-1的活性，能显著抑制TNF-α诱导产生的白细胞介素-8（IL-8）的分泌，可用于治疗皮肤细胞的炎症反应[8]。

5. 其他作用　覆盆子除了具有以上药理作用外，有研究表明还具有增强骨密度，降血糖，降血脂，调节性腺轴，抗血栓等功效[9]。

【附注】

1. 华东覆盆子的根亦供药用，功效类同，30～60g水煎服。

2. 同属多种植物的果实，亦有作覆盆子用，主要有：悬钩子（橄叶莓）*Rubus palmatus* Thunb.，小枝疏生皮刺；叶卵形或广卵形，3～5裂，稀不分裂，下面主脉散生细小钩刺；花黄白色；果实成熟时黄色。插田泡*Rubus coreanus* Miq.，茎红褐色，有钩状的扁平皮刺；羽状复叶，小叶3～7，叶轴、叶柄均散生勾刺；花由2～3个聚伞花序集生于新枝端而成伞房状圆锥花序，花瓣内曲，粉红色，较萼片短，果扁球形，成熟时紫黑色。

主要参考文献

[1] 江景勇，陈珍. 掌叶覆盆子的研究进展[J]. 贵州农业科学，2015，43(10)：173-176.

[2] 夏苏华. 掌叶覆盆子栽培技术和开发途径研究[J]. 中国农业信息，2016(7)：76.

[3] 邹国辉，罗光明，孙长清，等. 掌叶覆盆子GAP栽培技术研究[J]. 现代中药研究与实践，2008(4)：3-5.

[4] 肖培根. 新编中药志[M]. 北京：化学工业出版社，2002：671-675.

[5] 张恬恬. 掌叶覆盆子的化学成分及其活性研究[D]. 广州：华南理工大学，2017.

[6] 王亚萍. 覆盆子糖蛋白GP3抗衰老活性及其对Klotho基因表达的调控研究[D]. 郑州：郑州大学，2018.

[7] 胡云龙. 覆盆子提取物对人肝癌SMMC-7721细胞抑制作用的研究[D]. 济南：山东中医药大学，2014.

[8] 程丹，李洁，周斌，等. 覆盆子化学成分与药理作用研究进展[J]. 中药材，2012，35(11)：1873-1876.

[9] 谢欣梅，庞晓斌. 覆盆子提取物对2型糖尿病大鼠糖脂代谢的影响及对肝脏保护作用的研究[J]. 中成药，2013，35(3)：460-465.

（中国药科大学　李萍　李会军）

主要参考书目

（一）本草文献

神农本草经. 北京：人民卫生出版社，1984年

唐·苏敬. 新修本草. 上海：上海古籍出版社，1985年

唐·陈藏器. 本草拾遗. 合肥：安徽科学技术出版社，2004年

宋·苏颂. 图经本草. 福州：福建科学技术出版社，1988年

宋·唐慎微. 大观本草. 北京：中国书店出版社，2015年

宋·卢多逊等. 开宝本草. 合肥：安徽科学技术出版社，1998年

宋·唐慎微. 证类本草. 北京：华夏出版社，1993年

明·李时珍. 本草纲目. 北京：人民卫生出版社，1975年

明·倪朱谟. 本草汇言. 北京：中医古籍出版社，2005年

明·陈嘉谟. 本草蒙筌. 北京：中医古籍出版社，2009年

明·刘文泰. 本草品汇精要. 北京：中国中医药出版社，2013年

明·兰茂. 滇南本草. 昆明：云南科学技术出版社，2004年

清·吴其濬. 植物名实图考. 上海：中华书局，1963年

清·赵学敏. 本草纲目拾遗. 北京：中国中医药出版社，1998年

清·赵其光. 本草求原. 北京：中国中医药出版社，2016年

清·吴仪洛. 本草从新. 北京：中国中医药出版社，2013年

清·何谏. 生草药性备要. 北京：中国中医药出版社，2015年

清·汪昂. 本草备要. 北京：人民卫生出版社，1963年

（二）现代著作及标准

国家药典委员会. 中华人民共和国药典（2020年版一部）. 北京：中国医药科技出版社，2020年

王国强主编. 全国中草药汇编. 第3版. 北京：人民卫生出版社，2014年

国家中医药管理局《中华本草》编委会. 中华本草. 上海：上海科学技术出版社，1999年

徐国钧等. 中国药材学. 北京：中国医药科技出版社，2003年

南京中医药大学. 中药大辞典. 上海：上海科学技术出版社，2006年

裴鉴，周太炎. 中国药用植物志. 第1-9册. 北京：科学出版社，1985年

中国科学院中国植物志编辑委员会. 中国植物志. 第1-80卷，北京：科学出版社，2004年

中华人民共和国卫生部药典委员会. 中华人民共和国卫生部药品标准（中药材第一部）. 北京，1992年

黄璐琦，詹志来，郭兰萍主编. 中药材商品规格等级标准汇编（第一、二辑）. 北京：中国中医药出版社，2020年

本卷中文名索引

本卷拉丁学名索引

中文名总索引

拉丁学名总索引

D

M

N